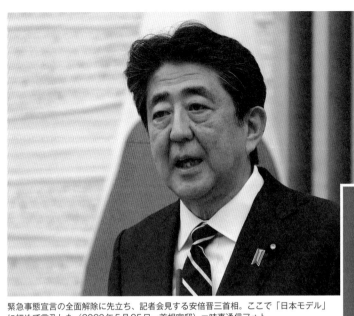

緊急事態宣言の全面解除に先立ち、記者会見する安倍晋三首相。ここで「日本モデル」に初めて言及した（2020年5月25日、首相官邸）＝時事通信フォト

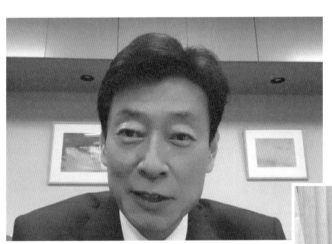

オンラインでのインタビューに応じる西村康稔・新型コロナウイルス感染症対策担当相（経済再生相）。巻末の特別インタビュー参照（9月15日）

記者会見する菅義偉官房長官（5月1日、首相官邸）＝時事通信フォト

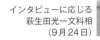

インタビューに応じる
萩生田光一文科相
（9月24日）

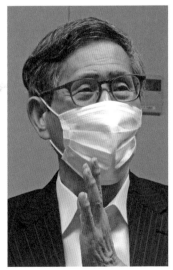

インタビューに応じる尾身茂・地域医療機能推進機構理事長。巻末の特別インタビュー参照（9月17日、同機構）

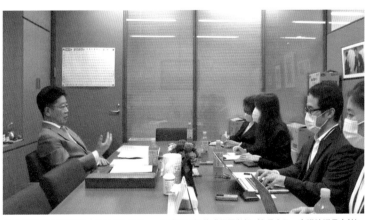

コロナ民間臨調検証チームのインタビューに応じる加藤勝信厚労相（9月8日、衆議院議員会館）

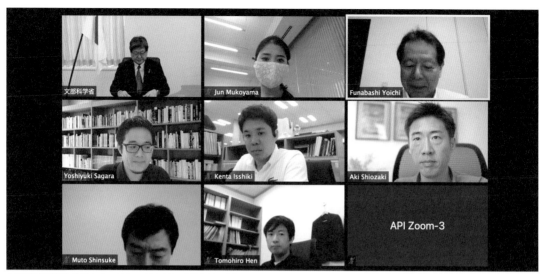

文科相はじめほとんどのインタビューは ZOOM 会議方式で実施された

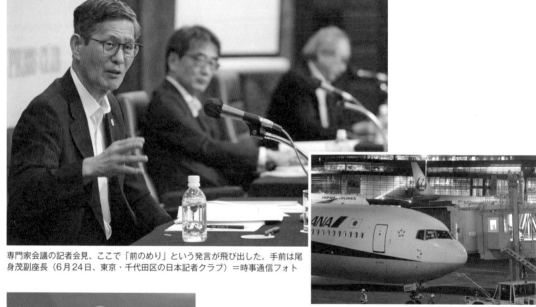

専門家会議の記者会見、ここで「前のめり」という発言が飛び出した。手前は尾身茂副座長（6月24日、東京・千代田区の日本記者クラブ）＝時事通信フォト

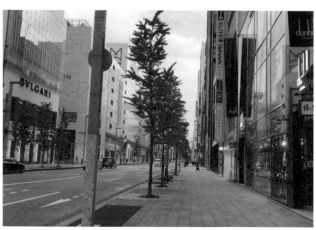

武漢からの帰国者を乗せて羽田空港に到着した日本政府のチャーター機＝時事通信フォト

全国でPCR検査が実施されたが、安倍首相が「目詰まり」と呼ぶなど検査件数は思うように増えず、国民から不満や不安の声が出た＝時事通信フォト

緊急事態宣言が発出され、ほとんど人影が見られず閑散とした東京・銀座（4月22日午後3時すぎ）

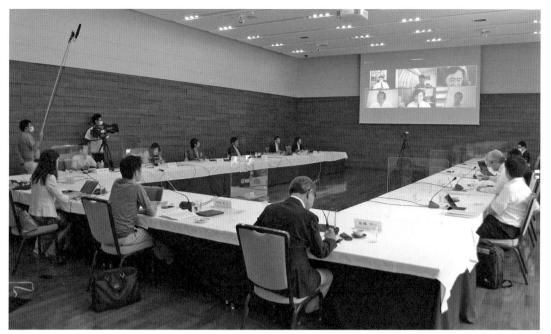

民間コロナ臨調の第2回委員会。2020年8月29日、東京・港区の国際文化会館で。委員や遠方のメンバーはZOOM会議で討議に参加した

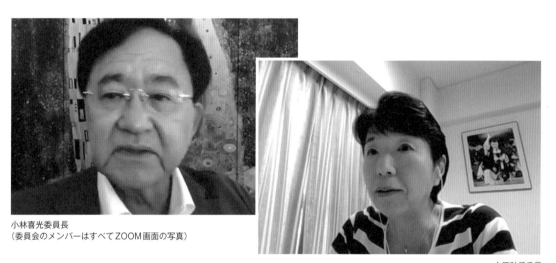

小林喜光委員長
（委員会のメンバーはすべてZOOM画面の写真）

大田弘子委員

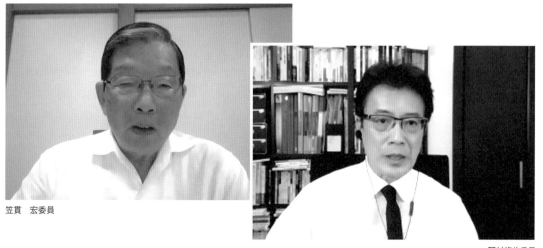

笠貫　宏委員

野村修也委員

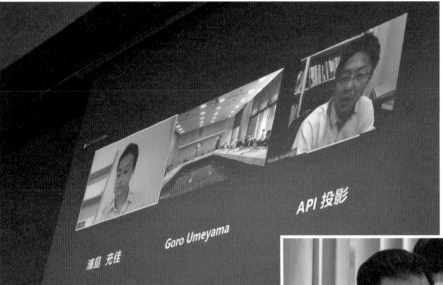

滝島 充佳　　Goro Umeyama　　API 投影

会議室のスクリーンにZOOM会議の参加者や資料が映し出される

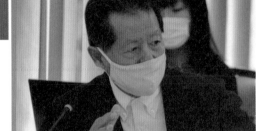

船橋洋一プログラム・ディレクター

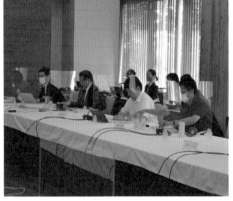

感染防止のため、会議参加者の間はアクリル板で
区切られている

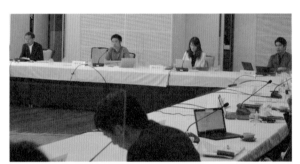

主査や副主査を中心に終日、熱心な討議が続いた

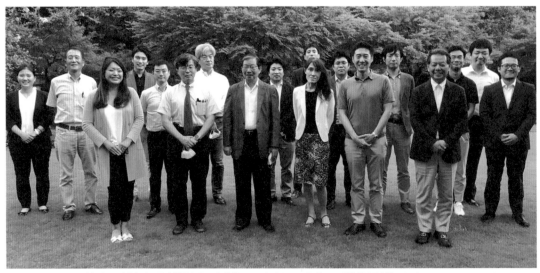

会議の合間にZOOM参加をのぞく全員で記念撮影した。会議中はマスクをしていたがこの瞬間だけは外している

肩書は原則として取材・執筆当時のものを記載した。

コロナ民間臨調委員メッセージ①
小林喜光委員長

新型コロナウイルスは日本に何をもたらしたのか？

　日本は、過去30年以上の長きにおよび、ジャパン・アズ・ナンバーワンといわれた過去の成功体験に囚われ、大きな変革を避け、アナログな世界で、ひたすらコストダウンを追い求めることに重きを置き続けてきた結果、そこそこの心地よさに満足する「茹でガエル」状態に陥ってしまいました。経済的側面でみても、デジタル・プラットフォーマーといわれるGAFAM（グーグル、アップル、フェイスブック、アマゾン・ドット・コム、マイクロソフト）の時価総額の合計（約730兆円）が東証全体（約620兆円）の額を超えるなど（2020年9月時点）、日本は世界から大きく後塵を拝しています。今回のコロナ禍は不条理な災厄であることに変わりはありませんが、一方で「茹でガエル」状態の日本を飛び出させる「ヘビ」の役割を果たしたとも言えると思います。デジタル化の遅れなどコロナ禍により日本の経済社会システムの脆弱性が浮き彫りになった結果、日本がポストコロナ時代に向けて新しい社会を築いていくための目指すべき3つの大きな変革の必要性が示されたと感じています。

変革のための3つの潮流

　まず、第一にデジタル・トランスフォーメーション（DX）の推進です。コロナ禍と国民の行動変容により、オンライン診療や遠隔教育などのデジタル技術の社会実装と関連する規制緩和が不可逆的に進んでいます。またバーチャル・リアリティやアバターなどの先進技術の活用により、リアル経済とのハイブリッド化も進展してきました。私はこのハイブリッドな経済をz（経済）＝a（原子で構成されるリアルなもの）＋bi（デジタルの最小単位であるビットが飛び交うインターネット空間）の複素数で表現できると考えており、人工知能やサイバー空間に付加価値を見出して、新たなサービスや製品の開発に結びつけていく力が試される時代が来ていると思っています。このようなDXにより得られる先進的分野を積極的に取り込むだけでなく、あわせて旧来の社会価値/事業価値を見直すポートフォリオ・トランスフォーメーションを果断に進めていくことが真の社会変革を成し遂げるために必要だと思います。

　次に一極集中から分散化に向かう方向性です。経済合理性により一極集中となっていたサプライチェーンや過密都市などのリスクがコロナ禍で露呈することになり、モノ、ヒトともに広域連携で賄う自律分散の流れが起こっています。今後テレワーク、行政手続きや診療のオンライン化などが自律分散協調を加速する原動力となるためには、関連する規制緩和も不可分一体で取

り組むべき課題です。

　もう一つの流れは、サステナビリティ（持続可能な社会の実現）の重要性がよりハイライトされたことです。コロナ禍による医療や流通サービスなどの社会インフラの毀損により、国民の健康、企業の事業継続など長期的なサステナビリティの価値が高まりました。加えて、コロナ禍でロックダウンされた経済の中でもなかなか減らなかった温暖化ガスなど環境問題への対応も、イノベーション無き削減だけではサステナブルではないことも明白になりました。私は従前より、国家／企業価値は3つの構成要素（①経済の豊かさの実現、②イノベーションによる未来の開拓、③サステナビリティへの貢献／実現）の総和からなると考えており、今後、国家／企業がサステナブルな変革・成長を成し遂げるためには、SDGs（持続可能な開発目標）に代表される社会問題への解決に官民一体となって取り組んでいく必要があると感じています。

　我々は以上大きな3つの変革の流れを踏まえて、今後のコロナ対策を含めたさまざまな施策を立案・実行していくことが重要だと思います。

政治と科学の関係─文理融合による先を見据えた政策立案を

　未知のウイルスとの困難な戦いは続いており、科学的な正解が定まらない中、今後もコロナ抑制と経済を両立させることを前提にさまざまな政策を立案、実行していくことになります。内実なき精神論・あいまいさは避け、客観的な科学データに基づいた施策を立案し、透明性をもって国民に丁寧に説明・理解を求めること。また、施策の検証をオープンにし、次の計画に生かすこと。政治家、官僚、専門家がそれぞれの立場・利害を超えて、計画・実行・検証・改善のサイクルを回していくことが基本姿勢であることは言うまでもありません。また、先ほど述べたコロナ禍における3つの変革の流れも後戻りすることなく推進していくことも肝要です。

　もう少し踏み込んでいえば、今後はエビデンスベースの政策立案（EBPM）だけではなく、フォーキャストベースの立案（FBPM）もより重要になってくると思います。今回の新型コロナウイルス対策では真水で約60兆円、事業ベースで約230兆円の大きな財政出動を行いました。今後はウイルスによる災厄だけではなく、異常気象による自然災害などが頻繁に日本を襲うことも危惧されます。そのたびに同じような規模で財政出動を行っていては国の財政は破綻してしまいます。10年、20年先の社会状況を予測し、効果的な対策を検討し、社会実装して災厄に備えるという手法も必要になってくると思います。科学的データに基づく予想には幅があります。政治、経済など社会科学的要素も踏まえての決断が必要で、そのためには文理融合の政策チームが不可欠です。今回あらゆる分野から集まった本コロナ民間臨調のアクションがその範例となればと思います。

終わりに

　本コロナ民間臨調を立ち上げられたアジア・パシフィック・イニシアティブ代表の船橋洋一さんは、過去に「民間事故調」と言われた福島原発事故独立検証委員会のプログラム・ディレクターを務められ、様々な局面から事故を分析、施策を検証されました。今回のコロナ禍においてもいち早く独立の民間臨調を立ち上げ、本報告書を世に送り出されました。冷静に功罪を分析し、後世のために事実を正確に伝えるという一貫した姿勢に、敬意を表します。

　また、大田弘子委員、笠貫宏委員、野村修也委員に加え、法律、医学など幅広い専門分野から集まったワーキンググループの皆さんが、休日返上で、精力的に多くのインタビュー・調査を実施し、議論を重ねられ、短期間で本報告書をまとめあげられたことに対し、委員長として深く感謝申し上げたいと思います。本プロジェクトに関わられた皆さんの知識と熱意、日本の将来を思う熱い気持ちに触れ、この国はまだまだ捨てたものではないとの思いを深くさせていただきました。今回の検証チームの危機に対する連帯感（絆）、利他主義が不条理を超えて新しい世界を構築していく原動力となる。若干情緒的かもしれませんが、これが本来の「日本モデル」なのかもしれません。

三菱ケミカルホールディングス取締役会長、規制改革推進会議議長、総合科学技術・イノベーション会議議員、日本銀行参与、日本化学会会長、日本工学アカデミー会長

コロナ民間臨調委員メッセージ②
大田弘子委員

危機をムダにしてはいけない

　新型コロナによって、私たちはたくさんの初めての経験をしている。経済面だけをみても、無症状の段階で感染力をもつ厄介なウイルスによって、人との接触が断たれ、サービスを中心に需要が急減した。国境を越えるサプライチェーンも寸断された。需要と供給の両面のショックが同時に来たという経験はこれまでになかった。

　この危機が今後どのような経路をたどるのか、いまだ見えないが、ここで重要なことは、いま私たちが直面している問題のすべてがコロナによって生じたわけではないということだ。デジタル化の遅れや、非正規雇用の問題など、コロナ以前から抱えていた構造的な問題が、危機によって増幅されて顕在化している。

　だからこそ、いまだ危機の渦中であっても、起こっている状況をしっかりと観察し、実行された危機対応策を検証していくことが非常に重要である。検証することで、政策効果を経験として学び、今後の政策に生かせるだけではない。検証することで、いま生じている問題の背後に何があるのかをより深く考察し、解決のために何をせねばならないかを明らかにできるのである。

　わが国では、過去の教訓が生かされなかったケースがいくつもある。2009年新型インフルエンザの後に総括がなされ、的確な提言が示されたにもかかわらず、お蔵入りとなった部分も多く、今回も同様の問題が生じた。同じく2009年、リーマン危機時の支援策として、所得制限をかけられないがゆえに、高額所得者を含めて全国民に1万2000円の定額給付金が支払われた。それから10年が経ち、今回もまた必要な人に支援を集中させることはできず、国民すべてに一律10万円の給付金が支払われることになった。

　過去の経験が生かされないのは、日本人が忘れっぽいからではない。解決策が分かっていても、それを実行するには、省庁間の利害対立や、関係者間の調整のむずかしさなど、高い壁が立ちはだかることが多い。こうした構造的な問題が存在する場合、本格的改革を何とか回避し、弥縫的な策ですませようとする力が働く。

　その意味で、この調査委員会のように、民間による検証は重要な意味を持つ。本報告は、政策当事者から独立した立場で、今年1月から約半年間にわが国で起こった状況を深く把握し、検証しているからである。本報告が示すように、この半年の間に、日本は実に多くの経験をした。この危機を決してムダにしてはいけないと思う。

　日本経済は、危機感を共有したとき、驚くほどの柔軟さと強さを発揮する。終戦直後も、石油危機のときもそうだった。しかし、1990年代以降は、グローバル化と高齢化というじわじわ進む変化のなかで、なかなか危機感を共有できずにきた。今回のコロナ禍は、最大級の危機である。そして、大半の国民が日本のかかえる問題を実感しつつある。この危機を決してムダにせず、長年の構造的問題を解決する覚悟をもちたい。本報告は、その貴重な第一歩となるものである。

政策研究大学院大学特別教授、パナソニック、ENEOSホールディングスの社外取締役、元経済財政政策担当大臣、前規制改革推進会議議長、税制調査会特別委員

コロナ民間委員メッセージ③
笠貫 宏委員

コロナ禍における社会のための科学としての責務と課題

　新型コロナウイルス感染症パンデミック下における感染症対策は国家の安全保障である。いわゆる日本型モデルは結果として一定の成果をあげたものの、市民は未知のウイルスに対する検査・受診の制限、クラスターの個別追跡、3密回避・外出自粛等の行動変容、メディア報道等により先の見えない不安に駆られ、高齢者は恐怖に慄き、社会経済は萎縮した。その大きな原因は国の司令塔と政策決定プロセスの不明確性と不透明性による政治不信にあるのではなかろうか。

　欧米に比して、東アジア・太平洋地域では発症率、死亡率は低く、高齢化率の高い日本でも致死率は低い。国民は国からの適切な情報と政策決定プロセスを理解すれば、自ら「自立かつ自律に基づく新たな生活様式」の創造が可能になるはずである。

　コロナ禍の特徴は専門性の高い医学領域にかかわることである。国家権力は科学に問うことは出来るが、科学は答えることの出来ないトランスサイエンス的状況にある。1999年の世界科学会議で「社会の中の科学、社会のための科学」が宣言され、専門家の社会的責任が問われている。

●専門家会議の功罪

　コロナ禍では国民の専門家に対する期待は大きい。専門家会議は、公衆衛生学・疫学と臨床・基礎医学の専門家が、世界を俯瞰したリアルタイムの最新情報を分析・評価・判断し、感染対策の合理性について論点を整理し、官邸に意見（複数意見を含む）を提出する。日本では、新型コロナウイルス感染症対策専門家会議が17回開催された。その果たした役割は大きいが、価値観と選択肢の多様性を明確にする議事録は作成されず、政策提言や記者会見による情報発信等により、役割分担と責任分担が不明瞭となり、官邸との信頼関係は薄れ、その歪みが国民の政治不信と不安を増幅した。

●分科会への懸念

　7月以降、専門家会議は分科会に移行され、医学・経済学等の専門家と政治家・メディア等非専門家で構成された。新型インフルエンザ対策のために作られた医療・公衆衛生に関する分科会と社会機能に関する分科会は統合されたが、議事録もなく独立性と中立性と透明性を保証できるか。上部組織の

有識者会議と基本的対処方針等諮問委員会の座長が同一であることへの疑念と不安を禁じ得ない。諮問委員会には議事録があるが、5月以降開催されていない。また厚生労働省に感染症対策に関するアドバイザリーボードはあるが、議事録はない。

●民主主義国家における官邸の責務

国民は国難への対応策を政治家に付託する。官邸（対策本部）は専門家の多様な意見を尊重し、感染対策と経済・雇用政策の両立をめざして、文理融合と価値判断を含む総合評価・調整と政治的判断による政策決定、指揮命令執行と広報（クライシスコミュニケーション）という国のガバナンスを確立する。最も重要なことは、政策プロセスの透明性と説明責任であり、それにより国民は政治への信頼との安全・安心な生活に戻るであろう。

●コロナ禍における専門家の課題

専門家はパンデミック下の科学の不確実性を認識し、過去の事実を分析し、現在の情報・事実を調査し、根拠に基づく評価を行い、さらに近未来を予測・推理し、それを現在に戻すことによって新たな現在の在り方が見え、ウィズコロナという医療、日本、世界が見えてくるはずである。

早稲田大学特命教授。医師。日本医師会COVID–19有識者会議副座長。元東京女子医科大学学長、厚労省「薬事食品衛生審議会」委員等を歴任。

コロナ民間臨調委員メッセージ④
野村修也委員

今度こそ、日本社会の悪弊を打破しよう

　新型コロナウイルス感染症（COVID-19）は、人体を蝕むだけではなく、社会経済活動にも機能不全をもたらしている。その深刻度は、人体の場合と同様に、社会がどれだけ「免疫力」を備えているかによって決まることは言うまでもない。PCR検査の目詰まり、定額給付金等の支給の遅れ、テレワーク普及率の低さ、学校におけるリモート授業の未整備など、諸外国に比べて見劣りする日本の実態を目の当たりにして、多くの国民は愕然とし、自信を失っている。なぜ、これほどまでに後塵を拝することになったのだろうか。

　その背後には様々な悪弊が潜んでいる。1つは何と言っても縦割り行政と過剰規制の弊害だ。そこには、天下り等を通じた省庁と既得権益との間の相即不離な関係も複雑に絡み合っている。各省庁がその権限の殻に籠り自分の庭先だけを綺麗にしたり、権限を囲い込み他省庁の介入を阻んだりする悪弊は、事あるごとに指摘されてきた。これが、権限の狭間にあるリスクを拾い切れない状況を作るとともに、保健所のように、仕事が集中しすぎて手に負えない状況を招いた。また、省庁が機能別に整理統合されていないため、1つのプロジェクトを実施するにも多数の役所が集まって相互調整を余儀なくされる事態に陥っている。

　もう1つは、国と地方の役割分担の曖昧さだ。お題目としては地方分権を唱えながらも、本音の部分では、権限を失いたくない中央省庁と責任を負いたくない地方自治体の利害が不自然な形で折り合ってきた。その不明確さが、新型インフルエンザ等対策特別措置法の玉虫色の建付けと相まって、国と地方との間に、方針の衝突や、指示待ち・指示の不徹底などといった弊害を生んでいる。

　そして、3つ目に指摘すべき点は、安全保障や危機管理に関するわが国の議論が、過度に原理主義的であったという点だ。先進諸国は基本的人権の制限に極めて慎重だとの思い込みは、先進諸国が次々と強制力を伴うロックダウンを実施する様子を見て、見事に打ち砕かれた。感染予防アプリ等の仕様を見ても、わが国における個人情報の保護は他国に比べて過度に厳格である。なぜ、危機に備えた例外的措置を柔軟に議論する土壌が醸成されないのか。そこには、敗戦国としての反省と戦後民主主義に関する教育と政治の影響を見て取ることができる。二度と戦争を起こしてはならないという強い反省が、いつの間にか戦争に対する備えを論ずること自体をタブー視させてしまった。原発事故への備えを正面から論じにくい空気を生んだのも同じ思考回路で、安

全という目標が安全だという神話にすり替わった。

　COVID-19との戦いは現在進行形である。だからこそ定期的に検証し、次の波に備えることが重要だ。その際には、単に対処方法についての改善策を論ずるだけではなく、対処を妨げている真因、すなわち、日本社会に根深く蔓延っている様々な悪弊を浮き彫りにし、その抜本的な解決策を論じていくことが大切なのではないだろうか。本報告書をきっかけに、そうした議論が深まっていくことを期待したい。

中央大学法科大学院教授。森・濱田松本法律事務所客員弁護士。福島原発事故に関する国会事故調査委員会委員、年金記録問題検証委員等を歴任。

序文

なぜ、「コロナ民間臨調」をつくったか
プログラム・ディレクターからのメッセージ

> 「同じ危機は、二度と同じようには起きない」
> 「同じ運は、二度と同じようにはやって来ない」
> （福島原発事故独立検証委員会「調査・検証報告書」、最終章「福島第一原発事故の教訓」）

　2020年4月7日、政府は、新型インフルエンザ等対策特別措置法（改正特措法）の規定に基づき、緊急事態宣言を発出した。東京、神奈川、埼玉、千葉、大阪、兵庫、福岡の7都府県がその対象となった。安倍晋三首相は宣言を発表するにあたって、「海外で見られるような都市封鎖を行うものではなく、公共交通機関など必要な経済社会サービスは可能な限り維持しながら、密閉、密集、密接の3つの密を防ぐことなどによって、感染拡大を防止していく」との点を強調した。

　戦後、政府が緊急事態宣言を発出したのは、2011年3月11日の福島第一原発事故と翌日の福島第二原発事故に対する原子力災害特別措置法に基づく緊急事態宣言を出して以来、これが3度目である。感染症に関するものとしては日本史上初めてとなった。

　その後、国民一丸となっての努力の結果、1日当たりの新規感染者数も死亡者数も減少傾向に転じた。あとでわかったことだが、4月7日、緊急事態宣言を出したときには、かなり顕著な国民の行動変容が始まっていた。発症日でみた新規感染者数も既に減少傾向にあった。

　そして、政府は5月25日、緊急事態宣言を全面解除した。安倍首相は「我が国の人口当たりの感染者数や死亡者数は、G7、主要先進国の中でも圧倒的に少なく抑え込むことができている。これは数字上明らかな客観的事実」と述べ、日本の取り組みの成果は「日本モデルの力」であると胸を張った。

　たしかに、主要先進国の中では日本のパフォーマンスは十分に及第点のように見える。世界保健機関（WHO）のテドロス事務局長は同日定例の記者会見で日本の封じ込めについて「ピーク時は1日700人以上の感染者が確認されたが、今は40人ほどにとどまっている。死者数も少ない。日本は成功している」と述べ、評価した。ただ、台湾、ベトナム、韓国、シンガポール、オーストラリア、ニュージーランド、中国などに比べると人口比感染者数・

死者数とも見劣りする。しかもその後、感染者数は再び、増えている。それでも、脇田隆宇厚労省新型コロナウイルス感染症対策アドバイザリーボード座長は「7月の27〜29日以降、穏やかな下降が続いている」と述べている。私たちはおそるおそる、そしてだましだましこのウイルスとの共存術（With Corona）を覚えつつあるのかもしれない。

　しかし、私たちはなお不安である。新型コロナウイルス感染症そのものがまだ不確実性に包まれている。

　たしかに、たまたま今回は何とかしのいだ。しかし、それは偶然の産物ではないのか。この間の効果は一回こっきりのことで次には期待できないのではないか…こうした不安感が拭い去れない。

　その上、「日本モデル」と言われるものの正体がはっきりしない。

　国民の不安がなかなか消えないのも故なしとはいえない。

　そもそも、「日本モデル」とは何なのか。

　新型コロナウイルス感染症対策専門家会議は5月29日、「日本モデル」という言葉を避けつつも成功要因について「国民皆保険のおかげで医療のアクセスがよいこと」「全国に整備された保健所を中心とした地域の公衆衛生水準が高いこと」「政府や専門家会議からの行動変容の要請に対する協力の度合いの高さ」などを挙げている。しかし、国民のPCR検査へのアクセスは不確かつ不十分だったし、保健所は「目詰まり」状態だったし、政府と専門家会議が国民に伝えるメッセージは時にちぐはぐだった。それに「日本モデル」は感染症拡大防止と経済安定の「両立」がうまくいってこそモデルとして高らかに宣言できるはずのものだ。しかし、肝心の政府はいまだにその論理を明確にしていないし、公式見解も示していない。もし、それを提示するのであれば、政府の取り組み・政策とその効果の検証を行った上でその両者の因果関係や相関関係を究明しなければならないが、現時点（2020年9月20日）で、政府はそのような本格的検証をいつ行うのかを決めていない。国会にもこれまでのところそのような動きはない。

　検証作業を進める過程で、政府の主要幹部からは「（政府としての）検証は時期尚早」「検証をするような贅沢はまだまだ」という声も聞いた。また、まったく別の観点から内閣官房幹部の一人は「日本には政府の専門家会議の主要メンバー以外、感染症のトップクラスの専門家は少ない。政府が今回のコロナ対応を自ら検証するとしても誰がここのところを検証するのか、その点が難しい」という感想を漏らした。いかにも、この危機はなお現在進行形であり、不確実性が多すぎる。政府も二の足を踏んでいるような検証対象に切り込むには、相当の覚悟を持って臨まなければならない。せっかちな検証には慎重でなければならない。

　しかし、当初の不確実性のうちどの不確実性の霧が少しでも晴れてきたのか、どのような対策がどんな成果を上げたのか、うまくいかなかったのか、なお不確実な点はどこか、それらを検証することで新型コロナウイルスの次

の大波とさらにはその後のより手ごわいパンデミックによりよく備えることもできるだろう。これまでの取り組みのうち、ベストプラクティスは何か、うまくいかなかった点はどこか、それはなぜなのか、課題は何か。それを知っておくことは日本にとって、また世界にとって重要な手がかりを与えるはずである。それを政府とは独立した民間のシンクタンクが行うことの意味もあるはずである。

　感染症は、私たちの健康と生命、生計と生活、そして自由と人権を破壊する恐ろしい脅威であること、そしてそれはまさに国家危機管理と国民安全保障の課題そのものであることを私たちは今回、思い知らされた。その観点から見れば、日本の備えは足りないことだらけではなかったのか。

　よりよく備えるために、いま、ここで、検証を行わなければならない。

　何を検証するのか。今回は新型コロナウイルス感染症に対する日本政府の対応と措置を中心に検証することにした。日本（と他の東アジア諸国・地域）が人口比の感染者数と死者数が欧米に比べて際立って少ないことに関してはBCG接種率、ゲノム、免疫応答の人種差などさまざまな免疫上さらには人種的な要因——いわゆるファクターＸ——の存在も指摘されている。しかし、今回はこうした要素は主たる対象としては取り上げていない。現時点でそれらの多くは仮説の域を出ないということに加えて、人々の行動変容をもたらしたことも含め政府の取り組みやそこでの危機対応のガバナンスのありようを検証することが次への「備え」という観点からもっとも必要であると考えたからである。

　もう一つ、「日本モデル」をどう扱うか。日本のコロナ対応には日本的な特徴があり、政府はそれを「日本モデル」として括った。この報告書は、あくまで日本政府の対応と措置を検証することに眼目があり、「日本モデル」論を展開することが目的ではない。だいいち「日本モデル」という言葉はよほど注意して使う必要がある。それは今までの取り組みでもう十分、この伝でやればいける、少なくとも日本はやれる、という妙な自信を生むことになりはしないか。

　私の念頭を離れなかったのは、民間事故調報告書の最終章で記した次のような警告である。

「同じ危機は、二度と同じようには起きない」

　そして、

「同じ運は、二度と同じようにはやって来ない」

　にもかかわらず、今回の検証は結果的には日本の取り組みに特徴的な「日本モデル」をも検証することにもなった。第1部のタイトルを〈「日本モデル」とはなにか〉とした所以である。

　ただ、検証時期をいつからいつまでとするのか、という点は正直なところ悩ましい。できれば直近まで範囲に入れたい。その方が少しでも歴史の高みに立って過去をよりよく見通せる気がする。しかし、ここは、日本で最初の

感染者が確認された2020年1月15日とその後の武漢からの邦人と家族のチャーター便帰国オペレーション（第一便は1月29日）あたりから、6月17日の通常国会閉会と翌日のベトナム、タイ、オーストラリア、ニュージーランドとの出入国再開協議開始方針の発表、さらには7月17日の骨太方針の閣議決定あたりまでを検証の対象範囲とした。緊急事態宣言に向かう2か月余りと緊急事態宣言解除後の2か月余りを含むこの半年間の過程に第一波に対する日本の経験の本質は凝縮されており、「日本モデル」の真実と虚実もまたそこにうずくまっているだろうからである。

　独立系シンクタンク、アジア・パシフィック・イニシアティブ（API）はそのような問題意識を持ち、日本政府の取り組みを検証することを目的として、2020年7月30日、「新型コロナ対応・民間臨時調査会」（コロナ民間臨調）を発足させた。

　小林喜光三菱ケミカルホールディングス取締役会長（前経済同友会代表幹事）に委員長に就任していただき、大田弘子政策研究大学院大学特別教授（元経済財政政策担当大臣）、笠貫宏早稲田大学特命教授（元東京女子医科大学学長）、野村修也中央大学法科大学院教授（森・濱田松本法律事務所客員弁護士）の各氏に委員を引き受けていただいた。小林さんは、現在、規制改革推進会議議長を務める日本の経済界を代表する国際派かつ改革派の財界人である。若き日、海外で研究に励み、博士号を取得された時からの科学者魂をいつまでも維持しておられる方である。趣旨をご説明し、委員長就任をお願いしたところ二つ返事で引き受けてくださった。大田さんは、公共経済学専門のエコノミスト。学究から内閣府に出向し、経済財政分析を担当、その後、安倍・福田両内閣で経済財政政策担当大臣を務めた後、大学に復帰した。政策の理論と実務の双方を極めた政策起業家である。笠貫さんは、長年、循環器内科学を専門とする医師であるとともに生命理工学専攻の学究でもある。現在、日本医師会COVID-19有識者会議副座長を務めている。野村さんは、コーポレート・ガバナンス、コンプライアンス、規制改革の研究で知られる。1998年に初の民間官僚として金融監督庁参事に就任。福島原発事故に関する国会事故調査委員会（国会事故調）委員を務めた。

　これ以上望めない最高の布陣の委員会を発足できたのは望外の幸せであった。委員の方々には報告書でそれぞれメッセージをお願いした。

　委員会は4回、開催した（第一回：7月30日、第二回：8月29日、第三回：9月19〜20日、第四回10月6日＝予定）。

　委員会設置に先立って、ワーキング・グループをつくった。

　ワーキング・グループが調査、ヒアリング、インタビュー、原稿執筆を行い、それを委員会に提出し、委員会のオーサーシップの下、報告書を作成した。委員全員、毎回、熱心に議論に参画し、報告書の方向性について大所高所から的確な指示を示していただいた。委員の皆様に心から感謝いたします。

　ワーキング・グループには、共同主査の塩崎彰久（長島・大野・常松法律

事務所パートナー弁護士）と浦島充佳（東京慈恵会医科大学教授、小児科専門医）、共同副主査の橋本佳子（エムスリー株式会社m3.com編集長）と渡辺翼（長島・大野・常松法律事務所弁護士）の各氏をはじめ計19人が参加した。ワーキング・グループメンバーの略歴と執筆担当テーマを巻末に記した。

　ここで一つ特記しなければならないことがある。日本を代表するグローバル法律事務所である長島・大野・常松法律事務所は、私たちの検証プロジェクトを正式に同法律事務所のプロボノプロジェクトとして認め、共同主査の塩崎彰久弁護士、共同副主査の渡辺翼弁護士に加え、宇治野壮歩、辺誠祐、湯浅諭、一色健太、内藤卓未の各弁護士がワーキング・グループメンバーとして参加してくださった。いずれも徹底的な調査と事実認定、そしてぜい肉をそぎ落とした的確な記述を身上とする熟練のプロの弁護士の方々である。今回、その本領を遺憾なく発揮してくれた。併せて、秘書のサポートやオフィスリソースの利用も含め全面的にサポートしてくださった長島・大野・常松法律事務所には深くお礼を申し上げる。

　夏休み返上で7〜8月のヒアリング、インタビュー、資料収集、執筆に全力投入していただいたメンバーの方々には感謝の言葉もない。メンバーのうち、塩崎彰久、橋本佳子、梅山吾郎、鈴木一人の各氏はAPIの前身の日本再建イニシアティブ（RJIF）がプロデュースした福島原発事故独立検証委員会（民間事故調）のワーキング・グループのメンバーでもある。また、浦島充佳、蛭間芳樹の両氏は、RJIFが実施したシミュレーション・プロジェクト『日本最悪のシナリオ　9つの死角』（新潮社、2013年）に塩崎、梅山両氏ともども参画している。今回の検証もまた、福島原発事故の検証の経験を生かし、そこでの方法論を援用した。こうした検証のプロが今回もはせ参じてくれたのは心強い限りだった。

　シンクタンクの大きな役割は政策を提言することであり、その提言を実現するべく政策起業力を発揮することであるが、そこで重要なことは独立の立場から行う検証作業である。そしてその成果を世界と共有し、対話する。APIでは、「真実、独立、世界」のモットーを掲げ、また、「真実なくして検証なし、検証なくして提案なし」の心構えを大切にしている。そして、実際に検証作業を進めるにあたっては、次のような「検証原則」を自らに課している。今回もその精神を忘れずに検証作業を行うよう努めた。

1　あくまで証拠に基づき、実証主義の精神に徹する。
2　直接の当事者の話をしっかり、丁寧に聞く。それを踏まえて、帰納的に結論を導く。
3　善玉・悪玉の構図を描くのではなく、クリティカル・レビューを行う。
4　当事者意識を持つ。我々は検事ではない。裁判官でもない。自分がその時、政策当局者であったならば……の視点と想像力を持つ。
5　因果関係には近因、中因、遠因がある。中因と遠因は、意思決定にお

いて決定前の人間の判断に影響を与える社会的、歴史的背景、そしてシステミックな要因である。そこにメスを入れる。

6　国家的危機における政府と国の対応については、主にリスク、ガバナンス、リーダーシップの要素を見据え、分析、評価する。

7　どんな政策・施策にもトレード・オフがある。それらを勘案し、費用対効果を押さえた上で提言する。

ワーキング・グループと事務局によるヒアリングとインタビューは、官邸（総理室、官房副長官補「事態対処・危機管理担当」付＝事態室、内閣官房国家安全保障局）、内閣府、厚生労働省、経済産業省、外務省、防衛省、文部科学省、専門家会議・諮問委員会・分科会、保健所、東京都、神奈川県、北海道庁、日本医師会、自民党、ANAはじめ関係各方面の当事者の方々83名を対象に延べ101回おこなった。

安倍晋三首相、菅義偉官房長官、加藤勝信厚生労働大臣、西村康稔新型コロナウイルス感染症対策担当大臣、萩生田光一文部科学大臣、尾身茂地域医療機能推進機構理事長、塩崎恭久自民党行政改革推進本部長、武見敬三自民党政務調査会・新型コロナウイルス関連肺炎対策本部感染症対策ガバナンス小委員会委員長、横倉義武日本医師会名誉会長にはオン・ザ・レコードでお話を伺った（肩書はいずれも2020年1〜7月当時）。行政官と専門家会議等メンバーに対するヒアリングとインタビューはすべてお名前を出さないバックグランド・ブリーフィングの形で行った。

このうち、尾身茂理事長（新型コロナウイルス感染症対策専門家会議副座長＝後に新型コロナウイルス感染症対策分科会会長）と西村康稔新型コロナウイルス感染症対策担当大臣インタビューを巻末に載せた。

また、ヒアリングを進める過程でPCR検査「不安解消のために、希望者に広く検査を受けられるようにすべきとの主張について」との厚労省内部文書を入手した。それも巻末に掲載した。（参考資料2）

ヒアリングとインタビューを受けてくださったすべての方々には感謝の言葉もない。

報告書のエディターを民間事故調報告書のエディターを務めた科学ジャーナリストの大塚隆氏に再び、お願いした。緊急出版するための殺人的な過密日程の中で、超人的な努力をしていただいた。深くお礼を申し上げる。

出版は、今回も民間事故調同様、ディスカヴァー・トゥエンティワンにお願いし、突貫作業で刊行することができた。とりわけ渡辺基志と藤田浩芳の両氏にはお世話になった。

APIにおいてプロジェクトを担当したのは相良祥之主任研究員と向山淳主任研究員である。両氏は筆者としても加わり、プレーイング・マネージャー

としてち密かつスピード感あふれる采配を振るってくれた。この間、事務局長の仲川聡さんが強固な支援体制をつくってくれてありがたかった。また、財団スタッフの内海由香里さんと谷田部貴子さんが献身的な働きをしてくれた。このほか、インターンの小熊真也、下川真実、佃龍暁、益子賢人、山本貴智、井関拓真、岩間慶乃亮、菊池明彦の各氏が精力的に手伝ってくれた。なお、このプロジェクトに対しては公益財団法人小笠原敏晶記念財団の助成を得た。深く感謝の意を表したい。

2020年9月20日

船橋洋一

第 **1** 部

「日本モデル」とはなにか

第1章 世界の中での日本の新型コロナウイルス 感染症対策及び行動変容の疫学的評価

「日本モデル」を「法的な強制力を伴う行動制限措置を採らず、クラスター対策による個別症例追跡と罰則を伴わない自粛要請と休業要請を中心とした行動変容策の組み合わせにより、感染拡大の抑止と経済ダメージ限定の両立を目指した日本政府のアプローチ」と定義する。この日本モデル下において、日本では、新型コロナウイルス感染症による人口当たりの死亡率を、主要先進国の中でも、低く抑え込むことができた。日本の高齢化率は世界でも群を抜いて高い。この感染症の死亡率が高齢者で特に高いことを考えると、東アジア・太平洋地域の中で死亡率が高い方だったとしても、この結果は、決して失敗ではなかったと思われる。本章では、日本政府が日本モデルの名の下に実施した対応と措置が、どのような疫学的視点と所見をもって行われたのか、それがどのような結果をもたらしたのか、そして、次のパンデミックの波に備える観点から、その結果の中で効果のあったケースと今後に課題を残したケースの疫学的ファクターを分析し、評価することを主眼とする。

1. まえがき

1.1. 日本は高齢化率が高いにもかかわらず人口当たりの死亡率を 低く抑えることに成功した

2020年1月から6月までの半年間の新型コロナウイルス感染症対策において、日本は、強制的なロックダウンを実施せずに新型コロナウイルス感染症の人口比死亡率を7月17日時点で100万人当たり8人に抑え込んだ[1]。これは、世界173カ国の中央値よりも低く、また、欧米諸国の数十分の1の水準であった（図1）。G7の中では最も低く[2]、G20の中でも中国、韓国、オーストラリアに次いで低い方から4番目であった[3]。一方、東アジア・太平洋地域の25

---

[1] なお、厚労科研研究班が、新型コロナウイルス・パンデミック期（4月）の超過死亡について、「検出されないか、数十人から百数十人の超過死亡があり得る」と報告しているが、この報告を前提とすれば、死亡率は過少評価されていないと考えられる。

[2] 人口100万人当たりの死亡率はドイツ＝109、カナダ＝234、アメリカ＝426、フランス＝462、イタリア＝579、イギリス＝664人であった。Coronavirus Update. Available online: https://www.worldometers.info/coronavirus/ (accessed on 17 July 2020).

[3] 人口100万人当たりの死亡率は中国＝3、韓国＝4、オーストラリア＝6であった（7月17日）。8月9日時点でオーストラリアが12人となり、8人のままだった日本を抜いて死亡率が増加した。よって8月9日時点で日本はG20の中で3番目に低かったことになる。

●図１　世界７地域における新型コロナウイルス感染症死亡率の箱ひげ図
（ワールド・メーターズのデータを基に著者が作成）

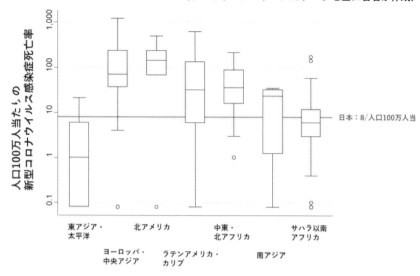

●図２　高齢化率と死亡率の関係を示す散布図
（ワールド・メーターズと世界銀行のデータを基に著者が作成）

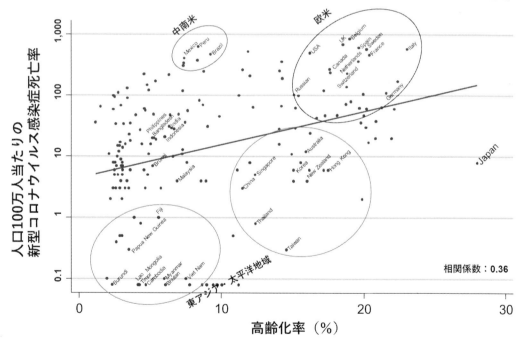

　　カ国中インドネシア、フィリピンに次いで３番目に高かった。ただ、日本の高齢化率[4]が28％と世界で最も高いこと（図２）、そしてこの感染症の死亡率

4　65歳以上の高齢者が人口に占める割合（％）https://data.worldbank.org/indicator/SP.POP.65UP.
TO.ZS

が高齢者で特に高いことを考えると、日本の高齢者保護の取り組みを含む対策は決して失敗ではなかったと思われる。

2020年2月24日、新型コロナウイルス感染症対策専門家会議の最初の見解が発表されたが、そこでは「新型コロナウイルス感染症対策の基本方針の具体化に向けた見解」の緒言の中で、「これからとるべき対策の最大の目標は、感染拡大のスピードを抑制し、可能な限り重症者の発生と死亡数を減らすことです」と目標を掲げている[5]。医学的見地からみれば人口比でみた死亡率を減らすのが最終目標であり、重症者を減らすことも、感染拡大スピードを抑えることも最終的には人口100万人当たりの新型コロナウイルス感染症死亡率（以下「死亡率」と呼ぶ）を減らすことにつながる。この点に限ってみれば、日本は及第点といえるだろう。

1.2. 強制力を伴わない「ソフトロックダウン」により、日本経済はかろうじて持ちこたえ、社会の安定を保っている

もう一つ、日本は当初から「社会・経済機能への影響を最小限としながら、感染拡大防止の効果を最大限にする」、いわば「両立」方針で臨んだ。政府は、欧米諸国を中心に採用された都市封鎖や広範な休業命令などの強力な経済制約手段を避け、市民への行動変容要請、大型イベントの開催自粛要請、営業時間の短縮要請など、強制力を伴わない「ソフトロックダウン」を通じ国民の協力を求めた。

日本のGDPは1〜3月期：−0.6%、4〜6月期：−7.9%（年率換算で−2.3%、−28.1%）と落ち込んだが、G7の中では最も低く抑えることに成功した。また、G20の経済先進国の落ち込み幅の平均よりも抑制できた。この間、政府は第一次補正、第二次補正と大型補正予算を組み、需要蒸発ショックを和らげるため金融・財政両面からテコ入れを図った。その効果はまだ明確に表れていないが、日本の完全失業率は2.9%（5月）、2.8%（6月）、2.9%（7月）とコロナ前の水準（2.2-2.4%）よりわずかに上昇しているにすぎない。また、失業率上昇と正比例するとされる自殺者数はここ2か月で増える兆しが見えてきており注意が必要なものの（同月差：7月＝2人増、8月＝246人増）、2月から6月の間に限ってみれば、むしろ下降している（同月差：1月＝4人減、2月＝164人減、3月＝115人減、4月＝326人減、5月＝289人減、6月＝96人減）[6]。

現時点では、社会経済へのダメージを最小限度に抑えるとの目標が達成できたかどうかを判断するのはまだ早い。しかし、本プロジェクトが検証期間としている2020年上半期についていえば、経済はかろうじて持ちこたえ、社会の安定を保っている。

---

5 新型コロナウイルス感染症対策の基本方針の具体化に向けた見解　2020年2月24日　新型コロナウイルス感染症対策専門家会議　https://www.mhlw.go.jp/stf/seisakunitsuite/newpage_00006.html
6 https://www.npa.go.jp/publications/statistics/safetylife/jisatsu.html

1.3.　本章の目的：日本政府が実施した対応と措置を疫学的に分析すること

　安倍晋三首相は緊急事態宣言を解除した2020年5月25日、こうした日本の取り組みが成果を上げたとし、それを「日本モデルの力」であると宣言した。日本の経験をあえて「日本モデル」として打ち出すことで、今後ともこのモデルを援用して、対応していけるという前向きのメッセージを内外に発したのである。同じ日、テドロス世界保健機関（WHO）事務局長は「（日本は）死者数も少ない。日本は成功している[7]」と述べ、評価した。国際的にも日本はかなりの程度、成功したケースと受け止められている。

　しかし、その「日本モデル」とは何なのか。全世界が同じ挑戦に対応する中で、日本ならではの特徴的な取り組みがあったのか。それがあったからこそ日本は何とか感染拡大を封じ込めることができたのか。そして、「日本モデル」があるとして、それは世界にも適用できる普遍的な意味を持つのか。本格的な第二波が来襲したとして、それは今回のような効果をもたらすことができるものなのか。

　そのような問いかけに対して現時点で、疫学的な正解を示すことはなかなか難しい。それを実証する疫学的なデータはまだ不十分であり、危機はいまも進行形だからである。それでも、いくつかの前提を置いた上で、「日本モデル」とは何だったのかの仮説を示すことはできる。

　まず、ここでは「日本モデル」を「法的な強制力を伴う行動制限措置を採らず、クラスター対策による個別症例追跡と罰則を伴わない自粛要請と休業要請を中心とした行動変容策の組み合わせにより、感染拡大の抑止と経済ダメージ限定の両立を目指した日本政府のアプローチ」と定義する。その上で、本章は、日本政府が実施した対応と措置が、どのような疫学的な視点と所見をもって行われたのか、それがどのような結果をもたらしたのか、そして、次のパンデミックの波に備える観点から、その結果の中で効果のあったケースと今後に課題を残したケースの疫学的ファクターを分析し、評価することを主眼とする[8]。

7　https://www3.nhk.or.jp/news/html/20200526/k10012444921000.html

8　なお、「何故、日本あるいは東アジア各国の人口比死亡率が欧米諸国に比べて極端に少ないのか？　この数十倍以上という各国間に見られる死亡率の差は政府対応の違いだけではとても説明できるレベルではないのではないか？」という大きな疑問も残る。これを解明するには、各国、各地域での文化、生活様式、民族性、医療保険制度、医療体制やレベルの違い、都市構造、肥満度、脂質異常症など疾病罹患率との関係、BCG接種率、ゲノム、免疫応答の人種差といった極めて多数の因子についても分析する必要がでてくるが、このメカニズム解明に関しては今後の研究結果に期待し、本章では「日本政府の対応と措置」に的を絞って検討する。

2. 「日本モデル」の政府の見解と海外からの批判

2.1. 日本政府及び専門家委員会の見解

2020年５月25日、安倍首相は記者会見において以下のように述べた。

> 「我が国では、緊急事態を宣言しても、罰則を伴う強制的な外出規制などを実施することはできません。それでも、そうした日本ならではのやり方で、わずか１カ月半で、今回の流行をほぼ収束させることができました。正に、日本モデルの力を示したと思います」

この日、約１カ月半継続した緊急事態宣言を全国において解除する節目にあたり、首相自らが、それまでの日本の取り組みを「日本モデル」と命名し、新型コロナウイルス感染症の第一波を抑え込むことができた成果を、国民、そして世界に対し、高らかに宣言した。政府はこの「日本モデル」をどのような内容であるととらえたのか。

「日本モデル」という用語が使われたのは、首相の５月25日の記者会見が初めてではない。新型コロナウイルス感染症対策専門家会議は、2020年４月１日に発表した「状況分析・提言」において「世界各国で、「ロックダウン」が講じられる中、市民の行動変容とクラスターの早期発見・早期対応に力点を置いた日本の取組（「日本モデル」）に世界の注目が集まっている」と「日本モデル」という表現で我が国の感染症対策に言及した。３月の上旬から後半にかけ、欧米を中心とした感染の急拡大を受け先進国が厳しい行動制限を開始していたのに対し、日本は厳しい行動制限を行わない対策を模索していた。４月７日の緊急事態宣言の直前に出された同提言においては、社会・経済機能への影響を最小限としながら、感染拡大防止の効果を最大限にするため、「①クラスター（患者集団）の早期発見・早期対応」、「②患者の早期診断・重症者への集中治療の充実と医療提供体制の確保」、「③市民の行動変容」という３本柱を基本戦略に取り組んできたとして「日本モデル」の中身が紹介されている。その後、５月25日の緊急事態宣言の解除を受け、５月29日、専門家会議は日本のそれまでの取り組みを振り返り「新型コロナウイルス感染症対策の状況分析・提言」を発表し、その中で日本の対策について、欧米先進諸国と比較して、感染者数の増加を抑制し、死亡者や重症者を減らすという観点から一定の成果を上げたと評価した。

専門家会議は、その成功要因について以下の要素を挙げている。

・中国及び欧州等由来の感染拡大を早期に検出したこと。
・ダイヤモンド・プリンセス号への対応の経験が活かされたこと。
・国民皆保険による医療へのアクセスが良いこと、公私を問わず医療機関が充実し、地方においても医療レベルが高いこと等により、流行初期の頃か

　　ら感染者を早く探知できたこと
・全国に整備された保健所を中心とした地域の公衆衛生水準が高いこと
・市民の衛生意識の高さや（欧米等と比較した際の）もともとの生活習慣の
　違い
・政府や専門家会議からの行動変容の要請に対する国民の協力の度合いの高
　さ

　これらの要素のほか、専門家会議が特筆したのが効果的なクラスター対策だ
った。報告書は次のように記している。

　　　日本は、新型コロナウイルスについて、重症・軽症に関わらず感染者
　　の約8割は他の人に感染させず、感染者の多くが他の人に感染させるイ
　　ンフルエンザウイルスとは明確に違う特性を有していることを、早い段
　　階で認識していた。すなわち、この感染症は、主にクラスターを形成す
　　ることで感染拡大が起きており、初期段階においてクラスターを制御で
　　きれば、感染拡大を相当程度制御できるという見通しのもと、全国の保
　　健所を中心にクラスター対策を講じた。また、初期の積極的疫学調査の
　　分析、なかでも「さかのぼり接触者調査」を実施することで、クラスタ
　　ーが発生しやすい場を分析し、共通の感染源を特定し、諸外国では認識
　　されなかった「3密」を避けるという効果的な対策の発見につながった。
　　政府は初期の段階から、クラスターが発生しやすい「3密」を避けるよ
　　う市民に対して注意喚起を行うことができていた。

　こうした専門家会議の分析を踏まえ、西村康稔新型コロナウイルス感染症
対策担当相は米ウォール・ストリート・ジャーナル紙（7月7日付）[9]に寄稿し、
その中で「日本の専門家たちは感染の共通源を遡って追跡し、突き止める
“クラスターつぶし”アプローチや『三密（3Cs）』の概念を開発、応用した。
クラスター対策は必ずしも万能薬ではない。しかし、それは感染が比較的小
規模の段階では効果を発揮する。それに加えて企業や商店が一時休業、閉店
し、人々が自粛したことで人と人の接触を8割減らすことができた」と日本
の取り組みを報告した。そして、その上で、日本の経験を共有し、お互い学
び合うことを世界に呼びかけた。

2.2.　「日本モデル」の受け取られ方
　ただし、こうした「日本モデル」が形成される過程においては、日本国外
からは疑問の声がその都度、上がった。

9　Yasutoshi Nishimura（WSJ, July 7, 2020）How Japan Beat Coronavirus Without Lockdowns

2.2.1. ダイヤモンド・プリンセス号の乗客がモルモットにされている

　2月26日、ニューヨークタイムズは日本政府の対応を痛烈に批判した[10]：日本では症状が重症化したり長く続かない限り国民にむやみに検査を受けたり医療機関に行かないように呼び掛けている。安倍首相は重症例に対する医療資源やマスクを増やそうとはせず、政府が行うべき感染症対応を事実上国民に丸投げした。彼は、検査をしなければ、患者数も増えないと考えていたかもしれない。政府の対応の不十分さは、ダイヤモンド・プリンセス号の事例を見れば明らかである。14日間の検疫後、少なくとも634人の乗客と乗組員（合計3,645人のうち）の船内での感染が確認された。「私たちは（ウイルス）培養皿の上にいます。これは実験です。私たちは彼らのモルモットです」と一人の乗客が言った。

2.2.2. 東京にはニューヨークと同じ過ちを起こしてほしくない

　4月4日、ニューヨークにあるコロンビア大学病院に勤務する島田悠一医師はJapan Timesのインタビューで以下のように答えている[11]：今の日本の首都は2〜3週間前のニューヨークのようだ（中略）日本の人々は事態を深刻に捉えていない（中略）日本でも誰から感染したか不明な人が出てきている（中略）ニューヨークはアメリカの中でも公共交通機関の発達した数少ない都市の一つで、人々が集うバーやレストランがたくさんある。ウイルスは大都市で容易に広がり、実際そうなった。東京の状況もニューヨークと非常に似ている。日本が事態を甘く見れば、東京でウイルスが爆発的に広がるだろう。東京にはニューヨークと同じ過ちを起こしてほしくない。

2.2.3. 新型コロナの感染拡大防止には「徹底した検査と隔離」が基本

　4月18日、WHO上級顧問でキングス・カレッジ・ロンドンの渋谷健司教授はアエラの「日本では当初から「検査を抑えて医療態勢を守る」という考えがありました。そもそも、世界の専門家の間でこのような手法はどう評価されているのでしょうか?」という質問に対して「検査を抑えるという議論など、世界では全くなされていません。（中略）むしろ、検査をしなかったことで市中感染と院内感染が広がり、そこから医療崩壊が起こっているのが（日本の）現状です」[12]と答えている。

2.2.4. 日本の低い死亡率が明確となり、批判の声も静まり始めた

　海外メディアは緊急事態宣言中でも多くの人がバーで酒を飲んでいるよう

10　Japan Can't Handle the Coronavirus. Can It Host the Olympics?　https://www.nytimes.com/2020/02/26/opinion/coronavirus-japan-abe.html

11　Japanese doctor in New York alarmed by Tokyo's complacency over COVID-19. https://www.japantimes.co.jp/news/2020/04/06/national/japanese-doctor-new-york-tokyo-coronavirus/

12　https://dot.asahi.com/aera/2020041700078.html?page=2

な日本[13]が、強力なロックダウンを実施してきた国々よりも明らかに低い死亡率を示したことに対して「ミステリーのようだ」と表現した[14]。

その後、海外メディアも徐々に日本の対応への理解を深め、WHOが日本の「三密」を3Csと名付けて、「密閉：Confined and enclosed spaces、密集：Crowded places、密接：Close-contact settings」を呼びかけるなど、評価に変化も見られた。しかし、WHOでは、テドロス事務局長自らが「テスト、テスト、テスト」と3Csの発言前より強調し続けており、PCR等検査数を（少なくとも当初は）抑え気味にしながらクラスター対策を中心に据える日本のやり方を世界に推奨したわけではない。日本が欧米より感染者数や死亡者数が少なく済んでいる理由については現在も国内外で議論が続いている[15]。

2.3.　専門家会議及び政府の関係部署の「日本モデル」論の内側とホンネ

政府の新型コロナウイルス感染症対策を助言した専門家会議のメンバーたちが、この感染症をどのようにとらえていたのか。どのような考えで対応しようとしたのか、その対応策に必然的に含まれるトレード・オフをどう判断していたのか、そして、その対応策の成果をどのように評価していたのか。その助言を踏まえ、政府はどのような戦略を練り、対応策を打ち出したのか。その結果として、何をグッドプラクティス（よい取り組み）、何を課題とみなし、次に備えるための教訓としたのか。さらに、その過程を経る中で、いつから、どのように「日本モデル」と呼ぶ手ごたえを感じたのか。専門家会議のメンバーをはじめ政府の取り組みにさまざまな形で加わった専門家たち及び政府の関係部署で担当した当事者たちの証言から、これらの点に光を当ててみたい。

2.3.1.　アジアの大都市がドミノ倒しになる

1月末、専門家会議関係者の一人は「アジアの大都市がドミノ倒しになること」を最も恐れていた。「アジアには相当数の中国人がいるから」である。しかし、それは起こらなかった。そして、アジアで致死率が低い理由について、「これから解析されるべきことで簡単に答えが出せるものではない」と前置きしつつも、以下の点を指摘した。

「現実問題として、深刻な被害が生じているのは、アメリカ、ヨーロッ

---

13 https://www.nytimes.com/2020/04/19/world/asia/tokyo-japan-coronavirus.html
14 Coronavirus: Japan's mysteriously low virus death rate https://www.bbc.com/news/world-asia-53188847
15 例えば、山中伸弥京都大学iPS細胞研究所所長は、日本が欧米より感染者数や死亡者数が少ない要因を「ファクターX」と呼び、クラスター対策、遺伝子的要因、BCG接種などをその候補として挙げ、ファクターXを明らかにできれば、今後の対策戦略に活かすことができるとした。

パの主要国、南米、南アフリカ、インド、インドネシア、フィリピン等である。これらの国の共通項は、インドネシアは外れるかもしれないが、ヨーロッパ・アメリカ的価値観が浸透している国だと思う。アジア的発想の国は、そんなにひどいことになっていない。このウイルスは、封じ込めができるという錯覚をして、中途半端なロックダウン（相当の死者が発生してからの封じ込め）をした国が、軒並みダメになっている。彼らの論理構成は、ウイルスが排除できるとの考え。しかし、排除しようとしてはダメで、ある程度共存しなければならないとあきらめられた国が、ひどい状況になっていないという構図なのだろうと思う」

（専門家会議関係者ヒアリング）

2.3.2. 日本のような高齢国で集団免疫の戦略を取ると死者が相当数出る、そのオプションは考えにくいということになった

「当初いろんなシナリオがあり、その極端な例が集団免疫だった。ただ、集団免疫[16]は人口が若い国であれば結構使い勝手もいいだろうが、日本のように最も高齢化が進んでいる国でやるとおそらく相当な死者が出る。集団免疫は一度始めたらなかなか変えられないから、その段階でそれを取るというオプションは考えにくいということになった。その判断は正しかった。スウェーデンは同じような国に比べ明らかに死亡者も多い[17]」

（厚労省幹部インタビュー）

2.3.3. 悪名高い「37.5度、4日間」

「当時は、特に2月の議論ですね、2月から3月の間はまだインフルエンザがあったので、インフルエンザとコロナをどうやって判別したらいいのかというのがあった。それで、あの悪名高い「37.5度、4日間」というのが専門家会議から提起された。あれは、もともとは我々のほうから何らかの分けるメルクマールはないんですかとお聞きしたところ、ああなった。確かに、いい見方をすれば、インフルエンザの熱というのは割とすぐ下がる、4日間続くことはまずない。だから、4日間続いたら、それはもう家にいないで検査を受けに行ってくれという意味だったと思う、最初は。ただ、それがもう保健所によっては、それじゃなかったら検査しませんよというふうにかなりしゃくし定規につくられていて、それがマイナスになった。

それからもう一つは、非常に罹患率の低いところで検査をやると、100

---

16 大勢が感染することにより新型コロナウイルスに対する免疫を獲得し、これが壁となってまだ感染していない人々を守ることができる。

17 スウェーデン政府は「集団免疫」を得るためにロックダウンをしなかったわけではなく、今回の感染症には長期的な対応が必要になるとみて、国民・社会が長く耐えられる持続可能な対応としたと説明している。
https://www.nira.or.jp/president/opinion/entry/n200722_981.html

％の検査じゃないので偽陽性と偽陰性の人が結構出る。偽陰性の人は、僕、偽陰性になったといって楽観視させてしまうし、偽陽性の人は陽性じゃないのに陽性の人と一緒になって感染してしまう。かつ、ある意味で、その人たちは隔離されて、その家族たちが一定の扱いをされてしまう世の中だという前提を考えたときに、どこまでそれを許容するかというのは国民的な議論が必要だと思う」

（厚労省幹部ヒアリング）

2.3.4.　PCR検査数を絞ったことの評判は悪かったが、これで医療崩壊を防げた

「第一波をなんとかのりきることができた理由については3つのポイントがある。第一に、罰則なしの自粛がものすごく効いたということ。諸外国は罰則をつけてやったけど、結局しり抜け。日本は同調圧力がすごくて、自粛が効果を発揮した。第二に、PCR検査。最初のころはPCR検査は本当の重症者しか検査しなかった。ものすごく評判が悪かった。ただこのおかげで病床が埋まらず、ぎりぎりで医療崩壊を防げた。第三は、社会習慣、衛生環境だと思う」

（内閣官房幹部インタビュー）

2.3.5.　感染症─経済─人権　この3つのバランスが重要だ

「日本モデルのポイントは（1）強制措置を持たない対応（2）医療アクセスの良さ（3）クラスター対策、特に遡りの積極的疫学調査。国民性といえばそうかもしれない、国民の皆さんが行動変容した、それに尽きる。感染症の対応と経済のバランス、と二つがよく挙げられるが、自分はそれに民主主義・人権というものを加えた三つのバランスだと思っている。感染症対策は人権に抑制的に働く。これをバランスよくやることに努めてきた。特に感染症の歴史は差別を生む。民主的な仕組みの中でやらなければならない。この点は非常に首相も意識していた」

（加藤勝信厚労相ヒアリング、9月8日）

2.3.6.　安倍晋三首相

「首脳会談で、G7ですけど、日本はよくやっているという発言が出るようになった。（イギリスの）ボリス・ジョンソンだったかな」

（安倍晋三首相インタビュー、9月11日）

3.　日本モデル：日本の第一波対応を疫学的に検証する

　それでは、日本政府の対応、特に初動対応、ダイヤモンド・プリンセス号の乗客乗員の大量感染、クラスター対策、PCR等検査がどのような効果を上

げたのか、あるいは上げなかったのかを疫学的な観点から精査してみよう。

3.1. 初動：WHOの情報を受け日本政府は直ちに武漢で確認された肺炎の国内監視体制及び検疫を強化した

1月6日：検疫所ホームページ「FORTH」における注意喚起
原因不明の肺炎−中国：WHOからの情報を翻訳して提供した形

1月6日：厚労省健康局結核感染症課より「中華人民共和国湖北省武漢市における原因不明肺炎の発生について」と題する事務連絡が地方自治体の衛生主管部に対して、「疑似症定点医療機関において、武漢市に滞在歴がある原因不明の肺炎患者を診察した際には、感染症発生動向調査における疑似症サーベイランスに基づき、国立感染症研究所で検査を行うことが可能ですので、積極的に検討いただくよう管内医療機関へ周知願います」という文面で発出された。

従来は第1類から第5類に分類された感染症を医師が診断した際、最寄りの保健所に届け出る義務がある（感染症法）。しかし、新感染症の場合、既存の感染症とは異なるので、届け出のしようがないし、また届け出る義務もなかった。しかし、これでは新感染症の国内発生を早期に発見できず、蔓延を許してしまう恐れがある。そこで2019年に、原因不明の重症の感染症の発生動向を早期に把握することを目的として、「疑似症」を定義[18]し、法律が改正・施行された。

疑似症サーベイランスを発動したということは、指定病院が武漢で確認された肺炎の疑似症をみつけたらまず感染研に検体解析を依頼することになる。

1月7日：中国の科学者が武漢で確認された肺炎の原因はSARSと遺伝子が80％共通の新種のコロナウイルスであることを発表した[19]。

1月15日：国内初発例がみつかった[20]。

疑似症サーベイランスが早速効果を発揮したかたちだ。

---

18 発熱、呼吸器症状、発しん、消化器症状又は神経症状その他感染症を疑われるような症状のうち、医師が一般的に認められている医学的知見に基づき、集中治療その他これに準ずるものが必要であり、かつ、直ちに特定の感染症と診断することができないと判断したものである。
19 Wu Z, et al. Characteristics of and Important Lessons From the Coronavirus Disease 2019 (COVID-19) Outbreak in China: Summary of a Report of 72 314 Cases From the Chinese Center for Disease Control and Prevention. JAMA. 2020 Feb 24. doi: 10.1001/jama.2020.2648.
20 新型コロナウイルスに関連した肺炎の患者の発生について（1例目）https://www.mhlw.go.jp/stf/newpage_08906.html

日本国内での感染事例ではないが、新型コロナウイルス肺炎患者1例目。この患者は武漢の海鮮市場に立ち寄っていないと証言。武漢に帰省した際、父親が肺炎を患っており、ここで感染、発症したまま空港検疫をすり抜け日本に帰国、よって輸入感染事例である。この時点で中国政府は認めていなかったが、「新型コロナウイルスは人から人に感染する」ことを日本は世界に先駆けて知ることができた。やがてこの感染症が日本や世界に広がるであろうことは容易に想像された。

比較のためにイタリアの事例を挙げたい[21]。2020年2月20日ロンバルディア州ロディにあるコドグノ病院に30代のマラソンランナーがいきなりICUに入院した。新型コロナウイルス感染症と診断された。次の24時間で36人が陽性と判定された。この36人は最初の30代男性とは接点がない。すでに気づいたときは市中感染が広がっていたのである。

日本は疑似症サーベイランスを活用して、早期に市中感染が広がる前に国内初発例をみつけることに成功した。

3.2.　ダイヤモンド・プリンセス号：船内個室管理等により乗客間の新たな感染を限定的なものとした

菅義偉官房長官インタビュー記事（中央公論）[22]

DP号の横浜入港が2月3日です。翌4日に、検査結果が最初に出た乗客31人のうち、10人が陽性だったと連絡があった。これは大変なことになると思いました。

2月7日の新型コロナウイルス感染症対策アドバイザリーボードでは以下の討議があった。

「クルーズ船の乗客は全員下船させてもよい」といった意見もでてはいるが、最終的に「構成員の意見を踏まえると、クルーズ船の対応については、チャーター便とは異なり、全例を検査することまで必要はない。有症状者のみでよいだろう。その他の者については14日間の経過観察。これについては合意を得たと思う（その他異議なし）」に落ち着いた。

しかし、クルーズ船ではしばしばインフルエンザなどの感染症がアウトブレイクしやすいことは疫学者の間でよく知られていた。中でも2000年9月シドニーを出港したクルーズ船のインフルエンザのアウトブレイク（836人中

21　Grasselli G, et al. Critical Care Utilization for the COVID-19 Outbreak in Lombardy, Italy: Early Experience and Forecast During an Emergency Response. JAMA. 2020 Mar 13. doi: 10.1001/jama.2020.4031.

22　国と地方の権限には再検証が必要「中央公論」2020年10月号

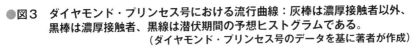

●図3　ダイヤモンド・プリンセス号における流行曲線：灰棒は濃厚接触者以外、黒棒は濃厚接触者、黒線は潜伏期間の予想ヒストグラムである。
（ダイヤモンド・プリンセス号のデータを基に著者が作成）

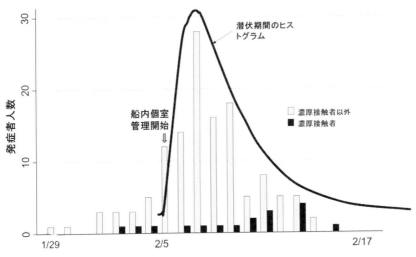

310人が発症、40人が入院、2人が死亡）は有名である。最終的にDP号の乗員乗客全員が検査を受け（一部は本国に帰国）、乗客の14日間の船室内検疫が実施された。

　クルーズ船乗客の発症日でみた感染症流行曲線に潜伏期間のヒストグラム[23]を重ね合わせてみた（図3）。2月5日に船内個室隔離が開始された。患者発症（灰棒）のピークは2月7日だった。潜伏期間の中央値が3日なので、乗客の多くは2月4日に感染したと考えられた。一方、その後急速に発症者が減ったということは、船内個室隔離等により乗客の新たな感染の拡大は限定的であったことを示唆している。同室者の感染者は2月13日がピークであるため、同室の感染者からの二次感染である。同室（濃厚接触者）の発症率は21％であり、その後のクラスター対策班の「約80％の方は、他の人に感染させていません」という発言とも合致する。逆に2月の時点で長時間濃厚接触し続けた同居家族でさえも8割は感染しないことを、日本は世界に先駆けて知っていたことになる。

23 Li Q, et al. Early Transmission Dynamics in Wuhan, China, of Novel Coronavirus-Infected Pneumonia. N Engl J Med. 2020 Mar 26;382（13):1199-1207.

3.3.　クラスター対策：日本の選択した戦略

　クラスター対策とは、積極的疫学調査を実施することで、クラスター感染発生の端緒（感染源等）を捉え、早急に対策を講ずることにより今後の感染拡大を遅らせたり、最小化させたりするためのものである。

　　　2月半ば、専門家会議のメンバーの一人は「なぜ濃厚接触者から感染者がでないのだろう」と不思議に思っていた。ほとんどの感染者は感染を広めず、少人数が大勢に感染させる。それでも感染が拡大しているとしたら、SARSのときに見られたようにスーパースプレッドイベントがないと流行が続かないはずだ。そこで、クラスターを徹底的にケアすることで対策が可能になるのではないかと考えた。

　　　　　　　　　　　　　　　　　　　　（専門家会議関係者ヒアリング）

こういった専門家の考えを背景に、2月25日、新型コロナウイルス・クラスター対策班が厚労省内に設置され、政府によるクラスター対策が本格化していくこととなる。
3月9日：専門家会議による「新型コロナウイルス感染症対策の見解」の中でクラスター対策を推進する正当性が以下のように説明された。

　　　全体で見れば、これまでに国内で感染が確認された方のうち重症・軽症にかかわらず<u>約80％の方は、他の人に感染させていません</u>。（中略）現時点までは、クラスター（集団）の発生を比較的早期に発見できている事例も出てきています。これは、急激なペースで感染者が増加している諸外国と比べて、感染者数の増加のスピードを抑えることにつながっています。

「約80％の方は、他の人に感染させていません」という発言の根拠はクラスター対策班の査読のない論文（2月28日報告）[24]に記されている結果：110人の国内感染者を調べ、27人（24.6％）が2次感染させている。この逆をとって80％の人は感染させていないと言い切った。さらに密閉空間では、二次感染のリスクが18.7倍高まることも示唆している。
　さらに専門家会議は5月29日の状況分析・提言の中でクラスター対策により「接触者調査による濃厚接触者の洗い出し」だけではなく、「共通の感染源となった「場」を特定し、「3密」の概念を早期に発見」に至ったことを強調している。

---

24 Nishiura H, et al. Closed environments facilitate secondary transmission of coronavirus disease 2019. https://www.medrxiv.org/content/10.1101/2020.02.28.20029272v2.full.pdf

3.4. PCR等検査：日本モデルのアキレス腱

　第一波対応における一連の対策の中で、PCR等検査の実施体制は、日本モデルにおける一つの大きな課題となった。政府による対応当初から、PCR等検査数は国際的に比較して少なく（図4）、政府による国内のPCR等検査態勢の強化に向けた取り組みにかかわらず、その増加のペースは遅く、政府も苛立ちを隠せなかった。

　上記3.3のとおり、日本モデルではクラスター対策が大きな方針として選択された訳であるが、誰から、あるいは、どこで感染したかが分からなければ、クラスター対策の仕様がない。しかも、新型コロナウイルス感染症は、発症2～3日前の潜伏期間中から感染力を有し、かつ、8割の患者が軽症にとどまるという特殊性がある。そのため、潜伏期間中の感染や、軽症状者からの感染等が市中で生じた場合、クラスター対策だけでは十分に対応することができない。言い換えれば、十分なPCR等検査体制で市中感染を適切に捕捉することは、クラスター対策を適切に行うための前提とも言い得る。しかしながら、日本モデルにおいては、このようなPCR等検査の体制が十分に機能しなかった。

　このようなPCR等検査体制の脆弱性の背景等については、第2部第7章で詳細を検討するが、本章では、このことが日本モデルにおいて持つ意味について検証しておく。

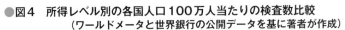

●図4　所得レベル別の各国人口100万人当たりの検査数比較
（ワールドメータと世界銀行の公開データを基に著者が作成）

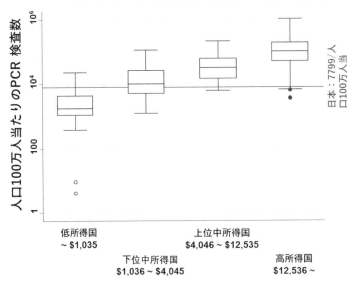

3.4.1.　ピラミッド理論：PCR検査陽性率が高いと人口比死亡率も上昇する

　緊急事態宣言解除時（5月24日まで）の47都道府県におけるPCR陽性率（陽性者人数/検査数）[25]と人口当たりの死亡率[25]の関係をみてみた（図5）。その結果、陽性率が特に4%を超えている都道府県では超えていない県に比べて死亡率が高い傾向にあった。

　世界195カ国の8月9日時点でのPCR陽性率と死亡率の関係性を示した（図6）。PCR陽性率が上がれば上がるほど死亡率も増加した。2020年5月12日、WHOは各国政府に対して解除の条件の一つに「PCR陽性率が5%以下である状況を少なくとも2週間維持」を挙げている[26]。この数値を閾値とすると、これ以上の国々では明らかに死亡率が高く、未満の国々では低くなっている。日本は、7月17日＝3.8%、8月9日＝4.6%と、この基準を何とかクリアしていた。

　なお、死亡者がほぼ発生していない国々は陽性率を1%未満に抑えていた。特にアジアのモンゴル、台湾、香港、ブータン、ベトナム、ラオス、カンボジア、ミャンマー、タイ等は、PCR陽性率が1%未満であり、死亡率も人口100万人当たり1人未満である。

　もっとも、なぜ、陽性率が低いと人口比死亡率も低下するのであろうか。この点については、図7のピラミッドで説明する。

　新型コロナウイルス感染症の症例については、死に至るものから、風邪程

●図5　PCR陽性率と死亡率との関係

（厚労省の公開データを基に著者が作成）

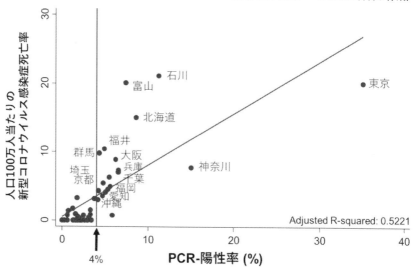

25　https://www.mhlw.go.jp/stf/seisakunitsuite/bunya/0000164708_00001.html. Accessed May 31, 2020.

26　https://www.who.int/publications/i/item/public-health-criteria-to-adjust-public-health-and-social-measures-in-the-context-of-covid-19

●図6 PCR陽性率と死亡率の関係を示す散布図

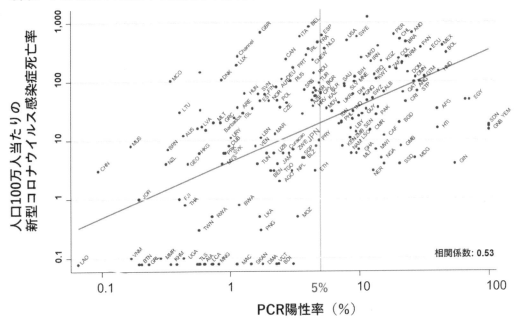

●図7 PCR陽性率が下がると何故死亡率が下がるのか？（イメージ図）

（著者が作成）

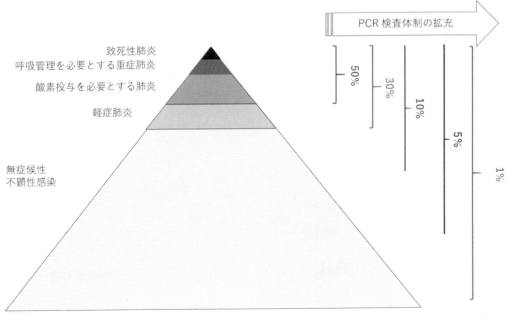

度、あるいは無症状のものまで、その重症度は多彩であるが、一般的に軽症
が多く重症は少数であり、ピラミッド型の分布になるといわれる。
　この点、実施可能なPCR検査数が限られていると、ピラミッド上部の重症
例から優先的に検査を受けることになるが、そういった者に限って検査を行

う結果、陽性率は高くなる。しかしながら、この段階では、ピラミッドの上部しか捕捉できておらず、ピラミッドの下部に多数存在すると推察される軽症者を十分に捕捉できていないことになる。そして、これらの人々が自分でも気づかないうちに市中で感染を拡大してしまう。

　これに対し、PCR 検査体制が拡充され、風邪症状の軽症者等に対してまで PCR 検査を実施できるようになると、陽性率は一般に低下する傾向にある。そして、この拡大された検査体制によって捕捉された軽症状者が街に繰り出す事態を防止することができる。その結果、市中感染が減り、高齢者や慢性疾患をもつ人への感染の機会が減り、結果として、死亡率も下がることになる。

　以上のピラミッド理論によれば、PCR 等検査数が限定されていることは、多くの軽症の陽性者を見過ごすことを意味する。また、それら軽症の陽性者に起因する市中感染の拡大が生じ、重症の患者数が増加することで、人口比死亡率の増加も招くことになる。したがって、このような事態を防ぐためには、陽性率が 5% を切るように、可能であれば 1% 未満に抑えるように、軽症状者やその濃厚接触者等をも対象に含めて PCR 等検査を広く実施することが、新型コロナウイルス感染症に対する有力な戦略の一つとなる。

　この点、初期の段階であるものの、この戦略を適切に機能させた地方自治体として、和歌山県が挙げられる。すなわち、2 月 13 日、和歌山県の済生会有田病院で病院クラスターが発生した。全員が和歌山県民であり、誰から感染したか判らない。それまで感染者は接触歴をたどると中国の湖北省とつながっていたが、新たしいステージに入ったと言える。これに対して、和歌山県の技監であった野尻孝子医師は、その初動として、①外来の中止、②入院の受け入れと入院患者の退院の中止、③外来受診者のうち発熱等の有症状者に対応する接触者外来設置を実施した。当時、PCR 検査の適用は、武漢・湖北省渡航歴や患者との濃厚接触等、厳しい条件が課されていたが、野尻技監は、国のルールをあてはめず、まず 3 階の外科病棟医療スタッフとフロアの入院患者に対し検査を開始し、最終的には、それを拡張していき、院内全員とその家族、知人、出入業者に対してまで検査を実施した。また、当時、和歌山県の 1 日の PCR 検査数は、最大 40 件までに限られていたため、大阪や他県の協力を得て、最終的には、802 人に対して検査を実施し、11 人の陽性者を特定することができた。そして、中国湖北省とリンクがない日本人の間での院内感染を 3 週間で適切に封じ込めたものであり、PCR 検査を関係者に徹底的に施行することの有益性を示した国内最初の事例であると評価できる。

3.4.2.　日本モデルにおけるアキレス腱の意味

　日本モデルにおいては、PCR 等検査の実施体制が脆弱であるという課題があり、そのため、その限られた資源を重症者等にフォーカスするという戦略が採用された。例えば、2020 年 2 月 24 日　専門家会議は、国民に向け以下

のメッセージを発した。

　国内で感染が進行している現在、感染症を予防する政策の観点からは、全ての人にPCR検査をすることは、このウイルスの対策として有効ではありません。また、既に産官学が懸命に努力していますが、設備や人員の制約のため、全ての人にPCR検査をすることはできません。急激な感染拡大に備え、限られたPCR検査の資源を、重症化のおそれがある方の検査のために集中させる必要があると考えます
　　— みなさまにお願いしたいこと
「風邪の症状や37.5℃以上の発熱が4日以上続いている」「強いだるさ（倦怠感）や息苦しさ（呼吸困難）」がある場合には「帰国者・接触者相談センター」に相談して欲しい。

　症状がなくても感染している可能性がありますが、心配だからといって、すぐに医療機関を受診しないで下さい。医療従事者や患者に感染を拡大させないよう、また医療機関に過重な負担とならないよう、ご留意ください。

　この結果、日本モデルにおいては、上記ピラミッド理論のとおり、ピラミッド上部の重症例は優先的に検査を受けることになり、重症の陽性患者は適切に捕捉されていた可能性が高い。しかしながら、多数の軽症又は無症状の陽性者が見過ごされてしまっている可能性が相応に高く、また、それに起因する市中感染等により、重症者が増え、人口比死亡率の上昇に寄与した可能性も否定できない。このことこそが、日本モデルのアキレス腱、すなわちPCR等検査体制が脆弱であったことの持つ意味といえる。

3.5.　国民の行動変容：政治介入か自主的行動変容か

　3月9日、専門家会議は、感染拡大防止の効果を最大限にするための対策として、①クラスターの早期発見・早期対応、②患者の早期診断・重症者への集中治療の充実と医療提供体制の確保、③市民の行動変容が重要であることを提言した。本章においては、これまで、日本モデルにおける前二者の位置づけを検討してきたが、以下では、③市民の行動変容についての詳細を検討していく。特に、国民の行動変容を促すことは、PCR検査等の実施体制を十分に拡大できないという問題を抱える中で、軽症者等に起因する市中感染等を防ぐため、相対的に重要な意味を持っていたといえる。
　この点、Googleが提供しているモビリティの公開データ[26]を用いて、国民の行動についての解析を試みたところ、「食料品店・薬局」の利用にはほとんど変化がなかった一方、地下鉄、バス、電車等の「乗換駅」にみる人の移動については、相応の減少がみられた（図8）。このデータを確認する限りでは、

●図8　人々の行動変容

（Googleの公開データを基に著者が作成）

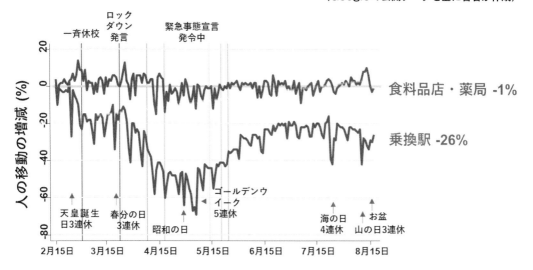

日本はこの間において国民の行動変容を促すことができたといえる。

3.5.1.　クルーズ船の隔離対応が日本にとっての準備期間となった

　次に第一波の発症日をベースにした流行曲線（図9）に関して分析を加える。実効再生産数[27]（線）の変化に着目すると、2月10日がピークで、政府が特別な対策をしたわけではないのに自然に低下しはじめている。

　この点に関しては、やはりダイヤモンド・プリンセス号のインパクトが大きかったと推測する。2月3日に横浜に帰港、4日に31人中10人が陽性と判明、連日ニュースで大きく報道されるなど、クルーズ船の対応は、国民の注目の的となった。ほぼ連日、相当数のPCR検査陽性者が新たに確認され、陽性患者が救急車で搬送される様子が放映されたが、これらの報道が国民の意識に与えた影響は大きいと推察される。船ごと検疫された14日間、これから日本で何が起こるかについて、国民も、政府も、自治体も、医療者も、高齢者施設もじっくり考えて身構えることになった。この「身構え＝awareness」が、首相による2月26日のイベント延期・縮小要請や27日の全国小中高校の臨時休校要請等を受け止める国民の意識の基礎になっていた可能性は高いと考えられる。

3.5.2.　一斉休校が当初行動変容を促した

　安倍首相の一斉休校措置は専門家会議の意見を聞かずに行った政治決断だった。2010年の「総括」で一斉休校の必要性が指摘されていたことも首相決

27　感染症対策で重要なパラメータの一つ。1人の患者が平均で何人に感染させるかを示している。1を超えると患者数は増え、1で横ばい、1未満で減少に転ずる。

●図9 1月から3月中旬までの発症日に基づく国内流行曲線

（専門家委員会の示した流行曲線を基に著者が作成）

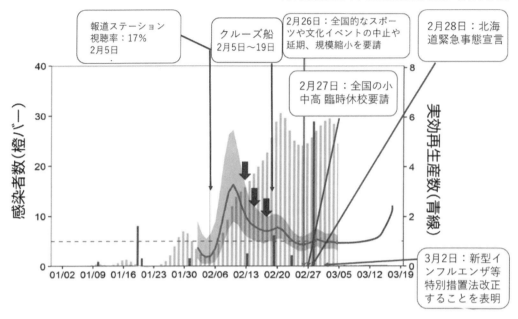

断を促した背景にあった。一方で、疫学的な観点からしてもインフルエンザと異なり、新型コロナは小児で発症および重症化リスクが低い。そのため、一斉休校を疑問視する声もあった。

　しかしながら、疫学的な根拠はともかくとして、この時点での一斉休校が人々の行動変容を促す一つの重要な契機になったことは間違いない。実効再生産数は「イベント自粛要請」や「全国一律休校要請」が発表される前から1を切っていたが、一斉休校が実施され、人々の行動変容が突然始まった。広島大学モビリティ・都市政策研究室の張峻屹教授により1,052人を対象にして3月後半に実施されたアンケート調査[28]によると、一斉休校が出された翌週の3月1日より劇的な変化が認められる。この日を境に、75％が混雑したところを避けるようになり、60％が日々の外出を控え、53％が外食を控え、47％が対面での会話を避けるようになった。アメリカでの研究結果が示すように[29]、学校閉鎖は、特に流行初期に発動する場合、発症率と死亡率を抑えることに資するといわれているが、日本における一斉休校も、国民の行動変容の観点から、日本モデルの結果に一定の影響を与えた可能性がある。

---

28 Zhang J. "How Did People Respond to the COVID-19 Pandemic during Its Early Stage? A Case Study in Japan" https://papers.ssrn.com/sol3/papers.cfm?abstract_id=3595063

29 Auger KA, et al. Association Between Statewide School Closure and COVID-19 Incidence and Mortality in the US. JAMA. 2020;324（9）:859-870. doi:10.1001/jama.2020.14348

3.5.3　ロックダウン発言と緊急事態宣言発出の影響

　３月23日小池百合子東京都知事のロックダウン発言があり、緩んでいた国民の不安が再度高まるのが３月下旬である。その頃より「緊急事態宣言４月１日説」が流布された。日本が緊急事態宣言を「発出するか否か」ではなく、「いつ発出するか」が国民の関心事であった。モビリティの公開データからも、ロックダウン宣言後，乗換駅にみる人の移動が減少傾向にあることが確認できる。

　４月７日、ついに７都道府県に対して緊急事態が宣言され、翌日には効力が生じ、16日には、その範囲が全国に拡大された。もっとも、流行曲線（図10）をみると、発症者数は３月末より急速に減少しはじめていたことが分かるのであって、宣言により感染減少のスピードを多少加速させた可能性はあるものの、少なくとも緊急事態宣言に大きな減少効果があったことは確認できない。

●図10　緊急事態宣言発出前後の発症日に基づく国内流行曲線
（専門家委員会の示した流行曲線を基に著者が作成）

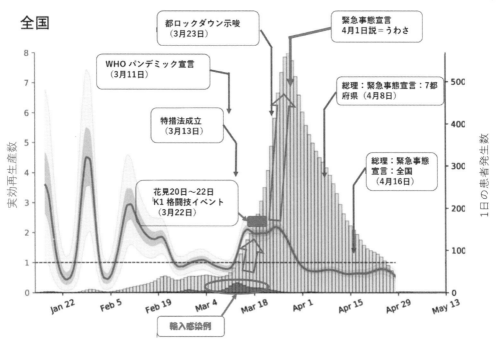

3.5.4. 日本国民の行動変容の国際比較：ハードロックダウンの国々より 小さく、ソフトロックダウンの国々の中では大きい

　次に、Googleの公開データをもとに、「小売・娯楽（図11A）」「乗換駅（図11B）」「職場（図11C）」の人の移動増減（7日間移動平均）をG7およびスウェーデン、台湾、韓国の間で国際比較した（図11）[30]。都市封鎖などの強力なロックダウンを実施したG7の国々と比較して、日本の人の移動の減少割合は、多少時期の前後はあれども、小売・娯楽、乗換駅、職場、いずれの指標においても相対的に小さかった。一方、日本同様に強制力を伴う強力なロックダウンを実施しなかったスウェーデン、台湾及び韓国と比較すると、日本の移動減少割合は相対的に大きかった。したがって、日本は、ハードロックダウンをとった国ほどではないにせよ、同様にソフトロックダウンのア

●**図11　人々の行動変容（国際比較）　（アワワールドデータに基づき著者が作成）**

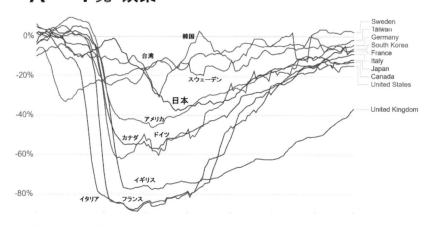

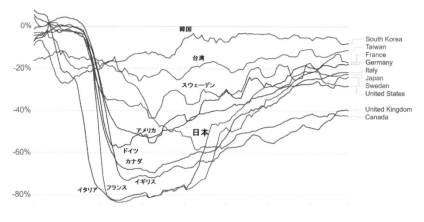

---

30 https://ourworldindata.org/policy-responses-covid#google-mobility-trends-how-has-the-pandemic-changed-the-movement-of-people-around-the-world　7日間の移動平均をとっているため、図8の毎日のデータと比べると平日−休日のコントラストがついていない。

C　　職場

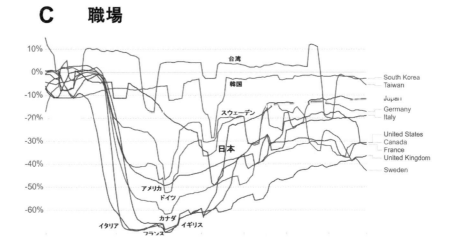

プローチを採った国と比較すると、市民の行動変容の程度は大きかったといえる。

4.　「日本モデル」の真実と虚実

「日本モデル」を語る際に、いくつか確認しておくべきことがあるだろう。

　第一に、日本の取り組みの眼目は、法の定めるところに従い、個人の人権とプライバシーを尊重しつつ、感染拡大を抑え、経済への打撃を最小限に食い止めることであったが、それは多くの国々、とりわけ民主主義国諸国が目指したところと変わらないことである。加えて、8月以降の欧州の1日に報告される死亡数は日本のそれとそれほど変わらなくなった。内閣官房スタッフの一人は8月中旬時点のインタビューの中で「『日本モデル』を宣言した時が日本の一番輝かしかった時だったかもしれない。いま、日本の状態はイギリス、スペイン、フランスとほとんど一緒で1日2,000人の感染者が出ている。見た目には彼らと変わらない。だましだましやっているという点でも同じ。つまり、日本モデルはない」と述べている。「日本モデル」のモデルを定義する際には注意深さが必要である。

　第二に、にもかかわらず、それぞれの国は政治体制、法制度、危機管理体制、中央政府と自治体の関係、医療体制、健康保険制度、介護システム、都市化・住環境、感染症体験、衛生観念などで違いがあり、取り組みもさまざまであった。当初は、新型コロナウイルスの正体そのものが不明だったこともあり、脅威認識やアプローチにも違いが生じた。日本は日本の法制度、組織、インフラ、使える人材・資源・資材、司令塔と指揮系統、要するにそうしたガバナンスの中で、危機対応をした[31]。組織の社会的、歴史的、構造的条件の下で、個人の決断と選択と活動の幅も規定される。そして、そこでの意思決定の結果が次の対応の成否を左右する条件ともなる。「日本モデル」が

あるとすれば、それはその過程で濾過された経験の結晶化されたものでしかない。言い換えれば、「日本モデル」は日本のガバナンスのありようの帰結に他ならない。

　第三に、これは第二と関連するが、「日本モデル」はある状況と条件の下では「成功」を生み出すが、その状況と条件が変われば同じ効果を発揮できないこともありうるということである。「日本モデル」を型にはめ、自己消費に供し、世界との対話と世界からの学習に背を向けるとそれはガラパゴス的「日本問題」に転じる危険性があることを認識しておくべきである。「日本モデル」と「日本問題」はコインの表裏でもある。

　第四に、「日本モデル」とし、日本のパフォーマンスがG7先進国のそれと比較して成績がよかったと強調される傾向にあることである。安倍首相は記者会見で「我が国の人口当たりの感染者数や死亡者数は、G7、主要先進国の中でも圧倒的に少なく抑え込むことができている。これは数字上明らかな客観的事実です」と述べたが、ここにそうした認識が端的に表れている。しかし、日本とともに、あるいは日本以上にパフォーマンスがよかった東アジアやオセアニアの国々と比して日本が「圧倒的」に少なく抑え込んだわけではない。従来、世界の「モデル」のレファレンスが欧米中心につくられてきたこともあり、欧米先進工業国との比較に目が向かったことはわからないでもないが、パンデミックが国境、政治体制、経済発展段階、人種、民族、宗教を問わず人間社会を攻撃する以上、「モデル」はより普遍的な標準に照らし語るべきものかもしれない。

　そもそも、日本の経験を「日本モデル」という概念に昇華させる際に、政府と専門家会議との間でどのような議論があったのか、政府の政治的判断と専門家会議メンバーの科学的判断との対話はどのようなものだったのだろうか。

　政府に助言する立場の専門家たちは、①クラスター（患者集団）の早期発見・早期対応、②患者の早期診断・重症者への集中治療の充実と医療提供体制の確保、③市民の行動変容、を重視する対応策を志向した。そうした助言を受けた政治家たちも基本的にはそれと同じ考えで取り組んだ。しかし、両者のベクトルがつねに同じだったわけではない。例えば、PCR検査に関して、官邸はそれが迅速かつあまねく受けられない国民の不満と不安や"検査小国"の日本に対する国際的な不信感やイメージ悪化を考慮し、検査の拡大を再三、厚労省に指示したし、それにもかかわらず一向に進捗しない状況にいら立ちを隠さなかった。厚労省や外郭団体の中には「行政検査」による検査権と既得権益の維持に優先順位を置く層もあったし、医療機関の現場では検査の拡大が陽性拡大をもたらし、医療崩壊と医療経営崩壊をもたらすことへの恐怖

31　テドロス事務局長は25日、スイスのジュネーブの本部で定例の記者会見を行い、緊急事態宣言が全国で解除された日本の新型コロナウイルスの封じ込めについて「ピーク時は1日700人以上の感染者が確認されたが、今は40人ほどにとどまっているし、死者数も少ない。日本は成功している」と述べている。https://www3.nhk.or.jp/news/html/20200526/k10012444921000.html

感があった。PCR検査をめぐる矛盾と葛藤は、「日本モデル」の実体が、戦略というよりむしろその都度その都度、局所局所の対応の過程の中で種々の制約条件を克服する学習の結果だったことを物語っている。

　にもかかわらず、というよりはそれ故に、「日本モデル」はこの期間の日本が直面した状況の中では、結果的に有効に機能した。

　ここからどんな教訓を引き出すべきか。結論は第4部に委ねるが、一つだけ指摘しておきたい。それは、この状況の下で結果的にもたらされた「日本モデル」が今後もそのままのかたちで効果を発揮すると過信しないことである。この期間のこの状況が同じように次も再現するということはまず望めないからである。

第2章　命と生計の両立：トレードオフ（二律背反）の挑戦

　新型コロナウイルス感染症は、既に、世界経済に対して深刻な影響をもたらしている。米国の2020年4-6月期GDP成長率（実質、前期比）が－9.5％（年率換算－32.9％）と大幅なマイナス成長を記録したことに代表されるように、日本を含む主要国の経済指標は、リーマンショック以降の世界金融危機時（2007〜2010年）を上回る経済縮小を記録している。経済協力開発機構（OECD）が2020年6月に発表した「OECD Economic Outlook」（OECD経済見通し）では、2020年における世界全体の経済成長率は－6.0％を記録すると予測されており、仮に同年中に感染拡大の第二波が到来した場合には、この数値は－7.6％[1]まで悪化すると見積もられている。

　一方で、今回の経済危機は、石油ショック、世界金融危機、東日本大震災と福島第一原子力発電所事故などによって引き起こされた過去の経済危機とは、本質的に異なる性質を有している。例えば、今回の危機では、資本設備の毀損が生じていないことや、死亡者の多くを労働市場から引退した高齢者が占めており、就労人口への影響が過去の大規模災害等に比べれば小さいことなどが指摘できる。しかし、この「コロナ危機」の最大の特徴は、ヒトからヒトへ感染する感染症であるという特性上、生産や消費といった経済活動自体が感染拡大を招いてしまうという点にある。

　一般的な経済危機であれば、金融政策や財政政策によって需要を喚起し、国民の消費行動を活性化させることが基本的な対応策となるが、コロナ危機の場合には、そのような需要喚起・消費活性化のための施策自体が感染拡大を助長してしまう。一方で、感染拡大を防ぐため経済活動を停止すれば、経済危機は益々深刻化する。感染抑止と経済活動のバランスをどのように取るべきか、どう優先順位をつけるべきか、そして究極的には何を残し、何を捨てるべきか——コロナ危機においては、個人・組織・国のそれぞれのレベルにおいて、この「命と生計の二律背反（トレードオフ）」の問題が突きつけられている。

　本章では、このようなコロナ危機がもたらす、命（健康）と生計（経済）のトレード問題に対し、日本政府がどのように対応してきたか、その対応に関連してどのような結果が現れたかを明らかにし、それらにつ

1　第二波が10月〜11月に到来し、ロックダウンが行われることを想定した場合の予測である。

いての考察を通じて、経済対策の側面から「日本モデル」の実像を探ることとしたい。

1.　命と生計を守るために日本政府が講じた政策

　新型コロナウイルス感染症から人々の生命や健康を守るため、各国政府は、感染防止のための社会経済活動の制限として「ロックダウン」（対象地域の社会経済活動の制限＝「都市封鎖」）を実施し、同時に、その副作用としての収入減から人々の生計を守るため、経済・財政・金融政策を通じた家計や企業への緊急経済支援を実施した。

　日本でも、感染防止のための社会経済活動の制限と、家計や企業への緊急経済支援が実施されたが、そのアプローチは、他の先進各国と一線を画すものだった。政府は、法的な強制力を伴う行動制限措置を採らず、クラスター対策による個別症例追跡及び罰則を伴わない自粛要請・休業要請を中心とした行動変容策の組み合わせにより、感染拡大の抑止と経済ダメージの限定の両立を目指したのである。

　本節では、こうした日本の「両立」方針に基づく諸政策とその背景にあった基本的な考え方について論じる。

1.1.　緊急事態宣言とソフトロックダウン

　2020年4月7日、政府は、新型コロナウイルス感染症の国内での感染拡大を抑えるため、5月6日までの期間[2]、新型インフルエンザ等対策特別措置法（特措法）に基づく緊急事態宣言を行うことを発表した。しかし、特措法の下で緊急事態宣言を発出したとしても、その法的効力は限定的であり、当時、中国や欧州等で実施されていたような強制力、すなわち外出禁止や営業停止の命令等に違反した場合の罰則を伴うかたちでの都市封鎖はできない仕組みになっていた。そのため、政府は、緊急事態宣言の発出以前から、外出やイベント開催の自粛要請を行い、そういった要請に対する任意の協力に期待するというかたちで国民の行動変容を促す政策を採った。

　ロックダウンに代表される社会経済活動の制限は、3月から4月にかけて各国で実施された。こうした各国の行動変容政策の状況を、英オックスフォード大学は「政府対応厳格度指数（Government Response Stringency Index）」というかたちで取りまとめ、公表している[3]。

---

[2]　同期間は、後に5月31日までに延長されたが、感染状況の改善等により、緊急事態宣言は、同月25日に解除された。

[3]　https://ourworldindata.org/grapher/covid-stringency-index
Thomas Hale, Sam Webster, Anna Petherick, Toby Phillips, and Beatriz Kira (2020). Oxford COVID-19 Government Response Tracker, Blavatnik School of Government.

●各国政府による社会経済活動の制限の厳格さ比較[4]

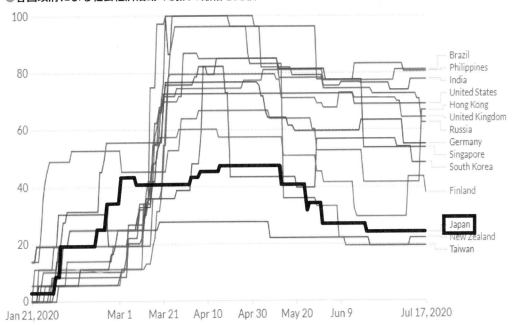

　このグラフから日本の特徴を捉えると、緊急事態宣言以前から社会経済活動の制限が強化されており、国際的に見てもその強化のタイミングが比較的早いこと、他の先進諸国と比べて強化の水準が相対的に低いこと、及び制限を緩和したタイミングも比較的早かったことが読み取れる。

　こうした「ソフトロックダウン」ともいえる日本の行動変容政策は、世界各国の中でも一定程度特徴的な政策であり、日本のコロナ危機への対策を象徴する一要素であったといえる。

1.2.　緊急経済対策

　2月13日、政府の新型コロナウイルス感染症対策本部において、今回のコロナ危機に対し、初めて緊急経済対策としての予算執行が検討された。政府対策本部は、2019年12月5日に閣議決定された「安心と成長の未来を拓く総合経済対策」に係る予算の一部を新型コロナウイルス感染症対策に組み替えた上で、同感染症に対する経済対策の第1弾として、予備費103億円を講じた総額153億円の対応策（「新型コロナウイルス感染症に関する緊急対応策」）の実施を決定した。この対応策においては、事態の状況変化を見極めながら、国内感染対策、水際対策、観光業への対策等を順次講じていくという基本方針が掲げられた。

　3月10日には、政府対策本部において、「新型コロナウイルス感染症に関

4　CORONAVIRUS GOVERNMENT RESPONSE TRACKERより作成したものを加工（日本の推移のみ強調）して作成した（https://www.bsg.ox.ac.uk/research/research-projects/coronavirus-government-response-tracker）。

する緊急対策　第 2 弾」が打ち出される。第 1 弾の緊急対策から大幅に増額された総額 4,308 億円の財政措置が盛り込まれ、感染拡大防止策と医療提供体制の整備、学校の臨時休業に伴って生じる課題への対応、事業活動の縮小や雇用への対応等に用いられたほか、資金繰り対策のため政府系金融機関を通じた 1.6 兆円規模の金融措置が講じられた。

　3 月以降も感染拡大が継続するなか、政府は、緊急事態宣言の発出を発表した 4 月 7 日[5]に第一次補正予算を、及び緊急事態宣言の解除直後である 5 月 27 日に第二次補正予算を、それぞれ閣議決定した。2 つの補正予算によって、政府は、新型コロナウイルス感染症対策のため、総額 57.5 兆円[6]もの追加歳出予算を確保した。

●新型コロナウイルス感染症関係経費（第一次・第二次補正予算）概要[7]

第一次補正予算（4月7日閣議決定、4月20日閣議決定により変更）

（1）感染拡大防止策と医療提供体制の整備及び治療薬の開発	18,097 億円
（2）雇用の維持と事業の継続 ・雇用調整助成金の特例措置の拡大〔690 億円〕 ・中小・小規模事業者等の資金繰り対策〔38,316 億円〕 ・中小・小規模事業者等に対する新たな給付金〔23,176 億円〕 ・全国全ての人々への新たな給付金〔128,803 億円〕 ・子育て世帯への臨時特別給付金〔1,654 億円〕　ほか	194,905 億円
（3）次の段階としての官民を挙げた経済活動の回復	18,482 億円
（4）強靱な経済構造の構築	9,172 億円
（5）今後への備え（新型コロナウイルス感染症対策予備費）	15,000 億円
合計	255,655 億円

第二次補正予算（5月27日閣議決定）

（1）雇用調整助成金の拡充等	4,519 億円
（2）資金繰り対応の強化	116,390 億円
（3）家賃支援給付金の創設	20,242 億円
（4）医療提供体制等の強化	29,892 億円
（5）その他の支援 ①新型コロナウイルス感染症対応地方創生臨時交付金の拡充〔20,000 億円〕 ②低所得のひとり親世帯への追加的な給付〔1,365 億円〕 ③持続化給付金の対応強化〔19,400 億円〕 ④その他〔6,363 億円〕（うち雇用・事業の維持関係 3,248 億円）	47,127 億円
（6）新型コロナウイルス感染症対策予備費	100,000 億円
合計	318,171 億円

5　ただし、この第一次補正予算は特別定額給付金事業の内容変更に伴って、4 月 20 日に閣議決定により変更された。

6　https://www.mof.go.jp/about_mof/councils/fiscal_system_council/sub-of_fiscal_system/proceedings/material/zaiseia20200601/01.pdf

7　財務省資料を基に作成 https://www.mof.go.jp/about_mof/councils/fiscal_system_council/sub-of_fiscal_system/proceedings/material/zaiseia20200601/01.pdf

1.3. 緊急経済対策の基本思想

1.3.1. 「雇用の維持と事業の継続」

　第一次補正予算の概算決定と併せて4月7日に閣議決定された「新型コロナウイルス感染症緊急経済対策」においては、緊急事態宣言発出下での経済対策を、①感染拡大防止策と医療提供体制の整備及び治療薬の開発、②雇用の維持と事業の継続、③次の段階としての官民を挙げた経済活動の回復、④強靱な経済構造の構築、⑤今後への備えの「5つの柱」という考え方に基づいて実施する方針が示された。特に「雇用の維持と事業の継続」については、「感染症拡大の収束までの間、雇用・事業活動・生活を守り抜き、危機をしのぎ切ることで、その後の経済の力強い回復への基盤を築く」ために「『緊急対応策』で講じた各種措置を更に強力に推し進め」ることが明言された。

　実際に、第一次補正予算及び第二次補正予算では、この基本方針に従って「雇用の維持と事業の継続」のために35.9兆円もの予算が計上されている。2つの補正予算で予備費が計11.5兆円計上されていたことを踏まえると、それ以外の事業に計上された46兆円のうち8割近くが「雇用の維持と事業の継続」のために投入されていたことになる。このような雇用維持と事業継続を重視する政策については、ある財務省幹部も、コロナ対策の予算審議にあたっては感染対策と雇用維持が最大のテーマであり、雇用維持のためには事業継続が必要であるという発想で「雇用の維持と事業の継続」という基本方針が検討されたと証言する[8]。

　安倍首相は、緊急事態宣言発出の判断が、一連の危機対応の中で「最も難しい判断」だったと述べ、「あの法律の下では国民みんなが協力してくれないことには空振りに終わっちゃう」、緊急事態宣言を「空振りに終わらせないためにも国民のみなさんの気持ちを合わせていかなければならない」と、当時の考えを明かした[9]。「雇用の維持と事業の継続」を重視する政府の経済政策は、これにより社会不安の増大を抑え、ソフトロックダウンへの国民の協力を確保するという社会政策としての側面も有していたといえる。

1.3.2. 特別定額給付金（10万円）一律給付の背景

「雇用の維持と事業の継続」のための事業として策定された政策の中でも特に巨額の予算が投入されたのが、特別定額給付金事業である。これは、4月20日の閣議決定に基づき実施されたものであり、総額12.9兆円を使って全住民に一律10万円の給付を行うという事業であった[10]。この事業は、元々は年収が一定以上減少することが見込まれる世帯等に対して1世帯30万円の生活臨時支援金（仮）の給付を行うという内容で4月7日に閣議決定がなされていたところ、その後、4月20日の閣議決定に基づく補正予算の変更により

8　財務省幹部ヒアリング
9　2020年9月11日安倍首相ヒアリング
10　https://www.soumu.go.jp/menu_seisaku/gyoumukanri_sonota/covid-19/kyufukin.html

全住民への一律10万円の給付へと変更されたものだった（詳細は、第2部第6章参照）。

　これは極めて異例なことであった。一度閣議決定された補正予算を変更する場合、再度の閣議決定を行ってその内容を組み直す必要が生じるため、余程のことがなければこのような大がかりな予算変更は行われない。この時の経緯について、ある官邸スタッフ[11]は、経済政策としては本当に困っている人に集中すべきさという議論をしたが、与党からは全員に配るべきだという声が強かった、と述べる。一律の給付にすべきという批判が国民から出始めていた中で、官邸スタッフによれば、このとき、安倍首相は、「社会の不満が鬱屈しているときは、政治の判断をしなければならない」と語ったという。

2.　日本モデルの効果

　上記1. において述べた日本の経済対策は、果たして、成功したのだろうか。何をもって経済政策の成功と評価すべきか自体、非常に難しい論点であるが、少なくとも上記1.3.で述べた「雇用の維持と事業の継続」という目的を果たすことができたのかという点は、本書において検証すべきテーマである。

　本節では、新型コロナウイルス感染症のパンデミックが、日本経済にどのような影響を及ぼしたか、また、政府の経済政策がこれにどのように作用したか等について考察する。もとより、政府がとった政策とその結果との間の因果関係を証明することは不可能である[12]が、現在入手可能なデータから可能な限りの国際比較、検討を行った上で、日本政府が講じた政策とその結果について考察したい。

2.1.　経済成長率
2.1.1.　世界各国との経済成長率の比較

　新型コロナウイルス感染症は、世界経済に対して甚大な被害をもたらしている。日本の2020年1-3月期の経済成長率（実質GDP、前期比）は－0.6%（年率換算－2.3%）のマイナス成長を記録し、4-6月期に至っては、その落ち込みは－7.9%（年率換算－28.1%）に達した。これは、世界金融危機時（2009年）に記録した年率－17.8%減（09年1-3月期の年率換算値）を大きく超える落ち込みであり、コロナ危機の影響の大きさを物語っている。しかしながら、他の先進諸国と比べれば、こうした日本の数字は決して悪いものとはいえない。

　2020年4-6月期において、国内での新型コロナウイルス感染拡大をいち早

11　官邸スタッフインタビュー
12　本書は経済分析を主たる目的とするものではないため、政府の経済政策と経済指標との間の統計学的な相関関係の分析も行っていない。

く脱した中国は、世界でも突出して高い成長率を記録した。また、そもそもの経済成長率が高いロシア、韓国などの国々も、日本に比して高い経済成長率を記録している。

　他方で、日本の2020年4-6月期経済成長率は、G7の平均値である−10.5％よりは高く、最も大きな落ち込みを記録した英国（−20.4％）や、同じく欧州で大きな影響を受けたフランス（−13.8％）、イタリア（−12.8％）と比べれば限定的である。欧州で優等生と評されたドイツ（−9.7％）や世界一の経済大国である米国（−9.1％）と比べても、日本が受けたダメージは相対的には小さかったと評価し得る。

　2019年10月時点で予測されていた2020年通年の経済成長率の予測データと、コロナ危機の影響を織り込んだ2020年6月時点の予測データを比較してみると、当初予測からの落ち込みという観点で、日本の数値は他の先進諸国よりも減少幅を抑えていると評価できる。

●各国の2020年1-3月期及び4-6月期経済成長率の比較（%）[13]

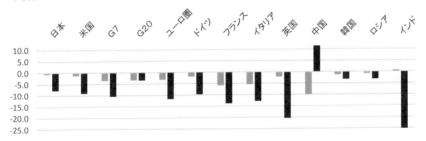

●各国の2020年経済成長率予想の比較（%）[14]

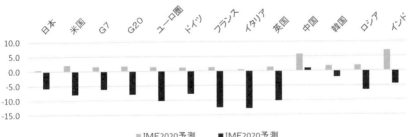

13　OECD統計データから作成（https://data.oecd.org/gdp/quarterly-gdp.htm#indicator-chart）
14　IMFデータ等から作成

●コロナ危機前後の経済成長率予測値の差
（2019年10月時点と2020年6月時点の比較、単位：ポイント）[15]

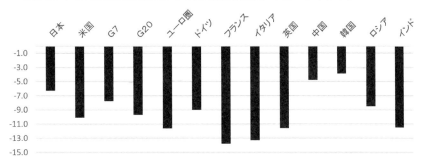

2.1.2.　背景として考え得る事情

2.1.2.1.　財政措置規模の比較

　コロナ危機により相応の経済的ダメージは受けたものの、日本の経済成長率はG7等の他の先進諸国と比べれば善戦したといえる数値であった。その背景としてまず考えられるのは、大規模な財政措置の存在である。上記1.2.のとおり、政府は二度の補正予算編成などを経て、経済対策として大規模な財政措置を行っていた。この大規模な財政措置が経済成長率の落ち込みを一定程度食い止めた可能性がある。

　下図は、新型コロナウイルス感染症対応における日本とG20各国の財政措置を比較したものである。

●G20各国の財政措置概観（対GDP比）[16]

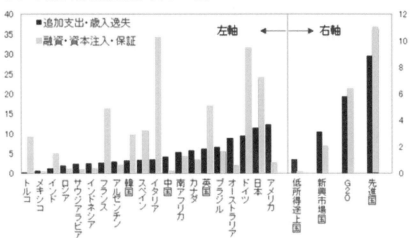

15　IMFデータ等から作成
16　2020年6月12日時点のデータ。国グループについては、購買力平価で調整した現行レートの米ドルでのGDPで加重平均した。歳入・歳出の措置には繰延税金や前納は含まれない。国際通貨基金「コロナ後の世界における財政政策」（ヴィトール・ガスパール、ギータ・ゴピナート著）2020年7月13日（https://www.imf.org/ja/News/Articles/2020/07/10/blog-fiscal-policies-for-a-transformed-world）より

　上の図が示すとおり、「これまでに世界で行われている財政支援は、納税猶予や現金給付など歳出・歳入に直接影響があるいわゆる真水の対策と、公的部門による融資や資本注入、政府保証など予算外の支援とがほぼ半分ずつとなっている」[17]。先進国の財政政策パッケージの平均値が、GDP比8％強の追加出資・歳入逸失（左側の棒）とGDP比10％強の融資・資本注入・保証（右側の棒）であることに照らせば、前者が10％強、後者が20％強であった日本の財政措置は先進国の中でもそれなりに大規模なものであったといえる。他方で、イタリア、英国、ドイツなども、真水の対策と予算外の支援の合算で見れば、GDP比で日本と同等規模かそれ以上の財政措置を講じているといえる[18]。

　このように、日本の財政措置は、世界的に見ても大規模なものだったが、他の先進諸国も各々それなりに大規模な財政措置を講じていることからすれば、その違いだけで経済成長率の違いに結びついたと即断することは難しい[19]。また、そもそも財政措置は一定期間かけて実施されるものであることから、コロナ危機に伴う財政措置の効果が、2020年4-6月期の経済成長率に直ちに反映されるという性質のものでもない。そのため、日本の善戦の背景には別の事情も存在するものと考えるのが自然である。

2.1.2.2.　ロックダウンの厳格さの比較

　上記1.1.において述べたとおり、日本がとったソフトロックダウン政策は、国際的に見てもその強化のタイミングが比較的早いこと、他の先進諸国と比べて強化の水準が相対的に低く、制限を緩和したタイミングも比較的早かったことなどが特徴だった。上記1.1.のオックスフォード大学の研究によれば、日本同様に社会経済活動制限の厳格さの点において軽度な行動変容政策をとった国としては、台湾が挙げられる。そして、同国の2020年1-3月期及び4-6月期における経済成長率は＋1.6％及び－0.6％と、日本よりも良い数値を記録している。

　もちろん、台湾はそもそもの経済成長率が日本よりも高く、他に参考となるような国が少ないこともあり、この点だけを捉えて単純な比較を行うことは適切ではない。また、そもそもソフトロックダウンだから経済へのダメージが少なかったのではなく、ソフトロックダウンで乗り切れる程度に感染状況が落ち着いていたから経済へのダメージが少なかったという可能性もある。しかし、ハードロックダウンを敢行した欧州先進諸国の惨憺たる経済成長率

17　国際通貨基金「コロナ後の世界における財政政策」（ヴィトール・ガスパール　ギータ・ゴピナート著）2020年7月13日（https://www.imf.org/ja/News/Articles/2020/07/10/blog-fiscal-policies-for-a-transformed-world）

18　こうした状況について、ある官邸スタッフは、先進各国は、コロナ対策予算規模の大きさを対外的に競う状況になっていると述べた（官邸スタッフインタビュー）。

19　また、各国の財政措置金額には、実際に新たに行われる財政支出の他に、納税や社会保険料の支払猶予や既に編成済みの予算からの流用分なども含まれており、その情報は正確には開示されていない国もあるため、この表は、いわゆる「真水」としてどの程度の予算が活用されているかという観点での比較にはなっていないと考えられる。

を踏まえれば、ロックダウンの厳格さと経済成長率との間に何らかの関連性が存在する可能性は否定できない[20]。

2.1.2.3.　日本のGDP押し下げ要因と産業構造比較

　内閣府の速報[21]によれば、日本の2020年4-6月期経済成長率の押し下げ分－7.9％のうち、－4.9％分が個人消費を含む内需、－3.0％分が財貨・サービスの輸出という外需の落ち込みによるものであったことが明らかとなっている。

　特に、GDPの過半を占める個人消費は前期比8.3％減を記録しており、外食や旅行などのサービス消費を中心に急減が見られた。また、生産拠点である中国国内でのロックダウン等による物流や供給の停滞[22]、海外市場の冷え込み等による自動車等の輸出減に加え、GDP計算上は「サービスの輸出」に区分されるインバウンド消費が水際対策の強化に伴う人の往来の制限によってほぼ消滅した影響が大きかったことも見て取れる。実際に、2019年には約3,200万人を数えた訪日外国人数は、2020年上半期（1-6月）合計で400万人未満となっており、とりわけ緊急事態宣言が行われた4月以降は毎月前年同月比－99.9％を記録するなど、外国人観光客による消費活動がまったくといっていいほど行われなくなっている状況にある。

　各国の情勢について、国のGDPに占める観光業の割合（％）という視点から見ると、これが非常に高いスペイン（14.3％）、イタリア（13.0％）といった国々は、コロナ危機において大きなマイナス成長を記録している[23]ことがわかる（対して、これらの国よりは善戦しているドイツは9.1％、アメリカは8.6％、日本は7.0％、韓国は4.2％である）。もちろん、国のGDPに占める観光業の割合だけですべてが説明できるわけではない[24]が、コロナ危機により自動車やIT関連製品の製造、飲食、観光などの業界は世界的に大きな影響を受けたことから、各国の産業構造や需要構成の違いが、各国における需要の落ち込み方の違いとなって表れた可能性がある。

2.1.3.　考察

　経済指標だけをみれば、日本の経済成長率は他の先進諸国と比べても健闘していると評価できる水準にある。日本の緊急経済対策がこれにどのように寄与したかは現時点では不明であるものの、第一次補正予算の執行は早くと

---

20 感染抑止と経済活動のトレードオフ問題への対応が課題となる中、感染症モデルに経済活動を織り込んだシミュレーションを行うなどして最適な隔離政策を探る研究が数多くみられる。隔離政策を否定する研究は少数だが、経済との両立を図るため、大規模なロックダウンでなく、死亡リスクの高い高齢層や、対面接触が避けられないセクターに限定した隔離政策を支持する研究が多い。

21 内閣府「国民経済計算」（2020年4-6月期二次速報）

22 これらは、コロナ危機が明らかにしたグローバル・サプライチェーンまたはバリューチェーンの脆弱性とも言える。

23 スペインの2020年4-6月期の経済成長率は－18.5％であった。

24 現に、イタリア以上に大きなマイナス成長を記録したイギリスやフランスの、国のGDPに占める観光業の割合はイギリスが9.0％、フランスが8.5％と、イタリアよりも低い水準であった。

も4月以降、第二次補正予算に至っては5月末以降であって、それら財政措置の効果が生じるまでには一定の時間を要するであろうことを踏まえれば、財政措置だけでなく、行動変容政策としてソフトロックダウンを採用したこと等の要因が、このような結果に一定程度影響していた可能性がある。

　また、日本の主なGDP押し下げ要因となったのは個人消費の減少やサプライチェーンの毀損等による輸出の低迷、及びインバウンド消費の蒸発だった。これらは、主として感染拡大による国境封鎖が全世界で行われたことによるものであると考えられるが、イタリアやスペインなどがこれによって日本よりも更に大きな経済ダメージを受けていたことに照らすと、コロナ危機における各国の経済成長率は、インバウンド消費や外需への依存度など各国の産業構造に強く影響を受けている可能性がある。

2.2.　失業率
2.2.1.　世界各国との失業率の比較

　コロナ危機によって企業の業績は悪化し、破綻に至らないまでも、非正規労働者の雇止めや解雇などが次第に増加している。日本の完全失業率は2020年5月に2.9%、6月に2.8%、7月に再び2.9%を記録し、コロナ危機前の水準（概ね2.2〜2.4%）よりも若干ではあるが悪化した。

●主要国の完全失業率比較（2019年12月-2020年7月）[25]

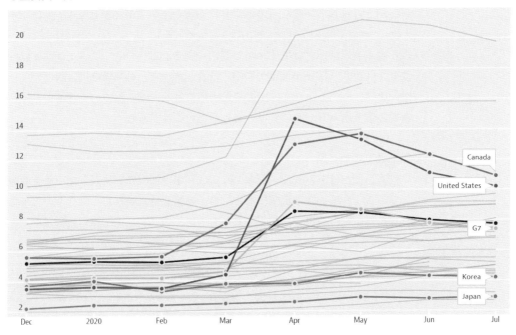

25　OECDデータから作成（https://data.oecd.org/unemp/unemployment-rate.htm）

　一方で、世界に目を向けると、欧米の雇用環境はさらに深刻だ。米国の失業率は4月にそれまでの4%前後から14.7%にまで一気に跳ね上がった。5月には13.3%、6月には11.1%と改善が見られたが、依然として歴史的高水準にある。上記の図からは、G7平均やOECD平均（黒線）でも、2020年4月以降、失業率が上昇し、それ以降も高い状況にあることが読み取れる。

2.2.2.　背景として考え得る事情
2.2.2.1.　雇用調整助成金

　失業率という数値だけをみれば、日本は諸外国と比べてその増加を一定程度食い止めることに成功したようにみえる。「雇用の維持と事業の継続」を重視していた日本政府にとって、これは朗報である。

　その要因として考えられる政策としては、雇用調整助成金が挙げられる。政府は、4月1日以降[26]、雇用調整助成金の特例措置として、労働者1人につき1日当たり最大15,000円を上限として、企業が労働者に支払う休業手当等の一部又は全部を国が助成する措置を講じた。当該措置においては、事業者が労働者の雇用を維持することに対するインセンティブとして、労働者の解雇をしていない事業者に対しては、助成額の上乗せ支給がなされることとされた。

　7月17日時点において、雇用調整助成金（特例措置）の累計支給申請件数は約52万件であり、うち約39万件について支給決定がなされ、同日までに総額約3,500億円が支給されている[27]。

2.2.2.2.　失業保険制度

　こうした政策による効果の他に、コロナ危機にもかかわらず雇用が維持されたことの背景としては、日本の失業保険制度が挙げられる。

　すなわち、日本の失業保険給付金は、失業し、現に仕事を探している人に対してのみ給付されるものであり、休業中・自粛中・一時解雇中の従業員や再就職が内定していると判断される従業員に対しては、給付がなされない。そのため、解雇された従業員が失業保険給付金を受け取れなくなる事態を防ぐため、日本企業は業績回復後の再雇用を約束しつつ、コロナ危機の業績悪化中のみ従業員を一時解雇するというような柔軟なレイオフ戦略をとることはできない。この点で、再雇用を約束しつつ業績悪化中のみレイオフを行い、その間の所得は失業保険により賄うことができるという米国の制度などとは大きく異なっている。

2.2.2.3.　雇用の流動性

　産業別就業者数を前年同期比で見ると、特に2020年4月以降、宿泊・飲食・生活関連・娯楽業界の就業者数が減少する一方で、医療・福祉業界では

26　正確には、6月12日付の特例措置が、4月1日に遡って適用される形となった。
27　https://www.mhlw.go.jp/stf/seisakunitsuite/bunya/koyou_roudou/koyou/kyufukin/pageL07.html

●産業別就業者数（月次、原数値、前年同月比)[28]

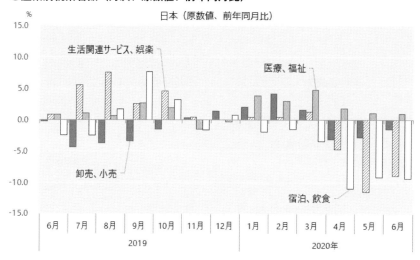

年明けから継続的に就業者数が増加している傾向がみられる。コロナ危機という緊急事態に直面し、一部ではあるが雇用の流動性がみられたことが、全体としての失業者数の低減に寄与した可能性が指摘できる。

2.2.2.4. 慢性的な人手不足

　下図のとおり、ここ数年、日本ではほとんど全ての産業において人手不足の状態が常態化していた。そのため、コロナ危機による需要の減少にもかかわらず、直ちに人員が余剰になることがなかったために、企業による人員整理・解雇がそれほど行われなかった可能性が指摘できる。

28　労働政策研究・研修機構　https://www.jil.go.jp/kokunai/statistics/covid-19/c01.html#c01-7

●産業別の人員過剰／不足状況[29]

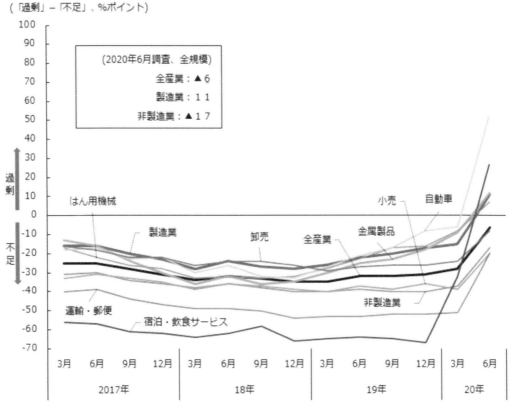

雇用人員判断D.I.（四半期）

（「過剰」－「不足」、%ポイント）

（2020年6月調査、全規模）
全産業：▲6
製造業：11
非製造業：▲17

2.2.2.5.　非労働力人口の増加

　さらに、日本の失業率がそれほど上昇しなかったのは、緊急事態宣言後に一部の労働者が労働市場から退場し、失業者としてカウントされなかったことによるものではないかとの見方も存在する。

　総務省統計局が公表した労働力調査[30]によれば、2020年4-6月期における非労働力人口は4,204万人となり、前年同期と比べて46万人増加している。失業率は、労働力人口に占める失業者の割合で計算されるところ、このように労働力人口から非労働力人口（具体的には通学者、家事従事者、高齢者など）へと移行した人数は、統計上、「失業者」としてはカウントされない。2020年4-6月期に増加した46万人の非労働力人口のうち7割近い31万人が女性であったことに照らすと、いわゆるパート等のかたちで労働していた人々が緊急事態宣言後に職を失い、その後求職活動をせずに家事従事者となったために非労働力人口の大幅な増加につながった可能性があり、実質的に失業

29　雇用人員判断D.I.（四半期）https://www.jil.go.jp/kokunai/statistics/covid-19/c09.html
30　総務省統計局　労働力調査（詳細集計）2020年（令和2年）4～6月期平均　https://www.stat.go.jp/data/roudou/sokuhou/4hanki/dt/pdf/gaiyou.pdf

●雇用形態別雇用者数（対前年同月増減、単位：万人）[31]

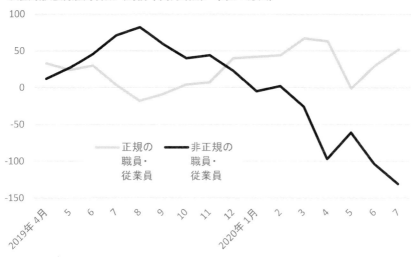

者といえるこうした人々が失業率の計算において正確に把握されていない可能性がある。

　なお、雇用形態別雇用者数の増減を確認すると、2020年2月以降、正規の職員・従業員数は増加している一方で、非正規の職員・従業員数は、対前年同月比で大幅に減少している。これは、非正規労働者が優先的に解雇の対象となっていることを示唆している。近年の日本社会に燻っていた雇用の「分断」がコロナ危機によって改めて表面化しつつあることが窺える。

2.2.3.　考察

　政府が掲げた「雇用の維持と事業の継続」という目標どおり、コロナ危機においても日本の失業率は少なくとも7月時点においては大幅な増加を免れており、米国やカナダなど、コロナ危機によって失業率が大きく上昇した諸外国と比べれば、あくまで相対的にではあるが、その政策目標を一応達成できたと評価することができる。

　もっとも、このような結果は雇用調整助成金等の政策効果だけによるものではなく、日本の失業保険制度の仕組み上、企業が柔軟な雇用調整を行うことができなかった可能性があること、雇用の流動性からコロナ危機により人員過剰となった飲食業等から人手が足りなくなった医療・福祉業への雇用シフトが発生した可能性があること、慢性的な人手不足から需要の減少にもかかわらず人員整理がされなかった可能性があること、そもそも失業率の計算において実態を必ずしも正確に反映できていなかった可能性があること等によるものであるという見方をすることもできる。加えて、非正規雇用者の解雇によって正規雇用者の雇用を守った側面があった可能性があることも考慮

31　総務省統計局「労働力調査（基本調査）」より作成

する必要がある。

　また、厚生労働省が取りまとめている「新型コロナウイルス感染症に起因する雇用への影響に関する情報について」によれば、7月17日時点で雇用調整の可能性がある事業所数が67,115事業所、解雇等見込み労働者数が36,750人に達しており、将来的に解雇される人員は更に増加する可能性がある[32]。雇用への影響は経営状況の悪化から多少時間を空けて顕在化する可能性があることを踏まえれば、7月時点までの状況だけをもって、雇用維持に関する日本政府の対応が成功したと結論づけることはできない。

2.3.　企業倒産件数

2.3.1.　コロナ危機以降の倒産件数

　6月30日、世界の中央銀行でつくる国際決済銀行（BIS）は、年次経済報告書において、新型コロナウイルスの打撃が広がるなか、世界全体で企業の倒産が急増する可能性が高いと警鐘を鳴らした。既に報道がなされているとおり、先進国の間でも大手企業の倒産が相次いでいる。例えば、経営学やMBAで常に企業経営の先駆者を担っていた米国企業においても、コロナ危機の発生以降、以下のとおり、業界を代表する有名企業・長寿企業が、米連邦破産法第11条を申請して経営破綻し、会社更生等の手続きに入った。

- ・高級百貨店　　　　　ニーマン・マーカス
- ・老舗百貨店　　　　　JCペニー
- ・レンタカー　　　　　ハーツ・グローバル・ホールディングス
- ・ヘルスケア　　　　　GNCホールディングス
- ・シェールガス開発　　チェサピーク・エナジー
- ・飲食チェーン　　　　NPCインターナショナル（ピザハット等を運営）
- ・老舗アパレル　　　　ブルックス・ブラザーズ

　米国以外でも、紅茶で有名なフランスの高級食料品ブランド「フォション」や、カナダの有名サーカス劇団「シルク・ドゥ・ソレイユ・エンターテイメント・グループ」、イギリスのアパレルブランド「ローラ・アシュレイ」などがコロナ危機により経営破綻した。また、旅行需要の激減により多くの航空会社の経営が圧迫され、オーストラリア航空大手の「ヴァージン・オーストラリア航空」やタイのナショナルキャリアである「タイ国際航空」などが破綻に追い込まれた。

　日本でもコロナ危機以降、7月17日までに全国で335件の新型コロナ関連の経営破綻が発生している[33]。しかし、過去の経営破綻件数と比較する限り、

32　厚労省「新型コロナウイルス感染症に起因する雇用への影響に関する情報について」2020年7月17日
　　（https://www.mhlw.go.jp/content/11600000/000652759.pdf）

●全国の月別倒産件数[35]

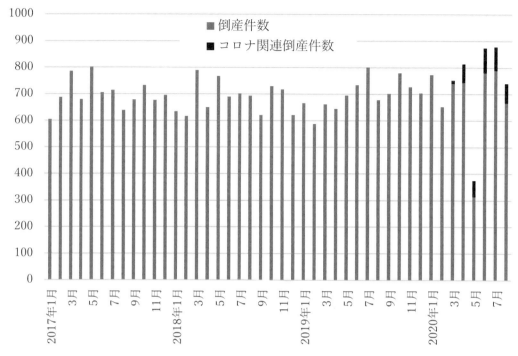

少なくとも7月時点においては、コロナ危機によって企業破綻が急増しているという状況にはない[34]。

2.3.2. 背景として考え得る事情
2.3.2.1. 持続化給付金

　コロナ危機による大規模な企業連鎖などの発生防止に寄与したと考えられる日本政府の経済政策としては、持続化給付金制度が挙げられる。これは、新型コロナウイルス感染症による影響を受けた個人事業主及び中小企業の事業の継続を支え、再起の糧とする目的で創設された制度であり、個人事業主は上限100万円、中小企業は上限200万円の範囲内で、前年度の事業収入からの減少額が給付される仕組みとなっている。持続化給付金は、8月3日までに約289万件の中小企業・個人事業者に給付されており、給付額は約3.8兆円に達している。

33　東京商工リサーチ「「新型コロナウイルス」関連破たん状況」2020年7月17日（https://www.tsr-net.co.jp/news/analysis/20200717_04.html）

34　日本の上場企業でコロナ危機により経営破綻した会社は、レナウン（5月15日、民事再生手続開始決定）のみである。しかも同社は2019年12月期決算においても70億円近い当期純損失を計上するなど、コロナ危機以前からその経営は相当に悪化していたため、コロナ危機により引き金が引かれたとしても、その破綻の根本的な原因はコロナ危機以前からの経営状況にあったといえる。

35　東京商工リサーチの統計から作成

2.3.2.2.　金融政策による潤沢な資金供給

上記1.2.のとおり、政府は「事業の継続」を確保するため、新型コロナウイルス感染症に対する緊急経済対策として、大規模な金融政策を講じた。第一次補正予算においては、事業者への資金繰り支援を更に徹底する観点から、いわゆる実質無利子・無担保・据置最大5年の融資について、都道府県等の制度融資を活用して民間金融機関にも対象を拡大する等の措置を講じた。

さらに、政策金融を通じた公的支援として、日本政策投資銀行及び商工組合中央金庫は、株式会社日本政策金融公庫法に基づく財務省等による危機認定を受け、株式会社日本政策金融公庫からの信用供与（公庫からの資金の貸付、損害担保契約）を受けて中堅・大企業向けの貸付等の危機対応業務を行った。7月までに、同制度に基づく貸付金額は約1兆9,000億円に達している。

2020年3月以降、コロナ危機対応を目的として、主に大企業の手元流動性資金確保のためのコミットメントラインを組成する動きが活発化した。特に、2020年4月は、メガバンクを中心に大企業向け融資がピーク（4月約8兆円増）に達し、2020年4-6月期の3メガバンク（三菱UFJ銀行、三井住友銀行、みずほ銀行）の貸出額は、合計約12兆円増加となった[36]。これは、企業と、彼らを支える金融機関の共助による緊急対応だったといえる。

こうした潤沢な資金供給により、現金や預金など世の中に出回る通貨の供給量は、7月時点で前年同月比6.5%増の1,452兆7,000億円に達した[37]。これは、統計が始まってから最大の伸び率で、残高自体も過去最高を更新したものだった。金融機関から企業への資金供給によって法人預金が伸びたこともあり、このうち預金通貨は前年同月比14.1%増の793兆6000億円に達している。

これらの融資等により企業に手元流動性資金が潤沢に供給されたことで、企業の信用不安やそれに伴う破綻等が一定程度回避されたものと考えられる。

●日本政策金融公庫法上の指定金融機関による危機対応貸付け等[38]

		2020年7月		累計（2020年3月19日〜7月）	
		金額（億円）	件数（件）	金額（億円）	件数（件）
貸付	指定金融機関計	2,633	51	18,908	165
	商工組合中央金庫	39	8	132	18
	日本政策投資銀行	2,594	43	18,776	147
損害担保	指定金融機関計	8	2	1,338	5
	商工組合中央金庫	8	2	38	4
	日本政策投資銀行	0	0	1,300	1

36　2020年8月5日　日本経済新聞朝刊
37　日本銀行　マネーストック速報 https://www.boj.or.jp/statistics/money/ms/ms2008.pdf
38　https://www.mof.go.jp/financial_system/fiscal_finance/kiki/jisseki/jyoukyou_20200812.html

2.3.2.3. 豊富な内部留保

こうした間接金融による資金供給がスムーズに行われた背景には、その融資の裏付けとなる純資産として、いわゆる内部留保が企業側において豊富に存在したことも挙げられる。

内部留保（利益剰余金）を貯め込むことの是非は別として、日本企業[39]の内部留保は、2019年10-12月期時点において、史上最高の約479兆円にまで積み上がっていた。その後、新型コロナウイルス感染症による景気後退が発生し、多くの企業は銀行からの借入れにより手元流動性資金を確保した。実際に、2019年10-12月期は約203兆円だった日本企業の現預金は、2020年4-6月期には約224兆円に達している。その反面、売上を大きく減らし赤字を計上した企業は、内部留保を取り崩すこととなった。実際に、コロナ危機が進行した2019年10-12月期から2020年4-6月期までの間に、内部留保の金額は約479兆円から約459兆円にまで減少している。

こうした豊富な内部留保は、企業の赤字を吸収するクッションの役割を果たし、2020年4-6月期の景気後退に伴う売上減少にもかかわらず企業が直ちに経営破綻することを一定程度抑止したものと考えられる。

2.3.3. 考察

日本において少なくとも7月時点ではコロナ危機による大規模な企業倒産が発生していない背景には、持続化給付金事業による中小企業支援に加え、政府系金融機関やメガバンク等による企業への資金供給により、企業が十分な手元流動性資金を確保できたことがあったものと考えられる。他方で、2020年4-6月期は、特に航空業界、旅行業界、飲食業界等において、多くの企業が巨額の営業損失（赤字）を計上した。この時期、全産業でみても20兆円分の内部留保が取り崩されていたことが読み取れ、航空業界等、コロナ危機の影響が深刻な業界では、純資産の減少割合はさらに大きいものと推測される。

このように、大規模な企業倒産を防ぐことができたのは、財政金融政策による効果だけでなく、企業側に豊富な内部留保が存在したという偶然の事情によるところも大きかったものと考えられる。そして、内部留保はそのすべてが企業の自由に使える資金というわけではなく、「残り460兆円あるから大丈夫」と高を括るわけにはいかない。そもそも貸付を行う銀行側にも体力の限界はあり、危機対応で供給した資金が不良債権化するリスクもある。2020年4-6月期のような状態がこの先も長期間継続すれば、資金繰りが悪化して破綻する大企業が現れ、また中小企業の連鎖的倒産が発生する可能性は十分にあり得る。2020年上半期の状況は、あくまで、短期的な経済ショックに、

---

[39]　ただし、金融業・保険業を除く（https://www.mof.go.jp/pri/reference/ssc/results/2020.4-6_2.pdf）。

迅速に対応することができた結果にすぎない点を忘れてはいけない。

　加えて、あるアンケート調査においては2020年の休廃業や解散が、5万件にのぼるとの推計もなされている[40]。経営者の高齢化や人手不足で事業承継問題が深刻化し、休廃業と解散は2016年から年4万件以上の高水準で推移してきた。そこにコロナ危機による需要減が追い打ちをかける状況となっている。同調査において、中小企業における「廃業検討率」は7.7％となっており、そのうち「1年以内」の廃業可能性があるとの回答は45.1％に達している。倒産件数だけでなく、廃業や解散が今後さらに増える可能性も十分考慮する必要がある。

2.4. 　自殺者数、犯罪件数、生活保護申請件数等
2.4.1. 　コロナ危機以降の自殺者数、犯罪件数、生活保護申請件数

　ある政府高官は、「失業率が1％上がると、自殺率も上がる。これは明確な相関関係がある。」と述べ、自殺率を上げないための経済対策の必要性を強調した[41]。上記2.2.1.のとおり、日本の完全失業率は2020年5月に2.9％、6月に2.8％を記録し、2.2〜2.4％だったコロナ危機前の水準よりも悪化したものの、同5・6月の自殺者数は例年と比べて低い水準を保っている。

　直近5年間の全国の自殺者数推移によれば、2020年の自殺者数は例年と比べて低水準で推移している。特に、緊急事態宣言が発出されていた4-6月期の自殺者数は例年と比べても顕著に低い。少なくとも2020年上半期だけを捉えれば、特に大きな自殺者数の増加は見られなかったといえる。しかし、7月以降は増加の兆しが確認されており、雇用情勢の悪化や自粛生活の長期化等に伴って、今後更にこれが増加する可能性があることには注意が必要である。

●警察庁自殺統計に基づく自殺者数の推移等[42]

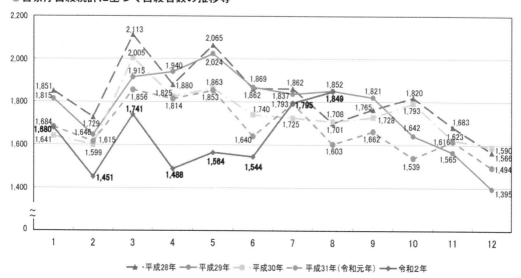

●警察庁犯罪統計に基づく犯罪件数の推移等[43]

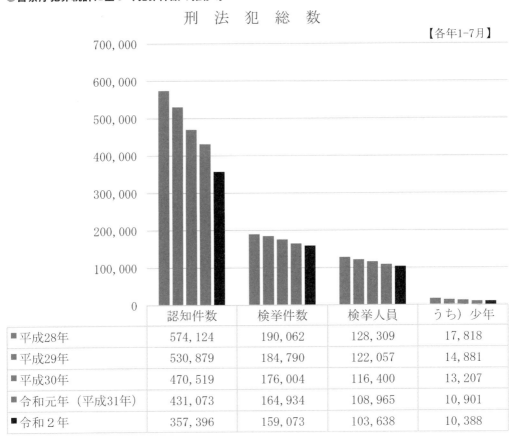

刑 法 犯 総 数

【各年1-7月】

	認知件数	検挙件数	検挙人員	うち）少年
■平成28年	574,124	190,062	128,309	17,818
■平成29年	530,879	184,790	122,057	14,881
■平成30年	470,519	176,004	116,400	13,207
■令和元年（平成31年）	431,073	164,934	108,965	10,901
■令和2年	357,396	159,073	103,638	10,388

　他方で、2020年1-7月の犯罪件数（刑法犯総数）を見ると、直近5年間で最低の水準であることが読み取れる。この数字を前提とする限り、新型コロナウイルス感染症の拡大によって社会不安が増大し、犯罪件数が増加するというような事態は、日本では発生していないといえる。

　また、生活保護申請件数をみると、緊急事態宣言が発出された2020年4月は21,486件（前年同月比24.8％増）と2012年4月の統計開始以来、過去最大の伸びを記録したが、5月は17,981件（前年同月比9.7％減）、6月は17,190件（前年同月比4.4％減）と、2カ月連続で前年同月の件数を下回っており、3カ月通算でみれば56,657件と前年4-6月の55,099件から比べて2.8％増に留まっている。緊急事態宣言に伴う休業等で事実上職を失った人の一部が生活保護の申請を行ったものと考えられ、コロナ危機により個人の所得へも影響が生じていることが改めて見て取れる。

40　東京商工リサーチ　https://www.tsr-net.co.jp/news/analysis/20200803_03.html
41　政府高官インタビュー
42　https://www.mhlw.go.jp/content/202008-sokuhou.pdf
43　警察庁犯罪統計資料から作成（https://www.npa.go.jp/news/release/2020/20200417001.html）

　以上のとおり、2020年上半期についてみれば、コロナ危機により自殺者数や犯罪件数は特に大きく増加しておらず、4-6月期でみれば生活保護申請件数も3％弱の増加にとどまる水準で推移している。コロナ危機によって経済状況が困窮した人々が発生している可能性は高いものの、少なくとも本書が検証対象とする7月17日時点まででは、それが自殺者数や犯罪件数の急激な増加といった社会不安に結びついているという状況までは確認できない。

2.4.2.　背景として考え得る事情

　自殺者数、犯罪件数、生活保護申請件数といった社会不安に関連する指標は、個人の生活保障がなされない場合において上昇する傾向がある。この防止等のため[44]に政府が講じた主要な政策に、上記1.3.の特別定額給付金がある。これは、住民基本台帳に記載されたすべての人に対して一律で10万円を支給するというものであり、12兆円以上の予算を投じて実施されたものである。

　他国における所得補償のための給付金制度の概略は以下のとおりであり、日本のようなかたちで、まったく収入要件を課さずに全住民に一律で一定額の給付を行った事例は世界でも珍しいものだったといえる。

●各国における個人への所得補償政策の概要

国	金額	対象者
日本	10万円／人	住民基本台帳に記載されている全ての人
韓国	約8万7000円／人	所得が低い方から70％の世帯
米国	最大約12万7000円／人	年収約1050万円以下のすべての米市民（全世帯の約9割）
カナダ	月々15万2000円／人（最長4か月間）	収入が途絶えた人
英国	月々最大約33万5000円／人	新型コロナウイルス感染症の影響で失業した人（最大で賃金の80％までを補償）
イタリア	月々約7万円／人	自営業者と季節労働者
オーストラリア	月々約7万4000円／人（最長6か月間）	失業手当や育児手当などの特別給付受給者
ニュージーランド	月々12万8000円／人（最長3か月間）	新型コロナウイルス感染症の影響で失業した人

2.4.3.　考察

　このような日本の施策が自殺率や犯罪件数、生活保護申請件数等の指標にどのように影響したかは必ずしも明らかではないが、「雇用の維持と事業の継続」を重視する日本政府の政策が、大幅な自殺者数の増加、犯罪件数の増加

---

[44]　ただし、同給付金の給付には、一律の給付にすべきという国民からの批判をかわす目的もあったことは上記1.3.2.のとおりである。

といった社会不安の抑制に一定程度寄与した可能性はある。

3. 小括——日本モデルとは何か

3.1. 命と生計を守る方策

　新型コロナウイルス感染症の感染拡大に対して、命と生計を守るために日本政府が講じた政策、それは、強制力のないソフトロックダウンと経済対策の組み合わせによって構成された、感染抑止と雇用維持のための「両立」政策だった。そして、強制力を持たせた緊急事態宣言を行うことができないという法的限界がある中で、感染拡大を抑えるため、可能な限りソフトロックダウンの実効性を高めること、それが「命」を守る観点から政府が導き出した施策だった。緊急事態宣言の発出及び全国拡大とともに発表した大規模な経済政策パッケージの一部を、結果的にではあるにせよ、社会政策としても用いることで、政府は、国民の間の連帯を維持し、ソフトロックダウンに対する国民の協力を引き出した[45,46]。

　他方で、「生計」を守る観点から政府が採ったのは「雇用の維持」とその前提となる「事業の継続」のための莫大な財政措置という経済政策だった[47]。特に、７月までに総額４兆円近くが支払われた持続化給付金や、莫大な金融支援策及び雇用調整助成金などの各政策は、日本企業の事業の継続を可能とする上で一定の効果を発揮したと考えられ、少なくとも７月時点ではコロナ危機による企業破綻の急増は見られない。失業率も他の先進諸国と比べれば相対的に低い水準にとどまっており、自殺者数、犯罪件数、生活保護申請件数等を見ても、社会不安が急速に広がっているような状況は確認できない。結果として、経済成長率の落ち込みも他の先進諸国と比べれば相対的には小さく、経済指標の面で見れば、2020年上半期はまずまず健闘したといえる数値を残している。

3.2. 予測に基づく成功か、偶然の産物か

　このような、命と生計を守る日本政府の施策は、成功だったといえるのか。今後、本格的な第二波が来た時にも同じ方法で耐えきることができる（再現性はある）のか。

---

45 外出自粛要請や休業要請に対する国民の協力が、「雇用の維持と事業の継続」のための諸政策だけによって実現したものと考えることには論理の飛躍があり、規律と調和を重んじる日本人の国民性を踏まえると、特別な経済対策がなくてもこれらの協力が得られていた可能性は十分にある。しかし、少なくとも倒産件数や失業率等が急激に上昇し、社会的な不安が大きく増大した状況においては、ソフトロックダウンをはじめとする感染防止対策の効果に対する不確実性が増すことが予想されるところ、「雇用の維持と事業の継続」を重視する政府の政策が、このような不確実性の増大を一定程度抑止した可能性はあると考えられる。

46 この点について、ある内閣官房幹部は、最初は（緊急事態宣言は）罰則がなくて意味がないと言われたが、実際には、自粛がものすごく効いており、むしろ効きすぎてしまっているくらいだったと述べる（内閣官房幹部インタビュー）。

47 このように、雇用の継続と事業の継続を、半ば一体で議論していた点も日本の特徴であったといえる。

　この点に関しては、日本の「まずまず健闘したといえる数値」が、経済政策だけでなく、コロナ危機直前の日本経済の基礎的な条件、すなわち偶然の事情によって得られたものである可能性を考慮する必要がある。換言すれば、この数字は、意図せざる経済リスク管理、意図せざる冗長性の確保があったからこその結果であるともいえる。失業率が低く抑えられたのは、そもそも慢性的な人手不足状態にあったことや、偶然に雇用の流動性が発揮されたことによるものかもしれないし、倒産件数が低く抑えられたのも、豊富な内部留保が企業に蓄えられていたからかもしれない。ソフトロックダウンが成功したのも、新型コロナウイルス感染症によって国民的な芸能人が急逝したこと[48]が極めて大きな心理的インパクトとして働いたことによるものである可能性があり、同様のソフトロックダウンは、第二波ではうまく機能しないかもしれない。失業率や倒産件数、自殺者数といった数値は、経済状況の悪化から一定期間経てその影響を受ける可能性があることも考えれば、今後、状況が悪化する可能性は十分にある。また、GDPの押し下げ原因となった輸出の低調さやインバウンド消費の消滅といった問題は、感染拡大のリスクが残る間、今後もしばらく継続するだろう。

　ある諮問委員会関係者は、ソフトローに基づく日本モデルは、1回目はうまくいったといえるが、その重要な前提は、日本の中小企業にある程度の余裕があったことであると指摘し、「今度また休業要請を出したとしても、これを遵守するだけの余力は各業界に残っていない」と警鐘を鳴らす[49]。また、内閣官房関係者は、日本は解雇規制が厳しいため、例えばあと「3年間この状況が続いたら、どこかでキャッシュが尽きてくる。」と述べる。

　政府の施策が成功だったのか否か、どの政策がどのような効果に結びついたかについての考察は、現時点では、あくまで仮説の域を出ない。しかし、このような「日本モデル」の実像を踏まえると、今回と同様の施策で第二波を乗り切ることができると軽信することはできない。

3.3.「安心」の功罪

　そもそも、第二波の到来時、政府は今回同様の巨額の財政措置を講じることができるのだろうか。また、そのような措置を講じるべきなのだろうか。

　第一波における「日本モデル」としての経済対策は、現在の「雇用の維持と事業の継続」を何よりも重視したものだった。4月14日、一律10万円の現金給付を政府に要請した自民党の二階幹事長は、「国民に安心の気持ちを持ってもらうためにそういう対策も必要だ」と主張した[50]。しかし、現在の「雇用の維持と事業の継続」によって「安心の気持ち」を持つために、将来世代

---

[48] 3月29日、国民的コメディアンである志村けんさんが、新型コロナウイルス感染症による肺炎のため都内の病院で急逝した。
[49] 諮問委員会関係者ヒアリング
[50] 日本経済新聞「二階氏『一律10万円給付を』所得制限は今後検討」2020年4月14日

に重い負担を課すほどに巨額の財政措置を講じることは本当に正しいことなのだろうか。もちろん、コロナ危機という突発事象に際して、国民の命と生計を守るため、政府による一定の企業支援や機動的かつ必要十分な財政措置が必要となることは言うまでもない。その中で、政策としての科学的、経済学的な合理性だけではなく、国民から見た主観的な安心感や納得感を考慮することも、一概に否定されるものではない。しかし、今回のコロナ危機において、政府は、現在の「雇用の維持と事業の継続」のため、緊急経済対策と二度の補正予算編成を通じて約35.9兆円もの財政措置を講じたのである。これは東日本大震災後の「集中復興期間」の5年間で計上された全復興予算26.3兆円を遥かに上回る金額である。

　この点について、財務省幹部は、今回の対策は、全雇用の維持と全事業の継続を重視するものであるが、本来「単に今ある事業は全部継続させるべきだという発想は、経済の発展にとって望ましくない。」と述べ、現存の全事業を継続させることよりも、競争に敗れた事業が淘汰され、その分新しい事業が出てくるようなサイクルを作ることが望ましいと語る[51]。実際に、日本と異なり、先進国の一部では、政府支援に際して、企業側に現状維持や原状回復ではない「痛み」を伴う構造改革を求めた事例[52]もあった。これは、コロナ危機の機に着目した、「次代の競争力確保のための投資」とも言える。日本でも第二波以降の対応においては、単に現在の雇用と事業を守るだけでなく、適切な倒産処理、事業再生等を通じた経済全体の立て直しを含め、より長期的な視野をもった対応が必要となる。

　民主主義国において、政治家の打ち出す政策は、ある意味では民意を映す鏡であるといえる。その意味で、現状を守って「安心」を得ることの是非は、我々国民自身が再度自らに問いかけなければならない。赤字国債を返済するのは、「安心」を得る現在の大人たちではなく、未来の子供たちである。

51　財務省幹部インタビュー
52　例えば、各国の航空会社が経営困難に陥っている中で、フランス政府は航空大手エールフランスKLMの救済のために70億ユーロ（約8200億円）の危機対応融資をする条件に、陸路の鉄道と競合する複数の国内航空便の廃止を求めた。列車を利用できる区間の航空機使用を減らして温室効果ガス排出量削減につなげる考えで、「構造改革なくして政府支援なし」という考え方が顕著に表れた支援事例である。この考え方は後の欧州グリーン・リカバリーというコロナ復興策にもつながった。

第2部

新型コロナウイルス感染症に対する日本政府の対応

第1章　ダイヤモンド・プリンセス号

「検査結果が判明した31人のうち10人が陽性」、多くの関係者が驚き動揺したPCR検査の結果が政府に伝えられたのは、2月4日夜のことであり、この時点から、乗客乗員3,711人を乗せた英国籍の大型クルーズ船ダイヤモンド・プリンセス号における新型コロナウイルス感染症という前例のない危機に対する政府の対応が本格化することになる。この未曾有の危機に対し、政府は、陽性が判明した乗客乗員を国内の病院等に搬送する一方、無症状の乗客乗員については、検疫が未了であることを根拠に、必要と考えられる健康観察期間中、日本に上陸させず船内にとどめた上で、必要な支援を外部から提供するという危機対応を行った。結果として、約1カ月後の3月1日、ダイヤモンド・プリンセス号の全乗客乗員の下船又は自国への帰還が完了するに至るが、この間、696人の乗客乗員について、新型コロナウイルス感染症の陽性結果が確認されている。本章では、日本政府による上記危機対応がどのような経緯で行われたのか、また、その間の日本政府による危機コミュニケーションがどのようなものであったかという点について、事実関係を明らかにしていく。

1. 入港と隔離に至る判断過程

1.1. 2月2日：下船者の感染の判明

2020年1月20日、英国のPeninsular and Oriental Steam Navigation Companyが所有し、米国のPrincess Cruises及びその日本支社である株式会社カーニバル・ジャパンが運航するダイヤモンド・プリンセス号[1]（以下「DP号」）は、「初春の東南アジア大航海16日間」と称したツアーにて、横浜を出港し、その後、22日に鹿児島、25日に香港、27日にベトナムのチャンメイ、28日にベトナムのカイラン、31日に台湾のジーロン、2月1日に那覇に、それぞれ寄港し、おおむね予定どおりのクルーズを行っていた。また、那覇では、那覇検疫所による検疫が行われたものの、発熱状態で沖縄に下船した乗客は確認されていなかった。

2月1日23時、DP号は、予定どおり、横浜を目指して那覇を出港するが、その数時間後の2月2日未明、香港政府により、1月25日に香港でDP号を下

---

1 全長約290㍍、全幅約37.5㍍、水面上高さ約54㍍、客室総数1,339室、乗組員室数650室、最大搭載人員数4,160人の大型クルーズ客船である。

船した80歳の男性乗客について、新型コロナウイルス感染症の陽性結果が確認された事実が、国際保健規則（IHR）通報により伝達される。

　この通報を受け、厚労省は、DP号への対応方針を検討し、翌2月3日午後、那覇検疫所は、DP号のジェンナーロ・アルマ船長に対し、那覇で実施された検疫についての仮検疫済証の失効を通告し、横浜港において、再度の検疫が実施されることが決定される。また、その旨の連絡を受けたDP号は、速度を速め、横浜港を目指すことになる。

1.2.　2月3日：横浜港への到着（入港判断）

　速度を速めたDP号は、予定よりも10時間程度早い2月3日20時頃、横浜港に入港する。ただし、DP号に対する仮検疫済証は失効していたことから、入港こそ認められたものの、乗客乗員が日本に上陸することはできず、上陸のためには、再度の検疫が必要な状況にあった。そのため、DP号は、横浜港沖に停泊したままであり、その時点の乗客乗員3,711人（乗客2,666人、乗員1,045人、乗客のうち日本人1,281人）について、下船は一切認められない状況にあった。

　なお、上記の過程における日本政府の選択肢の一つとして、そもそもDP号について横浜での入港自体を認めないとの判断も、理論上はあり得たものと考えられる。例えば、オランダ船籍のウエステルダム号は、2月8日に那覇への入港を予定していたが、船舶内において新型コロナウイルス感染症の発生のおそれがあることに鑑み、2月6日、日本政府は、乗客乗員の上陸を認めないことを決定し、国交省が、船舶に対し、入港しないよう強く要請する措置を講じている[2,3]。しかしながら、DP号に関しては、このような判断・処理はなされなかった。この判断について、DP号現地対策本部の本部長代理を務めた自見はな子厚労政務官は、「那覇を出港した後に、香港での下船者の陽性が判明した時点で、日本政府は寄港を断ることもできたと思います」、「しかし、乗客の多くは日本人であり、何より人道的な観点から断れる訳がなかった」と述べている[4]。同様に、DP号の対応にあたった厚労省幹部の一人は、1,200人程度の日本人乗客が滞在していたDP号の入港を拒否した結果、仮に邦人に一定の犠牲者が出るなどした場合に非常に厳しい社会的非難を受けるのではないかとの懸念があり、入港拒否という判断は選択し得なかった

2　政府は、船舶内の外国人乗船者について、入国拒否の条件を定める出入国管理及び難民認定法第5条第1項第14号（「法務大臣において日本国の利益又は公安を害する行為を行うおそれがあると認めるに足りる相当の理由がある者」）を適用し、上陸を行わせないことの法的根拠としている。

3　ただし、ウエステルダム号に乗船していた日本人は5人（乗客4人、乗員1人）であり、1,281人もの日本人乗客が乗船していたDP号とは、事情が大きく異なったといえる。また、日本政府としてウエステルダム号に関する判断が迫られたのは、DP号での対応が開始した後であったことも大きいと考えられ、ある外務省幹部は、「ウエステルダム号は、やはり、DP号があったから、お引き取り願ったというのがあったんだと思います」などと述べている。（外務省幹部ヒアリング）

4　橋本佳子「『誤解』と『根拠ない批判』、差別や偏見も―自見はな子・厚労政務官に聞く◆Vol.3」『医療維新』、2020年7月21日

旨を述べる[5]。また、ある外務省幹部は、DP号は、既に沖縄に入港し入国していたので、今さら出せないという問題もあったと指摘する[6]。

　こうして横浜港に入港し停泊していたDP号に対して、2月3日20時40分から、横浜検疫所による臨船検疫が開始される。臨船検疫においては、複数人の検疫官が船内に直接乗り込み、全乗客乗員に対する健康診断を行った上、発熱等を訴えた有症状者とその濃厚接触者について、新型コロナウイルス感染症への感染の有無を判断するためのPCR検査が実施された。ここで実施されたPCR検査の結果の一部は、2月4日夜に判明するが、その内容は、政府関係者に大きな動揺を与えるものであった。検査結果が判明したわずか31人のうち、10人について陽性結果が確認され、全乗客乗員の規模を考えると、相当数の陽性者が生じている可能性が認識されたからである。この点、ある厚労省幹部は、数人程度の患者の発生は想定していたが、「かなりの数」の結果であり、厚労省単独で対処することは難しいと感じた旨を述べる[7]。

　そして、上記検査結果を聞き驚いた加藤勝信厚労相が、官邸に対し、状況を報告し対応を相談したことから、大型クルーズ船内における新型コロナウイルス感染症の発生という危機への対応は、検疫業務を所管する厚労省だけでなく、政府全体で対応にあたるべき問題へと発展していく。加藤厚労相によれば、新型コロナウイルス感染症対応に関する事項に関し、それ以前は事務レベルで情報共有しており、自身が官邸に直接連絡したのは、このときが初めてであったとのことである[8]。また、厚労省からの報告を受けた菅義偉官房長官も、「これは大変なことになると思いました。そこで、厚労相、国交相、内閣危機管理監に加えて関係省庁の次官や局長を深夜12時に招集して、対応を検討しました」と、政府による初動の経緯を振り返る[9]。こうして乗客乗員3,711人を乗せた英国籍のクルーズ船における新型コロナウイルス感染症対応という前例のない危機対応は本格化し、これ以降、菅官房長官を中心に、連日夜都内のホテルに関係省庁の幹部クラスが集まり、政府によるDP号への対処に関する方針検討と状況把握が行われることになる。

1.3.　2月5日：健康観察期間の開始（隔離判断）

　新型コロナウイルス感染症の陽性者を乗せたDP号への初動方針は、2月4日深夜24時に緊急に開催された、菅官房長官、加藤厚労相、赤羽一嘉国交相、沖田芳樹内閣危機管理監ほか、関係省庁の関係者約20人が参加する打ち合わせにおいて検討された。そして、当該協議において、陽性と判明した乗客乗員については下船させ国内の病院等の適切な受入先に搬送する一方、無症状

5　厚労省幹部ヒアリング
6　外務省幹部ヒアリング
7　厚労省幹部ヒアリング
8　加藤厚労相ヒアリング、2020年9月8日
9　竹中治堅「菅義偉『国と地方の権限には再検証が必要』」中央公論2020年10月号

のDP号の乗客乗員については、必要となる健康観察期間が終了するまで、検疫終了として取り扱わず、船内にとどめた上、それらの乗客乗員にとって必要となる支援を外部から提供するとの方針が決定された。また、必要と考えられる健康観察期間としては、当時実施されていた入国制限等の措置を踏まえ、14日間が想定されていた。

　なお、この緊急に開催された打合わせにおいては、DP号の乗客乗員全員を下船させた上で日本国内の宿泊施設において隔離することも、一つの対策案として一応検討されたが、3,711人もの人数を収容できる宿泊施設の確保が難しいことが大きな理由となり、下船させた上での国内での隔離案が採用されることはなかった。この点について、菅官房長官は、「ホテルを探したのですが、全部断られ、一挙に3,700人を受け入れる施設を見つけることは不可能でしたから、まずは降ろさないで対応するしかなかった」と述べる[10]。また、医系技官の一人は、武漢等からの邦人帰国オペレーションと比較した上で、「（武漢からの帰国者は）800人ぐらいで破綻した」、「4,000人を宿泊させる場所をとてもじゃないけど用意できなかった」などと率直な感想を述べる[11]。さらに、厚労省幹部の一人は、DP号対応に限られない新型コロナウイルス感染症対応に関する数多の判断・決断の中から一番困難であったものとして、このときの判断を挙げ、「日本がアメリカのように膨大な基地を日本国内に持っていて、そこで数千名に及ぶ人を個室管理できるようなキャパがあったのであれば、下ろすという選択肢もあり得たと思うが日本はそういうところがなかった」と振り返り、それが苦渋の決断であったことを打ち明ける[12]。

　政府による上記方針決定を踏まえ、2月4日23時頃、厚労省は、正林督章厚労大臣官房審議官に対し、DP号への乗船を指示する。正林審議官は、2020年1月末まで環境省に出向していたが、対策室長として新型インフルエンザ（A/H1N1）の感染拡大防止にあたった経験等を踏まえ、新型コロナウイルス感染症対応のため、急遽、厚労省への復帰が命じられたばかりであった。厚労省からの指示を受けた正林審議官は、すぐに横浜港へと向かい、現地で必要な説明を受けた上、2月5日の朝5時過ぎ、DP号に乗船し、アルマ船長に対し状況の説明を行い、検疫が終了するまでの期間、日本に上陸せず、大黒ふ頭付近での停泊を継続するよう要請する。そして、アルマ船長がこの要請に承諾した時点から、DP号に対する隔離措置が開始され、乗客乗員に対する日本政府による支援活動が開始されることになる。

　なお、これまでの検討のとおり、日本政府は、DP号の乗客乗員を日本に上陸させず船内にとどめると判断した一方で、感染拡大防止等のために必要な支援を外部から船内に提供するとの方針を採用した。この点、大鷹正人外務

10 塩田潮、「菅義偉『コロナ対応、あらゆる支援を用意した』」『東洋経済オンライン』、2020年7月10日
https://toyokeizai.net/articles/-/361939?
11 医系技官ヒアリング
12 厚労省幹部ヒアリング

報道官は、2020年2月19日の会見で、「今回のクルーズ船の対応については、日本の内水であって、日本の主権が及ぶ横浜港におきまして、防疫上の必要性から国内法に基づいて行っているものです。一般的に国際法上、船舶における感染症の拡大防止のための措置については、いずれかの国が一義的な義務を負っているわけではないのですけれども、事態の緊急性を踏まえて、関係国が協力して適切に対応すべきものだと考えているところです」などと述べているが、この発言に示されているとおり、政府による判断は、国際法上の責任の所在が明確でない領域に関しなされたものであった。

　すなわち、まずもって、国連海洋法条約等の国際法上、政府による乗客乗員に対する支援は、沿岸国である日本の義務として求められるものとは考えられていなかった。一方で、DP号の旗国である英国も、国際法上、船舶の安全に関する義務こそ負うものの、船内の感染症対応についての義務を負うものとは考えられておらず、同様に、運航会社の本社が存在する米国や、各乗客乗員の国籍国等についても、船内の感染症対応についての義務を負うものとは考えられていない。このようにDP号への対応は、国際法を根拠としてあるべき対応を一義的に導ける問題ではなかったといえ、ある外務省幹部は、「クルーズ船が所在する沿岸国の責任をどのように決めるのか」、「船舶の国籍国・船籍国の責任をどうするのか」、「乗客・乗務員の出身国の責任をどういうふうにするのか」、「どういうふうに組み合わせて国際協力に持っていくのか」がポイントであったと述べ、日本政府による上記判断が極めて難しいものであったことを窺わせる[13]。また、この外務省幹部は、これらを述べた上、「日本が全部対応する必要があった訳ではないが、人道的な観点から、かつ、現実としてクルーズ船が日本の領域内に停泊していた以上、国際協力の観点からできるだけのことをしたものである」と当時の思いを述懐する[14]。

2.　船内オペレーションと外部からの支援体制の整備

2.1.　船内オペレーションの開始

　DP号の乗客に対し、香港での下船者に新型コロナウイルス感染症の陽性者がいたことが初めて伝えられたのは、2月3日夜の船内アナウンスであった。また、このアナウンスでは、横浜港において臨船検疫が行われる予定であること、検疫手続の関係で予定を早め横浜港に向かっていること等も併せて伝えられた。もっとも、この時点では、乗客に対し客室で待機する旨の指示等は特段なされておらず、そのため、乗客は、レストランでの食事等、船内の公共スペースにおいて、思い思いの時間を楽しんでいた。

　乗客にとって事態が急変するのは、2月5日の朝5時過ぎ、正林審議官が、

13　外務省幹部ヒアリング
14　外務省幹部ヒアリング

DP号に乗船し、日本政府による船内オペレーションが開始されたとき以降である。まず、正林審議官は、アルマ船長に対し、①判明した陽性者を直ちに日本国内の医療機関に搬送すること、②乗客について個々の客室にとどまってもらうこと、③乗客乗員についてマスクの装着と手指消毒を徹底してもらうことを要請した。また、正林審議官は、乗客のパニックを防ぐため、船内アナウンスで、落ち着くように伝えることも依頼した。

　これらの要請を受けたアルマ船長が直ちに対応にあたり、2月5日6時30分頃、船内の全ての乗客に対し、検疫所からの指示として、客室待機が要請された。また、8時20分頃には、船内アナウンスによって、①初回のPCR検査の結果として10人の新型コロナウイルス感染症の陽性反応が確認されたこと、②感染拡大防止のため客室待機をお願いすること、③検疫が少なくとも14日間は続くこと等が、乗客に伝えられた。そして、この時点以降、乗客による船内の公共スペースの利用は禁止され、食事等についても、個別に運ばれることとなった。

　また、正林審議官の要請どおり、陽性結果が当初確認された10人については、2月5日中には、DP号から下船の上、医療機関への搬送措置がとられ、神奈川県内の医療機関に搬送された。

　なお、DP号内のオペレーションの全権限を有していたのは、アルマ船長であり、日本政府が、DP号において一定のオペレーションを開始するためには、常にアルマ船長の承諾が必要な状況にあった。もっとも、厚労省幹部の一人によれば、アルマ船長は、非常に協力的で、政府が要請・依頼したことはほぼすべて受け入れてくれたとのことであり、この幹部は、「彼がいてくれたおかげで、このプロジェクトが成功したなと思っています」とまで述べ、アルマ船長の対応を高く評価する[15]。

2.2.　外部からの支援体制の整備

　正林審議官がDP号に乗船した2月5日以降、DP号に対する日本政府による具体的な対応が開始するが、この対応は、官邸及び複数の省庁が関与する総合的かつ横断的な危機対応であった。この点、加藤厚労相は、「港ということになれば国交省ですね。ですから国交省とも連携が必要になってきます。地方自治体との関連がありますから、総務省であり、防衛省であり、そうしたものの連携というのは当然必要になってきますから。場合によっては外務省が出てくるかもしれない。クルーズ船というのはまさに国際化の典型的なところですから」などと述べ、省庁横断的な連携が必要になったDP号への対応を振り返る[16]。

　もっとも、当初、DP号内で検疫の対応にあたっていた政府関係者は、正林

15　厚労省幹部ヒアリング
16　加藤厚労相ヒアリング、2020年9月8日

審議官と数人の検疫官だけであり、3,000人を超える乗客乗員に対応するための体制は、およそ整備されていなかった。そこで、官邸や厚労省等からの指示、要請、依頼により、以下に列挙する複数の外部機関が、政府のオペレーションを支援する目的で、DP号に派遣された。

・神奈川DMAT（Disaster Medical Assistance Team）
　　神奈川DMATは、2月5日、「これは災害だ！」との県知事の出動指示によって、DP号でのオペレーションを開始し、主に陽性患者の搬送を担い、横浜市内にとどまらず、県内全域及び県外の医療機関との交渉調整をした上で、約760人に及ぶ陽性患者の搬送を担った。

・自衛隊
　　自衛隊は、DP号の問題が認識される以前の1月31日時点で、知事等の要請を受けない「自主派遣」のかたちで、武漢からのチャーター便での帰国者対応にあたっていた。そして、2月6日、「クルーズ船『ダイヤモンド・プリンセス』における生活支援・医療支援」の活動として、DP号内でのオペレーションを開始し、主にPCR検査のための延べ約2,200体の検体採取、陽性者等の患者、下船した乗客乗員約2,000人の搬送、各国のチャーター便で帰国予定の外国籍の乗客乗員約1,300人の羽田空港への輸送等を担った。

・感染症の専門家
　　国立感染症研究所の専門家に加え、武漢からのチャーター便での帰国者対応を終えた認定感染制御医等の感染制御の専門家や感染管理認定看護師等によって構成される日本環境感染学会の災害時感染制御支援チーム（Disaster Infection Control Team：DICT）、及び大学病院等の専門家で構成される感染防止対応チームが、DP号に順次乗船し、ゾーニングの助言やクルー教育等、感染拡大防止に向けた対応を行った。

・DPAT
　　災害派遣精神医療チーム（Disaster Psychiatric Assistance Team）は、2月6日にDP号に乗船し、乗客乗員はもちろんのこと、DP号に派遣された医療従事者等の精神的なケアを担った。

・JMAT
　　神奈川県医師会等が結成した日本医師会災害医療チーム（Japan Medical Association Team）は、2月14日、DP号に乗船し、船内でのオペレーションを開始した。なお、当初、JMATは、①80歳以上の乗客の問診・診察、②慢性疾患やその治療等、及び③PCR検査の検体採取を

担う予定であったが、実際には、PCR検査で陰性と判断された乗員の診察を担うこととなった。

・その他機関

　その他にも複数の外部機関が支援活動を行っているが、例えば、全日本病院医療支援班（All Japan Hospital Medical Association）、全日本病院協会災害時医療支援活動班（All Japan Hospital Medical Assistance Team）、日本赤十字社医療班、独立行政法人地域医療機能推進機構（Japan Community Health care Organization）等が、主に医学的対応を担った。また、国立長寿医療研究センターのメンバーも、DP号において、高齢者の要望のくみ取り等を行い、民間の救急サービス各社も、陽性患者搬送のオペレーションを担った。

2.3.　DP号内で現にとられた対策

　2月5日以降、2.2.に列挙した複数の機関がDP号の内外において、順次その役割を担うことになるが、そのオペレーションの指揮は、当初、正林審議官が果たしていた。もっとも、2月10日朝、加藤厚労相が、橋本岳厚労副大臣及び自見政務官に対し、DP号への現地派遣を指示したことから、それ以降は、正林審議官に代わり、橋本厚労副大臣と自見政務官が、オペレーションの指揮を担うことになり、翌11日には現地対策本部が設置された。加藤厚労相は、橋本厚労副大臣及び自見政務官に現地派遣を指示した趣旨について、「被災のときもそうですけど、被災地に副大臣を派遣したり政務官を派遣したりするのと一緒で、逐一やっていると、とてもじゃないけど間に合わないので、ほとんど現場で判断する。現場で判断するときには、政治家としての判断をしなきゃいけないので、私の代わりにそこを委ねたということです」などと述べる[17]。

　具体的な船内での指揮系統・情報共有体制としては、毎日朝7時30分から8時まで、現地スタッフの間で、当日のオペレーションに関する打ち合わせが開催され、そこでの内容を踏まえ、各支援機関によるオペレーションが実行された。また、朝9時からは、自見政務官ら現地対策本部とアルマ船長との間で、1時間程度のキャプテン・ミーティングが開催されていた。さらに、夜にも、同様の打ち合わせが開催され、当日の対応結果や反省点等についての情報共有が図られた。

　そして、このような指揮系統・情報共有体制の下、DP号では、以下の各対策が講じられた。

・感染拡大防止対策

18　加藤厚労相ヒアリング、2020年9月8日

　感染拡大防止対策は、主に、国立感染症研究所、DICT、岩手医科大学、東京慈恵会医科大学、東京医療保健大学、長崎大学、国際医療福祉大学、国立国際医療研究センター等の専門家による指導を踏まえ実施された。

　具体的には、２月５日以降、乗客の個室管理が実施され、乗客の隔離対策がとられた。ただし、一部の乗員は、船の運航を維持するため、限定的ではあるものの勤務を継続しており、乗客ほど完全には隔離されていなかった。

　また、乗客乗員には、マスク及び消毒液が配布され、その利用の徹底が指示されるとともに、乗員に対する衛生管理教育等が実施された。さらに、２月５日には、船の空調担当エンジニアより、船内の空気の循環を止める対応も実施された。

　加えて、いわゆる船内のゾーニングとして、感染制御支援チーム等の医師が、連日、船内のコンサルテーション等を実施し、ゾーニングの改善やクルー教育等を行い、対策の改善が日々図られることとなっていた。

　上記の他、アルマ船長からの要請を受け、消毒業者が、２月14日に10室、15日に48室の船室について消毒を実施した。同様に、厚労省、検疫所及び日本赤十字社は、感染症の専門家の指示を受け、陰性が確認された乗客が下船した船室について、23日に126室、24日に17室の清掃・消毒を実施した。

・PCR検査を含む医学的対策

　医学的対応は、船内のメディカルセンター、DMAT、JMAT、AMAT、JCHO、日本赤十字社医療班、自衛隊医官、厚労省及び検疫所の協力・連携により実施された。

　DP号の多くの乗客は高齢で、医療サービスの必要性が高い状況にあった。しかしながら、DP号の環境を踏まえると、全ての乗客に対し、万全の医療体制を提供することは困難な状況にあった。そこで、医療ニーズが認められる乗客については、いわゆるトリアージ（優先度の設定）が実施された。具体的には、新型コロナウイルス感染症か否かによらず緊急医療を要する者又は医師が船内生活困難と判断した者をカテゴリーⅠ、新型コロナウイルス感染症による健康被害のリスクが高い者をカテゴリーⅡ、新型コロナウイルス感染症のPCR検査陽性の者（無症状）をカテゴリーⅢとし、優先順位をつけた上で、問診、診察、船外医療機関への搬送等の医学的対応が講じられた。なお、搬送先医療機関の調整は、DMAT、神奈川県及び厚労省が連携して行い、実際の搬送は、状況に応じて、横浜市消防局の救急車、民間救急車及び自衛隊救急車が担い、無症状の陽性者については自衛隊のバスによる搬送も行われた。

　また、PCR検査については、当初は、有症状者とその濃厚接触者にのみ行われる方針であった。そのため、初期の頃は、当該方針に基づき、

乗客に対して体温計が配布され、発熱した乗客からの船内のメディカルセンターへの照会に基づきPCR検査が行われるという運用がなされていた。なお、当該運用を開始した際、メディカルセンターへの電話が鳴り止まない状態で医学的対応を担うチームが非常に混乱したため、正林審議官、DMAT、メディカルセンター等の協議により、発熱者からの窓口用の電話回線として fever line（発熱緊急回線）が急遽準備された。

さらに、その後のPCR検査体制の整備拡大に伴い、有症状者とその濃厚接触者以外にも検査対象は拡大されていき、2月11日以降、80歳以上の高齢者と糖尿病等の基礎疾患を有する人から、年齢順に検体の採取とPCR検査が行われ、結果として、チャーター便で帰国した一部の外国籍の乗客乗員を除く全3,618人に対して、PCR検査が実施された。

加えて、感染リスクがある船内で長期の隔離を強いられた乗客の中には、精神的に追い詰められ「海に飛び込みたい」などと言い出す人がおり、また、対応にあたっていた厚労省職員等の中にも、業務の重圧で精神的に不安定になる人が出たことから、DPATが、これらの者に対する心のケアを担った。

・物資等供給対策

2月5日の健康観察期間開始後、船内の乗客乗員に対する必需品等の供給も、政府にとっての大きな課題の一つであった。特に、日常的に服用している医薬品については、乗客からの要望が多数寄せられたため、船外検疫所において医薬品を取りそろえた上、船内の薬剤部門が、それらを乗客に交付するとの対応が行われた。必要となる医薬品の種類等については、2月5日夜、各乗客に対し、医薬品の依頼書が配布され、各乗客が同依頼書に手書きで記載する方法で把握されたが、医薬品の名称が各国の言語で記載され、かつ、海外の商品名も混じっているなどし、その正確な把握は容易なものではなかった。しかも、間違った医薬品の提供は決して許されないことから、供給までには複数回のチェックが行われるなど、医薬品の確認・交付のオペレーションは困難を極めるものであった。

また、厚労省は、乗客乗員の外部情報に対するアクセス機会の不足を解消するため、LINE、ソフトバンク、ブリックス及び総務省の協力の下、LINEアプリをインストールしたiPhone2,000台を乗客乗員の全船室に配布した。このLINEアプリを通じて、乗客乗員は、よくある質問と回答を確認できるとともに、薬に関する要望受付、心のケア相談、医師の相談予約等が可能であった[18]。

---

18 なお、乗客に配布されたiPhoneについては、下船した後に、乗員及び厚労省により可能な範囲で船室から回収され、乗員に配布されたiPhoneについては、2月28日に船内で回収され、いずれも厚労省職員によって、消毒・梱包等が行われた。

　上記の各対策を経て、アルマ船長を含むDP号の全乗客乗員の下船は3月1日に完了するが、それをもって、現地対策本部の常駐も終了となり、船内の重責から解放された正林審議官らもDP号を下船するに至る。これらオペレーションの最終的な結果として、DP号においては、696人（乗客552人、乗員144人）の新型コロナウイルス感染症の陽性者が確認された。この点、厚労省は、船内でのオペレーションを開始した2月5日から2月20日までの間、以下のとおり、日々のPCR検査の被験者数と陽性者数を、対外的に公表している。

公表日	PCR検査を受けた乗客乗員（人）	判明した陽性者数（人）
2月5日	31	10
2月6日	71	10
2月7日	171	41
2月8日	6	3
2月9日	57	6
2月10日	103	65
2月12日	53	39
2月13日	221	44
2月15日	217	67
2月16日	289	70
2月17日	504	99
2月18日	681	88
2月19日	607	79
2月20日	52	13

　このように、厚労省は、政府によるオペレーションが開始された2月5日以降も、検査結果が判明するたびに、ほぼ連日のようにDP号内で新たな陽性者が確認されたことを公表していた。そして、この逐次的な発表手法は、あたかも船内で日々感染が広がっているかのような印象を国内外に与えた。

　もっとも、国立感染症研究所は、「2月5日にクルーズ船で検疫が開始される前に新型コロナウイルスの実質的な伝播が起こっていたことがわかる。確定患者数が減少傾向にあることは、検疫による介入が乗客間の伝播を減らすのに有効であったことを示唆している」と結論づけており、これまでに検討した政府による船内での対策実施以降は、乗客の新たな感染の拡大は限定的であったとの認識を示した[19]。また、DP号から日本国内の医療機関へと搬送

---

[19] ただし、国立感染症研究所は、「乗客の大半が検疫期間を終える2月19日に近づくにつれ、感染伝播は乗員あるいは客室内で発生している傾向にある」とも評している。

された後に死亡した者はいたが、DP号内で死亡した者はいなかった。この点、厚労省幹部の一人は、これら結果が出たDP号での対応について、「成功した」と語っている[20]。

　一方、DP号での対応にあたっていた医療従事者等の感染防御に関して、厚労省は、乗船前に、認定感染制御医等の感染症専門医等による個人防護具の装着についての講習が提供され、また、ターミナルにおいても、保健師の協力を得ながら、建物出入口での衛生管理等の感染管理が適切に行われていた旨を発表している。しかしながら、オペレーションの結果として、2月12日に検疫官1人、17日に厚労省職員1人、20日に厚労省職員1人及び内閣官房職員1人、24日に厚労省職員1人及び検疫官1人について、新型コロナウイルス感染症への感染が確認されている。

　これに対し、検体採取や陽性者の搬送等にあたった自衛隊のメンバーについては、1人も感染者が確認されていない。この点について、自衛隊は、防衛相からの「自衛隊からは1人も感染者を出さない」との対策強化の指示を受け、ウイルス防護には可能な限り徹底的な対策を実施した旨を発表している。例えば、マスクと手袋の使用を消毒業務の基準とする厚労省に対し、自衛隊は、防護服を着用し、手袋については、二重にして防護服とのつなぎ目を粘着テープで塞いでいたことが発表されている。

3.　下船に至る判断過程

3.1.　2月19日以降の乗客乗員の下船オペレーション

　2020年2月15日、厚労省は、DP号からの乗客乗員の下船について、以下のとおり、その具体的な考え方を発表するに至る。

①国立感染症研究所は、武漢からのチャーター便第1便から第3便までのPCR検査の結果（540人が陰性、陽性の1人についてもウイルス検出量は陰性に近いレベル）を踏まえ、14日間の健康観察期間中に発熱その他の呼吸器症状が無く、かつ、当該期間中に受けたPCR検査の結果が陰性であれば、14日間経過後に公共交通機関等を用いて移動しても差し支えないとの見解を示している。

②DP号の乗客のうち、陽性者や陽性者と同室の者を除く70歳以上の高齢者については、PCR検査を実施済み又は実施中であり、このPCR検査で陰性の場合には、上記①の見解に基づき、14日間の健康観察期間が終了する2月19日から、この14日間の健康状態を改めて確認し、問題がない場合には、更なるPCR検査を行わずに、順次下船を可とする。

20　厚労省幹部ヒアリング

③陽性者や陽性者と同室の者を除く70歳未満の者については、2月16日目途から順次PCR検査を実施し、その結果が陰性の場合には、上記②と同様の取扱いとする。

④この間、同室者が陽性であった者については、該当者について感染拡大防止対策がとられた時点から、上記②に従って対応する。

この考え方においては、有症状者とその濃厚接触者にのみPCR検査を実施するとの従前の方針とは異なり、下船する全乗客乗員に対してPCR検査を実施することが前提となっており、2月15日、厚労省は、この検査方針の変更についても併せて示している。もっとも、この検査方針の変更に関しては、厚労省と官邸との間で相応の議論があり、特に厚労省は、加藤厚労相を含め、検査能力の不備やDP号以外での検査体制への影響等の懸念から、検査範囲の拡大に反対の意を表明し、当初の検査方針の維持を強く主張していた。もっとも、最終的には、厚労省の意にかかわらず、官邸主導で、下船する全乗客乗員を検査するとの方針が決定されることとなる。このときの厚労省との攻防について、ある官邸スタッフは、全乗客乗員に対するPCR検査の方針を示した際、厚労省から、「そうやったら他の医療できなくなります」、「容器が足りません」、「試薬がありません」などと猛然とした反対があり、一つ一つ反論して、最後は加藤厚労相が「分かりました」と納得してくれたと回顧する[21]。

こうして決定され、厚労省が公表した上記考え方に基づき、2月19日以降、DP号からの乗客の下船が開始され、同日に443人、20日に274人、21日に253人の合計970人が検疫を終了し、DP号を下船するに至る。下船に際しては、自衛隊が乗客の荷物の回収や積み込み等を行い、下船後は、ターミナルから横浜駅や羽田空港等まで、横浜市交通局の協力の下、バスでの輸送が行われた。もっとも、そこから先の移動手段については、公共交通機関の利用を含め、各乗客の判断に委ねられることとなった。この970人の下船により、2月21日時点のDP号には、乗員、各国が用意するチャーター機を待つ外国人、陽性者と同室で濃厚接触した乗客等が主に残ることとなり、その人数は約1,300人であった。また、その後も、これら乗客乗員1,300人の下船オペレーションは継続し、最終的には、3月1日に、船長を含めた全乗客乗員の下船が完了することになる。

もっとも、結果としては、こうしてDP号を下船した乗客の中から、新型コロナウイルス感染症の陽性者が発覚することとなる。最初に感染が確認されたのは、2月22日、DP号を19日に下船した栃木在住の60代女性であった。

21　官邸スタッフインタビュー

　この点、厚労省は、2月23日には、「ダイヤモンド・プリンセス号の下船者に対する健康フォローアップについて（依頼）」を発出し、都道府県、保健所設置市及び特別区に対し、DP号下船者の健康フォローアップとして、以下の事項を実施することを依頼している。

- 下船日の翌日から起算して14日間、毎日健康フォローアップを実施すること。具体的には、電話等により本人に連絡を行い、健康状態を聴取すること。

- 不要不急の外出はできる限り控え、また、周囲と接触する場合はマスクを着用し可能な限り長時間の接触は避けるよう勧告すること。

- 一般的な衛生対策として、咳エチケット（咳やくしゃみをする際はティッシュで鼻と口を覆う、マスクの着用等）及び石けんと水を用いた手洗い、アルコール消毒の徹底等を励行するよう勧告すること。

- やむを得ず移動する際にも、公共交通機関の利用は避けるよう勧告すること。

- 発熱や感冒様症状（咳、全身倦怠感等）等を認めるときは、本人から帰国者・接触者相談センターに直ちに電話等により報告するよう、勧告すること。

　その後、健康フォローアップは、2020年3月15日に終了したが、その過程において、2月19日から同月23日までの下船者1,011人の中から7人の陽性者（PCR検査の実施人数は249人）が確認されている。

3.2.　乗客乗員の海外への出国オペレーション

　検疫期間中、各国から乗客乗員のチャーター便等による出国要請があった場合、日本政府は、これに応じる方針とし、2月17日の米国を皮切りに、具体的には、次頁の表記載の乗客乗員について、各国からのチャーター機による出国が認められた。

　これらの出国は、各国からの要請や声明等を踏まえ、外務省が、関係省庁と連携をとりながら進めたものであり、チャーター便の日時が決まった段階で、船内では、帰国者リストが作成され、下船の24時間前から帰国準備が行われた。また、荷物や人員の搬送等は、自衛隊による協力を得て実施された。

出国先	日付	人数
アメリカ	2月17日	329人（うち乗員4人）
韓国	2月19日	7人（うち乗員4人）
イスラエル	2月20日	11人（乗員0人）
オーストラリア	2月20日	170人（うち乗員1人）
香港	2月20日、21日、23日	195人（乗員0人）
カナダ	2月21日	129人（うち乗員3人）
台湾	2月21日	19人（乗員0人）
イタリア／EU	2月21日	37人（うち乗員20人）
イギリス	2月22日	32人（うち乗員11人）
ロシア	2月22日	8人（乗員0人）
フィリピン	2月25日	445人（うち乗員441人）
インド	2月26日	124人（うち乗員118人）
インドネシア	3月1日	69人（うち乗員69人）

4. 日本政府への批判を招いた危機コミュニケーション

　これまで述べてきたとおり、DP号で発生した新型コロナウイルス感染症への日本政府の対応は、2月3日夜の検疫開始から3月1日の全乗客乗員の下船によって基本的に終了することになるが、その間の日本政府の対応、特に14日間以上もの間、3,711人もの乗客乗員を日本に上陸させず隔離したことを批判する海外メディアによる報道は少なくない。

　この点、DP号の乗客乗員の隔離について、加藤厚労相は、2月5日夕方の新型コロナウイルス感染症対策本部において、DP号内で陽性者が確認されたことを発表した上で、「新型コロナウイルスにおいて、ウイルスの有無を科学的に確認せずに疫学的な条件のみで判断する場合には、最大14日間の潜伏期間を想定した措置をとっており、それを踏まえて入国制限等を実施しています。残る乗員乗客には、そういった考え方を踏まえて、必要な期間、引き続き船内にとどまっていただきたいと考えています。また乗員乗客は日本以外に56の国と地域にまたがっており対外面の調整について外務省はじめ関係省庁のご協力をお願いしたいと思います」などと発言し、隔離の決定をした24時間以内には、その方針を対外的に公表している。また、外務省、厚労省及び国交省は、2月5日午後、DP号内にとどまっていた乗客乗員の国籍国等の外交団76カ国と国際機関合計105人に対しても、検疫等の現状についての説明会を開催している。

　しかしながら、このような隔離方針の発表や説明会の開催等こそ行われたものの、具体的に乗客乗員がいつ下船できるのか、全下船者に対しPCR検査を必須の条件とするのかといった具体的な出口戦略については、2月15日の厚労省による発表まで十分に示されることはなかった[22]。しかも、DP号の隔

離を発表して以降、下船に関する具体的な考え方を公表するまでの間、厚労省は、上記のとおり、ほぼ連日、DP号内で新たな陽性者が確認されたことを公表していた。このような対応について、厚労省幹部の一人は、船内での対策が乗客間の感染を抑止する一定の効果を上げていたことに触れながら、それにもかかわらず、「2月5日の早朝から個室管理をする前に、社交的な行事があって、そこで大部分の方が感染し、その方たちが発症し検査して出てくるのを、我々は後追いで発表していましたから、厚労省は何をやってるんだ、政府は何をやってるんだというふうに見えてしまったというところが、我々のリスク・コミュニケーションなり、発表の仕方の問題であったと思います。それはやはり反省すべき点だったなと思います」と反省の思いを述べる[23]。

　また、2月18日に、DP号に乗船した岩田健太郎医師（神戸大学教授）が、自身が撮影した船内の動画とともに、「どこが危なくてどこが危なくないのか全く区別がつかない」、「常駐しているプロの感染対策の専門家が1人もいない」、「悲惨な状況」などと評する動画をYouTube上に投稿し、船内の感染対策に警鐘を鳴らしたことも、海外メディアによる日本政府に対する批判を招く大きな要因となった。岩田医師による投稿は2月20日には削除されるものの、海外メディアは、こぞって日本政府を批判し、DP号での感染症拡大防止対策についての説明を求めた。

　この岩田医師の投稿について、厚労省幹部の一人は、船のスペースが限られていたことを理由に、ゾーニング対策が「完璧ではない状態」であったことは認めた上で、岩田医師の船内の滞在は「非常に限られていた」と指摘し、「ちょっと残念だったな」と発言する。また、別の厚労省幹部は、ゾーニングについて、「感染症の専門家からアドバイスをもらいながらどんどん改善していた」、「クルーの教育も結構しっかりしていた」、「感染制御ができているというのは皆で実感していた」などと述べ、岩田医師の投稿自体を直接確認していないと留保した上で、乗員や船内で対応にあたっていたメンバーが感染を拡大させているという趣旨の投稿なのであれば、「何か見当違いだなと思いますね」と自身の見解を述べる。

　このような厚労省の幹部の意見と同様、岩田医師による投稿当時、加藤厚労相は、動画が投稿された翌19日に、国会答弁において、「船内での区域分けはしっかり行われている」、「岩田医師はわずか2時間しか船内におられなかった」などと反論し、厚労省も、2月20日には、「検体採取等で汚染したガウン等の感染防具を脱ぐゾーンは設けられ、その他の業務区域と明確に分離されています」などと、DP号内の感染制御策が適切である旨を公表している。

22　ただし、厚労省は、2月13日、健康確保の観点からリスクが高いと考えられる乗客についての例外的な下船措置を公表している。

23　厚労省幹部ヒアリング

　しかしながら、これら厚労省による情報発信は、写真等によって船内の具体的な状況が説明されたものではなかった。また、2月20日には、DP号現地対策本部長として、DP号内で対応にあたっていた橋本厚労副大臣が、自身のTwitter上に、「左手が清潔ルート、右側が不潔ルートです」などとのコメント付きで船内の写真を投稿するが、適切な感染防止対策が講じられているように見えないとの批判があり、その2時間後には、投稿が削除されるに至る[24]。

　こうしたDP号対応に関する危機コミュニケーションや情報発信等について、自見政務官は、「私も含め、厚労省全体で受け止める批判はあるとすれば、情報発信の部分だと思います。どのようにその場を認識して、何をしようとしていたのかをもう少し明確に、できていることとできていないことを含めてお伝えできればよかったとも思いますが、厚労省でいかに網羅的に記者会見をしても、伝えられるのはごく一部だけが強調された内容でした。マスコミを介した集団とのコミュニケーションは独特の難しさがある」と述べている[25]。

---

[24] なお、橋本厚労副大臣が投稿した船内写真の真偽について、DP号の対応にあたっていた厚労省幹部は、「私は見てないので分からない」と述べている。（厚労省幹部ヒアリング）
[25] 橋本、前掲記事

第2章　武漢からの邦人救出と水際対策強化

　2020年1月23日午前10時——中国湖北省の武漢市では、市内外の交通が遮断され、突然の都市封鎖によって多くの在留邦人が取り残された。政府は、邦人救出のため、中国側との交渉等を進め、同月29日には世界に先駆けて武漢市からの帰国用チャーター機を運航させることに成功した。他方で、帰国者への検査実施やその隔離等については混乱が見られ、受入体制の不十分さを露呈した。

　また、1月以降、政府は新型コロナウイルス感染症の国内への流入及び国内での感染拡大を防止するため、「入国制限、渡航中止勧告、帰国者のチェック・健康観察等の検疫の強化、査証の制限等の措置等」の水際対策を講じてきた[1]。その判断は、単に感染症例の流入を防止するという観点だけではなく、経済的なインパクトを含む様々な事情を考慮した上での、まさに総合的な政策判断として行われたものであった。

　武漢からの邦人帰国オペレーション及びそれに引き続く水際対策の強化は、前章のダイヤモンド・プリンセス号対応と並び、我が国における新型コロナウイルス感染症への初動対応として重要な意味を有するものである。本章では、これらの対応がどのような経緯で検討され、どのような調整の上で実施されたのか等について、事実関係を明らかにしたい。

1.　武漢からの邦人帰国オペレーション

1.1.　感染発生から武漢封鎖まで（12月31日〜1月23日）

　2019年12月31日、武漢市当局は、同市の海鮮物市場関係者らを中心に複数の肺炎患者が発生していることを発表し、その後、2020年1月9日には、この肺炎が新型コロナウイルスによるものであることが中国当局から発表された。

　1月15日には、日本でも最初の感染者が発見される。政府は1月21日に関係閣僚会議を開いたが、この会議では武漢市の在留邦人保護等についての言及はされなかった。しかし、実際には、将来的に武漢市在留邦人の保護が必要となる可能性があるとの予測の下、1月17日頃には、外務省関係部局の限られたメンバーに対し、邦人保護に関する初期的な検討が指示されていた。

　1月後半に入り、事態は急速に動き始める。1月22日、中国当局によって、

1　政府対策本部「新型コロナウイルス感染症対策の基本的対処方針」（2020年3月28日）9頁⑫

感染者数が数百人に達していることやヒトからヒトへの感染が発生していること等が発表されたのである。それからわずか十数時間後の 1 月 23 日未明、武漢市当局は、感染拡大防止のため、現地時間同日午前 10 時から事実上の都市封鎖を行うことを、突如として発表した。これにより、市内全域の地下鉄やバス等の公共交通機関の運行が停止され、高速道路、駅及び空港も封鎖された。この時点で武漢市を含む湖北省に滞在する邦人は約 700 人おり、その多くが移動手段を失ったまま武漢市に取り残されることとなった。

1.2.　安倍首相によるチャーター機発言に至る経緯（1 月 23 日〜 26 日）

1.2.1.　チャーター機派遣計画立案の経緯

　武漢の封鎖を受け、1 月 23 日、日本政府は北京の在中国日本国大使館（在中国大使館）に対策本部を設置し、同大使館は、武漢市在留邦人に対する状況確認[2]を開始した。

　武漢封鎖のニュースは、国内でも大きな驚きをもって受け止められ、これ以降、政府は在留邦人保護の検討を本格化させていく。実際に、1 月 24 日朝に開かれた関係閣僚会議では、安倍首相から、在留邦人の安全確保を図るよう指示が出されており、同日、外務省からは、湖北省全域について「感染症危険レベル 3（渡航中止勧告）」[3]が発出された[4]。

　1 月 24 日夕方の記者会見において、茂木外相は、武漢への救援機派遣に関する具体的な検討状況についての言及を控えた。しかし、実際には、武漢市が封鎖された 23 日以降、在中国大使館を通じて北京の各国外交団との活発な情報交換が行われており、翌 24 日までには、米国をはじめ一部の国が自国民用救援機の武漢への派遣を検討していること等が判明していた。また、外務省には、日本貿易振興機構（JETRO）武漢事務所を通じて、政府による救出を求める在留邦人の声が高まっていることや現地医療機関の混乱状況等の情報も寄せられていた。こうした情報を踏まえ、外務省では武漢へのチャーター機派遣の検討が着々と進められており、24 日昼頃までには茂木外相から派遣に向けた準備が正式に指示されていた[5]。

　こうした外務省内での検討状況は、1 月 24 日夕方、官邸で行われた会議において安倍首相にも報告され、これ以降、官邸側でもチャーター機派遣に向

2　我が国では、罰則等による強制力がないことから在外邦人による在留届の提出が徹底されておらず、当初、外務省は正確な在留邦人数の把握すらできていない状況だった。そのため、在中国大使館は、領事メールの発出や現地に進出する民間企業等への照会などを通じて少しずつ在留邦人数や帰国希望者数の把握を進めていった。

3　外国へ渡航する国民に対する注意喚起として、外務省は、海外安全情報として、国や地域別に 4 段階（レベル 1「十分注意してください。」、レベル 2「不要不急の渡航は止めてください。」、レベル 3「渡航は止めてください。（渡航中止勧告）」、レベル 4「退避してください。渡航は止めてください。（退避勧告）」の注意情報を発表している。ただし、これらは、法的強制力をもって渡航を禁止したり、退避を命令したりするものではない。

4　なお、外務省は、1 月 21 日に中国全土を対象として感染症危険情報レベル 1（十分注意してください）を発出し、1 月 23 日には、これを武漢市について感染症危険情報レベル 2（不要不急の渡航は止めてください）へと引き上げていた。

けた検討が本格化していった。

1.2.2.　チャーター機派遣に向けた調整・交渉等

　外務省内での検討は、邦人保護を担う領事局[6]に加え、内閣官房との間での情報連絡の観点から総合外交政策局が中心となる形で進められた。1月23日以降、外務省は、武漢市との定期便を運航していた全日本空輸（全日空）との間でチャーター機運航に関する交渉を開始し、25日昼頃には同社への正式な運航要請を行った。また、同日以降、ハイレベルでの交渉を行うようにとの安倍首相の指示を受け、内閣官房幹部が孔鉉佑（こう・げんゆう）駐日中国大使との間で折衝を開始した。同時期、厚労省においても、健康局を中心に帰国者の受入れに向けた準備が開始されており、運航許可の取得や空港使用の調整等に関しては、国土交通省（国交省）が全日空と連携しつつ対応した。これら省庁間の会議には、情報共有や意思決定の迅速性等の観点から、必要に応じて全日空の担当職員も参加し、文字どおり官民協働体制で準備が進められた。

　本オペレーションは、複数省庁にまたがる横断的対応が必要なプロジェク

●チャーター機派遣検討の関係者役割分担概要（1月26日〜29日頃）

| 官邸・総理連絡会議 |
| （首相、官房長官、内閣官房幹部ら） |

外務省	内閣官房事態室	厚労省対策本部
総合外交政策局・領事局	（官房副長官補（事態対処・危機管理担当）及びそのスタッフ）	健康局・医政局等
・ 中国側との折衝（運航許可等に関しては国交省とも協働） ・ 全日空との調整 ・ 大使館職員の武漢派遣と現地オペレーション（在中国大使館）	・ 省庁間調整 ・ 帰国者用の宿泊施設の確保（観光庁と協働） ・ 帰国者の受入対応（内閣官房他部署、自衛隊、厚労省、受入施設等と協働）	・ 帰国者の検疫・武漢派遣医師等の確保 ・ 入院病床の確保 ・ 帰国者の検査態勢整備（国立感染症研究所） ・ 帰国者健康観察期間の医師確保

5　1月24日、外務省内では、在留邦人保護オペレーションのためのタスクフォースが設置され、以降の検討は同タスクフォースを中心に行われた。このタスクフォースは、まず総合外交政策局参事官をトップとするものとして立ち上げられ、1月26日には領事局長をトップとする対策室へ格上げされた。

6　領事局は、2001年の米国同時多発テロ、2003年のSARS流行等の危機を受けて領事業務が質的にも量的にも拡大するという背景の下、2004年に旧来の領事移住部が格上げされる形で設置された部局である。外務省関係者は、領事局設置後の20年弱で、世界中の大使館員の邦人保護に対する意識が根本的に変わり、在外邦人保護は外務省の本来的な業務の一つと認識されるようになったと述べる（外務省関係者ヒアリング）。

トであったため、内閣官房の事態室（官房副長官補（事態対処・危機管理担当）およびそのスタッフ）が省庁間の調整機能を担い、主に、外務省が中国側との調整、全日空との交渉及び武漢現地でのオペレーションを、厚労省が帰国者受け入れのための医療機関、医師の確保及び検査態勢の整備を、それぞれ担当した。

　霞が関でこうした準備が進められていた１月26日日曜日の夕方、安倍首相は富ヶ谷の私邸から首相公邸へと向かった。公邸到着後、安倍首相は、すぐさま内閣官房、外務省及び厚労省の幹部らとの会議を行い、武漢からの邦人救出についての議論を行った。これは、後に「総理連絡会議」と呼ばれる非公式会議の初回会合であった。同会議は、状況が刻一刻と変化する中で迅速な判断を行うために官邸総理室の主導により設置され、以降、この会議において、中国の状況や国内での感染者数等について、厚労省の鈴木医務技監や外務省の秋葉事務次官らから安倍首相らに対する直接の報告が行われるようになった。当初、必要に応じて開催されていた同会議は、新型コロナウイルス感染症の脅威が増す中で、次第に連日開催されるようになり、安倍首相を含む政府中枢による実質的な対応検討や意思決定等の場として機能するようになっていった。

　会議を終えた午後６時過ぎ頃、安倍首相は公邸前での記者会見に応じた。

　　　「チャーター機などの手当について、目処がついたことから、中国政府との調整が整い次第、チャーター機など、あらゆる手段を追求して、希望者全員を帰国させることにいたしました。」

　日曜日の夜に、公邸前での取材に応じるという異例の形式で行われた首相によるチャーター機派遣表明は、当時の政府内における準備や調整の慌ただしさを物語っていた。このようにして、日本政府は武漢市の封鎖からわずか３日で、同市へのチャーター機派遣を正式表明した。

1.3.　日中外相電話会談（１月26日）

　実際には、１月26日夕方の安倍首相会見時点において、チャーター機派遣に対する中国側からの正式な了解は得られていなかった。相手国の了解が得られないままに首相からチャーター機派遣が明言される形となったが、外務省幹部は、孔駐日中国大使に対し、中国側としても首相の表明に沿った形で派遣受入れに向けて協力してほしい旨を要請した。

　その後、同日午後９時頃から、茂木外相は、中国の王毅（おう・き）国務委員兼外交部長との間で、各国の外相として初めて、新型コロナウイルス感染症への対応について中国外相との電話会談を行った。この会談において、茂木外相は、「邦人の安全確保及び帰国を希望する邦人全員の帰国に対する支援」を中国側に求め、これについて王外交部長の理解を得た。また、王外交

部長からは、武漢においてマスク等の医療物資が不足しているとの発言があったことから、茂木外相は日本から支援物資を提供することを申し出た。

1.4.　武漢での現地オペレーション（1月25日～29日）

　武漢現地でのオペレーションにおいて大きな課題となったのは、帰国を希望する邦人をどのように空港まで送り届けるかという点であった。1月23日以降、武漢市内の公共交通機関は停止しており、一般車両の通行も規制されていた。このような状況で、在留邦人の移動手段の確保に大きな役割を果たしたのは、JETRO武漢事務所と現地企業との繋がりだった。JETRO武漢事務所は、1月25日午後、親交のあった中国人企業家に対し、在留邦人帰国オペレーションへの協力を依頼した。武漢市において地方議員としても活動し、現地当局とも太いパイプを有するこの男性の協力によって、在中国大使館は、大型バスや通行許可等の確保に何とか漕ぎ着けた[7]。

　また、武漢でのオペレーションは、危険を顧みず現地入りし、不眠不休で対応に当たった外交官の努力と、それに対する民間からの献身的な協力によって支えられていた。1月26日午後、北京の在中国大使館を出発した植野特命全権公使を中心とする武漢派遣チーム（同公使ほか志願職員ら計10人）は、17時間後の27日朝、1200キロの長旅を経て陸路で武漢へと到着した。同チームは、JETRO武漢事務所及び日本商工会が取りまとめた在留邦人の居住地域等の資料を基に、帰国希望者の把握や空港までの移動ルートの検討等を進めた[8]。また、全日空武漢支店は、こうした現地の状況を逐一本社に報告し、日本側の検討が常に最新かつ正確な情報に基づいて行われるように尽力した。加えて、北京の在中国大使館でも、中国外交当局との折衝や在留邦人への個別連絡等の対応が続けられた[9]。

1.5.　チャーター機の派遣と帰国者の受入れ（1月26日以降）

1.5.1.　全数検査と隔離の方針

　日本側でも内閣官房及び厚労省を中心に帰国者の受入れに関する検討及び準備が急ピッチで進められていた。1月28日、厚労省は、加藤厚労相を本部

7　この男性企業家は、日本政府の奨学金で東京大学大学院へ留学後、日本で勤務した経験を有していた。報道機関からの取材に対し、男性は、「日本人の帰国支援はそれ自体が単独で発生した事柄ではなく、中国と日本の長年の民間交流が背景にある。」と語っている（新華社「武漢の日本人帰国ミッションを支援、中国人企業家が語る舞台裏」2020年6月12日）。外務省幹部は、この男性の協力がなければ、そもそも武漢現地における邦人輸送自体ができなかっただろうと述べる（外務省幹部ヒアリング）。

8　植野公使は、在中国大使館のナンバー2でありながら自ら現地入りして指揮に当たった理由について、「あの状況で、東京や北京にお伺いを立てないと意思決定できない者しか現地にいないのでは、武漢にチームを作る意味がない。在留邦人や地元当局との関係でも、政府を代表できる立場の者がいなくてはダメだと考えた。」と明かしている（植野篤志「武漢『邦人救出』15日間全記録」文藝春秋2020年9月号）。

9　在中国大使館では、邦人保護業務の担当者ではない他省庁からの出向者までもが連日徹夜での対応を続けた。外務省関係者によれば、当時の現場は大変厳しい状況だったが、在留邦人から感謝の言葉がある度に、出向者も含めて多くの館員がこのオペレーションに誇りとやりがいを感じ、これを日々の奮戦の糧にしていたという（外務省関係者ヒアリング）。

長とする新型コロナウイルス感染症に関する対策推進本部を設置し、多くの医療機関が未知の感染症の患者受入れに消極的な姿勢を示す中、日本DMAT（災害派遣医療チーム）に所属する医師らの協力も得ながら、帰国者入院先の確保等を進めた。

　武漢からの帰国者は、原則として全員が民間ホテルや公共施設等に滞在の上で2週間の健康観察を受けることとなったが、このような方針は、実は、チャーター機の運航直前まで確定していなかった。実際に、加藤厚労相は、1月28日午後の衆議院予算委員会において、帰国者のうち無症状者は自宅での定期的な検温・症状の確認等によってモニタリングしていく方針である旨を答弁しており、この時点でも、帰国者全員を宿泊施設等において隔離するという方針が完全には固まっていなかったことが窺える[10]。無症状者は他人への感染能力もないはずなので、無症状者に対する一律の隔離を行う必要性は高くないというのが、当時の厚労省側の考え方だった。

　しかし、官邸側は、帰国者全員について一定期間の隔離を厚労省に求め、最終的にはこの方針での対応が行われることとなった。当時、武漢からの帰国者による国内での感染拡大について国民の間で不安が高まっており、政府としては、技術的な議論はさておき、国民の不安解消のためにはこのような対応を行う必要があると判断したのであった。この官邸の方針を受け、内閣官房事態室は、観光庁と協力して受入れ先を探し、1月28日夜、最終的に千葉県勝浦市に所在する勝浦ホテル三日月による帰国者の受入れが決定した[11]。

　厚労省において一連の対応に関与した医系技官の一人は、このような方針は、当時の知見では、科学的にみて必ずしも合理的とはいえないものだったが、後になって、この感染症では無症状の陽性者が存在し、そういった者が無症状でも人に感染させるおそれがあることが判明したことに照らせば、官邸の素人的な判断が、結果的には感染拡大を防止する上で有効なものだったと振り返っている[12]。

1.5.2.　第1便の派遣

　1月28日夜、全日空が運航するチャーター機1機が羽田空港を出発した。当初、同機は28日朝に離陸する予定だったが、直前で中国側からキャンセル要請が入り、最終的に夜の離陸となった。限られた期間で準備を進めてきた全日空にとって、突然の予定変更に伴う代替要員の確保やダイヤの調節等の

---

[10]　実際に、加藤厚労相は、「武漢チャーターで一番大変だったのは、どうやって検疫をするのか」だったと語っている（2020年9月8日加藤厚労相ヒアリング）。

[11]　赤羽国交大臣は、2月5日の衆議院予算委員会において、内閣官房の要請で観光庁が民間宿泊施設を探したものの、勝浦ホテル三日月の他に引き受けてくれるところがなかった旨述べている。また、同委員会における質疑の中では、1月28日午後8時過ぎに、内閣危機管理監から勝浦市長に対して勝浦ホテル三日月において帰国者を受け入れることになった旨の電話連絡があったことも明かされており、チャーター便運航の直前まで受入れ先の調整が続いていたことが窺える。

[12]　厚労省医系技官ヒアリング

負担は極めて大きかったが、同社は全社を挙げた緊急対応によってこれを乗り越えた。

その後、チャーター機は、日本時間の翌29日午前0時29分、武漢空港に到着した。これは、武漢市に向けて救援機を派遣した世界各国の中でも、米国と並んで最も早いタイミングだった。同機にはマスクや防護服等の支援物資も搭載され、武漢空港において中国側へと引き渡された。世界に先駆けて日本からの支援物資が提供されたことは、中国国内において極めて好意的に受け止められた[13]。

外務省幹部は、本オペレーションの基礎には、ここ数年間における良好な日中関係があったと語る[14]。当時、武漢では30カ国近い国々がチャーター機の運航を働きかけていた中で、1月29日から3日連続でチャーター機を飛ばすことができた国は日本だけだった。

この第1便には、現地での帰国者受入れ作業に従事するための外務省職員らが搭乗したほか、機内での検疫等のために医師1人、看護師2人、及び検疫官1人が同乗した。第2便以降も含めチャーター機に同乗した医師は、いずれも厚労省の感染症危機管理専門家（IDES）養成プログラムを修了した医師らだった[15,16]。機内ではこれら医師の指導の下、有症状者と無症状者との座席配置が区分され、帰国者への健康確認等が行われた。また、医師らだけでなく客室乗務員も防護服を着用し、機内食や飲料等の提供を行わないなど感染対策が徹底された[17]。

1.5.3. 第1便帰国者の受入れ

武漢で邦人を搭乗させた第1便は、1月29日午前8時40分頃、無事、羽田空港に到着した[18]。同機は、到着ターミナル本体から離れた場所にある「サテライト」と呼ばれる施設に駐機し、そこから、待機していた大型バスや救急車両等によって帰国者の搬送が行われた。同機では206人の邦人が帰国を果たし、その後の検査等で最終的に計5人の感染者が確認された。

第1便では、2人の帰国者が、検査及び宿泊施設での健康観察を拒否して自宅へと帰宅するという問題が発生した[19]。この点について、医系技官の一人は、帰国者全員についてPCR検査を行うことや、帰国者を宿泊施設に隔離すること等はチャーター機運航の直前まで決定していなかったため、ほとん

13　ある外務省関係者は、最初期に自国民用の救援機を派遣した国々の中で、同時に支援物資を運搬してこれを中国側へ提供した国は、日本だけだったと思うと述べる（外務省関係者ヒアリング）。
14　外務省幹部ヒアリング
15　一連の対応に関与したある医師は、税金を使って専門家として経験を積ませてもらった分、社会に恩返しをしたいという気持ちで協力を引き受けたと述べている（厚労省関係者ヒアリング）。
16　なお、第2便以降については、自衛隊中央病院の看護官も派遣されている。
17　代わりに、乗客に対しては搭乗時にパック済みの食事と飲料が配布された。
18　当初は帰国者にエコノミークラス正規運賃の負担を求める予定だったが、その後運賃についても全額公費負担となった。
19　ただし、この2人も1月31日にPCR検査検体の提出には同意し、同検体の検査の結果、陰性であることが確認されている。

ど準備期間がなく、帰国者が任意の検査や健康観察等を拒否した場合の対応
や事前の同意取得等について、十分な検討・準備ができていなかったと述べ
ている[20]。

　宿泊施設での健康観察に同意した第１便の帰国者は、勝浦ホテル三日月に
移送され、１月29日以降、同ホテルで２週間の健康観察を受けた。同ホテル
では、帰国者数に対して部屋数が足りず、複数の帰国者が相部屋となる事態
が生じたため、感染対策上の問題が指摘されるなどの社会的な批判も寄せら
れた。

　その後、２週間の健康観察期間を終えた帰国者らは、２度目のPCR検査で
陽性反応が出ないことを確認の上、各々帰宅の途についた。

1.5.4.　第２便から第５便の派遣と帰国者の受入れ

　その後も政府は、次のとおり、計５便にわたって在留邦人の帰国用チャー
ター機を武漢へ派遣した。

●武漢市へ派遣された邦人帰国用チャーター機一覧

	運航日	帰国者数	感染者数[21]
第１便	１月28日〜29日	206人	5人
第２便	１月29日〜30日	210人	4人
第３便	１月30日〜31日	149人	3人
第４便	２月6日〜7日	198人	1人
第５便	２月16日〜17日	65人	1人
	合計	828人	14人

　第２便以降で帰国した帰国者らについては、民間ホテルではなく、国税庁
税務大学校その他の公共施設において、２週間の健康観察が行われた[22]。

　こうした帰国者の受入れにおいては、感染の恐怖のなか２週間の隔離を余
儀なくされる帰国者から、職員らに対する批判や不満等が数多く寄せられた。
そのような中で、２月１日、帰国者らが宿泊していた国立保健医療科学院の
敷地内において、泊まり込みで帰国者の受入れ業務に当たっていた内閣官房
事態室の30代の男性職員が死亡した状態で発見された。同職員は寄宿舎から
飛び降りて自殺を図ったものとみられており、死亡との因果関係は明らかで
はないものの、受入れ業務に関するストレスを苦に自殺した可能性が指摘さ
れている。当時、厚労省で同種業務に関わっていた医系技官の一人は、感染
の危険から、どの省庁も最少人数で対応しようとしており、担当者のローテ

20　厚労省医系技官ヒアリング
21　帰国時及び帰国後２週間の健康観察期間中に陽性反応が出た患者数
22　帰国者の受入れに関しては、１月31日、防衛相から自衛隊への災害派遣命令が発出され、陸上自衛隊の衛
　　生隊員らが生活支援のために帰国者らの宿泊施設へと派遣された。

ーションもほとんど行えていなかったため、特定の担当者に業務負担が集中してしまう側面があった旨を述べている[23]。実際に、この時期、事態室では、業務量が過多の状態に陥っており、内閣官房新型インフルエンザ等対策室等に対して業務の分担を依頼するようになっていた。

　このように、武漢からの邦人帰国オペレーションにおいては、トップダウンによる迅速な意思決定と全省庁的な対応及び官民連携によって世界に先駆けてチャーター機を運航することに成功した反面、準備期間の少なさ等から帰国者の受入れ対応において種々の課題を残す結果となった。

2.　水際対策の強化

2.1.　国内での感染者発生と初動対応（1 月中）

2.1.1.　初動対応としての注意喚起

　新型コロナウイルス感染症に対する日本政府の初動対応は、諸外国と比べても比較的迅速なものだった。2020 年 1 月 5 日、厚労省は、検疫所ウェブサイト上に同感染症の情報を掲載し、翌 6 日にも肺炎の発生状況やこれに対する同省の対応状況等をウェブサイト上に掲載した。

　また厚労省は、同日、医療機関に対し、武漢市に滞在歴がある原因不明の肺炎患者については疑似症サーベイランス[24]に基づく国立感染症研究所での検査を積極的に活用するよう呼びかけるための事務連絡を発している。その後も厚労省は、武漢市からの入国者に対する自己申告を呼びかけるポスターを空港等へ掲示するとともに、同感染症についての情報発信を継続した。

　もっとも、当時の印象について、加藤厚労相は、こういった「対応は既存の仕組みに基づいたものであり、その時にここまでのことになるとは思っていなかった。特に日本は SARS/MERS の経験がないので、なかなか想像し得なかった」と述べている[25]。

2.1.2.　最初の国内感染者と春節対応

　まさに厚労省が上記事務連絡を発した 1 月 6 日、武漢市から帰国した 1 人の男性が、神奈川県内の医療機関を受診した。肺炎症状の悪化により 1 月 10 日から入院したこの男性については、1 月 14 日、疑似症サーベイランスに基づく国立感染症研究所での検査が行われ、その結果、翌 15 日夜、新型コロナウイルスに感染していることが判明する。国内で最初の感染確認であった。

23　厚労省医系技官ヒアリング

24　原因不明の重症の感染症の発生動向を早期に把握することを目的として、感染症法施行規則第 6 条第 2 項の規定に基づいて行われる「疑似症」についての届出等の制度のこと。届出の対象となる「疑似症」は、「発熱、呼吸器症状、発しん、消化器症状又は神経症状その他感染症を疑わせるような症状のうち、医師が一般に認められている医学的知見に基づき、集中治療その他これに準ずるものが必要であり、かつ、直ちに特定の感染症と診断することができないと判断したもの」と定義されている。

25　2020 年 9 月 8 日加藤厚労相ヒアリング

　国内感染者の確認により、政府の対応は次第に緊迫感を伴ったものとなっていく。感染確認の翌日である16日には、首相官邸に新型コロナウイルス感染症に関する情報連絡室が設置され、1月21日の関係閣僚会議では、水際対策の徹底が安倍首相から指示された。厚労省は、1月20日以降、機内アナウンスで武漢市からの入国者に自己申告を呼びかけるよう航空会社に依頼し、公式Twitter等による情報発信も強化した。また外務省は、21日、中国全土に対して感染症危険情報レベル1（十分注意してください）を発表した。

　この頃、旧正月の大型連休（春節）中に来日する中国人観光客によって日本国内での感染が拡大することを懸念する声が上がり始めていた。しかし、政府は、この時点では、中国からの上陸拒否等の踏み込んだ対応はとらなかった。この点について、外務省関係者は、春節前に中国からの入国を制限して中国側の機嫌を損ねれば、現地邦人の保護に対する中国政府の協力を得ることが難しくなる可能性があったと語る[26]。上記1.1.のとおり、この頃既に外務省内では武漢在留邦人の保護に向けた初期的な検討が始まっており、水際対策の強化と在留邦人の保護との間で、政府が難しい舵取りを迫られていたことが窺える。

2.2.　湖北省からの上陸拒否決定（1月31日）に至る経緯
2.2.1.　政府対策本部の設置と指定感染症への指定

　1月23日、武漢市において突如として事実上の都市封鎖が行われた。これ以降、政府は新型コロナウイルス感染症対応を本格化させていき、それに伴って水際対策も次第に強化されていく。同日、厚労省は中国からの全ての航空便における機内での健康カード[27]配布等を航空会社へ要請し、翌24日、外務省は武漢市を含む湖北省に対して感染症危険情報レベル3（渡航中止勧告）を発表した[28]。同日の関係閣僚会議においても、安倍首相から、水際対策の一層の徹底等が改めて指示された。

　加えて、1月28日、新型コロナウイルス感染症を感染症法上の指定感染症[29]に指定する政令及び検疫法上の検疫感染症[30]に指定する政令が、それぞれ閣議決定された。これにより、同感染症について、感染症法上の強制入院や、検疫法上の診察、検査及び消毒の措置等をとることができるようになった[31]。

　この頃から、国内でも感染者数が徐々に増加し始めるようになる。1月28日には武漢への渡航歴がない者の感染が発覚し、国内でのヒトからヒトへの感染が初めて確認された。1月29日にチャーター便で羽田に到着した武漢か

26　外務省関係者ヒアリング
27　健康カードには、入国後、発熱やせき等の症状が発生した場合には医療機関を受診すること等の滞在中の留意事項が記載されていた。
28　なお、1月23日時点では武漢市に対して感染症危険情報レベル2（不要不急の渡航は止めてください）が発表されていた。
29　感染症法第6条第8項
30　検疫法第2条第3号

らの帰国者においても、最終的に無症状者を含む５人の感染が確認された。これを機に、政府内でも、無症状の感染者の存在が認識された。

　事態を重く見た政府は、１月30日、新型コロナウイルス感染症対策本部（政府対策本部）の設置を閣議決定した。同日に開かれた第１回政府対策本部会議においては、安倍首相から、無症状患者の発生を踏まえると、それまで実施してきた水際対策等のフェーズをもう一段階引き上げる必要があるとの危機感が示された。そこで、外務省は中国全土について感染症危険情報レベル２（不要不急の渡航は止めてください）を発し、政府は新型コロナウイルス感染症を感染症法上の指定感染症及び検疫法上の検疫感染症に指定する政令の施行を前倒しすることを決めた[32]。

2.2.2.　伝家の宝刀──出入国管理法第５条第１項第14号

　安倍首相は、１月31日の衆議院予算委員会において、政令施行に伴い感染者については上陸拒否する旨、及び感染者であることが確認できない場合であっても入国管理を強化する運用を検討する旨を明らかにした。

　しかし、出入国管理法には、感染流行地域からの渡航者について上陸拒否ができる旨の明確な規定はなく[33]、また、そのような運用を行った前例もなかった。杉田官房副長官と国家安全保障局を中心とする当初の検討では、新規の立法作業が必要となるという議論もなされていた。その後、森法相から、出入国管理法第５条第１項第14号の適用が可能ではないかという意見が示され、法務省を中心に検討が進められた。当初、法務省内の検討では、同条項の適用に対する慎重意見が強かったが、森法相は、包括的な上陸拒否事由を定める「入管法５条１項14号は伝家の宝刀と言われる条項であり、運用に当たっては極めて慎重な判断が求められ」るとしつつも、国民の命と健康を守るべき緊急事態にあって、法相として同条項の適用を決断した[34]。

　最終的に、政府は、新型コロナウイルス感染地域である中国湖北省からの渡航者について、出入国管理法第５条第１項第14号が定める「日本国の利益

31　検疫法上の検疫感染症（①感染症法上の「一類感染症」及び②「新型インフルエンザ等感染症」並びに③検疫法施行令第１条に定められる感染症）については、同法に基づいて乗客等に対する質問（同法第12条）や、診察及び検査（同法第13条）等を行うことができる。①感染症法上の「一類感染症」及び②「新型インフルエンザ等感染症」の患者や、その疑いがある者等に対しては、更に医療機関での隔離や停留（同法第14条）等の措置をとることができるが、新型コロナウイルス感染症は、③「検疫法施行令第１条に定められる感染症」（検疫法第２条第３号）として検疫感染症に指定されたため、このような措置をとることはできなかった。

32　こうした政令は、当初、２月７日から施行される予定だったが、この決定により２月１日から施行されることとなった。

33　出入国管理法上、感染症法上の一類感染症、二類感染症、新型インフルエンザ等感染症若しくは指定感染症の患者若しくは疑似症患者、又は同法上の新感染症の所見がある者については、日本国への上陸の拒否ができるものとされている（同法第５条第１項第１号）。しかし、これら感染症が流行する地域からの渡航者であるという理由だけで上陸拒否をすることができる旨の規定は、出入国管理法には明確には定められていない。

34　森法相ホームページ「新型コロナウイルスに関する措置3」2020年２月13日（https://morimasako.com/2020/02/13/）

又は公安を害する行為を行うおそれがあると認めるに足りる相当の理由がある者」に当たると解釈することで上陸拒否することを、国家安全保障会議（緊急事態大臣会合）で決定した。政府は、その後の閣議了解を経て、2月1日以降、14日以内に湖北省滞在歴を有する外国人渡航者について、同条項を根拠とした上陸拒否を開始した。この点について、ある内閣官房幹部は、包括規定を使った上陸拒否に際して法相の判断に裏付けを与えるため、史上初となる緊急事態大臣会合[35]を開催し、内閣法制局とも十分な協議を行った上で、当該決定を行ったと語る。

2.2.3.　水際対策強化と習近平国賓訪日

　しかし、実際にはこの頃、湖北省だけではなく、中国全土において感染状況は急激に悪化しており[36]、特に浙江省、広東省、山東省等で感染が広がりつつあった。

　1月30日、WHOは、新型コロナウイルス感染症について、「国際的に懸念

●**2020年1月31日時点における感染者確認国及び地域（2020年1月31日付　WHOレポート[37]）**

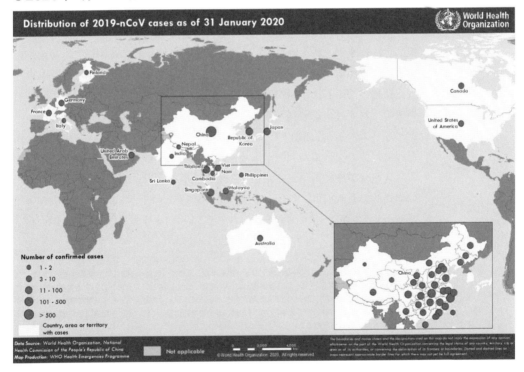

35　我が国の安全に重大な影響を及ぼすおそれがあるもののうち、通常の緊急事態対処体制によっては適切に対処することが困難な事態（武力攻撃事態等は含まない。）に関し、高度に政治的な判断を求められる重要事項等について審議するための会議体をいう（第3回政府対策本部会議資料、国家安全保障会議設置法第5条第1項第3号）。

36　1月28日時点では4,537人（うち死者数106人）だった中国の感染者数は、1月31日時点では9,692人（うち死者数212人）に達しており、感染者数・死者数ともに、わずか3日で2倍以上に増加していた。

される公衆衛生上の緊急事態（PHEIC）」を宣言し、米国は、中国全土について「渡航中止・退避勧告」を発出した。翌31日、米国は、直近で中国へ渡航した履歴がある外国人及び中国からの渡航者の米国への入国を2月2日以降禁止することを発表した。オーストラリア、シンガポール、ニュージーランド、ベトナム等の国々も、米国同様、2月初めの時点において中国全土からの入国制限を開始した。また、1月末には、自民党の内部からも中国全土に対する水際対策を早急に強化すべきとの声が高まっていた。

　しかしながら、日本は、このような各国の方針に直ちに追随することはなかった。なぜ、政府は2月頭の時点で中国全土からの上陸拒否措置をとらなかったのか。この点について、ある官邸スタッフは、習近平国家主席の国賓訪日を控えていたことから中国に対してトランプ大統領より緩い立場を取りたいという意見があったことや、ヨーロッパ各国も中国からの入国拒否に踏み切っていない中で日本が上陸拒否に踏み切るのは難しかったこと等が背景にある旨を明かした[38]。他方で、外務省幹部は、「国賓訪日を実現しなければいけないから国民の健康を犠牲にしてもいいという判断は成り立たない」と述べ、感染症対策としての水際対策と習主席の訪日とはそれぞれ独立して検討されていたと語る[39]。

　そもそも、習近平国家主席の国賓訪日は、2019年6月の日中首脳会談において、「永遠の隣国として、恒常的かつ緊密な意思疎通を行うため、首脳を含むハイレベルの相互往来・対話を強化していくこと」が首脳間で確認されたことを踏まえ、安倍首相が直接、習主席に対し招請したものであった。中国国家主席の国賓としての訪日は2008年以来であって、中国公船等の尖閣諸島周辺水域への侵入等の諸懸案が日中間であるなか、政権にとって極めて重要な意味を持つ会談になるはずであった。外務省幹部によれば、安倍首相は延期発表の直前まで、その実現を模索していたようである[40,41]。

　加えて、中国全土からの上陸拒否は、外交上の関係に留まらない検討が必要となる問題でもあった。内閣官房幹部は、中国からの上陸拒否は経済に与える影響があまりに大きく「軽々にはできない」ものだったと述べている[42]。実際に、2019年に日本を訪れた外国人（約3,190万人）の約3割（約960万人）は中国人であり、また、中国は、2007年以降、10年以上にわたって日本にとって最大の貿易相手国であり続けている。

37　WHO"Novel Coronavirus (2019-nCoV) Situation Report-11" 2020年1月31日（https://www.who.int/docs/default-source/coronaviruse/situation-reports/20200131-sitrep-11-ncov.pdf?sfvrsn=de7c0f7_4）

38　官邸スタッフヒアリング

39　外務省幹部ヒアリング

40　官邸スタッフは、習主席の訪日延期は中国側の申入れに基づく決定であり、楊潔篪（よう・けつち）中国共産党中央政治局委員が2月28日に訪日した際に延期の方向で話がまとまったと明かす（官邸スタッフインタビュー）。

41　ある外務省幹部は、政府内では、習主席と会談した天皇陛下が感染するようなことがあれば、取り返しがつかないという議論もなされていたと明かす（外務省幹部インタビュー）。

42　内閣官房幹部ヒアリング

　報道においては、水際対策強化の検討に習主席の訪日が強く影響したとの見方は強い。しかし、こうした状況において、緊密な関係にある「永遠の隣国」である中国全土を対象とした上陸拒否措置に軽々に踏み切ることは、現実には難しい状況にあった。中国からの入国制限の範囲やタイミング等は、両国の外交関係や経済的な結びつき等の複合的な事情を踏まえ、政府内での熟慮が重ねられた上で判断されていた。

2.3. 習近平訪日延期並びに中国全土及び韓国からの（事実上の）入国制限等発表に至る経緯（3月5日）

2.3.1. 中国浙江省、韓国大邱市等からの上陸拒否

　2020年2月前半以降、政府はダイヤモンド・プリンセス号対応と併行して、諸外国における感染状況の更なる拡大に伴い、上陸拒否等の措置を行う範囲を拡大していった。これら水際対策強化の検討は、内閣官房国家安全保障局（経済班）が中心となって進められた[43]。2月13日には、14日以内に中国浙江省への滞在歴を有する外国人渡航者について上陸拒否の措置が講じられた[44]。また、同日、新型コロナウイルス感染症の検疫法における位置付けを変更する政令が制定され、翌14日以降、患者の隔離や感染可能性のある者の停留等といった強力な検疫措置を講じることができるようになった[45]。

　また、2月半ば以降、韓国でも感染が広がりつつあった。2月13日時点で28人だった韓国の感染者数は、宗教団体における集団感染によって日に日に倍増し、2月26日時点で1,261人（うち死者12人）に達した。こうした状況を踏まえ、同日、政府は、14日以内に韓国大邱（テグ）広域市等への滞在歴を有する外国人渡航者について上陸拒否を行うことを決定し、翌27日から当該措置を開始した[46]。

　2月に入っても中国での感染拡大は止まらず、1月末には1万人弱だった感染者数は、2月15日時点で66,558人に達し、上陸拒否措置がとられた湖北省及び浙江省の他にも、湖南省、河南省及び広東省において感染者数が1000人を超えていた[47]。しかし、政府は3月5日までの間、湖北省と浙江省以外の中国各省からの上陸拒否措置をとることはなかった。

　外務省幹部は、この当時、大手自動車メーカー等から政府に対して、日系

---

[43] ある内閣官房幹部は、この感染症は、国際関係や各国の安全保障等に非常に強い影響を与える問題であって、政府内において国家安全保障戦略全体に関わる問題と位置づけられていたために、国家安全保障局がこの問題を主管することになったと述べている（内閣官房幹部ヒアリング）。

[44] 加えて、船内において新型コロナウイルス感染症の発生のおそれがある船舶に乗船する外国人についても入国拒否とすることを決定した。

[45] 2月13日には、国内で初となる新型コロナウイルス感染症による死者が発生し、国内の感染者数も29人となっていた。

[46] また、外務省は、2月25日、韓国大邱広域市及び慶尚北道の一部地域について感染症危険情報レベル2（不要不急の渡航は止めてください）を発し、28日にはそれ以外の韓国全土について感染症危険情報レベル1（十分注意してください）を発するなど、日本からの渡航についても注意喚起を行った。

[47] 江西省の人口1万人当たりの感染者数も、上陸拒否措置がとられた2月12日時点の浙江省と同程度に至っていた。

メーカーの工場等が集積する広東省からの上陸拒否をしないでほしいという強い要請が寄せられており、政府としてもこの要請を無下にすることができなかったと語る[48]。新型コロナウイルス対策で経済への大きなダメージが見込まれる中で、政府として国の基幹産業を支える大手自動車メーカー等の意向を無視できなかった事情が垣間見える。

2.3.2.　習近平訪日延期と中韓からの入国制限発表

　3月5日、政府は、4月に予定されていた習近平国家主席の国賓訪日を当面の間、延期することを発表した。日中両国は国内の感染症対策に追われており、首脳会談の成果を打ち出すための事務レベルでの事前協議も十分に行えていなかった。延期という判断は、状況を踏まえれば必定であった。

　同日、国家安全保障会議において、「水際対策の抜本的強化に向けた新たな措置」が決定された。

「水際対策の抜本的強化に向けた新たな措置」（2020年3月5日）
の主な内容

（3月7日以降に運用開始）

①　韓国及びイランの一部地域からの上陸拒否

（3月9日以降に運用開始）

②　中国（香港・マカオを含む）及び韓国からの入国者に対し、一定場所での14日間の待機及び国内交通機関の使用中止を要請

③　中国及び韓国からの航空旅客便到着空港を成田空港と関西国際空港に限定するよう要請（旅客船舶については運航停止を要請）

④　中国及び韓国に所在する日本国大使館又は総領事館で発給された査証[49]の効力停止、香港・マカオ・韓国に対する査証免除措置の停止

　かかる措置は、実質的に中国及び韓国からの上陸を制限[50]する効果を有するものであり、政府対策本部の決定後、閣議了解を経て、3月7日以降、運用が開始された。また、上記のうち、②の入国者に対する14日間の隔離及び国内交通機関の使用中止の要請は、中国及び韓国から帰国した日本人も対象となる措置であった。検疫法上は、感染流行地域からの帰国者を隔離したり、公共交通機関の利用を禁止したりすることができるという規定は存在しない。

48　外務省幹部インタビュー

49　外国人が日本国に上陸するためには、日本国領事官等の査証を受けた有効な旅券を所持しなければならない（出入国管理法第6条第1項）。

50　なお、上記措置に対して、韓国は、事前の協議がなかったと強く反発し、冨田駐韓大使を呼び出して措置の撤回を求めた。この点について、外務省幹部は、出入国管理の強化は典型的な主権行為であって、相手国との事前協議は行われないのが国際的常識であり、外国から日本に対して同様の措置が取られる場合も事前協議はされず、このような措置に抗議する国は他にはないと述べ、韓国からの抗議に対する困惑を示した（外務省幹部ヒアリング）。

しかし、政府は感染拡大防止のため、強制力のない「要請」という形でこのような検疫の強化措置をとることを決定したのである。

2.4.　東京オリパラ大会の延期決定に至る経緯（3月）

　3月16日夜に行われたG7首脳による臨時テレビ会議において、安倍首相は、2020年東京オリンピック・パラリンピック大会（東京オリパラ大会）を「人類が新型コロナウイルスに打ちかったあかしとして、完全な形で実施したい」と述べ、これについてG7首脳からの支持を得た。安倍首相自身が、参加するアスリートと観客にとって安全、安心な形で、かつ規模を縮小せずに行うという意味であると説明した「完全な形で実施」という表現には、無観客開催及び中止はあり得ないという政府としてのメッセージが込められていた[51]。

　各国・各地の予選大会等が中止となり、選手側からも開催に疑問の声が呈される中で、従来、予定どおりの開催を目指す方針を繰り返していた国際オリンピック委員会（IOC）も、23日未明には、開催延期に向けた協議を開始したことを発表した。

　3月23日の参議院予算委員会において、安倍首相は、このようなIOCの判断を評価し、「完全な形での実施」ができない場合には延期の判断もやむを得ないとの考えを示した。同日、国際スポーツ界において大きな発言力を有する米国オリンピック・パラリンピック委員会が、IOCに対して東京オリパラ大会の開催延期を正式に要請しており、開催延期の国際世論が大きく高まっていった。

　3月24日夜、安倍首相は、IOCバッハ会長との電話会談において、世界各国における新型コロナウイルス感染症の拡大を受け、予定どおり7月に東京オリパラ大会を開催することは困難であるとの認識を示し、1年程度の開催延期を提案した。これに対し、バッハ会長は、安倍首相の提案に100％合意すると応答し、その後のIOC理事会において東京オリパラ大会の延期が正式に決定した。

2.5.　欧州・北米等からの上陸拒否等に至る経緯（3月～4月）
2.5.1.　イタリアにおける感染拡大と欧州各国への伝播

　2月半ば以降、新型コロナウイルスの感染は中国以外の国々へと拡大していった。最初に状況が悪化したのは韓国とイランであり、上記2.3.のとおり、3月初め頃、政府はこれに対応して水際対策を強化した。しかし、この時既に、中国から遠く離れたヨーロッパにおいて、本当の危機が始まりつつあった。

---

51 外務省幹部は、安倍首相は、3月24日の開催延期発表の1週間ほど前まで、東京オリパラ大会の開催を諦めていなかったと述べる（外務省幹部インタビュー）。

　イタリア国内で最初の感染者が発見されたのは1月30日のことだった。同国のコンテ首相は、翌31日には非常事態宣言を発令し、中国からの航空便を全て停止すると発表した。イタリアの対応は迅速であり、それから3週間、状況は完全にコントロールされていると考えられていた。2月20日時点においても、イタリアで確認された感染者はわずか3人だった。しかし、翌21日に最初の死者が確認されて以降、特に北部の3州を中心に感染者数が爆発的に増加し、1週間後の2月28日には感染者数は650人、死者数は17人に達した。日本政府が、韓国とイランの一部地域からの上陸拒否等を決定した3月5日時点で、イタリアの感染者数は2,706人、死者数は107人に達していた[52]。

　政府も、イタリアの感染者数が非常に速いペースで増加していることは認識していた[53]。外務省は、3月1日、イタリア北部3州に感染症危険情報レベル2（不要不急の渡航は止めてください）を発し、さらに3月6日から9日にかけて、北部3州の感染症危険情報レベルを3（渡航中止勧告）へと引き上げ、それら以外のイタリア全土について感染症危険レベル2を発出した。しかし、この時点では、既に欧州各国で感染者数が増加しており、フランスで1,126人、ドイツで902人、スペインで674人の感染者が確認されていた。

2.5.2.　欧州に対する水際対策の遅れ

　国境をまたいだ移動が自由に行われる欧州各国においては、遅くとも3月頭の時点で感染が相当に拡大していたといえる。しかし、日本政府は、3月後半になるまで、中国や韓国に対して行ったような強力な水際対策を、欧州との関係では導入しなかった[54]。3月17日の新型コロナウイルス感染症対策専門家会議（専門家会議）からの要請を受けて、政府がイタリアを含むヨーロッパ諸国（シェンゲン協定加盟国）等からの入国者について14日間の待機要請を開始したのは、3月21日になってからだった。ある専門家会議関係者は、3月前半の感染者数データを踏まえると、この時期、欧州等からの流入症例が非常に速いペースで増えており、流入を規制しなければ国内での感染が爆発的に広まるおそれがあったと述べている[55]。この時点で、イタリアでの感染者数は47,021人に達し、4,032人もの死者が発生していたほか、スペインでも2万人を超える感染者と1,000人を超える死者が、フランスやドイツでもそれぞれ1万人を超える感染者が確認されていた。

52　イタリアは、中国、韓国、イラン（感染者数2,922人、死者数92人）に次いで世界で4番目に感染者数の多い国となっていた。感染地域を考慮しない単純な比較ではあるが、両国の人口（イタリア：約6,046万人、イラン：約8,280万人）を考慮すれば、人口1万人当たりの感染者数（イタリア：約0.45人、イラン：0.35人）は、この時点でイタリアの方がイランを上回っていた。

53　実際に、2月26日の政府対策本部会議では茂木外相から、3月1日の政府対策本部会議では加藤厚労相から、イタリアでの感染者数の増加が目立っている旨の報告がそれぞれなされている。

54　政府が、イタリア北部への滞在歴がある外国人の上陸拒否を開始したのは、WHOが新型コロナウイルス感染症について「パンデミック（世界的大流行）」状態にあるとの認識を示した3月11日になってからであった。

55　専門家会議関係者ヒアリング

　3月から4月にかけての日本政府による水際対策の導入時期等は、大要、以下のとおりである。

●日本政府による水際対策導入時期（3月11日〜4月3日）

時期	措置の種別	対象地域
3/11	上陸拒否	イタリア5州、イラン8州、サンマリノ共和国
3/18	感染症危険情報の発出	レベル2・3の対象を除く全世界にレベル1（十分注意）
3/19	上陸拒否	イタリア4州、スペイン4州、スイスの一部、アイスランド
3/21	検疫の強化・査証の制限	欧州ほぼ全域、イラン、エジプトなど38カ国
3/26	検疫の強化	米国全域
3/27	上陸拒否	欧州21カ国とイラン
3/28	検疫の強化・査証の制限	東南アジア7カ国、イスラエル、カタール、コンゴ民主共和国、バーレーン
3/31	感染症危険情報の発出	レベル3（渡航中止勧告）の対象を除く全世界にレベル2（不要不急の渡航をやめるように呼びかけ）
4/3	上陸拒否	米英豪中韓台、欧州ほぼ全域、東南アジアほぼ全域、中東アフリカの一部、中南米の一部など49カ国・地域
4/3	検疫の強化・査証の制限等	上陸拒否の対象を除く全世界

　国立感染症研究所は、新型コロナウイルスのゲノム分子疫学調査の結果、2019年末の中国武漢を発端とするウイルスは2020年1月から2月にかけて国内に侵入したが、その後、クラスター対策等によって一定程度感染拡大の封じ込めに成功した旨、及び3月中旬から全国各地で欧州系統のウイルスが同時多発的に流入した結果、4月以降の全国での感染拡大へと繋がった旨の分析を示している。したがって、欧州等に対する水際対策強化がもう少し早く実施できていれば、4月以降の日本国内での感染拡大を一定程度、抑えられた可能性があった。

　欧州からの流入防止のための水際対策は、なぜ遅れたのか。当時、対応に当たっていた厚労省幹部は、例年3月は多くの学生が海外旅行に行く時期であることも考えれば、もう少し早い段階で手を打つべきだったが、欧州域内はシェンゲン協定で移動が自由であるために、上陸拒否等をする場合にどの国について、どの範囲で行うかの見極めが非常に難しく、状況を注視しているうちに対応が後手に回ってしまったと述べる[56]。他方で、ある外務省幹部は、3月前半時点では欧州各国について強力な検疫措置等を取れるほどのデータはなかったと回想する[57]。

　専門家会議関係者は、政府は、各国各地域の人口10万人当たりの感染者数

56　厚労省幹部ヒアリング
57　外務省幹部ヒアリング

を水際対策強化の基準として用いていたが、本来は単純な人口比の感染者数だけでなく、それに留まらない疫学的情報も踏まえて水際対策強化をすべきだったと述べ、この点において 3 月半ば頃は政府と専門家の見方が「非常に大きく乖離していた」と振り返る[58]。抜本的対策を取ろうとしない政府にしびれを切らした専門家会議が、3 月 17 日に「要望書」という形で水際対策の強化を要請した背景として、対策強化の基準に関する政府と専門家との理解の隔たりがあったことが窺える。

　他方で、ある官邸スタッフは、学生の海外旅行シーズンであることを踏まえ、3 月初め頃、欧州旅行を止める必要性を認識していたものの、同時期に行った一斉休校要請に対する世論の反発と批判の大きさに安倍首相が「かなり参っていた」ことから、更なる批判を受けるおそれが高い旅行中止措置を総理連絡会議において提案することができなかったと明かす。同スタッフは、「今振り返るとあのとき欧州旅行中止措置をとっておくべきだったと思う。あれが一番、悔やまれるところだ」と忸怩たる思いを吐露した[59]。

　新型コロナウイルス感染症が全世界に拡大したことを受け、日本政府は 4 月以降も、継続的に水際対策を強化し、5 月半ばには上陸拒否の対象国は 100 カ国・地域に上った。同様の措置は、日本だけでなく世界各国でとられ、多くの国々が国境を閉ざし、人々の自由な往来を禁止していった。

58　専門家会議関係者ヒアリング
59　官邸スタッフインタビュー

第3章 専門家の参画と初期の行動変容政策（3密と一斉休校）

2月7日午後2時、厚労省6階の共用第7会議室に、後に専門家会議の座長を務める脇田隆字・国立感染症研究所所長や、副座長を務める尾身茂・地域医療機能推進機構理事長をはじめとする感染症の専門家が一堂に会し、ダイヤモンド・プリンセス号の乗客乗員対応を中心とする議論が行われた。このとき参集されたアドバイザリーボードのメンバーの多くは、2009年に日本国内で流行した新型インフルエンザの対策にあたった専門家であったが、この専門家集団は、その後、我が国の新型コロナウイルス感染症対応においても重要な役割を果たし、徹底したクラスター対策や「3つの密」（3密）回避の重要性等、対応の初期段階における行動変容政策を次々と提言していった。一方で、専門家会議自身の発信としての「瀬戸際」といった発言は、国民の危機意識の醸成に大きな影響を与え、かつ、政府による初期の行動変容政策の決定にも大きな影響を与えることとなった。本章では、専門家会議等の立ち上げ経緯、「3密」の形成経緯、及び「瀬戸際」発言等に影響された政府の初期の行動変容政策決定の経緯について、事実関係を明らかにしていく。

1. 専門家会議等の立ち上げ経緯

1.1. 政府全体の新型コロナウイルス感染症対策本部の設置

2020年1月15日に日本国内で初めて感染者が確認されたことを皮切りに、1月28日には武漢への滞在歴のない者の感染が確認されるなど、当時、日本においては、新型コロナウイルス感染症の感染拡大のおそれが高まっていた。このような状況において、政府は、1月30日の閣議決定により、内閣に新型コロナウイルス感染症対策本部（政府対策本部）を設置することを決定した。

政府対策本部は、首相、官房長官及び全ての大臣をメンバーとして構成された。これまで、総理連絡会議や関係閣僚会議等を通じて行われていた新型コロナウイルス感染症への対応は、安倍首相の指揮の下で組織的に一元化されることとなり、各省庁が、より連携できる形で新型コロナウイルス感染症対応に取り組むこととなった。

1.2. 新型コロナウイルス感染症対策アドバイザリーボードの立ち上げ

アドバイザリーボードは、ダイヤモンド・プリンセス号対応において専門

家の幅広い技術的知見を得ること等を目的として、2020年2月上旬、厚労省によって参集されたものであり、組織的には、厚労省における新型コロナウイルス感染症対応の司令塔として設置された「新型コロナウイルスに関連した感染症対策に関する厚生労働省対策推進本部[1]」（厚労省対策推進本部）の諮問機関として設置された。アドバイザリーボードは、脇田氏や岡部信彦・川崎市健康安全研究所所長等、厚労省内の厚生科学審議会感染症部会の構成員や、2009年に流行した新型インフルエンザの対応にあたった専門家会議の構成員等を中心に選定された。この選定は、新型インフルエンザに関して、新型インフルエンザ対策推進室長として対応にあたっていた正林督章氏の意見を参考に、結核感染症課職員により行われたものであった。

1.3.　専門家会議の立ち上げ

　2020年2月14日に開催された公明党新型コロナウイルス感染症対策本部の会合において、公明党は、安倍首相又は加藤厚労相の下に専門家会議を設置し、現状分析や対策等を取りまとめること等を政府に要請した。この要請を受けた政府は、同日に開催された政府対策本部（第9回）において、政府対策本部の下に新型コロナウイルス感染症対策専門家会議（専門家会議）を設置することを決定した。専門家会議は、厚労省対策推進本部の下に設置されていたアドバイザリーボードを、政府対策本部に移す形で設置され、脇田氏を座長、尾身氏を副座長として、岡部氏ら計12名の構成員で立ち上げられた。なお、専門家会議は、新型コロナウイルス感染症の分析や行動変容政策の提言等を行うことを目的として設置され、実際、政府の政策決定に重要な役割を果たしていくことになるが、法的に明確な根拠を有する組織ではなかった。

　立ち上げ以降、専門家会議は、6月24日に廃止されるまでの間、政府対策本部等に対し様々な意見表明や提言等を行っていくことになるが、日々刻々と変化する状況下で、短時間に多くの情報を分析し検討する必要があったため、わずか数時間程度の公式会議の時間のみで、専門家会議としての議論をまとめ結論を出すことは不可能であった。そのため、専門家会議のメンバーは、脇田氏及び尾身氏のリーダーシップの下、公式の専門家会議とは別に、週2回から3回、主には、各人の業務が終了した夕方以降の時間帯を利用して、「勉強会[2]」と称した非公式な会議を実施し、この場において実質的な議論を深めていった。ある専門家会議の関係者は、勉強会での議論は、時に怒鳴り合いに近い激論となることもあり、また、議論が深夜にまで及ぶことも珍しくなかったと回顧する。

1　厚労省対策推進本部は、新型コロナウイルス感染症を感染症法上の指定感染症等に指定する政令が閣議決定された1月28日付で設置された。
2　専門家会議関係者で行われた勉強会に対して、政府が会議室の提供等を行うことはなく、専門家会議関係者の手弁当で、彼らが準備した会議室において議論が行われていた。

2.　「3密」の形成経緯

2.1.　感染リスクの高い環境の分析

　2020年2月中旬には、和歌山県の病院での院内感染等により、国内の感染者数が徐々に増加していたことに加え、感染経路不明の感染者が日本各地で見つかるなど、日本国内における市中感染（病院外の一般社会での感染）の連鎖が懸念される状況にあった。そんな中、2月18日に開催された政府対策本部（第11回）において、安倍首相が、専門家に対し、人が密着するような大規模イベントの開催等についての意見を求めたことから、2月19日に開催された専門家会議（第2回）では、大規模イベントの開催の是非等について専門家間で議論が行われた。

　専門家会議は、「リスクが高いのは大規模なイベントではなく、密閉状態のフェイス・トゥ・フェイスの10〜20人規模の集会のようなソーシャルギャザリングである。近くに行って長くいることが問題の本質である」として、クルーズ船や屋形船等といった密閉状態で人が集まる空間の感染リスクが高いことを指摘した上で、イベント等の開催にあたっては、地域の実情に合わせた対応が必要である旨を提言した。また、国民に対してどのような場所に感染リスクが高いのかを伝えるべきであることも併せて提言した。

　専門家会議による上記提言を踏まえ、厚労省は、2月20日付で「イベントの開催に関する国民の皆様へのメッセージ」を発出した[3]。当該メッセージにおいては、「例えば屋内などで、お互いの距離が十分にとれない状況で一定時間いることが、感染のリスクを高めるとされています」などと、感染リスクの高い状況を示した上で、イベント等の主催者に対し、感染拡大防止の観点からイベント等の開催の必要性を改めて検討するよう求めた。他方で、「イベント等の開催については、現時点では政府として一律の自粛要請を行うものではありません」とも示した。このように、2月20日時点においては、政府による明示的なイベントの自粛要請は行われていなかった。

2.2.　「3密」概念の形成

　2020年2月21日には、国内累計感染者数（クルーズ船を除く）は100人を超え、同時期には北海道において感染者が多数確認されるなど、感染拡大防止のため、国民の行動変容政策を実施する必要性は、ますます高まっていた。

　このような状況下、専門家会議関係者らは、新型コロナウイルス感染症に

3　なお、厚労省が「イベントの開催に関する国民の皆様へのメッセージ」を発出した翌日である2月21日、東京都は、「第9回東京都新型コロナウイルス感染症対策本部会議」を開催し、都主催のイベントに関して、同日から3週間以内に開催を予定している屋内イベントについては、大規模なもの及び食事を提供するものは原則として延期又は中止すること、屋外のイベントについても、食事を提供するものは原則として延期又は中止することを決定した。

対する戦いが、今まさに正念場、瀬戸際であるとの考えから、2月24日の専門家会議に向けて連日の議論を交わしていた。そのような議論を経て、2月24日に開催された専門家会議（第3回）においては、国が定めるべき新型コロナウイルス感染症対策に関する基本方針に関する専門家会議としての提言が取りまとめられた。

この中で専門家会議は、対処方針の目的は流行を抑えることではなく、いかに流行を早期に収束させるかにあるとした上で、大要、以下の提言を行った。

・閉鎖空間がリスクファクターであり換気が重要である
・①腕が届く距離であること、②長くいること、③混雑していることにリスクがある
・対面で人と人との距離が近い接触（互いに手を伸ばしたら届く距離）が、会話など一定時間以上続き、これが多くの人々との間で交わされる環境に感染拡大リスクがある
・一人の人から多数の人に感染するような事態が様々な場所で続けて起こることを最も懸念している

専門家会議において示された上記提言は、2月24日付「新型コロナウイルス感染症の基本方針の具体化に向けた見解」として公表されるとともに、専門家会議自ら記者会見を行い、国民に対して、専門家の分析結果が直接伝達された。

これらの見解において提言された感染リスクの高い環境は、後に「3密」として国民に広く普及する「密閉・密集・密接」の要素を含むものであった。そのため、「3密」の概念の基礎は、まさに、この提言の際に形成されていたものと評価できる。

2.3.　クラスター対策班の設置

2月中旬には、各国において感染者に対する行動履歴調査が既に行われていたものの、当時判明していた累計感染者数を前提とすると、感染者の濃厚接触者から本来発見されるべき数の感染者が確認されず、感染の拡大していた武漢での感染状況について十分な説明ができない状況にあった。この頃、一部の専門家は、多くの感染者は誰にも感染させないものの、非常に多くの人にウイルスを感染させる集団である「クラスター」が存在する可能性があり、クラスターへの対策を徹底的に実施することで、新型コロナウイルス感染症の感染拡大防止を図ることが可能ではないかとの見解を持つようになった。

また、1月17日付で国立感染症研究所より発出された「新型コロナウイルス（Novel Coronavirus：nCoV）に対する積極的疫学調査実施要領（暫定

版)」[4]に従い、疫学調査として、日本では、保健所が中心となって、感染者ら
に対する積極的疫学調査が実施されていたところ、日本での調査は、諸外国
における発症後に感染者が接触した人の調査（前向きの調査）に加え、発症
前に感染者が接触した人の調査（さかのぼり調査[5]）も行うものであった[6]。

日本と諸外国の接触者調査の比較

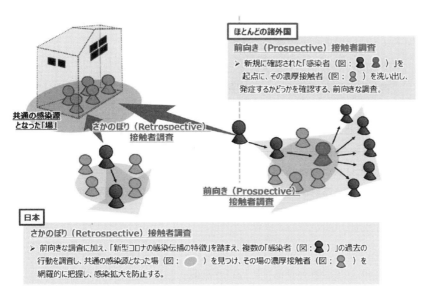

（出典）専門家会議「新型コロナウイルス感染症対策の状況分析・提言」2020 年 5 月 29 日

　もっとも、日本特有のさかのぼり調査は、多くの人手とノウハウを要する
ものであり、厚労省は、都道府県からの要請に応じて、さかのぼり調査を含
む積極的疫学調査への助力を行っていたものの、その結果を子細に分析する
ためには、調査を行う人員を増員する必要性が認められた。

　これらの事情を背景として、厚労省は、国立感染症研究所職員、国立感染
症研究所実地疫学専門家養成コース（FETP：Field Epidemiology Training
Program）修了者、押谷仁東北大学大学院教授ら東北大学関係者、西浦博北
海道大学大学院教授[7]ら北海道大学関係者らを中心メンバーとする、クラスタ
ー対策班を設置することを決定し、2020 年 2 月 25 日付で、厚労省対策推進
本部の下に、クラスター対策班が設置される。こうして設置されたクラスタ

4　国立感染症研究所「新型コロナウイルス（Novel Coronavirus：nCoV）に対する積極的疫学調査実施要
領（暫定版）」2020 年 1 月 17 日

5　日本では、これまでも、結核患者の感染源を特定するために、保健所が中心となって感染源調査が行われ
ていた。新型コロナウイルス感染症に関して行われた「さかのぼり調査」は、結核患者に対する疫学調査
として実施されていた調査手法を参考にしたものである。

6　2020 年 1 月 17 日に国立感染症研究所より積極的疫学調査実施要領が発出されて以降、同実施要領は数次
にわたり改訂されているが、2 月 27 日付積極的疫学調査実施要領より、さかのぼり調査に関する記載が同
実施要領に追加されている。

7　2020 年 8 月から京都大学大学院教授。

ー対策班は、新型コロナウイルス感染症の疫学的特徴や疫学調査に基づく感染源の分析等を行うとともに、専門家会議が議論を行うにあたって必要となる基礎資料を提供するなど、いわゆるバックオフィスとしての機能も果たしていくこととなる。

クラスター対策班

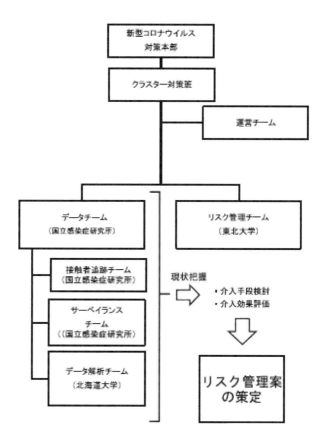

〇厚生労働省内に専用の部屋を設けて、対策を検討・実施。
〇協力機関：国立感染症研究所、国立保健医療科学院、
　　　　　　国立国際医療研究センター、北海道大学、東北大学、
　　　　　　新潟大学、国際医療福祉大学等　（総勢約30名）
（出典）厚労省ホームページ「新型コロナウイルス　クラスター対策班の設置について」

　クラスター対策班の活動の一例としては、例えば、北海道におけるクラスターの発見・確認が挙げられる。すなわち、クラスター対策班は、その発足と同日の２月25日、既に感染が拡大していた北海道に対して派遣され、早速の対応を開始し、２日後の２月27日には、札幌だけでなく、北海道各地で非常に広範な孤発例（感染源がわからない症例）が存在することが明らかになる。このことは、札幌都市圏に大きなクラスター又は大きなクラスター連鎖

が存在することを示すものであった[8]。

2.4. 「3密」の誕生

　発足以降の数日間、クラスター対策班では、西浦教授のチームが中心となって、110人の国内感染者例を分析し、感染者の「80％」が他者への感染を引き起こしていないという新型コロナウイルス感染症の特徴を認識するに至った。

　また、保健師及びクラスター対策班による疫学調査や、クラスター対策班による疫学調査等の分析を通じて、クラスターの発生には、密閉された環境で、人が多く密集しており、かつ、密接した関係で発話がある状況が大きな要因になっていることが判明した。同様に、クラスターの発生が目立つ事例として、換気量が増大する活動（スポーツジム等）、大声を出す活動（ライブハウス・カラオケ）、一人が不特定多数に接触する環境（接客を伴う飲食業）等が指摘できることも判明した。

　これらの分析結果を踏まえ、厚労省は、2020年3月1日付で、「新型コロナウイルスの集団感染を防ぐために」と題する書面を公表する。

　また、クラスター対策班による上記分析に基づき、3月9日に開催された専門家会議（第6回）では、感染拡大防止の基本戦略を、①クラスターの早期発見・早期対応、②患者の早期診断、重症者への集中治療の充実と医療提供体制の確保、及び③市民の行動変容という3本柱とすることが提言された。また、専門家会議は、同日付で「新型コロナウイルス感染症対策の見解」を公表し、これまで集団感染が確認された場に共通するのは、以下の3つの条件が同時に重なった場であることを示し、国民に対し、当該3つの条件を満たす場所や場面等を避けるよう要請した。

・換気の悪い密閉空間
・多くの人が密集
・近距離（互いに手を伸ばしたら届く距離）での会話や発声

　上記専門家会議の提言中の国民が避けるべき感染リスクの高い3つの条件をみれば、この3月9日の段階で、現在国民に広く周知されている「3密」の考え方が確立していたものといえる。

　ただし、専門家会議は、「3密」という表現自体は使用しておらず、上記提言においても「密閉」と「密集」は明記されているものの、「密接」という表現は明記されていなかった。この専門家会議の考え方の説明を受けた官邸スタッフの一人が、3つ目は「密接」で良いのではないかと提案したことがき

8　北海道に派遣されていたクラスター対策班による調査及び分析結果は、厚労省及び北海道庁にも共有された。

新型コロナウイルスの集団感染を防ぐために

STOP!

感染拡大を防ぐために

国内では、散発的に小規模に複数の患者が発生している例がみられます。この段階では、濃厚接触者を中心に感染経路を追跡調査することにより感染拡大を防ぎます。

今重要なのは、今後の国内での感染の拡大を最小限に抑えるため、

小規模な患者の集団（クラスター）が次の集団を生み出すことの防止です。

<感染経路の特徴>

※「小規模患者クラスター」とは
感染経路が追えている数人から数十人規模の患者の集団のことです。

◆これまでに国内で感染が明らかになった方のうちの 8 割の方は、他の人に感染させていません。
◆一方、**スポーツジム、屋形船、ビュッフェスタイルの会食、雀荘、スキーのゲストハウス、密閉された仮設テント**などでは、**一人の感染者が複数に感染させた事例**が報告されています。

このように、集団感染の共通点は、特に、

「換気が悪く」、「人が密に集まって過ごすような空間」、「不特定多数の人が接触するおそれが高い場所」です。

国民の皆さまへのお願い

◇　**換気が悪く、人が密に集まって過ごすような空間に集団で集まることを避けて**ください。

◇　イベントを開催する方々は、風通しの悪い空間や、人が至近距離で会話する環境は、感染リスクが高いことから、その規模の大小にかかわらず、その開催の必要性について検討するとともに、開催する場合には、**風通しの悪い空間をなるべく作らない**など、イベントの実施方法を工夫してください。

これらの知見は、今後の疫学情報や研究により変わる可能性がありますが、現時点で最善と考えられる注意事項をまとめたものです。

厚生労働省では、クラスターが発生した自治体と連携して、クラスター発生の早期探知、専門家チームの派遣、データの収集分析と対応策の検討などを行っていくため、国内の感染症の専門家で構成される「クラスター対策班」を設置し、各地の支援に取り組んでいます。

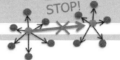 厚生労働省　令和2年3月1日版

（出典）厚労省ホームページ「新型コロナウイルスの集団感染を防ぐために」

っかけで、「3つの密」というフレーズが固まった[9]。

　こうして形成された「3密」の考え方を踏まえ、3月18日、首相官邸（災害・危機管理情報）Twitterアカウントが、「3つの「密」を避けて外出しましょう。」と国民に対し広く呼びかけ、この頃から「密閉・密集・密接」「3密」の表現が使われるようになった。

9　官邸スタッフインタビュー

（出典）2020年3月18日首相官邸（災害・危機管理情報）Twitterアカウント

　また、3月25日、東京都の小池都知事は、記者会見において、「NO!! 3密 3つの密を避けて行動を」というサインボードを掲げ、感染対策として、密閉・密集・密接の回避が重要であることを強調した。この小池知事の姿は広くテレビで報道され、「3つの密」、「3密」といった表現は、より広く国民に浸透していくことになる。

　さらに、西村コロナ担当相は、7月7日付のウォール・ストリート・ジャーナルにおいて、「3密（3Cs）」のコンセプトを紹介し、2020年7月18日には、WHOのFacebook Pageにおいて、「3Cs（Crowded places、Close-contact settings、Confined and enclosed spaces）」として紹介されるに至る。こうして、専門家集団が提言した3密の考え方は、日本だけでなく、広く全世界に発表されることになる。

3.　専門家の発信に影響された政策決定

3.1.　専門家会議自身による情報発信

　2020年2月24日に専門家会議自ら記者会見を行うまで、専門家会議による各提言は、厚労省等の政府を通じて国民に説明されていた。もっとも、専門家会議関係者らにおいて、専門家としてどういう考えでどういう分析を行ったのかを国民に対して直接説明することが、プロフェッショナルとしての責任であるとの意見が強まり、2月24日、専門家会議は、「新型コロナウイルス感染症対策の基本方針の具体化に向けた専門家の見解」を発出すると同時に、記者会見を行った[10]。

　この記者会見において、尾身氏は、「コロナウイルスに対する戦いが今、まさに正念場というか今まさに瀬戸際に来ている」などと発言した[11]。記者会

10　この記者会見は、加藤厚労相に事前に許可を取って行われたものであった。また、厚労省からは、専門家会議名義で見解を示すことについて難色を示されたものの、最終的には加藤厚労相の了承を得て、専門家会議の名義で見解が発出されることになった。

11　2020年2月24日付で公表された専門家会議作成の「新型コロナウイルス感染症対策の基本方針の具体化に向けた見解」においても、「これから1-2週間が急速な拡大に進むか、収束できるかの瀬戸際となります」と記載されている。

見を実施するに至った経緯について、専門家会議関係者は、厚労省等の省庁が行う会見は、医学的な説明が足りず、専門家会議の分析結果や提言が、正確に国民に伝わりにくい側面があるため、医学的な視点や科学的な背景等を国民に対して直接説明すべきであるとの意見が、専門家会議関係者間で強まったことが会見に繋がった旨を述べる[12]。

また、別の専門家会議関係者は、会見が行われることになった背景について、疫学的に正しい情報を伝えたかった、国民にタイムリーに情報発信しないと対策が遅れるのではないかという懸念があったと振り返る[13]。

また、別の専門家会議関係者は、「瀬戸際」という発言の真意について、感染者が急増するかゼロに向かうかという意味での瀬戸際ではなく、感染者が急増するか今の状態を維持するかという意味での「瀬戸際」であったと述べるが[14]、この「瀬戸際」といった発言は、国民の危機意識の醸成に大きな影響を与えていくことになる。この点、官邸スタッフの一人は、専門家会議による記者会見を振り返って、専門家会議が初めて会見を行った2月24日頃までは、ダイヤモンド・プリンセス号対応に追われていたため、政府が専門家会議の意見をそこまで重視していなかった側面があったものの、「24日の会見が専門家の役割を決めるターニングポイントになった」と述べている[15]。また、別の厚労省幹部は、専門家会議が会見を行った背景には、このまま何もしないと感染が爆発的に広がってしまうという危機感があり、政府の政策決定に影響したことを認めている[16]。

3.2. 専門家の発言を受けたイベント自粛・一斉休校要請を巡る政府の動き

専門家会議による上記記者会見が行われた翌日の2月25日、政府対策本部（第13回）は、「新型コロナウイルス感染症対策の基本方針」を策定し、①イベント等の開催について、現時点で全国一律の自粛要請を行うものではないが、開催の必要性を改めて検討するよう要請すること、②学校等における感染対策の方針の提示及び学校等の臨時休校等の適切な実施に関して都道府県等から設置者等に要請すること等を公表した。

しかしながら、その政府対策本部（第13回）の後に開かれた会議において、安倍首相は、突如、国民に対してイベント自粛要請を行うことを発案した。同日に政府自ら打ち出した基本方針をすぐさま覆すこの提案は、専門家会議関係者の記者会見の上記発言を重く受け止めた総理室の発案であった。

しかしながら、安倍首相の発案を聞いた50人近くの出席者は、突然の方針

---

12 専門家会議関係者ヒアリング
13 専門家会議関係者ヒアリング
14 医療維新、「私の意見、緊急事態宣言「反対」から「賛成」に変化 - 岡部信彦・構成員に聞く◆Vol.3」2020年7月13日
15 官邸スタッフインタビュー
16 厚労省幹部ヒアリング

変更に戸惑うとともに、現場は混乱を極めた。

その後、2月26日に開催された政府対策本部（第14回）の席上で、安倍首相は、全国的なスポーツ、文化イベント等について今後2週間の中止、延期等又は規模の縮小等を要請した。首相によるイベント自粛要請は、政府の方針を1日で転換するものであったものの、既に国民の危機意識が高まり、自主的なイベント自粛が行われていたことも影響し、懸念されたような特に大きな混乱を生むことなく国民に受け入れられた。

また、休校措置についても、上記基本方針においては、休校の判断は各自治体の判断に委ねられる前提の整理がなされていたにもかかわらず、2月27日、政府対策本部（第15回）の席上で、安倍首相は、突如、全国すべての小学校、中学校、高等学校及び特別支援学校の一斉休校を要請する旨を宣言した。この全国一斉休校というアイデアは、今井首相補佐官により発案されたものであり、2月24日の専門家会議による瀬戸際発言を深刻に受け取ったこと等が一斉休校要請の決断につながったものといえる。

この突然の全国一斉休校の発表は、主管省庁である文科省ですら直前にしか知らされない官邸主導の異例の決定であったため、イベント自粛要請同様、関係者に大きな驚きと混乱を与えた。

このように、2月24日の専門家の記者会見は、国民の危機意識の醸成に大きな影響を与えただけでなく、イベント自粛や一斉休校等といった政府による初期の行動変容政策の決定にも大きな影響を与えたものと評価できる。この点、ある専門家会議関係者は、専門家の危機感が、記者会見を通じて、「官邸に影響したのかと思うんですけれども、良い方向に影響したのか悪い方向に影響したのかがよくわからなくて。良い方向としては、専門家としての危機感がやっぱり官邸にも伝わったというのは良い影響なんだとは思うんですが。同時に僕らが出すものじゃないことをやりたいという、そういう発想に官邸が動いたんじゃないかなという気もするんです」などと述べ、専門家としては、全国一斉休校の判断は出すべきものと考えていなかった、と政府の政策に対する率直な印象を述べる[17]。

本節では、全国一斉休校要請に焦点をあて、専門家会議の発言を受けた官邸による異例の意思決定の事実経緯を明らかにしていく。

3.3. 学校休校に関する法的枠組み

前提となる学校の臨時休校[18]に関する法的枠組みとして、学校保健安全法（昭和33年法律第56号。その後の改正を含む）第20条は、「学校の設置者は、感染症の予防上必要があるときは、臨時に、学校の全部又は一部の休業を行

---

[17] 専門家会議関係者ヒアリング
[18] 安倍首相が全国一律の一斉休校を要請した時点で、新型インフルエンザ等対策特別措置法は未改正であったため、本項において、新型インフルエンザ等対策特別措置法に基づく学校等の使用制限要請には言及しない。

うことができる。」と規定し、感染症予防の観点から学校の臨時休校ができることを定めている。このように、公立学校の休校判断は、「学校の設置者」が行うものとされており、内閣総理大臣、文科省及び地方公共団体の首長については、いずれも全国一律の一斉休校を要請する権限を法律上は有していない。

　したがって、安倍首相による全国一斉休校要請は、法的根拠のない事実上の要請であることを意味するが、結果として、その後の各都道府県・市区町村の教育委員会による決定により、学校の休校が実施されることになる。

3.4.　一斉休校要請に至るまでの文科省の動き

3.4.1.　文科省から発出された事務連絡

　文科省は、2020年1月下旬以降、数次にわたり、学校等において感染者が発生した場合の児童生徒等の出席停止や学校の臨時休校等の措置に関する方針を取りまとめ、大要、以下の事務連絡を発出していた。

表題	概要
児童生徒等に新型コロナウイルス感染症が発生した場合の対応について（2月18日）	・都道府県等は公衆衛生対策の観点から休校の必要があると判断した場合、学校の全部又は一部の臨時休校を要請すること ・地域で既に感染が拡大しており、学校において多数の発症者がいる場合などに、学校運営上の対策を講じる目的などの観点から必要な臨時休校を行うことができること
児童生徒等に新型コロナウイルス感染症が発生した場合の対応について（第二報）（2月25日）	・地域全体での感染を抑えることを目的に、新型コロナウイルスの地域における流行早期の段階において、都道府県等の衛生部局ほか首長部局とも十分に相談し、公衆衛生対策として、学年末における休業日の弾力的な設定などの措置により、感染者がいない学校も含む積極的な臨時休業を行うことも考えられること

　上記2月18日付の事務連絡に示されているように、文科省は、学校で新型コロナウイルス感染症の感染者が発生した場合について、季節性のインフルエンザ等と同様に、学級閉鎖や休校措置等が採られる可能性があることを当初から想定していた。また、上記2月25日付の事務連絡に示されているように、文科省は、公衆衛生対策の観点から、感染した教師や生徒等がいない場合でも、感染予防目的で学校を休校することができることを明確にしていた。

　2月25日の定例記者会見において萩生田文科相は、臨時休校の判断権限は、学校の設置者にあり、文科省にその判断権限がないことを前置きした上で、「地域全体での感染拡大を抑える目的で、感染者のいない学校も含めて、積極的な臨時休業を行うことも考えられます」などと述べ、文科省としての方針を改めて示した。

　文科省としては、感染者が発生していない学校について予防的な休校を実施する場合、文科省として要請するのではなく、あくまで各自治体単位の判断で行われることになると考えていた。また、萩生田文科相はじめ多くの

文科省職員は、全国一斉に休校させる必要性が生じるとは考えていなかった。同省のある幹部は、「今、休業・休校をすれば、流行はかなり収まる」と述べた２月24日の専門家会議等の見解を踏まえ、その方針に違和感はなく、各自治体の判断で学校を休校することもあり得ると考えていたが、全国一律の一斉休校が必要になるとは考えていなかったと述べている[19]。

3.4.2.　文科省独自の事前検討

　前記3.4.1.のとおり、安倍首相から全国一斉休校要請が発出されるまでの間、文科省としては、休校の判断は、あくまで個々の地域ごとに行われるものと考えており、全国一律の一斉休校の可能性及び必要性は想定されていなかった。

　しかしながら、一方で、今後感染が拡大し、全国で一斉休校を実施せざるを得なくなる事態も全く可能性がない訳ではなかったことから、2020年２月中旬頃から、文科省幹部、初等中等教育局各課長、関係局の課長らにおいて、一斉休校を実施することの課題やおおまかな論点の洗い出し作業等は、水面下で行われていた。もっとも、この作業は、文科省として一斉休校の必要性があるとの判断に基づくものではなく、あくまで、リスク分析の観点から論点が整理されたものであった。

　そして、当該検討においては、一斉休校の課題として、①多くの家庭が共働きであり、かつ、シングルマザーの家庭もあることから、休校により、児童生徒の面倒をみる必要が生じ、親が働けなくなること、②学校の休校によって給食がなくなるため、食事の用意をすることができない家庭の場合、昼食を食べることができない児童生徒が生じてしまうこと、③休校によって仕事を休まざるを得ない保護者に対して経済的な補償が必要となること等が指摘されていた。また、共働き家庭等の児童生徒に対する対応に関しては、学童保育を所管する厚労省と文科省との協議が必要となることも参加者間で共有された。

3.5.　地方自治体による一斉休校要請

　早くから感染者が確認されていた北海道では、児童生徒等や教職員に感染者が発生した学校等については、２月下旬から、既に個別の休校等の措置が採られていた[20]。これらの措置は、前記3.4.1.記載の文科省の事務連絡の内容に沿って決定されたものであった。

　2020年２月25日に開催された「北海道感染症危機管理対策本部会議」において、佐藤嘉大北海道教育長から学校の休校状況等について報告がなされた。これを踏まえ鈴木直道道知事は、学校において感染者が発生している状

19　文科省幹部ヒアリング
20　例えば、２月21日に生徒２人の新型コロナウイルス感染症への感染が判明した中富良野小学校では、同日から３月３日まで同小学校を休校とする措置が採られた。

況の中で、保護者などから不安の声が多く寄せられていること、知事として、児童生徒及び教員が、新型コロナウイルス感染症に対する正しい理解を持つことが重要であると考えている旨を述べた上で、「休校も含めて検討していくということが私は必要ではないかと思っています。」と述べ、佐藤教育長に対して道内の一斉休校の検討を求めた。

翌２月26日、鈴木知事は、臨時記者会見を開き、各市町村の教育委員会及び各市町村に対し、２月27日から３月４日までの７日間、全道の小学校及び中学校の休校を、要請することを発表した。同会見の中で鈴木知事は、「私もこの１、２週間がまさに勝負であると思っています。感染拡大防止にあって、極めて重要な期間だと思っています」、「教育委員会、そして、国立感染症研究所の専門家の方などからもご助言をいただきながら、最終的には北海道の知事である私が、この７日間を一つ決めとして決定した」などと述べ、自身の政治判断において、道内一斉休校を要請した。

鈴木知事による一斉休校要請の結果、北海道内の各市区町村の教育委員会等において、公立小学校及び公立中学校の一斉休校が決定され、私立の小学校及び中学校を含め、約1,600校の学校が、２月27日（一部は28日）から３月４日まで臨時休校することを決定した[21]。

なお、北海道における一斉休校に関し、文科省から北海道に対し、学校の全部又は一部の臨時休校を行うことが望ましいことが伝達されるなど、事務レベルでの連絡等のやりとりはなされていた。鈴木知事から、萩生田文科相に対して、道内の学校を閉めたいと考えている旨が電話で伝えられた[22]。

3.6.　政府による一斉休校要請

文科省の想定する仕組みに基づき北海道の多くの学校が休校を決めた2020年２月27日午前11時８分、官邸を訪問した藤原誠文科事務次官は、安倍首相から、全国一斉休校を要請しようと考えている旨を突如伝えられた。内閣官房幹部によると、このとき藤原次官は、「私もやった方がいいと思っているんです」などと、即座に応答したとのことであった[23]。

文科省幹部によると、藤原次官からの伝達を受けた萩生田文科相は、「全部が全部家にお母さんがいる家庭ばかりではない」、「私学とは違う」などと発言し、突然の事態に憮然とした様子だったとのことである[24]。無論、文科省としても突然聞かされた話であったため、担当局は騒然としたが、すぐさま論点の整理を開始した。

前記3.4.2.のとおり、一斉休校に関する論点のおおまかな洗い出しは事前

---

21 北海道の他、千葉県市川市、大阪府大阪市、大阪府堺市が安倍首相による一斉休校要請に先立ち学校の一斉休校を決定している。
22 文科省幹部ヒアリング
23 官邸スタッフインタビュー
24 文科省幹部ヒアリング

に水面下で行われていたことから、文科省は、その際の検討事項を基に、一斉休校に対する省内の見解を早急に整理した。

そして、2月27日13時29分、萩生田文科相及び藤原次官が官邸を訪問し、安倍首相に対し、文科省としては全国一律の一斉休校の必要があるとは考えていないこと、一斉休校要請を発出するためには検討が必要な事項が複数存在すること、教育現場の混乱を避けるためには一定の準備期間が必要であること等を、申し入れた。内閣官房幹部によると、萩生田文科相は、一斉休校に対して慎重な姿勢をみせており、安倍首相に、「本当にやるんですか、どこまでやるんですか」などと、休校期間等について問い詰めたとのことである[25]。このときの荻生田文科相らによる申し入れ事項は多岐にわたったが、主な事項として、共働き家庭の児童生徒等の保護、児童生徒の昼食の確保、現時点で既に逼迫している学童保育の量的拡大の必要性、仕事を休むことを余儀なくされる保護者に対する経済対策の必要性等が申し入れられた。このとき萩生田文科相は、「文部科学省だけで完結できる課題と、他省庁にまたがって相談しないと解決できない問題があります」[26]と安倍首相に伝え、特に最終学年の生徒にとっては、卒業式などのイベントが凝縮される思い出作りの期間であること、学校を閉めないで、感染が出た学校だけをやむを得ず閉める方向を優先すべきである旨意見したとのことである[27]。この申し入れに、安倍首相は、国の責任で全て対応する、それでもやった方がいいと思うと述べ、萩生田文科相と藤原次官は官邸を後にする。

このように、文科省は、一斉休校の必要はないと考えている旨を申し入れた訳であるが、それにもかかわらず、官邸においては、一斉休校実施に向けた調整が進んでいく[28]。

そして、2月27日18時21分より開かれた政府対策本部（第15回）において、安倍首相は、「全国すべての小学校、中学校、高等学校、特別支援学校について、来週3月2日から春休みまで、臨時休業を行うよう」要請した。

内閣官房幹部によると、萩生田文科相は、安倍首相による発表時点で、学校の一斉休校は、春休みの前倒しを意味しており、本来の春休み期間である3月20日から4月7日の期間は、学校を再開し授業を行うことができると理解していたようであり、安倍首相が政府対策本部のカメラゾーンにおいて「ずっと閉じます」と発言したのに対し、萩生田文科相は、「どういう意味なんですか、春休みの前倒しじゃないんですか」と問いただしたとのことであった[29]。

25　官邸スタッフインタビュー
26　萩生田文科相ヒアリング、2020年9月24日
27　萩生田文科相ヒアリング、2020年9月24日
28　一斉休校実施に向けた調整の中で、一斉休校を実施した場合に学童保育を担当する人員が足りなくなることが想定されるため、教員に支援してほしい旨が厚労省から文科省に対して申し入れられ、文科省の決定として、教員が学童保育の支援を行うこととなった。
29　官邸スタッフインタビュー

　このように、安倍首相により発表された一斉休校要請は、主管省庁である文科省に対してすら、発表当日の午前中に伝達し、同省からの申し入れ事項に対する対応策を明示することもなく、官邸主導で政策決定がなされたものであった。さらには、萩生田文科相が一斉休校の正確な意味を理解していないなど、一斉休校の意味が政府内でも十分に整理されることなく行われたものであった。

　このように、安倍首相による一斉休校要請は突然なされたものであったことから、文科省に対しては、地方自治体から数多くの問い合わせが寄せられた。翌日の 2 月 28 日、文科省は、「新型コロナウイルス感染症対策のための小学校、中学校、高等学校及び特別支援学校等における一斉臨時休業について」を発出し、学校の設置者に対して正式に休校措置をとることを要請した。

　同日に開催された衆議院予算委員会において、宮本徹議員（日本共産党）は、全国一律の一斉休校に関し、「これだけ社会的影響が重大であるにもかかわらず、それに対する具体的な対策についても総理は説明されませんでした。だから、一層国民の不安は起きているというふうに思います。」と述べ、専門家会議に諮らなかった理由、全国一律の一斉休校を要請するに至った具体的なエビデンスについて質問したものの、安倍首相は政治判断であるとの答弁を繰り返した。

　安倍首相は、一斉休校要請から二日後である 2 月 29 日に会見を開き、一斉休校の目的等の説明を行った。

3.7.　一斉休校要請に対する関係者の反応

　政府による一斉休校要請について、文科省幹部は、既に北海道等において地域単位の休校措置が採られていたこと、あくまで春休みまでの短期間の休校措置であるため、長期休暇の短縮等により学習面のフォローは何とか可能であると考えていたことから、教育論的な観点から一斉休校に反対することは難しかったと述べている[30]。また、学童保育の問題をはじめ、一斉休校を実施する場合に併せて対応・検討すべき事項は多かったものの、それらの事項は、他の省庁の所管する分野であり、官邸で引き取ると言われてしまうと、それらの事項を根拠に意見することは難しく、文科省として、迫力のある問題提起はできなかったと振り返っている[31]。

　また、ある専門家会議関係者が、全国一斉休校要請を行うことを報道で初めて知ったと述べている[32]ように、全国一斉休校の必要性は、事前に専門家会議に対して諮問されたものではなかった。専門家会議関係者は、当時を振り返り、「あれはもったいないなと思った。専門家会議をつくったのだから、我々とも相談すれば、クッションはつくはず。僕らは反対だったんです」「反

30　文科省幹部ヒアリング
31　文科省幹部ヒアリング
32　専門家会議関係者ヒアリング

対だというのは、もちろん勉強会で一つの話題として話しているけれども、あの中のコンセンサンスとしては、今の時点での学校閉鎖はあまり意味がないという話はしていた。それが突然ぽんと出たわけで、向こうから専門家会議、これはどうですかと聞かれたこともないし、我々は自主的に学校はこうすべきですと言ったこともない」などと述べる。また、この専門家会議関係者は、「特措法ができてないときだから、首相があれを言うのは、そういう意味では越権になるんですよね」と述べたものの、子どもたちが心配で、一斉休校が必要であると考えたのかもしれず、その判断に対し一定の評価を示している[33]。

　別の専門家会議関係者は、「エビデンスから考えると、今回のウイルスは、子どもは感染源にほとんどなっていない」、「一斉休校は疫学的にはほとんど意味がなかった」などと疫学的観点から一斉休校の効果について否定的な見解を述べる一方で、「日本ってやっぱり学校が社会の単位になっているようなところがあって、PTAとか学校単位でのいろんな行事とかがあるので、学校が閉鎖になったことの心理的な影響はすごく大きかったのかなと思う」などと述べる[34]。

　このように、政府による一斉休校要請の判断は、それを所管する文科省の思惑と合致するものでもなく、また、疫学的な正当性を有するものでないという点で、専門家会議の考え方にも合致していなかったといえる。しかしながら、専門家会議による「瀬戸際」発言等に危機感を感じた官邸は、文科省と事前に十分な調整をすることなく、また、専門家の意見を十分に聴取することなく、全国一斉休校の判断を主導したものといえる。

　結果として、この一斉休校の判断は、学校給食の問題や学童保育の拡充問題等、教育現場に混乱をもたらす結果となった。しかしながら、その一方で、子どもの感染を心配する保護者等からは、安倍首相の決断を歓迎する声が多くあがり、3月6日から3月8日にかけて実施されたNHKの世論調査[35]では、臨時休校の要請は「やむを得ない」との回答が69％を占めるなど、国民からは一定の評価を受けることになった。

　日本が実施した一斉休校の意義について、萩生田文科相は、「今の時点で、この判断が絶対正しかったか、間違っていたか、結論はまだ持っていない。ただ、学校内での感染が拡大したり、学校を中心として地域に感染が拡大したりした状況はその当時なくなった。休校要請をしたときの趣旨は概ね達成されたと思うし、これを機会に、国民の皆さんの意識ががらりと変わったと思う。あの頃はマスクをしてない人が世の中にたくさんいたが、この一斉休校を契機に、マスクが、マストになった。日本の感染症に対する取り組みを各国に評価していただき、各国が日本と同様の対応をしたのだと思うので、

33　専門家会議関係者ヒアリング
34　専門家会議関係者ヒアリング
35　https://www.nhk.or.jp/kaisetsu-blog/700/423155.html

大げさなことをいえば、世界的な感染拡大の防止をするための一翼を日本国としては先陣を切って果たすことができたのかなという思いはある」などと、述べる[36]。

　また、安倍首相は、「一斉休校もなかなか難しい判断だった。社会の機能を止めるということですから。あのときは二つの理由があった。学校でパニックが起きる、それを防ぐ。それからもう一つ大きな声では言えなかったが、感染した子どもたちを通じて、おじいちゃん、おばあちゃんが感染するリスクもあった」などと述べ、極めて困難な官邸主導の行動変容政策を決断した当時のことを振り返っている[37]。

36　萩生田文科相ヒアリング、2020 年 9 月 24 日
37　安倍首相インタビュー、2020 年 9 月 11 日

第4章　**緊急事態宣言とソフトロックダウン**

　2020年4月7日、安倍首相は新型コロナウイルス感染症対策本部において、以下のように述べ、緊急事態宣言を発出した。

　「全国的かつ急速な蔓（まん）延による国民生活及び国民経済に甚大な影響を及ぼすおそれがある事態が発生したと判断し、改正新型インフルエンザ等対策特別措置法第32条第1項の規定に基づき、緊急事態宣言を発出いたします」

　その上で、緊急事態を宣言したとしても、「海外で見られるような都市封鎖を行うものではなく、公共交通機関など必要な経済社会サービスは可能な限り維持しながら、密閉、密集、密接の3つの密を防ぐことなどによって、感染拡大を防止していく」との点を強調した。
　本章では、感染症に関するものとしては日本史上初めてとなった緊急事態宣言の発出に至る経緯、海外と比べて罰則等の強制力を伴わない我が国法制の特徴、そして、国民の行動変容に向けた政府・自治体の取り組み等に関する事実関係を明らかにする。

1.　新型インフルエンザ等対策特別措置法の改正

1.1.　初期対策における法的枠組みの選択

　日本の現行法制上、国家レベルで感染症に関する「緊急事態宣言」を発出するためには、新型インフルエンザ等対策特別措置法（特措法）を適用する必要がある。しかし、日本で初めて新型コロナウイルス感染症患者が確認された1月の時点で、政府は、新型コロナウイルス感染症は特措法の対象に含まれないとの見解を取っており[1]、感染症法と検疫法をベースとする法的枠組みで、新型コロナウイルスに対応することを想定していた。ある厚労省幹部が「この時点では、日本国内の流行がまだポツポツといった状況であり、新型コロナウイルス感染症に措置法を使用するという議論はあまりなかった」と振り返る[2]ように、この時点において政府は、将来的な感染拡大により新型

1　特措法では、同法の適用対象となる「新型インフルエンザ等」の1つとして、「新感染症」を挙げているが（同法第2条第1号）、当時政府は、原因となるウイルスが特定されている以上、新型コロナウイルス感染症が「新感染症」であるとは言えないという見解を採用していた。
2　厚労省幹部ヒアリング

コロナウイルス感染症に対して特措法上の「緊急事態宣言」が必要になる事態が生じることについて、本格的な検討を行っていなかった。

　現に、安倍首相は、1月27日、衆議院予算委員会において「感染症に対する入院措置や公費による適切な医療等を可能とするため、今般の新型コロナウイルスに関する感染症を、感染症法上の指定感染症等に、明日の閣議で指定する方針であります」と述べ、新型コロナウイルス感染症を感染症法上の「指定感染症」とする方針を明らかにした。そして、翌28日、「新型コロナウイルス感染症を指定感染症として定める等の政令」（令和2年政令第11号）等が公布され、2月1日に、これらが1年間を期限として施行されると、新型コロナウイルス感染症は、感染症法上の「指定感染症」（二類相当）及び検疫法第2条第3号の「検疫感染症」となった[3]。

　これにより、新型コロナウイルス感染症に罹患した疑いのある患者について、感染症法に基づく入院措置等が可能となり[4]、また、検疫法に基づき、入国時の診察・検査[5]等が強制力をもって実施できることとなった。他方で、新型コロナウイルス感染症に罹患した患者は、原則として、感染症法で定められた医療機関[6]に必ず入院しなければならないこととなった。なお、感染症法上は、法的根拠に基づいた施設の使用制限や外出自粛等の要請をすることはできなかった。また、検疫法第2条第3号の「検疫感染症」は、同法で認められる隔離・停留[7]の対象ではないため、この時点では、検疫法を根拠に、新型コロナウイルス感染症に罹患した疑いのある入国者について、これらの措置をとることはできなかった。

　2月12日、中国における感染者数が急増し、湖北省に続き浙江省においても感染者数が1,000人を超えると、より包括的かつ機動的な水際対策の必要性が高まった。そこで、政府は、同月13日から、入国拒否の措置の対象に浙江省に滞在歴がある外国人等を加えるとともに、翌14日には、検疫法に基づく対策を強化し[8]、新型コロナウイルス感染症に罹患した疑いのある入国者に対し、同法上の隔離・停留措置がとれる体制を整備した。

1.2.　法的枠組みの移行―特措法の改正―

　上記1.1.のとおり、新型コロナウイルス感染症対策は、当初、感染症法及び検疫法という法的枠組みの下で始動した。しかし、その後の社会的な緊張

3　検疫法上の「検疫感染症」への指定に関しては、「検疫法施行令の一部を改正する政令」（令和2年政令第12号）等が公布された。
4　感染症法第19条及び第20条
5　検疫法第13条第1項
6　特定感染症指定医療機関又は第一種感染症指定医療機関
7　検疫法第15条及び第16条
8　「新型コロナウイルス感染症を検疫法第三十四条の感染症の種類として指定する等の政令」（令和2年政令第28号）等（2月13日に公布され、翌14日から施行）を制定し、新型コロナウイルス感染症を検疫法第34条の「感染症の種類」に指定した。なお、「感染症の種類」に指定されたことに伴い、新型コロナウイルス感染症を検疫法第2条第3号の「検疫感染症」とする政令が再度改正され、新型コロナウイルス感染症は検疫法第2条第3号の「検疫感染症」ではなくなった。

感の高まりの影響を受け、政府は法的枠組みを見直さざるを得なくなり、新型コロナウイルス感染症に特措法を適用できるよう、同法を改正した[9]。改正された特措法は、3月13日に公布され、翌14日に施行された。

1.2.1.　専門家会議の記者会見と緊張感の高まり

2月21日、国内の感染者数が100人を超え、第3章1.3.2のとおり、翌24日には、専門家会議が記者会見で「コロナウイルスに対する戦いが今まさに正念場というか、瀬戸際にきている」などの見解を表明すると、新型コロナウイルス感染症に対する社会的な緊張感は一気に高まりを見せ、政府は、イベント自粛や一斉休校の要請等、次々に今までにない行動変容対策を打ち出した[10]。

こうした危機意識の高まりの中、2月下旬頃から、感染症法と検疫法だけでは法律に基づく外出自粛要請等の措置がとれず、感染の広がりに対応できなくなるとの懸念が官邸を中心に高まり[11]、新型コロナウイルス感染症に関する法令整備が官邸主導で進められることとなった[12]。

なお、特措法の下で緊急事態宣言を発出したとしても、その権限は限定的であり、武漢や欧州等で実施されていた強制力を伴う都市封鎖といった強権的な隔離措置はできない仕組みとなっていた。そこで、政府としては、施設使用や行動制限等に罰則を伴うなど、より強力な新法を策定するという選択肢も採り得たといえる。しかし、新法の国会審議には時間を要することから、このような強力な新法の策定が政府内の議論の俎上に上ることはなく、最短で実現できる法整備として、特措法を改正し、新型コロナウイルス感染症が同法の対象となることを明確にする方法が検討されることとなった[13]。また、官邸内の一部には、特措法が民主党政権時代に作られた法律であることから、同法改正案を国会審議にかけた場合に、野党が審議に応じる可能性が高いとの考えもあった[14]。なお、新型コロナウイルス感染症の拡大を災害対策基本法の「災害」と定義することにより、同法に基づく屋内待避措置や罰則付きの警戒地域への立入制限等を実施することもあり得た[15]。しかし、新型コロナウイルス感染症に関する政府内の法令整備の過程において、災害対策基本法の適用の是非が正面から議論されることはなかった[16]。

こうした中、安倍首相は、2月27日の政府対策本部において「感染拡大を

9　なお、特措法改正後も、新型コロナウイルス感染症に対する感染症法及び検疫法の適用関係に変わりはなく、特措法の改正には、新型コロナウイルス感染症対策を大幅に強化する意義があった。

10　2020年2月24日の専門家会議の会見について、ある内閣官房スタッフは、政府に中身が知らされていなかった会見によって専門家会議が大きな社会的反響を呼んだことで、政府はその後、専門家を重視するようになり、また、社会的な機運の高まりにより、当初の想定より厳しい施策をせざるを得なくなったと述べている。（官邸スタッフインタビュー）

11　内閣官房関係者ヒアリング

12　官邸スタッフインタビュー

13　内閣官房関係者ヒアリング

14　官邸スタッフインタビュー

15　災害対策基本法第60第3項、第63条第1項、第116条第2項等

抑制し、国民生活や経済に及ぼす影響が最小となるようにするため、必要となる法案について、早急に準備してください」と指示を出した。この時点で、新型コロナウイルス感染症対策について、感染症法及び検疫法に加えて、新たな法的枠組みが検討される方針が明らかとなった。

　上記政府対策本部の翌日である2月28日には、北海道の鈴木知事から、自治体独自の「緊急事態宣言」が発出された。この緊急事態宣言は法的根拠に基づかない政治的なコミュニケーションとしての宣言であったが、鈴木知事によると、この緊急事態宣言は、道内に派遣されていた厚生労働省クラスター対策班から、「この1〜2週間で人の接触を可能な限り控えるなど、積極的な対応を行えば急速に収束させることができるが、対策をとらなければ道全体で急速に感染が拡大しかねない」[17]などとの報告を受けたことをきっかけとして、発出されたものであった。このような北海道の動きは、全国的にも大きく報道され、新型コロナウイルス感染症に対する社会的な危機意識は一層の高まりを見せた。

1.2.2.　特措法の改正

　3月7日に開催された政府対策本部において、西村コロナ担当相は、新型コロナウイルス感染症を特措法の対象とするための法律改正の準備を進めていることを公式に表明した。また、同月10日に同本部から発表された「新型コロナウイルス感染症に関する緊急対応策 —第2弾—」においても、「事態の変化に即応した緊急措置等」の一つとして、特措法の改正が盛り込まれるに至った。同日、特措法の一部を改正する法律案が閣議決定されて国会に提出されると、同法案は同月12日に衆議院を、翌13日には参議院を異例の速さで通過し、同日中に公布され、同月14日に施行された。

1.3.　特措法に基づく対策本部の立ち上げ等

　3月14日に施行された改正特措法は、その時限的な性格を明らかにするため、法律本文を変更するのではなく、その施行日から一定期間において新型コロナウイルス感染症を「新型インフルエンザ等」とみなす旨を附則に追記する形式で定められた。なお、内閣官房関係者によれば、法律本文の修正ではなく附則の形式で特措法の改正を行った背景には、改正に要する時間を出来るだけ短くするとの意図もあった[18]。

　また、同法では、改正前の特措法に基づき既に定められていた新型インフルエンザ等への政府行動計画、都道府県行動計画、市町村行動計画及び業務

16　2020年4月28日の第201回国会衆議院予算委員会において、新型コロナウイルス感染症に対する災害対策基本法等の適用を訴えた枝野幸男議員に対し、西村コロナ担当相は、法制局との相談の結果、新型コロナウイルス感染症の拡大を災害基本法等の「災害」と読むのは難しいと判断したと回答している。

17　文藝春秋 2020年8月号、鈴木知事インタビュー

18　内閣官房関係者ヒアリング

計画（行動計画等）を新型コロナウイルス感染症の行動計画等とみなす旨が定められ、これにより、既存の感染症への行動計画等が、新型コロナウイルス感染症に対しそのまま適用されることとなった。

　加えて、同法上、厚労相は、「新型コロナウイルス感染症のまん延のおそれが高いと認めるとき」に、首相に対してこれを報告することとされており、これを受けた首相は、病状の程度が季節性インフルエンザ以下と認められる場合を除き、新型インフルエンザ等対策本部を内閣に設置するものとされていた。3月23日、政府は、拡大する新型コロナウイルス感染症に適切に対応するため、関係省庁との調整等を担う目的で、内閣官房に「新型コロナウイルス感染症対策推進室」を新たに設置し、厚労省の樽見英樹医薬・生活衛生局長を同室長に据え、その下に50人規模の職員を配置した。そして、同月26日、加藤厚労相は、安倍首相に対し、「新型コロナウイルス感染症のまん延のおそれが高い」旨を報告し、同日、政府内に特措法第15条に基づく政府対策本部が設置された[19]。また、翌27日には、基本的対処方針等諮問委員会が開催され、政府の基本的対処方針が策定された。

　これらの一連の対応により、政府対策本部長、すなわち首相の権限において、特措法上の「緊急事態宣言」を発出するための組織的な体制が整備された[20]。

2.　緊急事態宣言の発出

2.1.　自粛ムードの後退

　新型コロナウイルス感染症に対する国民のストレスは、特措法が改正された3月中旬頃、既に一定の限界に近づいていた。

　3月9日、専門家会議は、同日付けの「新型コロナウイルス感染症対策の見解」において、「瀬戸際」にあった日本の新型コロナウイルス感染症は爆発的な感染拡大には進んでおらず、一定程度持ち堪えているとの現状分析を公表した。専門家会議は、同じ書面において、「市民の行動変容」こそが、日本の新型コロナウイルス感染症に対する基本戦略の柱の一つであることを示し[21]、国民に対し3密を避けるよう改めて呼びかけていた。しかし、いわゆる「自

19　なお、政府対策本部は2020年1月30日に既に設置されていたが、以前の対策本部は閣議決定に基づくアドホックな組織であり、特措法に基づいて改めて政府対策本部が設置されて以降、両者は「一体的に運用する体制」が取られることとなった。また、政府対策本部が設置されたことによって、各都道府県においても都道府県対策本部が設置され、これ以降、都道府県知事（都道府県対策本部長）は、特措法第24条第9項等に基づき、法的根拠を持って、公私の団体又は個人に対し、その区域に係る新型インフルエンザ等対策の実施に関し必要な協力の要請を行うことが可能となった。

20　特措法に基づく「緊急事態宣言」は、同法第32条第1項の規定により実施するものであるが、同項では、「政府対策本部長」に緊急事態宣言を発出する権限が認められているため、上記のとおり政府対策本部が整備されたことにより、この時点をもって、「緊急事態宣言」を発出する組織的な準備が整ったと評価できる。

21　当該書面において専門家会議は、「クラスター（集団）の早期発見・早期対応」、「患者の早期診断・重症者への集中治療の充実と医療提供体制の確保」及び「市民の行動変容」が、新型コロナウイルス感染症に対する日本の基本戦略の3本柱であると述べている。

粛疲れ」の状態にあった国民に対しては、感染拡大のペースが縮小したという印象が、より強く伝わることになる。さらに、同月15日の週における日本の新型コロナウイルスの新規感染症者数が、その前週から減少したほか、同月19日には、当初懸念されていた爆発的な感染拡大と医療崩壊の危機が回避されたとの考えにより、北海道での緊急事態宣言が解除され、「北海道モデルの成功」などと、その対策が全国的に大きな注目を浴びた。このような一連の情勢の変化は、国民の危機意識に影響を及ぼし、感染拡大のペースが若干鈍化したとの楽観的な見方が広がりを見せ、日本各地で外出増加の傾向が見られるようになった。実際、北海道の鈴木知事は、「この３月19日あたりを境に北海道はコロナ禍からいち早く抜け出した地域として全国から注目を集めるようになりました。感染防止に向けた取り組みを続けなければならないのに、北海道モデルの成功という報道を通じて、全国の国民の危機意識に影響を与えてしまったかもしれません」[22] と回顧している。

　このような中、３月19日にも専門家会議が開催され、新たに「新型コロナウイルス感染症対策の状況分析・提言」が公表された。この分析・提言において、専門家会議は、諸外国の例からして、いつ日本で爆発的な感染拡大を伴う大規模流行が起こってもおかしくないことを指摘したが、日本の特定の地域においてオーバーシュートの危険が差し迫っているなどといった、切迫した危機意識を直接的に伝達することはしなかった。また、同分析・提言では、北海道での新型コロナウイルス感染症対策の成功が紹介されたほか、日本全国で見ても、国民の適切な行動変容によって、新規感染者数が若干減少するなど、新型コロナウイルス感染症対策に効果が出ているとの分析が記載されていた。

　この点、専門家会議関係者によれば、当時の専門家会議において、新型コロナウイルス感染症に対する警戒を「緩めよう」と考えていた構成員はおらず、少なくとも専門家会議内部では、依然として強い危機感が共有されていたとのことである。しかしながら、同分析・提言を全体として見れば、拡大しつつあった自粛ムードの後退に親和的とも取れる内容であったことは否定できない。このような自粛ムードの後退を推し進めかねない表現に懸念を抱いた専門家会議の参加者の一人は、会議終了後に「あの文章だったらみんな安心してしまいますよ。会見されるんだったら、もっと危機感をきちっと伝えることが必要です」と副座長である尾身氏に警鐘を鳴らしていた[23]。

　さらに、政府も、３月14日に改正された特措法が施行されたものの、目下の社会状況及び特措法の私権制限的な性格から、すぐに緊急事態宣言を発出するべき状況であるとは考えていなかった[24]。むしろ、まさに特措法の改正が審議された衆議院内閣委員会[25]において、西村コロナ担当相が、「緊急事態

22　文藝春秋 2020年８月号、鈴木知事インタビュー
23　専門家会議関係者ヒアリング
24　内閣官房関係者ヒアリング

宣言が伝家の宝刀として、使わずに済むならそうなるように、まずは終息に向けて全力を挙げて取り組んでいきたい」と答弁したとおり、同法の改正は、政府内では、あくまで万が一のための法整備と整理されていた[26]。

　しかも、3月20日に開催された政府対策本部において、安倍首相は、前日に公表された専門家会議による上記分析・提言の内容を繰り返し説明した上、「今回の専門家会議の分析・提言を踏まえて」と留保した上で、新学期を迎える学校の再開に向けて、具体的な方針を思案するよう指示を出した。この学校再開の方針は、「一斉休校要請『延長せず』」などとマスコミにおいて大きく報じられ、自粛ムードの後退に、さらに拍車をかけることとなる。同月23日の参議院予算委員会においても、安倍首相は、再び、「新規感染者の若干の減少が見られ、効果があったと、まあ国内の対策についてですね、と（専門家会議が）分析した」などと専門家の肯定的な見解を紹介していた。

　以上のような経緯を経て醸成された自粛ムードの後退気運は、3月20日から22日の3連休が花見シーズンと重なったこともあり、花見スポットを中心とした全国各地における人出の拡大に直結した。例えば、上野公園や代々木公園等の都内の花見スポットの人出は、前週から50％以上増加し、また、全国の主要な駅においても、前週に比べて多くの人出を記録した。さらに、首都圏では、同月21日にとしまえんや西武園等が営業を再開するなどしたほか、翌22日には、さいたまスーパーアリーナで埼玉県知事の自粛要請を押し切る形で大規模格闘技イベント「K-1」が開催され、約6,500人を動員するに至った。

2.2.　「ロックダウン」と感染爆発重大局面

　3月中旬頃から、全国的に自粛ムードは後退したが、厚生労働省クラスター対策班の一部の専門家は、新型コロナウイルス感染症について、引き続き厳しい見通しを有していた[27]。この頃、厚生労働省は、西浦教授が中心となって作成した数理モデルを用いて各自治体の感染者数の予測を作成し、オーバーシュートが発生する懸念のある自治体に対し、その結果を伝える活動を行っていた。同月19日の午前中、厚労省は、大阪府の吉村知事及び兵庫県の井戸知事に対し、このまま対策をしなければ、感染者数が約15倍に膨れ上がるとの予測結果を伝達した。この予測結果に衝撃を受けた吉村知事は、同日、急遽、翌20日からの3連休における大阪府・兵庫県間の不要不急な往来の自粛を要請するに至った。また、吉村知事から事前の連絡・相談等を受けていなかった井戸知事も、その夜に記者会見を開き、吉村知事が往来自粛の対象を兵庫に限ったことに不快感を表明しつつ、やはり大阪府との不要不急の往来自粛を求める方針を表明した。

25　第201回国会　衆議院　内閣委員会　第3号　令和2年3月11日
26　内閣官房関係者ヒアリング
27　専門家会議関係者ヒアリング

　また、厚労省は、同じ頃、東京都の小池知事に対しても、3月末には感染者が1万人を超える可能性があるとの予測結果を伝えていた。小池知事は、この予測結果に加え、3月20日からの3連休中に東京都での人出が増加し感染者数が増加したこと等を踏まえ、同月23日午前11時25分、梶原洋副知事に加え、猪口正孝東京都医師会副会長や大曲貴夫国立国際医療研究センター病院国際感染症センター長等、合計6人の専門家等とともに、緊急の記者会見を開いた。

　小池知事は、黒いスーツを着た6人の同席者らの真ん中に着席し、「今後3週間がオーバーシュートが発生するか否かの重要な分かれ道」と述べ、その危機感を強調した。そして、会見が始まってから約10分が過ぎ、小池知事からの冒頭発言が終わりにさしかかった頃、モニターに突如として「ロックダウンを避ける」と題するスライドが表示されると、会場の空気は一変する。小池知事は、これまでの説明よりも語気をやや強めて、「事態の今後の推移によりましては、都市の封鎖、いわゆるロックダウンなど、強力な措置をとらざるを得ない状況が出てくる可能性があります」などと述べ、当時ヨーロッパやニューヨーク等で行われていた「ロックダウン」に言及する形で、都民に対する更なる警戒を呼びかけた。

　この小池知事による突然の「都市封鎖」、「ロックダウン」という言葉の使用は、国民全体に大きな衝撃を与え、同月の3連休に見られた自粛ムードの後退から一転して、緊張感を急激に高める効果を持った。また、各地のスーパーマーケットで食料品等の買い占めが起き、同月末頃には、「4月1日から東京でロックダウンが起こる」との出どころ不明のメッセージがSNS上で拡散するなど、社会的混乱を引き起こした。特措法上、もとより罰則を伴う外出禁止措置をとることはできないため、日本でヨーロッパやニューヨーク等と同等の措置を行うことは不可能であったが、東京都の関係者の一人は、実際にロックダウンすることを議論していたわけではなく、「危機的な状況であるということを的確に伝えるということを重視し」、この言葉を使用したと述懐する[28]。

　この会見から一夜明けた3月24日、安倍首相が東京オリンピック・パラリンピックの開催を1年程度延期することを発表すると、翌25日には東京都の累計感染者数が200人を超え、小池知事は再び緊急記者会見を開いた。6人の関係者とともにこの会見に臨んだ小池知事は、東京都における感染状況やイベントの自粛要請等について一連の説明を終えた後、「感染拡大　重大局面」と記載されたサインボードを取り出し、それを掲げながら、当時の感染の拡大状況が「感染爆発の重大局面」であると総括した。この日に小池知事によって発せられた「感染爆発　重大局面」というメッセージは、3月23日の「ロックダウン」に続いて様々なメディアで報じられ、国民の危機感に一

28　東京都関係者ヒアリング

層の拍車をかけた。

2.3.　緊急事態宣言の発出

2.3.1.　ロックダウン発言の影響

　上記2.1.のとおり、政府は、特措法改正後もすぐに緊急事態宣言を発出することは想定していなかった。しかし、3月の3連休後の感染者数の増加と社会的な危機感の高まりを受けて、政府内でも、徐々に緊急事態宣言の発出機運が高まりを見せる。例えば、安倍首相は、3月28日頃、西村コロナ担当相に対し、「やっぱり早めに出した方がいい雰囲気だよな」などと話をしており、これに対し西村コロナ担当相も「私は早めに出す方がいいと思っています」などと応じていた[29]。もっとも、この時点において、政府の考えが一つにまとまっていた訳ではなく、政府・官邸の内部では、菅官房長官らを中心に経済への悪影響への懸念から緊急事態宣言に慎重な考えも根強かった。

　また、専門家会議においても、遅くとも3月末日頃から「緊急事態宣言」を見据えた議論がなされており、これに賛成する意見もあったものの、クラスター対策が奏功しており、現在の対策で十分であるという意見や、特措法上、完全な都市封鎖ができないことから緊急事態宣言の実行性に疑問を呈する意見等、様々な見解が飛び交っていた状況であり、緊急事態宣言の発出の是非等について、専門家会議として統一の見解が公表されるには至っていなかった[30]。

　こうした政府内の緊急事態宣言に関する検討は3月23日の小池知事による「ロックダウン」発言により、大きな影響を受けることとなった。この「ロックダウン」発言を受けて、食料品の買い占めや、根拠のない情報の拡散等の動揺が広がっている様子を目の当たりにした官邸では、「緊急事態宣言」を出すことによって国民が一層のパニックに陥るのではないかとの懸念が広まった。特に、「緊急事態宣言」を出すことによって、それを欧米と同様の「ロックダウン」と誤解した都市圏の国民が地方に「疎開」を試み、都市圏から地方に新型コロナウイルス感染症が広まることが最も恐れるべきシナリオであった。このような懸念から、「ロックダウン」に関する社会不安を抑えるまで、「緊急事態」を発出すべきではないとの慎重論が政府内に広がり、その結果、安倍首相や菅官房長官らは、国民に対し、「海外のようなロックダウンではない」と繰り返し説明に追われる事態となった。内閣官房スタッフの一人は、「小池知事のロックダウン発言がなければ緊急事態宣言のタイミングは、あと一週間は早められた」などと当時を振り返り、都知事の「ロックダウン」発言の影響の大きさを認め[31]、西村コロナ担当相も「そこ（小池知事の発言）が一つの大きなターニングポイントになった」と述懐し、ロックダウン発言に

29　西村康稔コロナ担当相特別インタビュー、2020年9月15日
30　専門家会議関係者ヒアリング
31　官邸スタッフインタビュー

よって「結果としては緊急事態宣言が遅れた部分が私はあったと思います。」と述べている。

　他方、このように、小池知事の「ロックダウン」発言の火消しに政府が奔走している間にも、政府の外部では、早期の緊急事態宣言の発出を求める声が高まりを見せていた。3月29日に吉村知事が、「指数関数的に増加する前に宣言を出すべきだ」とTwitterに投稿したことを皮切りに、同月31日には「ロックダウン」発言をした張本人である小池知事が、安倍首相と面談を行った上で、メディアに対し、「国家としての判断が今求められていると思います」とプレッシャーをかけた。また、翌4月1日には、日本医師会から「医療危機的状況宣言」が発出され、医療提供体制の維持が危機的な状況に陥っているとの強い懸念が表明されるとともに、専門家会議からは、3月21日から同月30日までの10日間における東京都の倍加時間[32]が、欧米と同程度であるとのデータが公表され[33]、これらに応じるように、社会的にも早期の緊急事態宣言を求める声が強まった[34]。

　さらに、4月3日、厚生労働省クラスター対策班の西浦教授が、「早急に欧米に近い外出制限をしなければ爆発的な感染者の急増を防げない」として人との接触を8割減らすことを提唱する試算（いわゆる8割モデル）を発表した。この西浦教授の試算は、マスメディアに大きく取り上げられ、緊急事態宣言の必要性に対する国民の関心をさらに高めた。

2.3.2.　緊急事態宣言の発出

　政府内で最終的に緊急事態宣言の発出への流れが固まったのは、実際にこれを発出する2、3日前、4月4日頃のことであった。政府内では、依然として緊急事態宣言に対する慎重論も存在していたが、最後は安倍首相が決断した[35]。ある内閣官房の幹部は、「未知の事態には最終決定者として総理が決めるしかないと思っていた」と首相の決断を振り返り、西村コロナ担当相も、この決断について、安倍首相のリーダーシップを最も強く感じた瞬間であったと述懐している。

　4月6日、安倍首相は、事業規模108兆円の経済対策で事業の継続を後押しし、雇用を守り抜いていく意向を説明した後、基本的対処方針諮問委員会から特措法第18条第4項に基づく意見を得た上、翌日にでも緊急事態宣言を発出することを表明した。

　翌7日午前中、基本的対処方針等諮問委員会が開かれ、緊急事態宣言の発出を盛り込んだ基本的対処方針案が支持されると、同日の夕方、政府対策本

32　患者数が倍増するまでにかかる時間のことをいう。
33　但し専門家会議は、東京都では院内感染やリンクが追えている患者が多く含まれているため、東京都の倍加時間が一過性の傾向なのかを含め、継続的に注視していく必要があるとしていた。
34　このことは、NHKが4月10日に実施した緊急事態宣言のタイミングに関する世論調査において、「適切だった」との回答が17%であった一方、「遅すぎた」との回答が75%を占めていたことにも表れている。
35　内閣官房幹部ヒアリング

部は、当該基本的対処方針を正式に発表した。また同日、「新型コロナウイルス感染症緊急経済対策」が閣議決定され、雇用調整助成金の拡充や持続化給付金の創設等を含む、種々の経済対策が発表された。

　同日19時頃、安倍首相は、官邸大ホールにおいて記者会見を行い、記者会見の冒頭、集まった多数のメディアの前で、覚悟を決めた表情で「特別措置法第32条に基づき、緊急事態宣言を発出することといたします」と宣言した。1時間以上に及んだこの記者会見で、安倍首相は、緊急事態宣言の対象地域や期間等の説明をするとともに、日本の状況と海外の状況は全く異なっており、緊急事態宣言によってもロックダウンにはならないこと、GDPの2割に当たる事業規模108兆円の経済対策によって困難に直面している家庭や中小・小規模事業者を支えていくこと、そして何より、国民と共に、新型コロナウイルス感染症という戦後最大の危機を乗り越えていく決意であることを強調した。また、この会見には尾身氏も参加していたが、その背景には、国民の理解のため、政府の決定の前提となる専門家の提言を直接尾身氏から説明してもらうことが効果的であるとの判断があった[36]。なお、この会見で安倍首相は、早期に感染者数の増加をピークアウトさせるための方法として「人と人との接触を最低で7割、極力8割削減する」ことが必要であると強調したが、これは、上記2.3.1のいわゆる8割モデルを基にしたものであった。もっとも、安倍首相は、8割モデルをそのまま受け入れたのではなく、「8割削減」に伴って予測される経済への甚大な影響への配慮から「最低で7割」という新たな基準を付け加えていた。この点についてある内閣官房の幹部は、「科学的にそれ（8割削減という数字）を受け入れたというよりは、政治的に使って、国民に運動論として求めていくのに使われたと思う」と当時を振り返っている[37]。同日深夜、国立印刷局で緊急事態宣言を発出する旨の官報の特別号外が張り出された。この瞬間、我が国の歴史上初めての、感染症を理由とする緊急事態宣言が効力を生じることとなった[38]。

　緊急事態宣言の発出までを巡る上記経緯について、安倍首相は、「一番決断の難しかったのは何といっても緊急事態宣言を出すところだった。ずいぶん論争があった。経済への配慮から結構慎重論があった。そして、小池さんがロックダウンという言葉を使ったため、その誤解を解く必要があった。それを一回払拭しなければならない。あの法律の下では国民みんなが協力してくれないことには空振りに終わっちゃう。空振りに終わらせないためにも国民のみなさんの気持ちと合わせていかなければならない。そのあたりが難しかった」などと、政府としての判断の難しさを述懐する[39]。

36　西村康稔コロナ担当相特別インタビュー、2020年9月15日
37　内閣官房幹部ヒアリング
38　特措法第32条第1項は、緊急事態宣言を発出するときは、新型インフルエンザ等緊急事態措置を実施すべき期間（第1号）、新型インフルエンザ等緊急事態措置を実施すべき区域（第2号）及び新型インフルエンザ等緊急事態の概要（第3号）を公示すべき旨を定めている。なお、特別号外とは、緊急に掲載を要する記事がある場合に発行される官報のことをいう。

2.4.　緊急事態宣言下の休業要請を巡る東京都と政府のやり取り

　緊急事態宣言の期間は、当初、2020年4月7日から同年5月6日までの29日間と設定され、対象地域は、埼玉県、千葉県、東京都、神奈川県、大阪府、兵庫県及び福岡県とされたが、その後の4月16日に全国に拡大された。

　緊急事態宣言の発出に伴って4月7日に改定された基本的対処方針では、新型コロナウイルス感染症まん延防止のために「最低7割、極力8割程度」の接触機会の低減を目指すことが明記されており、その実現のため、各都道府県知事は、特措法に基づく外出自粛の協力要請、施設の使用制限要請、イベントの自粛要請等を行うこととされた。他方、政府は、事業者の円滑な活動の支援、国民に対する「3密」回避、外出自粛の呼びかけの継続、クラスター対策のための体制強化、水際対策の強化等を行うこととされ、政府と自治体について、それぞれの役割が書き分けられた。

　もっとも、特措法上の自治体と政府の権限分配は曖昧であり、上記のとおり、都道府県知事にまん延防止措置や医療提供体制確保のための権限が広く付与されている[40]一方で、政府対策本部長たる内閣総理大臣には、基本的対処方針に基づき、都道府県知事等の施策を「総合調整」する権限が認められていた[41]。そして、法令上、この「総合調整権限」の外縁は明確でなく、ある内閣官房幹部は、「都道府県知事と最後まで意見が割れたときにどうなるのかということについて、政府内でも判然とした答えは出ていなかった」ことを認め、そのことから、都道府県との折衝において、対立が最後まで続かないように配慮して調整をしていたことを明らかにした[42]。このような政府と都道府県との権限分配の不明瞭さは、緊急事態宣言発出後の東京都と政府との休業要請を巡るやり取りの中ですぐに顕在化した。

　東京都は、4月5日頃、緊急事態宣言が発出されることを想定して、3月28日に政府対策本部で決定された改定前の基本的対処方針を前提に独自の「緊急事態宣言措置案」を作成し、（ⅰ）緊急事態宣言の発出後、外出自粛要請と同時にすぐに休業を求める予定であること、及び（ⅱ）休業要請の根拠となる特措法第45条第2項及び同法施行令第11条の規定を超える幅広い施設に対して休業の協力を求める予定であることをとりまとめ、翌6日、東京都議会に説明していた。東京都は、特措法上、施設の使用制限要請等が都道府県知事の権限でできると書かれていることなどから、この措置案について国と正式な事前調整を行っていなかった[43]。同日頃、政府は、東京都議会を通じて「緊急事態宣言措置案」を入手したが、経済活動への直接的な制限をできるだけ避ける狙いから、まずは外出自粛の要請を行い、十分な効果が得られ

39　安倍首相インタビュー、2020年9月11日
40　特措法第20条第1項
41　特措法第24条第9項又は同法第45条第2項
42　内閣官房幹部ヒアリング
43　東京都関係者ヒアリング

なかった場合に限って施設の使用制限要請等を行うことを想定していた政府にとって、東京都が作成した「緊急事態措置案」はまさに「サプライズ」であった[44]。

　政府と東京都はすぐに両者の意向をすり合わせるための調整を開始したが、感染者数の増加に対する東京都の危機感は強く、外出自粛の要請と同時に幅広い施設に休業要請を出すべきという立場は変わらなかった[45]。特措法上、都道府県知事が施設管理者等に対して休業を求める方法は、同法第45条第2項の要請としてこれを行う方法と同法第24条第9項に規定される一般的な「協力の要請」の一環としてこれを行う方法との2つがあり得る。この点、同法第45条第2項に基づく休業要請の対象は、同項及び同法施行令第11条により、学校や保育所等のほかは、床面積の合計が1,000㎡を超える一定の施設に限定されていた。東京都は、「これ（1,000㎡）を下回る施設にも（休業）要請をしないと実際には実効性がない」と考えていたことから[46]、特措法第24条第9項に基づく休業の協力を求めることを視野に入れており、実際に、理髪店や飲食店等、一般的に1,000㎡を下回ることが多い施設に対しても休業の協力を求める考えを持っていた[47]。一方、政府は、特措法第24条第9項に基づいて休業の協力を求める場合であっても、その対象は同法第45条第2項及び同法施行令第11条によって休業要請の対象となる施設に限られるとの解釈をとっており、特措法に基づき1,000㎡を下回る飲食店等への休業を求めることはできないとの立場を保持した[48]。

　このように、外出自粛要請と休業要請との先後関係、及び休業を求める施設の範囲の2点において東京都と政府との考えの相違が明らかとなる中、政府は、緊急事態宣言の発出に伴って4月7日に基本的対処方針を改定し、第一段階としてまずは外出自粛の協力要請を行い、その効果を見極めた上で、必要に応じて第二段階として施設の使用制限やイベントの自粛要請等を行うという、政府が想定する都道府県知事の要請権限の順序を明記した。上記のとおり、特措法第20条により政府対策本部長（内閣総理大臣）に与えられた「総合調整権限」は、「基本的対処方針」に基づくものであることから、このような基本的対処方針の改定は、休業要請の時期や方法について、東京都にプレッシャーをかける意味を有していた。東京都の関係者は、この基本的対処方針の改定について「ちょっとまずいな」といった意外感があったと当時を振り返り、「（基本的対処方針を）無視して都がやるというのは、それは法律を超えた話になってしまいますので、やっぱり折り合いをどうしてもつける必要があった」と述懐している[49]。

44　内閣官房幹部ヒアリング
45　東京都関係者ヒアリング
46　東京都関係者ヒアリング
47　内閣官房幹部ヒアリング
48　西村康稔コロナ担当相特別インタビュー、2020年9月15日
49　東京都関係者ヒアリング

　東京都と政府は、その後も交渉を続け、担当者レベルを経て、次第にエスカレーションをしながら妥協点の検討が行われた[50]。そして、最終的に、4月9日20時頃から行われた小池知事と西村コロナ担当相との直接会談によって、一定の合意に至ることになる。

　4月10日に公表された最終的な合意内容は、政府が外出自粛要請と休業協力要請とを同時に出すことを認めた一方で、東京都が休業協力要請の対象施設を狭めるというものであった。例えば、東京都は、当初、飲食店に対しても休業の協力を求める想定でいたが、飲食店は特措法及び同法施行令の施設の使用制限要請の対象に入っていないという政府からの説得を受け、これを休業協力要請の対象から外し、飲食の提供を5時から20時までにすることを求めるにとどめた[51]。なお、このように、東京都が最終的に休業を含む使用の制限を求めた施設の中には、特措法第45条第2項及び同法施行令第11条の対象施設を超えた施設も含まれていたが、これらの施設に対する要請は「法律外の」要請として整理された。

　休業要請を巡る一連の政府とのやり取りについて、小池知事は、「権限はもともと代表取締役社長かなと思っていたら、天の声が色々と聞こえまして、中間管理職になったような感じ」であったと述べ、休業協力要請についての政府からの介入に強い不快感を表明した。他方で、西村コロナ担当相は、特措法がこれまで実際に使われたことのない「机上で作られた法律」であったため、東京都の側も政府の側も「相場感」が分からず、特措法の使い方を理解するまでに時間がかかったと振り返っている[52]。

　東京都が行った休業要請について、緊急事態宣言の対象となったその他の府県は、4月8日に開催された知事会において神奈川県の黒岩知事が「休業要請を行う場合、補償の問題を避けては通れない」との発言をするなど、当初否定的な態度をとっていた。しかし、東京都が、国との協議の上で休業要請対象施設を公表すると、これに追随する動きを見せ、同月11日に神奈川県が休業要請を開始したのを皮切りに、次々に休業要請を開始した。

---

[50]　東京都関係者及び内閣官房幹部ヒアリング
[51]　なお飲食店に対するこのような要請は特措法に基づく要請ではなく、政治的コミュニケーションによるものである。
[52]　西村康稔コロナ担当相特別インタビュー、2020年9月15日

第5章　緊急事態宣言解除

　　新型コロナウイルス感染症による未曾有の危機に際し、遂に発出された緊急事態宣言であったが、政府はその幕引きの仕方に頭を悩ませていた。

　　その理由は、緊急事態宣言解除の局面では、感染拡大防止と経済再開という2つの要請のせめぎ合いの中で、どのように折り合いを付けるかという判断が求められることにある。最初に訪れた大きな局面は、2020年5月4日の緊急事態宣言延長に伴い議論が本格化した解除基準の策定であった。ここで、外出自粛の長期化による経済への影響を懸念する官邸は、感染収束を重視する専門家集団との間で攻防を繰り広げることになる。次に、政府は、策定した基準に照らし、緊急事態宣言を解除するかどうかの判断を求められた。ここでは、外出自粛の効果により感染収束が加速したことが幸いし、5月14日、21日、25日の3段階に分けて地域ごとに解除し、延長後の期限である31日を待たずに全面解除を果たした。

　　本章では、このような緊急事態宣言の解除に至る経緯を、解除基準の策定と、解除の判断の2つの局面に分けて明らかにする。

1.　緊急事態宣言解除基準の策定

1.1.　緊急事態宣言発出・延長時における「出口戦略」

　　2020年4月7日、政府は、東京都、埼玉県、千葉県、神奈川県、大阪府、兵庫県及び福岡県の7都府県を対象に、5月6日を期限として緊急事態宣言を発出し、4月16日には、その対象を全国に拡大した。しかし、これらのいずれの時点についても、政府は、「緊急事態措置を実施する必要がなくなったと認められるとき」は、期限前であっても速やかに解除する旨を述べるにとどまり、どのような状況に至れば緊急事態宣言が解除されるかについては、具体的な考えを示さなかった。

　　当時、官邸内では解除の見通しが全く立っておらず、緊急事態宣言の「出口戦略」を描けないでいた。官邸スタッフの中には、「多分6カ月くらいはだめだろう」と考える人もいた[1]。そもそも、5月6日という当初の期限は、5月の大型連休中に人と人との接触機会を減らしつつ、期限を最短に設定したい

1　官邸スタッフインタビュー

という意向から定められたものであり、緊急事態宣言解除のタイミングとして確固たるものとは政府内で捉えられていなかった。当時の状況について、加藤厚労相は、「どういう形の収束をするかというのは、正直言ってすべて見えてるわけではありませんでした」と振り返る[2]。

そして、4月後半になっても感染収束の兆しが見られないことから[3]、官邸内では、緊急事態宣言を延長せざるを得ないとの見方が強まっていった。4月末には、一部の感染症の専門家や全国知事会等が緊急事態宣言を全国一律で延長すべきとの意見を表明し、安倍首相も延長の意向を固めるに至る。

その後、緊急事態宣言の当初の期限が目前に迫る5月4日、専門家会議は、新規感染者数は全国的に減少傾向にあると分析しつつ、「当面、現在の緊急事態宣言下での枠組みを維持することが望ましい」との提言を行った。これを受けた政府は、同日、緊急事態宣言を同月31日まで延長することを公表した。

緊急事態宣言の延長は国民から概ね好意的に受け止められたが[4]、一方で、特に経済団体や民間事業者等の間では、外出自粛が長引くことによる経済への影響の深刻化に対して危機感が広がっていた。例えば、日本商工会議所の三村明夫会頭は、5月4日、延長を「やむを得ない措置」としつつも、「事業者及び国民への影響は極めて甚大である」と述べた。日本経済団体連合会の中西宏明会長も、同日、延長の判断に理解を示しつつ、政府に対して、「国民生活や企業の経営状況等を注視してきめ細かい配慮をお願いしたい」と述べた。これらを受け、官邸内でも、緊急事態宣言の具体的な出口戦略が以前よりも強く意識されるようになった。この頃、内閣官房幹部は、「そんなに時間がかからないうちに出口を考えなければいけないだろう」と考えていたという[5]。

しかしながら、5月4日の延長時においても、緊急事態宣言解除の基準については、従前と同様、「緊急事態措置を実施する必要がなくなったと認められるとき」であると説明され、客観的な指標は示されなかった。安倍首相は、同日の記者会見において、「可能であると判断すれば、期間満了を待つことなく、緊急事態を解除する考えであります」と述べるにとどまり、また、西村コロナ担当相も、同日の衆議院議院運営委員会において、新規感染者数、PCR検査の実施状況、医療提供体制等を考慮して「総合的に判断していく」との考えを示すのみで、具体的な数値基準については言及しなかった。

2　加藤厚労相ヒアリング、2020年9月8日
3　全国的には、4月10日の708人をピークに、新規感染者数は概ね減少傾向にあったものの、東京都では、同月17日に初めて1日200人を超える新規感染者が確認され、25日に至るまで連日1日100人から180人程度の新規感染者が確認された（いずれも報告日ベース。以下、本章において同じ）。
4　例えば、5月6日に毎日新聞及び社会調査研究センターが実施した全国世論調査においては、緊急事態宣言の延長について、「延長すべきでなかった」との回答は3％にとどまり、「妥当だ」との回答が66％、「地域を限定すべきだった」との回答が25％を占めた。
5　内閣官房幹部ヒアリング

その背景には、当初、緊急事態宣言の解除にあたり具体的な数値基準を提示することに対して感染症の専門家が難色を示していたという事情がある。

例えば、5月1日の専門家会議の記者会見において、脇田隆字座長は、「数字が何人以下とお示しするのは難しい」と述べ、尾身茂副座長も、「感染者が何人を切ったからといって、医療の態勢が整っていなければ、ということもあるので、なかなか言えない」と発言していた。また、両氏以外の専門家も、「数値を使うべきでないと考えていた」と振り返る[6]。西村コロナ担当相も、「そもそも解除するときの基準の数値、人数の数値を示すこと、あるいは仮に再指定をするときに人数の目途を示すこと、これについては専門家の間でも慎重論がかなり強かったのです」と明かす[7]。

そのため、5月4日の延長時においては、政府と専門家との間で緊急事態宣言の解除基準に関する本格的な議論が未だ行われておらず[8]、その帰結として、政府が具体的な数値基準を示すことはできない状況にあった。

1.2.　緊急事態宣言延長後の解除基準の検討経緯
1.2.1.　具体的な数値基準を求める声の高まり

緊急事態宣言を延長して以降、政府に対して同宣言解除のための明確な数値基準を示すことを求める意見が高まった。

例えば、2020年5月4日の衆議院議院運営委員会では、岡島一正議員（立憲民主党）から「今、国民は、いつになったら学校に行けて、いつになったら仕事が再開できて、いつになったら普通の生活に戻れるのか、そこが知りたいんです。宣言の解除を行う基準とは何なんですか。その時期、出口戦略を示していただきたいのです」との意見が表明された。また、佐藤英道議員（公明党）からも、「国民の不安を解消するためにも、解除へ向けた展望、見通しを、具体的に、わかりやすくお示しください」との発言がなされた。翌5日には、日本商工会議所の三村明夫会頭が、西村コロナ担当相とのテレビ会議において、解除の目安と自粛緩和の具体的な数値基準を明示してほしい旨の要望を伝えた。また、全国知事会も、同日、解除基準を具体的に明らかにした上で終息に向けた見通しを示すことを求める旨の提言を公表している。

さらに、同日、大阪府の吉村知事は、国が明確な出口戦略を示さないことを批判した上で、感染経路不明の新規感染者が1週間で10人未満等の一定の指標を満たした場合に休業要請等を段階的に解除する旨の独自基準を公表し、これを「大阪モデル」と称した（次ページの図参照）。

6　専門家会議関係者ヒアリング

7　西村コロナ担当相特別インタビュー、2020年9月15日

8　なお、5月4日に開催された諮問委員会においては、尾身会長が「私の個人的な意見として」との前置きをした上で、今後、「ある程度定量的な基準の目安」を示したいとの意向を示し、これに対し西村コロナ担当相が、「ぜひご検討いただければと思っている」と発言している。

● **大阪モデルにおける休業要請等の解除基準**

Ⅱ　新型コロナウイルス感染症におけるモニタリング指標と警戒基準の考え方

○　感染拡大状況を判断するため、府独自に指標を設定し、日々モニタリング・見える化。

○　また、各指標について、「感染爆発の兆候」と「感染の収束状況」を判断するための警戒基準を設定。
　　今月中旬に国で検討される判断基準を踏まえて最終決定。

⇒　以下の①～③の警戒信号全てが点灯した場合、府民への自粛要請等の対策を段階的に実施。
　　以下の②～④の警戒信号全てが原則7日間連続消灯すれば、自粛等を段階的に解除。

＜モニタリング指標と警戒基準の考え方＞

モニタリング指標（見える化）		警戒信号 点灯基準	警戒信号 消灯基準
分析事項	内容 ※病床使用率以外の指標は7日間移動平均		
（1）市中での感染拡大状況	①新規陽性者における感染経路（リンク）不明者前週増加比	1以上	—
	②新規陽性者におけるリンク不明者数	5～10人以上	10人未満
（2）新規陽性患者の発生状況 検査体制のひっ迫状況	③確定診断検査における陽性率	7%以上	7%未満
（3）病床のひっ迫状況	④患者受入重症病床使用率	—	60%未満

※1　警戒基準等は、3月末の感染爆発の兆候が見られた際の実績値等に基づき設定。
※2　今後、患者発生状況等を踏まえ、必要に応じて見直しを検討。

（5月5日付　大阪府新型コロナウイルス対策本部会議資料3-1より抜粋）

　特に「大阪モデル」については、メディアにおいても大きく取り上げられた。また、吉村知事による上記批判に対し、西村コロナ担当相が反論を行い、両者がTwitter上で議論を行う場面もみられた[9]。そして、これらのやり取りを踏まえ、政府が緊急事態宣言解除の具体的な基準を示していないことへの批判を取り上げる報道も散見された。

　このような緊急事態宣言解除のための具体的な数値基準の策定を求める世論の形成を受け、西村コロナ担当相は、5月6日に行われた記者会見において、緊急事態宣言解除の具体的な数値基準を策定することを表明し、同日夜には、安倍首相も、インターネット番組において、5月14日までには解除基準を示す考えを明らかにした。

1.2.2.　専門家による数値基準の検討

　5月上旬、政府は、緊急事態宣言の解除のための具体的な数値基準を策定するため、専門家会議に対して基準案の検討を依頼した。これを受けた専門家会議の構成員らは、非公式の勉強会を開催し、特に感染者数の数値基準に

9　5月6日、西村コロナ担当相は、吉村知事による上記批判に対し、同知事が休業要請の解除と緊急事態宣言の解除を混同していることを指摘し、「何か勘違いをされているのではないかと思います。強い違和感を感じています」と反論した。これに対し、吉村知事は、Twitterにおいて、「西村大臣、仰るとおり、休業要請の解除は知事権限です。休業要請の解除基準を国に示して欲しいという思いも意図もありません。ただ、緊急事態宣言（基本的対処方針含む）が全ての土台なので、延長するなら出口戦略も示して頂きたかったという思いです。今後は発信を気をつけます。ご迷惑おかけしました」と投稿した。

関する議論を行った。勉強会はオンラインで行われたが、相当な激論になったという。勉強会に出席した専門家会議関係者は、議論の様子を概ね次のように振り返る[10]。

　　最初は、感染症の専門家の多くが、直近2週間で10万人当たりの累積新規感染者数がゼロ、あるいは限りなくゼロに近い水準でなければ解除するべきではないという見解を主張していました[11]。そして、緊急事態宣言の継続は、もう1年くらいは当然という感じの雰囲気でした。そんな中、この議論を見ていた専門家の一人は、かなり呆れて怒りながら、解除基準は、緊急事態宣言の導入理由に立ち返って検討すべきであると述べました。そして、緊急事態宣言の導入理由が、主に、①感染爆発の危険性があること、②医療提供体制が逼迫していること、③クラスター対策ができなくなってきていることにあったのであれば、感染者数に関する数値基準は、クラスター対策が有効に行えるかどうかを考慮して決定すべきであると発言しました。この発言がきっかけとなって、専門家の間で、有効なクラスター対策が可能となる水準を踏まえて数値基準案を定める方向へ議論が転換していきました。

　有効なクラスター対策が可能となる水準については、厚労省のクラスター対策班も含めて議論が行われた。ここでポイントとなったのは、保健所の業務能力の限界であった。クラスター対策班としては、これまでの経験に基づき、感染源が不明な感染者数が増加すると、疫学調査が間に合わなくなり、保健所の業務能力を超えることを懸念していた。そのため、有効なクラスター対策が可能であった3月上旬から中旬にかけての東京都における感染者数の水準を参考に、最終的には、「直近2週間の10万人当たりの累積新規感染者数が0.5人未満程度であること」を、専門家会議としての数値基準案とすることとなった。

1.2.3.　数値基準を巡る官邸と専門家の攻防
　激論の末に策定された専門家の数値基準案であったが、経済への影響に対する危惧から緊急事態宣言の解除を急ぐ官邸は、当初、「10万人当たりの累積新規感染者数が0.5人未満程度」であることを数値基準とすることに難色を示した。東京都の場合、この基準を満たすためには、1日当たりの新規感染者数が10人程度である必要があるが、当時の東京都における新規感染者数は1日当たり約20人から約40人の間で推移しており、極めて厳しい基準と捉えられたからである。このような厳しい基準を採用することについて、安

10　専門家会議関係者ヒアリング
11　ある専門家は、「政府の意向も何となくわかっていたんですね。我々としてはそれよりちょっと低いところで最初は出していって、良いところで折り合いをつけるという気持ちがあった」と述べる（専門家会議関係者ヒアリング）。

倍首相は「東京都で解除できなくなる」という強い懸念を有し、菅官房長官も「一桁違うのではないか、もう少し何とかならないか」という姿勢を示したと関係者は明かす[12]。また、官邸スタッフは、当時の状況を振り返り、「すべていかに東京を解除するかの戦いだった」、「0.5の水準に達しないからといって、このままだらだら続けていたら、せっかくこの特措法でできるだけ感染を抑えてきたのに台無しになると危機感を抱いていた」、「みんな嫌だったんです。もうちょっと薄めたかった」と述懐する[13]。

そこで、5月10日頃、官邸サイドは、尾身副座長に対し、専門家会議の案は厳しすぎるので、現状の感染状況を追認するような形で緊急事態宣言を解除できる基準にしてほしい旨の意向を伝えた。しかし、尾身副座長は、東京都において1日当たりの新規感染者数が10人以下でないと解除はできないとの立場を貫いた。

もっとも、専門家会議が示した「0.5人未満程度」という数値基準案は、有効なクラスター対策を可能にするための水準として作成されたところ、その判断は、感染源が不明な新規感染者数を中心に行うことが想定されていた。そして、当時の新規感染者数のうち、感染源が不明な感染者は約半数であったため[14]、この点を踏まえると、「0.5人未満程度」という基準は、実質的には、「1人未満程度」まで緩和できる可能性があった。また、専門家会議としても、「0.5人未満程度」を必達の基準として機械的に用いるのではなく、医療提供体制等を含む複数の要素を総合的に考慮して、解除の判断を行うべきと考えていた。そこで、これらの点を踏まえ、官邸と専門家会議は、新規感染者数の算定期間を「直近2週間」ではなく「直近1週間」とした上で、「0.5人未満程度」を満たさない場合であっても、感染経路の不明割合等を加味して判断するという基準で最終的に合意した。

このような攻防を経て、専門家会議は、5月14日の提言において、「緊急事態措置の解除の考え方」として、(1) 感染の状況、(2) 医療提供体制、(3) 検査体制の構築等を総合的に判断すべきとした上、上記 (1) の指標として「直近1週間の10万人当たりの累積新規感染者の報告数：0.5人未満程度であること」という数値基準を示した。

なお、ドイツにおける商業施設の営業再開等の緩和措置に係る判断基準は、10万人当たりの新規感染者数が7日間累計で50人以下というものであり、米ニューヨーク州では、10万人当たりの新規入院患者数が3日間の平均で2人未満という要件が採用されていた。これらと比較すると、専門家会議が提言した緊急事態宣言解除の数値基準は相当厳しいものであったといえる。

---

12 官邸スタッフインタビュー
13 官邸スタッフインタビュー
14 例えば、東京都における1日当たりの新規感染者数のうち、接触歴等判明者と不明者の人数は、5月8日はそれぞれ23人と16人、9日は16人と20人、10日は10人と12人であった。

1.3.　解除基準の決定

　5月14日、政府は、専門家会議の上記提言を受けて、緊急事態宣言の解除基準を決定した。その内容は、(1) 感染の状況、(2) 医療提供体制、(3) 監視体制等の要素を踏まえて、「特定の区域」における緊急事態宣言解除の可否を「総合的に判断」するという枠組みの下、(1) から (3) の各要素について、次の指標を目安とするものであった（下線筆者）。

---

(1)　感染の状況

①　1週間単位で見て新規報告数が減少傾向にあること

②　3月上中旬頃の新規報告数である、クラスター対策が十分に実施可能な水準にまで新規報告数が減少しており、現在のPCR検査の実施状況等を踏まえ、<u>直近1週間の累積報告数が10万人当たり0.5人程度以下</u>であること。ただし、<u>直近1週間の10万人当たりの累積報告数が1人程度以下の場合には、減少傾向を確認し、特定のクラスターや院内感染の発生状況、感染経路不明の症例の発生状況についても考慮して総合的に判断</u>する。

(2)　医療提供体制

　　重症者数が持続的に減少しており、病床の状況に加え、都道府県新型コロナウイルス対策調整本部、協議会の設置等により患者急増に対応可能な体制が確保されていること

(3)　監視体制

　　医師が必要とするPCR検査等が遅滞なく行える体制が整備されていること

　政府が公表した上記解除基準の枠組みと指標は、専門家会議の提言内で示された「緊急事態措置の解除の考え方」と概ね一致しているが、上記 (1) ②の数値基準のうち、「直近1週間の10万人当たりの累積報告数が1人程度以下」との部分は、専門家会議の提言では明記されていない。これは、前述のとおり、感染源が不明な新規感染者数を中心に判断することを前提とする「0.5人程度」という基準について、当時の感染者数の状況に鑑み、「1人程度」まで緩和できる可能性があったことを踏まえ、判断に幅を持たせられるよう、政府の意向によって追加されたものであった。この点、西村コロナ担当相は、「専門家の皆さん、厳しめの数字を出されました。私は、それは厳し過ぎると。ゼロにならないことは専門家の皆さんわかっておられるんだから、仮に10万人当たり1人でも、クラスターの状況とか総合的に判断するように

我々としては考えたい、ということを申し上げて、最終的には政府の考えですからということで、これも基本的対処方針で、諮問委員会で専門家の皆さんにお諮りして、そのときには了解をいただきました」と語る[15]。

　なお、5月14日、政府は、緊急事態宣言の解除基準とともに、同宣言の再発出について、「直近の報告数や倍加時間、感染経路の不明な症例の割合等を踏まえて、総合的に判断する」との考え方を示したが、再発出の具体的な数値基準は定められなかった。この時、西村コロナ担当相は、再発出の数値基準を示すことも検討したが、専門家から「数字がひとり歩きするのは嫌だ」、「（今後の）状況は変わる」と言われたため、取り止めになったと述べる[16]。実際に、専門家会議の構成員らの間では、当時、再発出の基準に関する議論が行われていたが、緊急事態宣言の解除後、医療体制やPCR検査数等が刻々と変化することが想定され、5月の段階で数値目標を策定することは困難であるとする立場が多数派であった。

2.　緊急事態宣言の解除判断

2.1.　第1段階の解除（2020年5月14日）

　5月14日、政府は、緊急事態宣言の解除基準を公表するとともに、諮問委員会の承認を得て、北海道、埼玉県、千葉県、東京都、神奈川県、京都府、大阪府及び兵庫県を除く39県を同宣言の対象区域から除外した。この中には、当時の基本的対処方針において「特に重点的に感染拡大の防止に向けた取り組みを進める必要がある」として指定された「特定警戒都道府県」である茨城県、石川県、岐阜県、愛知県及び福岡県も含まれている。

　前述のとおり、政府の解除基準は、「特定の区域」について解除の可否を判断する枠組みであったことから、解除基準の当てはめも都道府県ごとに行われた。そして、上記39県については、2週間前と1週間前とを比べ、新規感染数が概ね減少傾向にあることや、直近1週間の10万人当たりの累積新規感染者数が0.5人以下に抑えられていること等から、感染拡大を防止できるレベルにまで抑え込むことができたと評価され、緊急事態宣言解除の対象とされた。

　このうち、石川県及び富山県では、直近1週間の10万人当たりの累積新規感染者数が、それぞれ1.318及び1.054であり、「0.5人程度以下」の数値基準を満たしていないことが明らかであった。もっとも、いずれの県も、主に施設内感染により感染者数が増加したものであり、感染経路を追えている状況にあったこと[17]や、病床数が確保されていること等を踏まえ、解除に踏み切る判断がなされた。また、愛媛県については、直前に約20人の新規感染者

15　西村コロナ担当相特別インタビュー、2020年9月15日
16　西村コロナ担当相特別インタビュー、2020年9月15日
17　石川県及び富山県における感染経路が不明な感染者数の割合は、それぞれ4%及び8%であった。

が確認されたため、諮問委員会でも議論が起こり、一部の専門家から緊急事態宣言の解除を見送るべき旨の意見が出されたが、最終的には、尾身会長が、愛媛県に対して速やかな疫学調査の実施とその結果の報告を求めた上で解除することを提案し、同委員会において当該提案が認められた。

　一方で、残りの「特定警戒都道府県」である8都道府県については、「直近1週間の累積報告数が10万人当たり0.5人以上であることなど」から、緊急事態宣言が継続された。このうち、千葉県及び兵庫県は、10万人当たりの累積報告数が0.5人を下回っていたが、いずれも東京都及び大阪府との間でそれぞれ人の往来が活発であり、生活圏が一体であることから緊急事態宣言の解除が見送られ、1週間後の5月21日を目処に状況を再び評価することとなった。

　上記8都道府県における当時の感染の状況は下表のとおりである。

●5月14日時点の感染状況

都道府県	人口[18] （万人）	直近1週間の累積 新規感染者数（人）	10万人当たり の数（人）	感染経路不明 割合（%）
北海道	525.0	88	1.676	24
埼玉県	735.0	57	0.776	28
千葉県	625.9	20	0.320	45
東京都	1,392.1	200	1.437	61
神奈川県	919.8	87	0.946	13
京都府	258.3	18	0.697	22
大阪府	880.9	69	0.783	34
兵庫県	546.6	21	0.384	9

（5月14日付　専門家会議提言別添1を基に作成）

　緊急事態宣言の解除に対する国民の反応は様々であったが、5月15日から17日にかけて実施されたNHKの世論調査では、「適切なタイミングだ」と評価したのは36%にとどまり、「早すぎた」との回答が48%を占めた。残りの8都道府県について、期限である5月31日までに緊急事態宣言を解除できる状況になるかという質問に対しては、「そうは思わない」との回答が69%であり、「そう思う」と回答したのは22%であった。

　もっとも、緊急事態宣言の解除対象から外された上記8都道府県においては、感染者数が概ね減少傾向にあることを踏まえて、休業要請の緩和に関する独自の基準を策定するなど、経済活動の再開に向けた準備が開始されていた。いち早く動いたのは5月5日に前述の「大阪モデル」を公表した大阪府であるが、その後、5月12日には京都府、13日には北海道、14日には兵庫県が、それぞれ休業要請の緩和等に向けた独自基準を公表した。また、翌15日には、東京都が、独自基準として、1週間平均で1日当たりの新規感染者数が20人未満、感染経路の割合が50%未満等の7つの指標を示した上、これ

18　2019年10月1日時点。以下、本章の表において同じ。

らの指標を1つでも超えた場合には、都民に対して警戒を呼びかける「東京アラート」を発出する方針を公表した[19]。

そして、上記のうち大阪府、京都府及び兵庫県は、それぞれの独自基準に基づき、5月16日、緊急事態宣言の継続下で休業要請を一部緩和した。

2.2.　第2段階の解除（2020年5月21日）

5月21日になると、関西圏を中心に新規感染者数が大幅に減少した。当時、緊急事態宣言下にあった8都道府県の感染状況は以下のとおりである。

●5月21日時点の感染状況

都道府県	人口 （万人）	直近1週間の累積 新規感染者数（人）	10万人当たり の数（人）	感染経路不明 割合（％）
北海道	525.0	36	0.686	32
埼玉県	735.0	23	0.313	21
千葉県	625.9	13	0.208	45
東京都	1,392.1	78	0.560	53
神奈川県	919.8	99	1.076	23
京都府	258.3	1	0.039	10
大阪府	880.9	21	0.238	33
兵庫県	546.6	4	0.073	0

（5月21日付　諮問委員会参考資料3-1を基に作成）

このような状況を踏まえ、政府は、5月21日、大阪府、京都府及び兵庫県について、直近1週間の累積新規感染者数が10万人当たり0.5人以下であることに加え、医療提供体制が確保されていること、PCR検査等が遅滞なく行える体制が整備されていること等を総合的に判断し、諮問委員会の承認を得て緊急事態宣言を解除した。

一方で、北海道、埼玉県、千葉県、東京都及び神奈川県の5都道県については、上記のとおり、埼玉県と千葉県において「直近1週間の累積報告数が10万人当たり0.5人」の数値基準を下回っていたものの、当該基準を満たさない東京都及び神奈川県と生活圏が一体であることから、緊急事態宣言を継続することとした。

そして、安倍首相は、5月21日の政府対策本部において、僅か4日後の同月25日に上記5都道県の状況を再評価し、「可能であれば、31日の期間満了を待つことなく」緊急事態宣言を解除するとの方針を表明した。

専門家の多くは、次の解除判断は、1週間後の5月28日になると考えていた。そこで、脇田委員は、諮問委員会事務局に対し、同月25日に解除を検討することになった理由を説明してほしい旨を要請した。これに対して池田達雄内閣審議官からなされた説明は、①クラスター対策で蔓延防止対策が可能

19　このほか、上記8都道府県のうち、千葉県及び埼玉県は5月22日に、それぞれ独自基準を公表した。

になったこと、及び②医療提供体制逼迫の状況が改善してきたことから、分析・評価の頻度を上げたいというものであった。

しかし、官邸スタッフは、「狙いすまして25日でセットした」と明かす[20]。当時、新規感染者の報告数は、週の前半が少なく、週の後半に増加する傾向にあった。週末は医療機関が休業の場合が多く、持ち込まれる検体数が少ないからである。例えば、東京都の場合、5月14日（木曜日）と15日（金曜日）には合計39人の新規感染者が確認されたが、同月18日（月曜日）と19日（火曜日）の新規感染者数は合計15人であった。神奈川県でも、5月14日と15日の新規感染者数は合計48人であったが、同月18日と19日は合計16人にとどまった。そこで、月曜日である5月25日に次回の諮問委員会を設定することで、上記5都道県についても緊急事態宣言の解除基準を満たせるのではないかという狙いが官邸内にはあった。

なお、安倍首相は、これまで、緊急事態宣言の発出（4月7日）、全国への拡大（同月16日）、延長（5月4日）、39県を対象とした解除（同月14日）のいずれのタイミングにおいても、記者会見を行い、国民に対して各措置の趣旨や判断の理由等を説明してきた。しかし、5月21日の解除時には記者会見を開かず、約7分間のぶら下がり取材に応じるにとどまった。これに対しては、野党議員から「不自然、不誠実」などという批判が上がったほか、当時問題となっていた検察庁法改正案や、それに関連する検事長のスキャンダル等についての質問を避けたとの見方を指摘する報道もなされた。

2.3. 第3段階の解除（2020年5月25日）

5月25日、政府は、緊急事態宣言延長後の期限である同月31日を待たずに、諮問委員会の承認を得て、北海道、埼玉県、千葉県、東京都及び神奈川県を緊急事態宣言の対象区域から除外し、これによって同宣言が全面的に解除されることとなった。

上記5都道県の当時の感染状況は以下のとおりである。

●5月25日時点の感染状況

都道府県	人口（万人）	直近1週間の累積新規感染者数（人）	10万人当たりの数（人）	感染経路不明割合（％）
北海道	525.0	40	0.762	29
埼玉県	735.0	13	0.177	14
千葉県	625.9	7	0.112	33
東京都	1,392.1	50	0.359	44
神奈川県	919.8	64	0.696	34

（5月25日付 諮問委員会参考資料3を基に作成）

---

20 官邸スタッフインタビュー

　上記のとおり、当時、北海道と神奈川県においては、「直近１週間の累積報告数が10万人当たり0.5人程度以下」の数値基準を満たしておらず、北海道に至っては５月21日時点の水準（0.686人）よりも増加していた。

　しかし、官邸内では、緊急事態宣言を継続することによる経済へのインパクトの大きさや経済対策等に関する政府への批判を抑えるため、「とりあえず一旦解除して、もう一回戦略を練り直さないと、やばい」という危機感があったと官邸スタッフは語る[21]。特に、この頃は、東京都における新規感染者数が１日10人を下回ることも多かった反面[22]、居酒屋等には既に人が集まり始めており、肌感覚としては感染者が増えていくのではないかという焦りがあったため、官邸内には「このタイミングを逃してはいけない」という雰囲気があった[23]。

　そこで、官邸サイドは、５月25日の諮問委員会に先立ち、尾身会長に対して、解除基準の策定の際に尾見会長が「東京都で１日当たりの新規感染者数が10人以下でないと解除すべきでない」との意見を有していたこと[24]を引き合いに出し、実際に10人程度以下になったことを強調して緊急事態宣言解除への了承を求めた。結果として、尾見会長を含む諮問委員会は、官邸による解除の判断を承認することになる。このやり取りについて、官邸スタッフは、「最後は事実上押し切った」と振り返る[25]。

　こうして、５月25日、緊急事態宣言は当初の期限である同月31日を待たずに全面的に解除され、49日間にわたる国民の自粛生活に一区切りがついた。５月25日、安倍首相は記者会見を開き、次のように述べた（下線筆者）。

　　本日、緊急事態宣言を全国において解除いたします。足元では、全国で新規の感染者は50人を下回り、一時は１万人近くおられた入院患者も2,000人を切りました。先般、世界的にも極めて厳しいレベルで定めた解除基準を、全国的にこの基準をクリアしたと判断いたしました。諮問委員会で御了承いただき、この後の政府対策本部において決定いたします。

　　３月以降、欧米では、爆発的な感染拡大が発生しました。世界では、今なお、日々10万人を超える新規の感染者が確認され、２か月以上にわたり、ロックダウンなど、強制措置が講じられている国もあります。

　　我が国では、緊急事態を宣言しても、罰則を伴う強制的な外出規制などを実施することはできません。それでも、そうした日本ならではのや

21　官邸スタッフインタビュー

22　東京都における新規感染者数は、５月22日が３人、同月23日が２人であり、翌24日には14人に増加したものの、同月25日は８人であった。

23　官邸スタッフインタビュー

24　上記1.2.3.「数値基準を巡る官邸と専門家の攻防」参照

25　官邸スタッフインタビュー

り方で、わずか1か月半で、今回の流行をほぼ収束させることができました。正に、日本モデルの力を示したと思います。

　全ての国民の皆様の御協力、ここまで根気よく辛抱してくださった皆様に、心より感謝申し上げます。感染リスクと背中合わせの過酷な環境の下で、強い使命感を持って全力を尽くしてくださった医師、看護師、看護助手の皆さん、臨床工学技士の皆さん、そして保健所や臨床検査技師の皆さん、全ての医療従事者の皆様に、心からの敬意を表します。

　日本の感染症への対応は、世界において卓越した模範である。先週金曜日、グテーレス国連事務総長は、我が国の取組について、こう評価してくださいました。我が国では、人口当たりの感染者数や死亡者数を、G7、主要先進国の中でも、圧倒的に少なく抑え込むことができています。これまでの私たちの取組は確実に成果を挙げており、世界の期待と注目を集めています。

　そして本日、ここから緊急事態宣言全面解除後の次なるステージへ、国民の皆様とともに力強い一歩を踏み出します。

　そして、政府対策本部は、5月25日、「緊急事態宣言全面解除後の次なるステージ」として、「外出自粛の段階的緩和の目安」を公表した（下図参照）。

外出自粛の段階的緩和の目安

○　「新しい生活様式」に基づく行動。手指消毒やマスク着用、発熱等の症状がある者は外出等を避けるなど、基本的な感染防止策の徹底・継続。
○　感染拡大の兆候や施設等におけるクラスターの発生があった場合、外出自粛の強化等を含めて、国と連携しながら、都道府県知事が速やかに協力を要請。その際、専門家によるクラスターの発生原因やそれへの有効な対策等に関する分析を出来る限り活用（業種別ガイドラインの改定にも活用）。緊急事態宣言が出た場合、対策を強化。

時期	外出自粛	
	県をまたぐ移動等	観光
【移行期間】ステップ⓪ 5月25日～	△ ＊不要不急の県をまたぐ移動は避ける（これまでと同じ）。	△ ＊観光振興は県内で徐々に、人との間隔は確保
ステップ① 6月1日～	○ ＊一部首都圏（埼玉、千葉、東京、神奈川）、北海道との間の不要不急の県をまたぐ移動は慎重に。	
ステップ② 6月19日～ ＊ステップ①から約3週間後		△
ステップ③ 7月10日～ ＊ステップ②から約3週間後	○	＊観光振興は県をまたぐものも含めて徐々に、人との間隔は確保 ＊GoToキャンペーンによる支援（7月下旬～）
【移行期間後】感染状況を見つつ、8月1日を目途 ＊ステップ③から約3週間後		○ ＊GoToキャンペーンによる支援

（5月25日付　政府対策本部資料6-1より抜粋）

これは、緊急事態宣言の解除後に人の移動が急激に増加することにより、再び感染が拡大することのないよう一定の移行期間を設けて外出の自粛を緩和しつつ、ステップを分けて段階的に社会経済の活動レベルを引き上げていくことを企図したものである。同様の趣旨で「イベント開催制限の段階的緩和の目安」及び「クラスター発生施設等に係る外出自粛や休業要請等の段階的緩和の目安」も示された。その上で、基本的対処方針には、再び感染の拡大が認められた場合には、「的確な経済・雇用対策を講じつつ、速やかに強い感染拡大防止対策等を講じる必要がある」と明記された。

2.4.　解除判断における専門家の関与

上記のとおり、政府は、5月14日、21日、25日の3段階に分け、諮問委員会の承認を得て緊急事態宣言を解除した。しかし、これらの解除の判断の適否について、専門家会議の提言は行われていない。すなわち、5月14日の第1段階の緊急事態宣言の解除に際しては、専門家会議が開催されているものの、同日に公表された専門家会議の提言においては、「緊急事態措置解除の考え方」として解除基準が言及されるにとどまり、39県を対象とする解除の適否についての専門家の見解は示されなかった。また、同月21日の第2段階の解除及び25日の第3段階の解除においては、専門家会議は開催すらされていない[26]。

さらに、5月当時、専門家会議の構成員は、その全員が諮問委員会の構成員を兼ねていたものの、同月14日の解除については、諮問委員会が開催される前から政府の解除方針が大きく報道されていた。そのため、諮問委員会の出席者は、「会議の前には方向性が見えていた」と振り返る[27]。この点について、諮問委員会の構成員である釜萢敏（かまやちさとし）日本医師会常任理事は、同日の諮問委員会において、「このような事態は、諮問委員をお引き受けしている者としては、とても責任が果たせませんし、国民は、今回のような運び方については、大変不信を抱くのではないかという懸念があります」と述べ、政府に対して改善を求めた。これに対して、池田達雄内閣審議官は、基本的対処方針の変更プロセスの中で「事前に会議情報が滲み出してしまった」と説明し、「今後、情報管理を徹底するように努めてまいります」と述べた。しかしながら、同月21日及び25日においても状況は変化せず、諮問委員会の開催前には依然として解除方針が決定されているかのような報道がなされていた。

その上、諮問委員会の開催にあたっては、多くの構成員に対しては政府から直前に資料がメールで送られてくるにとどまり、諮問内容に関する政府からの事前の説明はなく、諮問委員会の構成員同士で意見交換をする時間も十

---

[26]　なお、緊急事態宣言の解除権限は政府対策本部長に帰属し、同本部長は当該権限を行使するにあたって専門家会議の開催を要するわけではない（特措法第32条第5項）。
[27]　諮問委員会関係者ヒアリング

分に確保できなかった。そのため、諮問委員会の出席者は、当時の諮問委員会は「かなり儀式的ものであり、それぞれ当たり障りのない意見を言って終わる感じだった」、「非常に曖昧な議論で話が決まっていった」と語る[28]。実際に、緊急事態宣言の解除については、いずれも大きな反対が唱えられることのないまま政府案が承認された。

　このように、専門家会議のメンバーは、諮問委員会を通じて緊急事態宣言の解除の判断に関する議論に参加していたものの、その関与の程度は解除基準の策定の局面に比して小さかったといえる。

　その背景には、緊急事態宣言解除の局面では、①感染症の専門家による「前のめり」な姿勢が変化しつつあったことに加えて、②官邸側が政治主導で解除を進めたという事情がある。

①　専門家の姿勢の変化

　緊急事態宣言の解除を見据えた議論が開始されると、専門家の多くは、解除はあくまでも政府により判断されるものであることを強調する姿勢を見せるようになった。5月4日の専門家会議の提言においては、緊急事態宣言の解除は「政府において総合的に判断されるものである」として、判断の主導権が政府にあることをあえて明記している。

　また、この頃から、感染症の専門家からは、経済の専門家を交えて議論を行うべきである旨の意見も積極的に主張されるようになった。例えば、5月4日の専門家会議の提言には、「長期的な対策の継続が市民生活や経済社会に与える影響という観点からの検討も行う体制整備を進めるべきである」と記載されている。同日の諮問委員会においても、尾身会長が、「経済的なインパクトがどれだけというのは、我々はモニターする専門性はない」とした上で、経済の専門家の必要性を主張している。これを受けて、5月12日には、諮問委員会に4人の経済学者（大竹文雄大阪大学大学院教授、竹森俊平慶應義塾大学教授、井深陽子同大学教授、及び小林慶一郎東京財団政策研究所研究主幹）が追加されるに至った。

　このような専門家集団のスタンスの変化について、官邸スタッフは、自粛を緩和する局面になると「専門家の声が小さくなっていった。専門家と付き合ってみて分かったのは、きつくする方面では役に立つが、緩める方向では責任が持てない」と述べる[29]。専門家の一人も、専門家には「一番厳しめのことを言って、事故が起こらないようにしたい」、「責任逃れをしたい」という思いがあるが、そうすると緊急事態宣言を永遠に続けるといった議論に傾きがちなので、他の様々なリスクをも考慮した上で責任がある者が施策を発表することが重要であったと述懐する[30]。

---

[28]　諮問委員会関係者ヒアリング
[29]　官邸スタッフインタビュー
[30]　専門家会議関係者ヒアリング

　後に、専門家会議の構成員らは、「次なる波に備えた専門家助言組織のあり方について」と題する提言書を６月24日付けで公表する。専門家会議の"卒業論文"として位置付けられる上記提言書では、新型コロナウイルス感染症に対するこれまでの専門家会議の取り組みが「前のめり」という言葉で表現され、「外から見ると、あたかも専門家会議が政策を決定しているような印象を与えていたのではないか」と指摘されている。緊急事態宣言解除の場面は、正にこのような問題意識に基づき、専門家集団の姿勢に変化の兆しが見られた時期であったといえる。

②　政治主導の解除判断

「専門家の意見に従っていたら、一生解除できないと思った」[31]

　この言葉に表れているとおり、経済へのダメージに危機感を抱く官邸としては、専門家の意見に全面的に依拠して緊急事態宣言の解除判断を行うことで、解除のタイミングが遅れることへの懸念があった。

　官邸側がこのような懸念を強く抱いたのは、前述した緊急事態宣言の解除基準の策定の場面である。そして、この懸念は、上述のように感染症の専門家のスタンスが変化しつつあることや、諮問委員会に経済学者が追加されたことを踏まえても、大きな変化はなかった。緊急事態宣言解除に関する専門家間の議論について、官邸スタッフは、「諮問委員会に経済学者を４人入れたが、結局そこまで大きな意見は言えない」、「入れても方向性ががらっと変わるという話にならない」と評価した[32]。感染症の専門家の一人も、「科学者として譲れないところは固持していた」と語った[33]。官邸サイドから見れば、緊急事態宣言解除の局面において、依然として「感染症の専門家の壁」は厚かったのである[34]。

　そのため、前述した５月25日の諮問委員会の開催時期の決定に表れているように、官邸は、感染症の専門家による感染状況等に関するデータの分析を踏まえつつも、ある程度政治的な判断に基づいて緊急事態宣言の解除を推し進めた。「あの一瞬で解除できなかったら（８月になっても）未だにできていなかった」と関係者は吐露する[35]。

　このように、緊急事態宣言の解除の局面では、専門家のスタンスに変化がみられる中で、官邸側が政治主導で解除を進めたことにより、結果として解除判断への専門家の関与が小さくなったという経緯がある。

　安倍首相は、緊急事態宣言の解除を振り返り、「あれは一応うまくいった。

---

[31]　官邸スタッフインタビュー
[32]　官邸スタッフインタビュー
[33]　専門家会議関係者ヒアリング
[34]　官邸スタッフインタビュー
[35]　官邸スタッフインタビュー

専門家の方々は経済のことは考えないから、そこは政治家が責任を持つということ」と語った[36]。

36　安倍首相インタビュー、2020年9月11日

第6章　経済対策

　突如として世界を襲った新型コロナウイルス感染症の拡大は、我が国の経済全般にわたって甚大な影響をもたらした。安倍首相が「戦後最大の危機」と言っても過言ではないと表現する経済状況の中、政府は、感染拡大の抑止と経済ダメージの極小化の両立を目指し、幾度にもわたり、緊急的な対策を実施した。

　具体的には、新規感染者数が増大し、ピークを迎え、減少に転じるという一連の経過の中で、2020年2月に実施した第1弾の緊急対応策を皮切りに、4月7日には緊急事態宣言の発出と同時に緊急経済対策を閣議決定し、2019年の実質GDPの約2割に当たる事業規模108兆円の経済対策を実施することを決定した。さらに、5月27日には、これらに加えて、事業規模230兆円に上る世界最大級の経済対策を実施することを決めた。

　「経済再生こそがこれからも安倍政権の一丁目一番地であります」

　5月25日、安倍首相は、緊急事態宣言の全国における解除を発表した記者会見で、経済対策への意気込みをこのように表明した。

　本章では、新型コロナウイルス感染症に関して政府が実施した一連の経済対策の内容を概観するとともに、それらの経済対策が決定された経緯と背景について、事実関係を明らかにする。

1.　初動対応期における緊急経済措置

1.1.　緊急対応策

1.1.1.　第1弾の緊急対応策

　2020年2月13日、政府対策本部は、「国民の命と健康を守ることを優先に、当面緊急に措置すべき対応策」として、「新型コロナウイルス感染症に関する緊急対応策」を策定・公表した。コロナ危機における政府による初めての緊急の経済対策である。

　上記緊急対応策は、1月末に外務省が発表した中国を対象とする渡航制限により、多くの進出企業やその拠点が操業停止を余儀なくされ、中国と取引のある国内企業、インバウンド消費、サプライチェーン全体に大きな影響を与えたこと等を踏まえ、安倍首相の指示に基づいて取りまとめられたもので

あった。上記緊急対応策に係る予算は、2019年12月5日に閣議決定された「安心と成長の未来を拓く総合経済対策」に係る予算の一部を新型コロナウイルス感染症対策に組み替える形で充てられており、総額は153億円に上る。施策の内容は、主に、（1）帰国者等への支援、（2）国内感染対策の強化、（3）水際対策の強化、（4）影響を受ける産業等への緊急対応、（5）国際連携の強化等に大別される。

●第1弾の緊急対応策の概要

（1）　帰国者等への支援 　・帰国者等への受入支援（23.4億円） 　・防衛省による生活・健康管理支援（3.2億円）ほか	30億円
（2）　国内感染対策の強化 　・検査体制・医療体制の強化（30.6億円） 　・帰国者・接触者外来、接触者相談センターの設置（5.1億円） 　・検査キット、抗ウイルス薬・ワクチン等の研究開発（10億円） 　・国際的なワクチン研究開発等支援事業（10.7億円） 　・マスク生産設備導入補助（4.5億）ほか	65億円
（3）　水際対策の強化 　・有症者発生時の感染の拡大防止に必要な措置（30.2億円） 　・検疫体制の強化（3.4億円）ほか	34億円
（4）　影響を受ける産業等への緊急対応 　・コールセンターの設置（4.9億円） 　・雇用調整助成金（1億円）ほか	6億円
（5）　国際連携の強化等 　・アジア各国への検査体制充実への貢献（16.5億円） 　・NGOを通じた支援（1億円）ほか	18億円
合計	153億円

1.1.2.　第2弾の緊急対応策

　第1弾の緊急対応策の策定後、2020年2月24日に専門家会議が「これから1-2週間が急速な拡大に進むか、収束できるかの瀬戸際」と述べたことを皮切りに、安倍首相は、同月26日に大規模イベントの中止、延期又は規模縮小等の要請を表明し、翌27日には全国の小中学校、高等学校等の一斉休校の要請を表明した。これにより、休職・休業を余儀なくされる保護者やイベント関連会社等に大きな経済的ダメージが生じることが明らかとなり、また、急激な自粛モードの高まりによって観光関連企業、農林漁業者、その他の中小企業・小規模事業者を始めとする地域経済への影響も深刻化することが想定された。3月6日から8日にかけて実施されたNHKの世論調査においても、日本経済への影響を「大いに懸念している」が60%、「ある程度懸念している」が30%となり、懸念を示す回答が90%を占めるなど、国民の経済の先行きへの不安が増大していた[1]。

　このような状況を受けて、政府は、3月10日、第2弾の緊急対応策を公表

1　https://www.nhk.or.jp/kaisetsu-blog/700/423155.html

し、（1）感染拡大防止策と医療提供体制の整備、（2）学校の臨時休業に伴って生じる課題への対応、（3）事業活動の縮小や雇用への対応、（4）事態の変化に即応した緊急措置等の施策を取りまとめた上、資金繰り対策のため政府系金融機関を通じた1.6兆円規模の金融措置を講じた。第２弾の緊急対応策の予算規模は第１弾から大幅に増額され、4,308億円とされた。

●第２弾の緊急対応策の概要

（1）　感染拡大防止策と医療提供体制の整備 ・保健所や介護施設等における感染拡大防止策（107億円） ・需給両面からの総合的なマスク対策（186億円） ・PCR検査体制の強化（10億円） ・医療提供体制の整備（133億円） ・治療薬等の開発加速（28億円）ほか	486億円
（2）　学校の臨時休業に伴って生じる課題への対応 ・保護者の休暇取得支援等（助成金1,556億円、個人向け緊急小口資金等の特例207億円） ・放課後児童クラブ等の体制強化等（470億円） ・学校給食休止への対応（212億円） ・テレワーク等の推進（12億円）ほか	2,463億円
（3）　事業活動の縮小や雇用への対応 ・雇用調整助成金の特例措置の拡大（374億円） ・強力な資金繰り対策（782億円） ・観光業への対応（36億円）	1,192億円
（4）　事態の変化に即応した緊急措置等 ・WHO等による感染国等への緊急支援に対する拠出（155億円）ほか	168億円
合計	4,308億円

1.2.　生活不安に対応するための緊急措置

　2020年3月18日には、景気悪化への懸念が高まる状況を踏まえ、「生活不安に対応するための緊急措置」として追加的な緊急対応策が決定され、個人向け緊急小口資金等の特例の拡大、公共料金の支払の猶予、国税・社会保険料の納付の猶予、地方税の徴収の猶予が実施された。

　特に返済免除特約付き緊急小口資金による貸付は、休業等により収入の減少があり、緊急かつ一時的な生計維持のための貸付を必要とする個人事業主等の世帯に対して、生活への不安に対応するため、学校休業の有無にかかわらず、上限額を20万円とするものである。併せて、当座の生活費に切迫している場合については、より迅速に貸付を行うことが示された。

2.　緊急経済対策と第１次補正予算

2.1.　緊急経済対策及び第１次補正予算策定の経緯

　安倍首相は、2020年3月18日、「生活不安に対応するための緊急措置」の実施を公表するとともに、新型コロナウイルス感染症に伴う世界的な経済活動の縮小の「マグニチュードに見合うだけの必要かつ十分な経済財政政策」

が必要であると述べ、その具体策を立案するため、国民各層の幅広い有識者から集中的にヒアリングを実施することを表明した。ある経産省幹部が「集中ヒアリングを始めるときには施策のメニューが全部揃っていた状態ではなかった」と振り返るように[2]、この時点では経済対策のアイデアは固まっておらず、この集中ヒアリングは、政府が経済対策を立案するためのヒントを得るために実施されたものであった。

　集中ヒアリングは、3月19日から27日にかけて合計7回にわたって行われ、各業界の経営者だけでなく、フリーランスや個人事業主、就職活動中の学生、エコノミストなど、幅広い層の参加者が集められた。政府側からは、安倍首相を始めとする関係閣僚のほか、岸田文雄自民党政務調査会長及び石田祝稔公明党政務調査会長が参加しており、政府及びその関係者は、集中ヒアリングで得られた知見を参考にしながら、これと並行して、今後実施すべき経済対策を検討した。そして、最後のヒアリングが終了した翌日、3月28日の政府対策本部において、安倍首相は「重症化の防止が最優先ですが、その後は、日本経済を再び確かな成長軌道へと回復させていく」と述べ、感染拡大防止策と経済回復策を並行的に検討する姿勢を明らかにした。その上で、西村コロナ担当相に対し、（1）感染拡大防止策等の整備、（2）雇用の維持と事業の継続、（3）次の段階としての官民を挙げた経済活動の回復、（4）強靱な経済構造の構築及び（5）今後への備えを5つの柱とする緊急経済対策を今後10日のうちに取りまとめるよう指示し、その後速やかに令和2年度補正予算（第1次補正予算）を国会に提出する予定であることを示した。

　3月31日、経済財政諮問会議[3]が開催され、緊急経済対策の内容が議論された。この経済財政諮問会議において、同会議の民間議員らは、感染の終息を早期化し、その間の雇用・家計・事業を国が守る段階である「緊急支援フェーズ」と、感染の終息後、反転攻勢に向けた需要喚起と社会変革の推進を図る段階である「V字回復フェーズ」からなる緊急経済対策案を提示し、個人事業主を含む中小企業・小規模事業者等に対する新たな給付金の創設の必要性等を唱えた。また同日、自民党及び公明党がそれぞれ独自に取りまとめた経済対策の提言が政府に提出され、雇用調整助成金の更なる拡充、フリーランスを含む個人事業主に対するセーフティネットの構築、地方自治体が独自に使用可能な交付金の創設等の検討等が要請された[4]。

　政府内部には、新型コロナウイルス感染症に関する経済対策の議論について統一的に管理・監督する役割を担う特別の部署等はなく、厚労省や経産省、自民党など、関係するそれぞれの主体が、各主体が管轄する施策の拡充等を

[2]　経産省幹部ヒアリング
[3]　経済財政諮問会議は、内閣府設置法第18条に基づき、内閣総理大臣の諮問に応じて経済全般の運営の基本方針等、経済財政政策に関する重要事項についての調査審議を行うために設置された機関である。
[4]　公明党は、この時提出した提言において、1人当たり10万円の現金給付を要望していた。

個別に模索し、最終的には官邸がこれらを選別し、取りまとめ、決定していたのが実情であった。ある経産省幹部は、このような政府内部での政策立案状況について、「政府の中はものすごい競争状態であった」と振り返り、様々な提案が、菅官房長官や西村コロナ担当相、岸田政調会長や公明党などの種々のルートを介して官邸に提案され、淘汰されていく様子を表現した[5]。また、これらの経済対策に関する議論は、当初から予算に関する議論と一体的に行われており、対策の内容と予算が同時に検討されていた。ある財務省幹部は「一番説明する人が一番考える必要がある」と述べ、新型コロナウイルス感染症に関する予算の策定においても、特に金額の大きな施策については、官邸が大きな役割を担っていたことを説明している[6]。

　以上の経緯を経て、政府は、集中ヒアリングの結果、各省庁からの提案、経済財政諮問会議並びに自民党及び公明党による提言等を踏まえ、4月7日、安倍首相の指示から僅か10日間という異例のスピードで「新型コロナウイルス感染症緊急経済対策」を策定し、第1次補正予算とともにこれを閣議決定した。

　なお、上記のとおり、緊急経済対策及び第1次補正予算は、必ずしも最初から緊急事態宣言の発出を見据えて検討・策定されたものではなかった。しかし、ある官邸スタッフが、「緊急事態宣言にも対応したものになるように、8割9割固まっていたものを修正した」と振り返るとおり[7]、最終的には両者は一体的なパッケージとして発信されることとなった。実際、安倍首相は、正に緊急事態宣言の発出を表明した記者会見において、緊急経済対策及び第1次補正予算が戦後最大の危機に直面しつつある日本経済の中で「雇用と生活は断じて守り抜いていく」ための施策であり、危機を乗り切るために考え得る政策手段を総動員した結果であることを強調した。

2.2.　緊急経済対策及び第1次補正予算の概要等

　2020年4月7日に閣議決定された第1次補正予算（4月20日変更後）の概要は以下のとおりである。

5　経産省幹部ヒアリング
6　財務省幹部ヒアリング
7　官邸スタッフインタビュー

●第1次補正予算の概要

（1）感染拡大防止策と医療提供体制の整備及び治療薬の開発 　・アビガンの確保（139億円） 　・治療薬・ワクチン等の研究開発（516億円） 　・新型コロナウイルス感染症対応地方創生臨時交付金（仮称） 　　（10,000億円）	18,097億円
（2）雇用の維持と事業の継続 　・雇用調整助成金の特例措置の拡大（690億円） 　・中小・小規模事業者等に対する新たな給付金（23,176億円） 　・全国全ての人々への新たな給付金（128,803億円）	194,905億円
（3）次の段階としての官民を挙げた経済活動の回復 　・"Go To" キャンペーン事業（仮称）（16,794億円）	18,482億円
（4）強靭な経済構造の構築 　・サプライチェーン対策のための国内投資促進事業費補助金 　　（2,200億円） 　・公共投資の早期執行等のためのデジタルインフラの推進（178億円） 　・中小企業デジタル化応援隊事業（100億円）	9,172億円
（5）新型コロナウイルス感染症対策予備費	15,000億円
合計	255,655億円

　緊急経済対策及び第1次補正予算には、感染拡大防止策と医療提供体制の整備及び治療薬の開発の観点から、アビガン確保とワクチン等の研究開発が目指されたほか、後に自治体ごとの実質的な休業補償の財源となる地方創生臨時交付金の交付が盛り込まれた。

　また、雇用の維持と事業の継続の観点からは、更に雇用調整助成金が拡充され、いわゆる非正規労働者も対象とされた上、事業主が労働者を解雇せず、雇用を維持した場合には、中小企業については従業員に支払った休業手当の10分の9（拡充前は5分の4）、大企業については4分の3（拡充前は3分の2）の助成金が支給されるなどの措置[8]がとられた。さらに、新型コロナウイルス感染症で影響を受けたフリーランスを含む個人事業主及び中小事業者等の事業の継続を支え、再起の糧とする目的で、5月1日に新たに「持続化給付金」が創設され、中堅・中小企業は上限200万円、個人事業主は上限100万円の範囲内で、一定の要件の下、前年度の事業収入からの減少額が給付される制度が整備された[9]。ある財務省幹部は、「雇用の維持と事業の継続」は感染拡大の防止と並ぶ対策の柱であり、雇用の維持のためには事業の継続が不可欠であって、両者は不可分一体的な施策であったと述べている[10]。

　加えて、次の段階としての官民を挙げた経済活動の回復の観点からは、目

8　この措置は、6月に更に拡充され、中小企業については最大10割の助成が受けられるようになった。

9　持続化給付金は、5月22日に、創業間もないスタートアップ企業及びいわゆるフリーランス事業者も対象に加える旨の拡充がなされた。さらに6月12日、後述のとおり令和2年度第2次補正予算が成立し、持続化給付金事業に約1兆9,400億円が積み増しされると、29日より、これまで対象とされていなかった「主たる収入を雑所得・給与所得で確定申告した個人事業者」及び「2020年1月から3月の間に創業した事業者」が対象に追加された。なお、持続化給付金は、9月14日現在で約332万件の中小企業・個人事業者に給付されており、給付額は約4.3兆円に達している。

10　財務省幹部ヒアリング

玉施策として"Go To"キャンペーン事業に関する予算が見込まれた。なお、この"Go To"キャンペーン事業に関しては、緊急経済対策においてもその実施時期が明示されていないが、財務省幹部によれば、緊急経済対策を立案していた当初は５月の大型連休にこれを実施したいとの希望を持っていた。しかし、感染状況の拡大から早い段階でこれを諦め、次いで夏休みシーズンに合わせて全国的に実施することが模索されたものの、そのアイデアも、４月上旬頃には困難であると考えられるに至った[11]。上記の財務省幹部は、このような新型コロナウイルス感染症に関する経済対策について、感染状況の予測が正確に行えない中、経済対策や予算について審議をしている時点と予算が通ってそれらを実行する時点において、社会の状況が大きく変わってしまうことの難しさを指摘している[12]。

　強靱な経済構造の構築のために、デジタルインフラの推進やサプライチェーン対策のための国内投資促進事業費補助金のための予算が計上されたことも、第１次補正予算の特徴である。新型コロナウイルス感染症の世界的な流行により、国境を越えて構築された、生産（素材・中間財・完成品）や物流のサプライチェーンが人為的に途絶され、中でも緊急対応に必要な医療資機材の不足、特にマスク、手袋、消毒液などの医療資機材の供給不足が日本でも深刻な問題となった。上記補助金は、このような問題を克服するため、海外生産拠点の分散化や、日本国内への生産回帰、国内生産拠点の集中度が高い製品の生産体制を整備する日系企業を支援することを目的として創設されたものであり、サプライチェーン強化のための取り組みを行う一定の条件を満たした企業に対し、上限150億円までの補助を行うものであった。各国でマスクや防護服など医療物資の輸出を規制する動きが相次いだ中、国内におけるサプライチェーンの強化は重要な施策の一つであり、安倍首相も、４月29日の参議院予算委員会において、マスクを始めとした国民の健康に関わる重要な物資について、そのサプライチェーンを国内で確保することが重要であると述べている。この補助金の公募期間は、５月22日から７月22日であり、この間に合計1,670件（先行審査受付分を除く）の応募があったが、７月17日、先行審査分として57件の事業が採択されている。

　なお、４月７日に発出された緊急事態宣言を受け、同宣言の対象となった地方自治体では、東京都が４月10日に休業要請対象施設を公表したことを皮切りに、次々に事業者に対する休業要請が実施され、これに合わせて、複数の自治体で独自の休業補償が行われるに至った[13]。しかし、上記のとおり、緊急事態宣言の発出とほぼ同時に閣議決定された緊急経済対策及び第１次補正

11　実際にGo Toキャンペーンが開始されたのは７月22日であるが、東京都を目的地とする旅行と東京都在住者の旅行は10月１日に開始することとされた。

12　財務省幹部ヒアリング

予算には「休業補償」に関する費目がなく、むしろ安倍首相は「休業に対して補償を行っている国は世界に例がない」などと述べて、国が主体となった休業補償を行うことを否定していた。この点につき、ある財務省幹部は、そもそも企業が休業によって被る損失を算出することは困難であり、厳密な意味での"休業補償"は実施できない一方、持続化給付金など、事業の継続のための施策は既に用意されていたので別途の補償は必要ないと考えていたと、その背景を説明している[14]。NHKが4月10日から12日にかけて実施した世論調査では、政府の緊急経済対策を「評価する」との回答が「評価しない」との回答を上回ったものの、外出自粛に伴う事業者の損失を国が補償することへの賛否については、「賛成」が76%、「反対」が11%となり、こうした休業補償のあり方についての政府の考えが十分国民に浸透していなかったことを示唆している[15]。

2.3. 第1次補正予算案の変更

2.3.1. 特別定額給付金と第1次補正予算案の変更

上述のとおり、2020年4月7日に閣議決定された第1次補正予算案では、雇用の維持と事業の継続の観点からの施策の一つとして「全国全ての人々への新たな給付」が盛り込まれており、これについて政府は、同日、年収が一定以上減少することが見込まれる世帯等を対象として、1世帯当たり30万円の「生活臨時支援金（仮称）」を給付することを決定した。しかし、それから僅か10日後である同月17日、政府は突如当初の決定を破棄し、生活臨時支援金（仮称）に替えて、国民全員に一律10万円の「特別定額給付金」を給付することを表明した。この決定に伴い、既に閣議決定されていた補正予算案の組み替えが必要となったが、これは極めて異例な事態であった。

生活臨時支援金（仮称）の枠組みは、4月3日の安倍首相と岸田自民党政調会長との会合でまとまった。政府は、この方針を緊急経済対策にも組み込むこととし、雇用調整助成金及び持続化給付金とともに、「雇用の維持と事業の継続」のための柱の一つとした。こうした中、生活臨時支援金（仮称）を巡る事態が一変したのは、同月14日の夕方だった。二階俊博自民党幹事長が突如緊急記者会見を開き、「一律10万円の現金給付を求めるなどの切実な声があります」などと述べた上で、「自民党としても、政府に強力に申し入れを行」うことを発表したのだった。二階幹事長は、この記者会見の中で、「国民

---

13 例えば、東京都は、2020年4月10日の小池知事の記者会見において、休業要請に応じた一定の事業者に対し、1事業所当たり50万円（1社で複数事業所を保有する場合は上限100万円）の感染防止協力金を給付する方針を公表している。

14 財務省幹部ヒアリング。他方で、ある官邸スタッフは、本音では居酒屋には休業補償を出してもいいと考えていたものの、"グレーな業界"にまで公金を流すことの是非について懸念があった旨述べている（官邸スタッフインタビュー）。

15 https://www.nhk.or.jp/kaisetsu-blog/700/427485.html

に安心の気持ちを持ってもらうため」に10万円の一律給付が必要であるとの
説明をしたが、その背景には、生活臨時支援金（仮称）の給付要件が複雑で
分かりにくいなどとの国民からの批判が存在していた[16]。

　このような二階幹事長からの突然の表明に対して鋭く反応したのは、連立
与党の公明党であった。公明党は、3月の時点で1人当たり10万円の給付の
必要性を主張していたが、政府から生活臨時支援金（仮称）の決定が発表さ
れると、同党の石田政務調査会長が「安倍首相がさまざま考え、自民党の岸
田政務調査会長との話し合いの中で結論を出したのではないか」と述べて一
定の理解を示し、最終的には政府の生活臨時支援金（仮称）の考えを容認し
ていた。しかし、二階幹事長の会見の中で自民党が政府に対して一律10万円
給付を求める考えを表明すると、公明党も再度政府に対し、10万円の一律給
付を求める立場を明らかにした。公明党のホームページによれば、二階幹事
長の会見から一夜明けた翌15日午前中、山口那津男公明党代表は官邸を訪れ、
「所得制限なしで1人10万円の一律給付をスピーディーに行う対応こそ国民
から支持されるに間違いない。決断してもらいたい」と安倍首相に迫った。
その後も山口公明党代表は、同日午後及び翌16日朝に安倍首相に電話をし、
「2次補正予算の編成を待っていては手遅れになる。今、決断すれば、1次補
正予算の月内成立に間に合い、早い支給が可能だ」と直談判を続けたという[17]。

　生活臨時支援金（仮称）を取りやめ、10万円の一律給付を実現するために
は、既に閣議決定した第1次補正予算案を組み替える必要があり、官邸は、
当初これに否定的な態度を示していた。また、自民党の中には、10万円の一
律給付については理解を示しつつも、既に閣議決定した第1次補正予算案を
成立させ、生活臨時支援金（仮称）を給付した後に、改めて10万円の一律給
付を実施すべきとの声もあった。安倍首相は、4月16日、最終的に補正予算
を組み替え、臨時支援金（仮称）を取りやめ、国民1人当たり一律に10万円
を給付することを決断した。この決断の背景について、ある官邸スタッフは
「一回決めたことを覆すことのダメージよりも、そのまま押し通すことのダメ
ージのほうが大きいと判断した」と当時を振り返る[18]。また、経産省幹部は、
減収が見込まれる世帯に対する30万円の給付に比べ、全国民に対する10万
円の一律給付の方が遙かに大きな予算を必要とすることから「どうしても10
万円が必須であれば30万円をやめる」以外の選択肢はなかったと説明してい
る[19]。他の官邸スタッフによれば、このとき安倍首相は「社会の不満が鬱屈
しているときは、政治の判断をしなければならない。」と語ったという[20]。

16　NHKが4月10日から3日間行った世論調査では、「（生活支援臨時給付金を）あまり評価しない」、「まっ
　　たく評価しない」が合わせて50％に上っていた（https://www.nhk.or.jp/senkyo/shijiritsu/
　　archive/2020_04.html）。
17　https://www.komei.or.jp/komeinews/p107210/
18　官邸スタッフインタビュー
19　経産省幹部ヒアリング
20　官邸スタッフインタビュー

　安倍首相は翌17日に記者会見を開き、「ウイルスとの闘いを乗り切るためには、何よりも、国民の皆様との一体感が大切です。……その思いで、全国全ての国民の皆様を対象に、一律に1人当たり10万円の給付を行うことを決断いたしました。」と述べ、同日に表明された緊急事態宣言の全国拡張と特別定額給付金とを結びつけて説明し、緊急事態宣言における国民の更なる協力を呼びかけた。

　4月20日、特別定額給付金対応のため、組み替えられた補正予算案が改めて閣議決定されると、同予算案は、同月27日に国会提出・審議が行われ、その僅か3日後である30日、異例の早さで成立に至った[21]。

2.3.2.　特別定額給付金の仕組み等

　特別定額給付金は、基準日となる2020年4月27日に住民基本台帳に記録されている全ての者に対し、一律に1人当たり10万円を給付する制度であり、その運営は総務省から地方公共団体に委託されている。特別定額給付金を受領するためには、受給対象者から申請を行う必要があり、申請をしなければ支給されない仕組みとなっているが、これは、不要な人には辞退してもらうという発想を背景にしたものであった。

　特別定額給付金は、マイナンバー・カードを使用することでオンライン申請が可能であったが、国が受け付けた申請情報と自治体が管理する住民情報とを紐付ける特定の仕組みを国が用意していたわけではなく、オンライン申請情報を基にどのように特別定額給付金を支給するかという具体的な処理方法は、各自治体に委ねられていた。そのため、独自に申請情報と住民情報とを紐付けるシステムを設けた自治体があった一方で、そういったシステムを持たず、手作業で申請情報から特定の住民を割りだした上で、当該住民の住民基本台帳の情報を基に、特別定額給付金の支給状況を確認する処理を行っていた自治体もあった。ある内閣官房関係者によれば、当初はマイナンバー・カードを使用しない方法での電子申請を検討していたものの、高市総務相らの政治判断によってマイナンバー・カードを使用することとなり、このことが、特に後者のような自治体における混乱を招いたなどと当時を振り返る。

　なお、9月11日時点において、特別定額給付金に割り振られた事業予算の約99.3％に該当する約12.65兆円分の給付が完了している。

21　組み替えられた補正予算は、当初の補正予算案に比べ、「雇用の維持と事業の継続」の予算が約8兆9,000億円増額されたものだった。

3.　経済活動再開に向けた対策と第２次補正予算

3.1.　経済活動再開に向けた「新しい生活様式」と業種別ガイドライン

　2020年５月になり、緊急事態宣言の解除を見据えた議論が開始されるようになると、いかに感染拡大を防止しつつ、経済活動を再開するかが課題となった。

　５月１日に開催された経産省の産業構造審議会成長戦略部会では、「感染拡大防止と経済活動を両立する『新たな手法』」について議論が行われ、足下の政策を進めながら、ポストコロナの時代の業態のあり方を検討すべきであることが指摘されている[22]。また、同日の専門家会議でも、新型コロナウイルス感染症と共に生きていく社会を前提とした新しい生活様式の必要性が指摘された。

　そこで、政府がとった方針は、各業界に対して感染予防対策のガイドラインの策定を依頼することで、企業等が当該ガイドラインに沿って自主的に感染予防対策に取り組むことを促すというものであった。その背景には、企業等にとって、感染予防対策を講ずることは、事業活動を行う上での顧客等に対する一種の信用性（credibility）の証明になることから、規制的な手法で感染予防を強制するよりも、企業等の事業活動に向けた自助や業界共助の努力を活かす手法の方が適するという価値判断があった。

　このような政府の意向を受けた専門家会議は、５月４日、「新しい生活様式」の実践例を示した上で、業種ごとのガイドライン等の作成の必要性を強調し、ガイドライン作成にあたっての基本的な考え方と留意点を提言した。具体的には、「提供しているサービスの内容に応じて、新型コロナウイルス感染症の主な感染経路である接触感染と飛沫感染のそれぞれについて、従業員や顧客等の動線や接触等を考慮したリスク評価を行い、そのリスクに応じた対策を検討する」とされた上で、各業界に共通する留意点として、感染対策の例（消毒、マスクの着用等）が示されている。

　これを受け、同日、政府対策本部は、業種や施設の種別ごとにガイドラインを作成するなどの「自主的な感染防止のための取組」を進めることを決定した。

　なお、専門家会議が示した「新しい生活様式」については、「箸の上げ下げまでお上に指示される」などとして一部から批判を浴びた。この点について専門家の一人は、「新しい生活様式」は業種ごとのガイドラインを作成するにあたっての基本的な考え方を示す趣旨で提言に入れ込んだものであったが、個人向けと業界向けを明確に区別できていなかったことは「失敗だった」と振

---

[22]　なお、上記成長戦略部会には、押谷仁氏も出席し、「社会経済への影響を最小限にしながら、いかにしてこのウイルスの感染拡大のスピードを最大限抑えていくかということが、このウイルスに対峙する一番大事なことなのだと思っています」と発言している。

「新しい生活様式」の実践例

（1）一人ひとりの基本的感染対策

感染防止の３つの基本：①身体的距離の確保、②マスクの着用、③手洗い

- □人との間隔は、できるだけ２m（最低１m）空ける。
- □遊びにいくなら屋内より屋外を選ぶ。
- □会話をする際は、可能な限り真正面を避ける。
- □外出時、屋内にいるときや会話をするときは、症状がなくてもマスクを着用
- □家に帰ったらまず手や顔を洗う。できるだけすぐに着替える、シャワーを浴びる。
- □手洗いは30秒程度かけて水と石けんで丁寧に洗う（手指消毒薬の使用も可）

※　高齢者や持病のあるような重症化リスクの高い人と会う際には、体調管理をより厳重にする。

移動に関する感染対策

- □感染が流行している地域からの移動、感染が流行している地域への移動は控える。
- □帰省や旅行はひかえめに。出張はやむを得ない場合に。
- □発症したときのため、誰とどこで会ったかをメモにする。
- □地域の感染状況に注意する。

（2）日常生活を営む上での基本的生活様式

- □まめに手洗い・手指消毒　　□咳エチケットの徹底　　□こまめに換気
- □身体的距離の確保　　□「３密」の回避（密集、密接、密閉）
- □毎朝で体温測定、健康チェック。発熱又は風邪の症状がある場合はムリせず自宅で療養

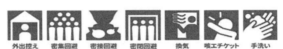

外出控え　密集回避　密接回避　密閉回避　換気　咳エチケット　手洗い

（3）日常生活の各場面別の生活様式

買い物
- □通販も利用
- □１人または少人数ですいた時間に
- □電子決済の利用
- □計画をたてて素早く済ます
- □サンプルなど展示品への接触は控えめに
- □レジに並ぶときは、前後にスペース

娯楽、スポーツ等
- □公園はすいた時間、場所を選ぶ
- □筋トレやヨガは自宅で動画を活用
- □ジョギングは少人数で
- □すれ違うときは距離をとるマナー
- □予約制を利用してゆったりと
- □狭い部屋での長居は無用
- □歌や応援は、十分な距離かオンライン

公共交通機関の利用
- □会話は控えめに
- □混んでいる時間帯は避けて
- □徒歩や自転車利用も併用する

食事
- □持ち帰りや出前、デリバリーも
- □屋外空間で気持ちよく
- □大皿は避けて、料理は個々に
- □対面ではなく横並びで座ろう
- □料理に集中、おしゃべりは控えめに
- □お酒、グラスやお猪口の回し飲みは避けて

冠婚葬祭などの親族行事
- □多人数での会食は避けて
- □発熱や風邪の症状がある場合は参加しない

（4）働き方の新しいスタイル

- □テレワークやローテーション勤務　□時差通勤でゆったりと　□オフィスはひろびろと
- □会議はオンライン　□名刺交換はオンライン　□対面での打合せは換気とマスク

※　業種ごとの感染拡大予防ガイドラインは、関係団体が別途作成予定

（5月4日専門家会議提言資料より抜粋）

り返る[23]。

　その後、関係省庁と各業界団体等が協働してガイドラインの策定にあたり、39県を対象として緊急事態宣言が解除された5月14日には、内閣官房の新型コロナウイルス感染症対策ページにおいて、全19業種81件[24]のガイドラインが一覧化された「業種ごとの感染拡大予防ガイドライン」が公表される

23　専門家会議関係者ヒアリング
24　その後、2020年9月24日時点では、23業種169件のガイドラインが公表されている。

に至った。

　このように感染拡大防止のために法規制により事業者の経済活動を制約するのではなく、業界団体による自助・共助の業界ガバナンスを活用したソフトロー的な手法により経済活動の抑制を図ったのも、日本の特徴的なアプローチの一つであった。西村コロナ担当相は、「日本モデル」の特徴の一つとして、「日本は民主的なやり方、非常にリベラルなやり方で収束させた」ことを挙げ、上記ガイドラインは、リベラルな手法に基づき感染防止と経済活動を両立することができた「典型例」であると評する[25]。

3.2.　第2次補正予算の編成

　緊急事態宣言の解除に向けた議論が行われる時期には、自粛期間の長期化に伴い、追加の経済対策についても議論が行われた。

　第1次補正予算の編成時、政府は第2次補正予算を編成することは予定していなかった。しかし、感染拡大により緊急事態宣言の延長方針が固まり、政府に対して追加の経済対策を求める声が高まるとともに、第1次補正予算が成立した2020年4月末には、既に政府内でも更なる対策の検討の必要性が認識され始めていた。財務省幹部は、「1次補正でいろんな策を講ずれば、当然それで助かった人はいいけれども、『私は助かっていない』ということが次から次へと起きてくる」、「その議論になると、確かにこれは手当てをしなければいけないかなと思う部分があった」と振り返る[26]。

　また、4月30日には、野党各党が、政府に対し、特別定額給付金を含む経済施策の早期執行と緊急事態宣言の延長を踏まえた追加の対策を求め、その翌日には、議員連盟「日本の未来を考える勉強会」が「真水100兆円」の第2次補正予算の編成を提言した。5月8日には、自民党及び公明党が、安倍首相に対し、感染拡大により家賃の支払いが困難になった中小企業・個人事業主に対する給付金の創設や地方創生臨時交付金の拡充等を申し入れた。

　このような動向を受けた政府・与党は、大型連休明けの5月12日、当時会期中であった第201回通常国会で第2次補正予算の成立を図る方針を固め、安倍首相は、同月14日、麻生財務相に対して第2次補正予算の編成を指示した。なお、5月14日に開催された諮問委員会では、新たに4人の経済の専門家が参加したが、これらの専門家は、第2次補正予算の編成に関与していたわけではない。専門家会議と諮問委員会では主に感染症対策の提言・諮問が行われており、そこでの議論は経済対策の立案において必ずしも大きな判断要素にはなっていなかった。専門家で議論されるアジェンダと経済対策のアジェンダは融合せず、「一つの物語が作られる場所がなかった」と政府関係者は振り返る[27]。

---

[25]　西村コロナ担当相インタビュー、2020年9月15日
[26]　財務省幹部ヒアリング
[27]　経産省幹部ヒアリング

　その後、自民党の政務調査会は、第2次補正予算に向けた提言を取りまとめ、5月21日に安倍首相へ提出した。当該提言においては、第1次補正予算の基となった「新型コロナウイルス感染症緊急経済対策」の策定時から「状況はすでに変化している」とされ、「V字回復」から「U字回復」の長丁場も視野に入れた基本シナリオの更新の必要性が指摘されている。その上で、雇用調整助成金・持続化給付金の拡充や家賃支援制度の創設、資金繰り支援の充実化等の具体的施策が提言され、これに加え「大胆かつ強大な有事における予備費」を準備すべきことが記載されている。

　当時、新規感染者数が大幅に減少していたことから、政府内では、「これほどまでの対策は不要ではないか」という声も上がっていた[28]。しかし、自民党の提言を受けて、政府は、緊急事態宣言が全面解除された2日後の5月27日、当該提言を下敷きにした第2次補正予算案を閣議決定した。その概要は、以下のとおりである。

●第2次補正予算の概要

(1)　雇用調整助成金の拡充等	4,519億円
(2)　資金繰り対応の強化 ・中小・小規模事業者向けの融資（88,174億円） ・中堅・大企業向けの融資（4,521億円） ・資本性資金の活用（23,692億円）	116,390億円
(3)　家賃支援給付金の創設	20,242億円
(4)　医療提供体制等の強化 ・新型コロナウイルス感染症緊急包括支援交付金（22,370億円） ・医療用マスク等の医療機関等への配布（4,379億円） ・ワクチン・治療薬の開発等（2,055億円）ほか	29,892億円
(5)　その他の支援 ・地方創生臨時交付金の拡充（20,000億円） ・低所得のひとり親世帯への追加的な給付（1,365億円） ・持続化給付金の対応強化（19,400億円） ・その他（6,363億円）	47,127億円
(6)　新型コロナウイルス感染症対策予備費	100,000億円
合計	318,171億円

　雇用維持の観点からは、雇用調整助成金が拡充（日額上限の8,330円から1万5,000円へ引き上げ、適用期間を6月末から9月末へ延長）されるとともに、従業員が雇用主（企業）を介さずに申請できる新設の給付金が創設された。

　事業の継続の観点からは、実質無利子・無担保融資が大幅に拡充されたほか、事業者の家賃を補助する家賃支援給付金が創設された。また、サプライチェーン毀損への対応やテレワーク環境の整備、コロナ対策のための換気設備の改修や消毒・清掃、飛沫防止対策等を講じる小規模事業者に対し、100

万円を上限とする小規模事業者持続化補助金（コロナ特別対応型）が新設された。これは、「withコロナ」の社会に適合的な事業に補助金を交付することにより、今後の経済の発展に望ましい事業の出現と維持を狙ったものであった。

　さらに、資金繰り支援の関連では、危機対応融資スキームに加え、金融機能強化法に基づく民間金融機関に対する資本参加スキームの期限の延長、資本性資金の活用等が盛り込まれている。

　加えて、第２次補正予算案では、10兆円もの予備費が計上されている。リーマンショック後の2009年度及び2010年度に計上された予備費がそれぞれ１兆円であり、東日本大震災を受けた2011年度の第２次補正予算における予備費が8,000億円であったことからすれば、10兆円の予備費がいかに異例であるかは多言を要しない。この点については野党から「財政民主主義の観点から問題だ」と大きな批判が浴びせられたが、最終的には政府が使途を事前に説明することで与野党が合意するに至った。

　これを受けて、麻生財務相は、６月８日、国会において財政演説を行い、次のように述べた（下線筆者）。

　　新型コロナウイルス感染症は、内外経済に甚大な影響をもたらしております。今後とも、感染拡大の防止の取組を進めつつ、社会経済の活動レベルを引き上げていくことになりますが、完全な日常を取り戻すまでには時間を要することが想定されます。こうした中、引き続き、<u>困難な状況にある国民・事業者の方々をしっかりと支え、雇用と事業と生活を守り抜くとともに、次なる流行のおそれに万全の備えを固めていかなければなりません</u>。このような考えに基づき、令和２年度第１次補正予算を強化するため、財政支出約73兆円、事業規模約117兆円の令和２年度第２次補正予算を編成いたしました。

　（中略）なお、新型コロナウイルス感染症対策予備費の10兆円の追加につきましては、まず、第２波、第３波が襲来し、事態が大幅に深刻化した場合には、少なくとも５兆円程度の予算が必要になると考えているところです。その内訳につきましては、ある程度の幅をもってみる必要はありますが、<u>第一に、雇用調整助成金など雇用維持や生活支援の観点から１兆円程度、第二に、持続化給付金や家賃支援給付金など事業継続の観点から２兆円程度、第三に、地方自治体向けの医療・介護等の交付金など医療提供体制等の強化の観点から３兆円程度</u>が必要になるのではないかと考えております。

　その上で、今後の長期戦の中では、事態がどのように進展するかにつきまして、予見し難いところが大きいと考えております。このため、ど

のような事態が起こったとしても、迅速かつ十分に対応できるよう、万
全を期すため、更に5兆円程度の予備費を確保することとしたものであ
ります。

6月12日、第2次補正予算は、国会において政府案どおりに可決、成立し
た。その一般会計の追加歳出総額は、補正予算としては過去最高額となる31
兆9,114億円であり、事業規模は117兆1,000億円に上る。安倍首相は「空
前絶後の規模、世界最大の政策によって、この100年に一度の危機から日本
経済を守り抜きます」と表明した。

しかし、大規模な支出が及ぼす財政規律の乱れを懸念する声は後を絶たな
い。第2次補正予算の財源は全て国債の発行で賄われ、2020年度の新規国債
発行予定額は90.2兆円となり、国債依存度は56.3%と過去最高を記録する。
財務省幹部は、「必要なものはあるけれど、優先度が必ず低くなっているもの
があるので、それをやめるのが最大の課題で、そこが本当に正直に言うとで
きていない」、「正にその分だけ優先度が低いという判断をしたというのを、
いろんな意味で評価してあげるようなシステムがない限り、ずっとそういう
ことは続いてしまうと思います」と語った[29]。

29　財務省幹部ヒアリング

第7章　**PCR等検査**

新型コロナウイルス感染症の感染拡大に伴う国民の不安の高まりを背景として、国内外から、政府に対し、PCR等検査体制の強化やPCR等検査の対象者の範囲の拡大等を求める声が上がった。しかしながら、検査分析能力の強化や保険適用の行政検査の導入等のPCR等検査体制の強化に向けた政府の取り組みにもかかわらず、必要な検査を実施できない事例が発生し、安倍首相は、これをPCR等検査の「目詰まり」と表現した。また、政府は、当初は無症状者に対してPCR等検査を実施しておらず、無症状者に対するPCR等検査が「必要な検査」に当たるか否か、また、どの範囲で「必要な検査」に当たるかについては、国民の間のみならず、政府内においても、見解の相違が見られた。

本章では、2020年1月から7月のPCR等検査に関する政府の対応がどのように変遷していったかを明らかにする。具体的には、政府がPCR等検査体制の強化に向けてどのような取り組みを行ったか、政府が国内のPCR等検査の対象者の範囲をどのように定義及び変更したかという点の事実経緯を明らかにしていく。

1.　PCR等検査の概要

1.1.　PCR等検査を巡る時系列

「2月・3月以来、PCR検査という我々検査機関の中の専門用語のような言葉が、国民的な用語になるくらい、非常に関心を呼んでいる」。四宮博人地方衛生研究所全国協議会副会長が2020年8月7日に日本記者クラブで行われた記者会見で述べた言葉に象徴されるように、新型コロナウイルス感染症の感染拡大に伴い、PCR検査（polymerase chain reaction test、その他の遺伝子増幅検査及び抗原検査と併せて、「PCR等検査」という）に対する国民の関心が高まった。それは、新型コロナウイルス感染症に対する特効薬がなく、国民の不安が広がる一方、PCR検査が国内流行初期において新型コロナウイルスを検出できる唯一の検査法であったためである。

しかしながら、国内のPCR等検査の実施件数は、当初から少なく、その後も増加のペースは遅かった。厚労省が公表したオープンデータによれば、PCR等検査の1日当たりの実施件数の過去7日間平均が1,000件を超えたのは2月26日、5,000件を超えたのは4月7日、10,000件を超えたのは7月9日であった。また、PCR等検査の過去7日間の結果に基づく陽性率は、3月

29日に5%を超え、4月12日には7.48%に達し、4月25日に5%を下回った。陽性率を5%以下に抑えることが死亡率の増加を抑えることに繋がることは、第1部第1章で述べたとおりであり、3月下旬から4月中旬まで、PCR等検査の実施件数の増加が新型コロナウイルス感染症の検査需要の増加に追いつかない事態が発生したことがうかがえる。

その結果、例えば、3月下旬以降、感染者数が急増した大都市部を中心に、検査待ちが多く報告されるようになった。また、医師が必要と判断したにもかかわらず、保健所の判断によりPCR等検査が実施されない事例が発生した[1]。病院及び介護施設内における集団感染の事例の一部は、PCR等検査により早期診断がなされなかったことが感染拡大の一因として指摘されている[2]。そのため、国内では、政府に対し、PCR等検査体制の強化やPCR等検査の対象者の範囲の拡大等を求める声が上がった。野党（立憲民主党）の山井和則衆議院議員は、2月25日、予算委員会において、「3,000件能力があると言いながら、把握しているのが1日90件とか80件とか。私は何もぜいたくなことを言っているんじゃなくて、韓国でも1万数千件PCR検査をされているわけですよ。海外並みに、諸外国並みのことをやってくれということをお願いしているんです。ここは政治決断だと思います。」と述べて、PCR等検査の実施件数が少ないことを批判した。

国外においても、WHOの事務局長が、3月16日の記者会見において、"We have a simple message for all countries: test, test, test."（われわれのすべての国に対するメッセージはシンプルなものです。検査して、検査して、検査してください。）と述べてPCR等検査の重要性を強調する中、国内のPCR等検査の実施件数は、OECD諸国の平均より大幅に低かった[3]。駐日米国大使館は、4月3日に発出したHealth Alertにおいて、"The Japanese Government's decision to not test broadly makes it difficult to accurately assess the COVID-19 prevalence rate."（広範な検査を行わないという日本政府の決定は新型コロナウイルス感染症流行の正確な評価を困

1　保健所関係者ヒアリング
　　日本医師会、「新型コロナウイルス感染症に関する日医の対応（「新型コロナウイルス感染症に係るPCR検査を巡る不適切事例」の調査結果等）について」（プレスリリース）、2020年3月19日
　　https://www.med.or.jp/nichiionline/article/009205.html
　　神戸市新型コロナウイルス感染症対策第1次対応検証チーム、「神戸市新型コロナウイルス感染症対策第1次対応検証結果報告書」、2020年7月
　　https://www.city.kobe.lg.jp/a95474/kensho.html
2　湯浅祐二、「診療再開にあたって」（「新型コロナウイルス」（32）湯浅祐二永寿総合病院院長（日本記者クラブ会見・資料1））、2020年7月1日
　　https://www.jnpc.or.jp/archive/conferences/35680/report
　　群馬県健康福祉部、「有料老人ホーム「藤和の苑」における新型コロナウイルス感染症集団発生に関する検証報告書」、2020年7月
　　https://www.pref.gunma.jp/contents/100160552.pdf
3　OECD, Testing for COVID-19: A way to lift confinement restrictions (4 May 2020), p.14
　　https://www.oecd.org/coronavirus/policy-responses/testing-for-covid-19-a-way-to-lift-confinement-restrictions-89756248/

難にする）と述べ、日本に居住する米国人に対し、速やかな帰国を促した。

国内外から厳しい指摘を受ける中、安倍首相は、4月6日に開催された新型コロナウイルス感染症対策本部の会合において、「PCR検査体制の一日2万件への倍増」を表明した。しかしながら、政府による国内の検査分析能力の拡充に向けた取り組みにもかかわらず、PCR等検査の実施件数の増加のペースは遅かった。官邸は、PCR等検査の実施件数が増加しないことにいら立ちを示し、厚労省に対し、PCR等検査の実施件数を増やすように圧力をかけたとされる[4]。安倍首相自ら、5月4日の記者会見において、「私もずっと、医師が判断すればPCR検査を受けられるようにすると申し上げてきましたし、その能力を上げる努力をしてきました。ただ、8,000、1万、1万5,000と上げても、実際に行われているのは、7,000、8,000レベルでありまして、どこに目詰まりがあるのかということは、私も何度もそういう状況について申し上げてきているわけであります」と述べ、PCR等検査の実施件数が増えなかったことにいら立ちを隠さなかった。

PCR等検査体制の逼迫は、5月までに徐々に解消していった。1日あたりのPCR等検査の実施件数の過去7日間平均は、4月28日までには最大約8,500件に達し、陽性率の過去7日間平均は、5月3日までには3.00％に低下した。

6月以降も、厚労省は、PCR等検査体制の強化に向けて取り組んだ。1日あたりのPCR等検査の実施件数の過去7日間平均は、7月17日までには約14,000件に達し、過去7日間の結果に基づく陽性率は、6月9日には0.52％に低下した。

厚労省は、当初、PCR等検査体制の検査能力の制約の下、PCR等検査の対象者の範囲を限定し、当初は無症状者に対してPCR等検査を実施していなかった。また、厚労省は、国民に対し、新型コロナウイルス感染症の感染が疑われる場合、直ちに医療機関を受診するのではなく、一定の目安に従って帰国者・接触者相談センターに相談するように呼びかけた。その後、PCR等検査体制の逼迫が解消するにつれて、これらの基準等は緩和され、一部の無症状者に対するPCR等検査の実施が認められることになる。しかしながら、無症状者に対するPCR等検査の実施をどの範囲で認めるかについては、新型コロナウイルス感染症対策分科会（分科会）によってPCR等検査の対象者の範囲に関する考え方が整理されるまでの間、国民の間だけでなく、政府内においても、見解の相違が見られた。

1.2.　PCR等検査の目的

PCR等検査の目的として、概ね以下の3つが指摘されている。

第1は、新型コロナウイルス感染症に関する情報を収集するとともに、検

4　内閣官房幹部ヒアリング

査の結果、新型コロナウイルス感染症の患者と判断された者を病院等で隔離させることにより、新型コロナウイルス感染症のまん延を防止するという公衆衛生上の必要性から行われるものである。このようなPCR等検査は、新型コロナウイルス感染症が指定感染症に指定されたことに伴い、行政検査として、公費負担により、主に国立感染症研究所（感染研）及び地方衛生研究所（地衛研）において実施されている。

　第2は、病院等において、適切な医療を提供し又は院内感染を防止するという臨床医療上の必要性から医師の判断により行われるものである。このようなPCR等検査（臨床検査）は、手続上、行政検査として、公費の全額負担により、主に感染研及び地衛研で検査分析が実施されているほか[5]、保険適用の行政検査として、医療保険の7割負担及び公費の3割負担により、主に民間検査機関等において検査分析が実施されている。

　第3は、民間企業や個人等が企業活動の推進（海外渡航や興行など）や個人の不安解消等の個別の事情に応じて社会経済活動上の必要性から行われるものである。このような目的のPCR等検査は、自由診療等として、各々の費用負担により、民間検査機関で検査分析が実施されている。

1.3.　PCR等検査のプロセスの概要

　PCR等検査のプロセスは、主に新型コロナウイルス感染症の感染を疑う者の帰国者・接触者相談センターへの相談を起点としていた。帰国者・接触者相談センターは、電話で相談に応じ、新型コロナウイルス感染症の感染の疑いがある者の帰国者・接触者外来への受診調整を行った。当初、帰国者・接触者相談センターにおける相談を担当したのは、主に保健所であった。なお、医師が新型コロナウイルス感染症の疑似症患者の診断をした場合、保健所は、医師の届け出を受け、新型コロナウイルス感染症の感染の疑いがある者の帰国者・接触者外来への受診調整を行った。

　帰国者・接触者外来は、必要に応じて新型コロナウイルス感染症の感染の疑いがある受診者からPCR等検査の検体採取を行った。帰国者・接触者外来は、2009年に新型インフルエンザ（A/H1N1）が流行した際に多数の者が発熱外来に殺到することによって発熱外来の運営に支障が生じた教訓や発熱外来で感染拡大が生じることを避ける必要性等を踏まえて、一般には非公表とされ、帰国者・接触者相談センターを通じて受診することとされた。

　帰国者・接触者外来が採取した検体は、感染研が定めた検体輸送マニュアルに従って検査分析機関に輸送され[6]、検査分析の対象となった。

　医師は、PCR等検査を踏まえて患者の診断を行い、新型コロナウイルス感染症と診断した患者（確定例）につき、保健所に届け出る。保健所は、医師

5　臨床検査は、保険適用開始以前は、公衆衛生目的の検査と同様、行政検査として全額公費負担で実施されていたが、保険適用開始以後は、その多くが、保険適用の行政調査として、医療保険の7割負担及び公費の3割負担で実施されるようになった。

の届け出を受けた場合、患者に対して感染症指定医療機関等への入院勧告や自宅療養の要請等を行う。保健所は、新型コロナウイルス感染症が感染症発生動向調査事業の対象感染症となったため、当初、感染症サーベイランスシステム（National Epidemiological Surveillance of Infectious Diseases、NESID）に医師の届出内容を入力していた。

2.　国内流行初期におけるPCR等検査の状況 （2020年1月〜2月）

2.1.　PCR等検査の検査分析能力の不足と拡充に向けた取り組み

　国内流行初期においてPCR等検査の実施件数が少なかったことの主たる要因は、検査分析能力の不足であった。PCR等検査の検査分析は、当初、感染研及び地衛研において実施され、その能力は、2月12日時点において、1日あたり約300件程度であった。検査分析体制のプリペアドネスが不足していた背景については、第3部第1章を参照。

　新型コロナウイルス感染症対策専門家会議（専門家会議）は、当初から、PCR等検査体制の拡充の必要性を指摘していた。例えば、2月10日に開催された新型コロナウイルス感染症対策アドバイザリーボード（アドバイザリーボード）において、「PCR検査のキャパシティが問題になってくる。やはりPCRのキャパシティをとにかく上げるのだというようなことが前提になる。」との指摘がなされた。また、2月24日に開催された専門家会議において、「全国の地方衛生研究所における検査のキャパシティについては、全国的にはまだ余裕があるものの、一部地域では検査が追い付かない状況となっている。」とPCR等検査の能力の不足が指摘された。

　このような専門家の指摘に対し、政府は、当初から、検査分析能力の拡充に取り組んできた。例えば、新型コロナウイルス感染症対策本部は、2月13日、感染研及び地衛研における検査体制を拡充する方針を表明している。また、政府は、民間検査機関等による検査分析能力の拡充に向けた取り組みも開始し、2月中旬には大手民間検査機関が行政検査の検体の検査分析を受託することを表明した。これらの取り組みにより、2月18日には1日あたり約3,800件程度の検査分析能力が確保された。

　このように、国内流行初期におけるPCR等検査体制の拡充に向けた取り組みは、主に検査分析能力の拡充に向けられた。

2.2　PCR等検査の実施基準の限定

　厚労省は、新型コロナウイルス感染症が指定感染症に指定されたことを踏

6　検体輸送マニュアルに定める方法による輸送が困難であったことが、PCR等検査の実施件数が少なかったことの要因のひとつだったとの指摘があり、のちに、検体輸送マニュアルの更新により、輸送方法の基準が緩和された。

まえて、2月3日に「感染症法12条1項及び14条2項に基づき医師及び指定届出機関の管理者が都道府県知事に届け出る基準」（届出基準）を改正し、下記の図のとおりPCR等検査の実施基準を定めた。この基準は、新型コロナウイルス感染症の感染を疑う者から相談を受けた帰国者・接触者相談センターが帰国者・接触者外来への受診調整を行う場合等に用いられた。

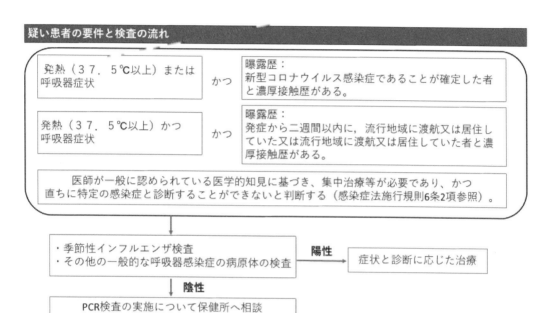

疑い患者の要件と検査の流れ

発熱（37.5℃以上）または呼吸器症状	かつ	曝露歴：新型コロナウイルス感染症であることが確定した者と濃厚接触歴がある。
発熱（37.5℃以上）かつ呼吸器症状	かつ	曝露歴：発症から二週間以内に，流行地域に渡航又は居住していた又は流行地域に渡航又は居住していた者と濃厚接触歴がある。

医師が一般に認められている医学的知見に基づき、集中治療等が必要であり、かつ直ちに特定の感染症と診断することができないと判断する（感染症法施行規則6条2項参照）。

・季節性インフルエンザ検査
・その他の一般的な呼吸器感染症の病原体の検査　→ **陽性** → 症状と診断に応じた治療

陰性
PCR検査の実施について保健所へ相談

（2020年2月3日現在の流行地域は中華人民共和国湖北省）

　この基準は、PCR等検査の検査分析能力の不足を念頭に、重症者等の入院や治療を要する者にPCR等検査の資源を集中させるため、PCR等検査の対象者の範囲を限定したものである。PCR等検査の対象者の範囲を限定した理由について、①PCR等検査の検査分析能力の制約の下で限られた資源を有効に活用する必要があったこと、②全ての新型コロナウイルス感染症を探知しようとすることは検査前確率（検査前に考えられる陽性率）が十分に高い確証が得られない当時の状況においては有効ではなかったこと、③新型コロナウイルス感染症の感染を疑う者が帰国者・接触者外来に殺到することが懸念されていたこと等が指摘されているものの、帰国者・接触者相談センターが受診調整を行うことにより③を回避することが可能であったことからすれば、①限られた検査分析能力を②検査前確率が高い者に対して有効に活用することが主たる理由であったと考えられる。なお、PCR等検査の実施基準を限定したことにより、陽性者数が抑制され、医療崩壊を回避した側面がある。加藤厚労相は、医療提供体制に対する負荷を軽減することを目的としてPCR等検査の対象者の範囲をコントロールしていたわけではないと述べる[7]。しかしながら、アドバイザリーボードは、2月6日、厚労省の相談に対し、無症状者

の入院により感染症指定医療機関の負担が増大することを理由として、無症状者に対するPCR等検査の実施に否定的な見解を伝えた。そのため、関係者が、当時、医療提供体制に対する負荷を考慮してPCR等検査の実施基準を限定していた可能性は否定できない。

　しかしながら、このような厳格な基準の下では、新型コロナウイルス感染症の患者がPCR等検査の対象範囲に含まれない事態が発生する。第1に、図の2つ目の類型について、流行地域は順次拡大されたものの、流行地域による限定が付されていたため、その時点における流行地域に渡航又は滞在していなかった者による感染連鎖を発見することができない可能性があった。第2に、この基準は、無症状者をPCR等検査の対象者としないものであったため、無症状者による感染連鎖を発見することができない可能性があった[8]。実際に、2月13日に国内で複数の孤発例が発生し、従前のPCR等検査の実施基準では発見されない感染連鎖が国内の各地で進んでいたことが判明した。

　ただし、厚労省は、流行地域に渡航又は滞在していなかった者から新型コロナウイルス感染症の感染が発生する可能性を認識していなかったわけではなく[9]、かつ、制度上も、検査の実施が完全に否定されていたわけではない。すなわち、2010年に開催された新型インフルエンザ（A/H1N1）対策総括会議において、「医療機関が検査をしたくても、渡航歴がないことから保健所で検査を断られることがあり、渡航歴のない疑い症例に対して、保健所で検査ができるように調整されていなかったことは問題ではなかったか」との意見が表明されており、検査の実施基準として流行地域に渡航又は滞在していたことを要求することにより、検査の対象が限定されてしまうことが指摘されていた。その後、2014年に改正された届出基準は、中東呼吸器症候群（MERS）について、その初発例の発生が確認されている地域における曝露歴による要件を挙げた上、「必ずしも次の要件に限定されるものではない。」と定め、流行地域に渡航又は滞在していなかった者に対する検査を可能とした。今般の新型コロナウイルス感染症対策においても、2月3日時点における届出基準は、「必ずしも次の要件〔注：前ページの図に定める場合〕に限定されるものではない。」と定めており、厚労省は、2月7日に発出した健康局結核感染症課長による通達において、このような届出基準の定めを根拠として、自治体に対し、柔軟なPCR等検査の実施を要請し、また、2月11日に公表さ

7　加藤厚労相ヒアリング、2020年9月8日
8　図の3つ目の類型（疑似症サーベイランスの対象症例）は、流行地域による限定が付されていなかったものの、集中治療等が必要であること等が要件とされていたため、流行地域に渡航又は滞在していなかったことを理由に図の2つ目の類型に該当しなかった軽症者を探知することができないと考えられる。実際に、2020年1月24日に開催された厚生科学審議会感染症部会（第35回）において、大曲貴夫委員は、「当科の外来は本日、疑い例の定義〔筆者注：発熱（37.5度以上）かつ呼吸器症状を有していること（呼吸器症状の程度を問わない。）を指すと考えられる。）を満たす方が4人受診しています。ただ、皆さん疑似症サーベイランスの定義は満たしませんでした。」と述べた。
9　2020年1月24日に開催された厚生科学審議会感染症部会（第35回）において、調恒明委員は、流行地域に渡航又は滞在していなかった者から新型コロナウイルス感染症の感染が発生する可能性を指摘した。

れた新型コロナウイルスに関する Q&A において、「昨今の国内外の発生状況を踏まえ、これらの地域に限定されることなく、医師が新型コロナウイルス感染症を疑う場合に、各自治体と相談の上で検査することになります。」との立場を表明した。このように、厚労省は、国内において複数の孤発例が発生する以前から、流行地域に渡航又は滞在していなかった者に対する PCR 等検査の実施を認めていたのである。

　一方で、厚労省は、当時、無症状の感染者から新型コロナウイルス感染症の感染が発生する可能性を認識していたものの、無症状者に対して PCR 等検査を実施する方針を採用しなかった。感染研は、中国の保健当局が 1 月 26 日に潜伏期間中に感染性があることを発表したのち、遅くとも 2 月 7 日までには無症状の感染者に感染性があることを認識していたが、同日に公表した文書において、2 月 1 日時点の WHO の発表を引用し、「無症状者からの伝播が報告されているものの主要な経路ではない」との認識を表明した。その後も、感染研は、4 月 20 日に積極的疫学調査実施要領における濃厚接触者の定義に発症日の 2 日前から発症日までに接触した者を追加したことにつき、同月 22 日に公表された Q&A において、「無症状期は主要な感染時期ではないと考えています」と表明した。厚労省も、国内流行初期においては無症状の感染者に感染性があることを認めておらず、例えば、専門家会議が 3 月 2 日に「新型コロナウイルス感染症対策の見解」を公表するにあたり、専門家会議のメンバーに対し、無症状の感染者が感染性を有することについての記述の削除を求めたことがある[10]。このような立場は、5 月 4 日に開催された専門家会議において「感染しているのだけれども無症状の人が、人に感染させるリスクが高くなったということがエビデンスで分かってきている」との見解が表明される頃まで維持された。しかしながら、2 月 10 日に開催されたアドバイザリーボードにおいて、「無症状の場合の感染性が低い」とする厚労省作成の議事資料に対し、脇田隆字感染研所長から、「無症状でウイルスを持っている人もウイルス量は変わらない」との指摘がなされたことからすれば、厚労省及び感染研は、遅くとも 2 月 10 日までには無症状病原体保有者の感染性が低いとはいえないことを認識し、また、2 月 3 日時点における PCR 等検査の実施基準が無症状病原体保有者による感染連鎖を見えなくする可能性を内包していたことを認識していたと考えられる。なお、2 月 10 日に開催されたアドバイザリーボードの議事概要は、5 月 1 日から同月 10 日の間に厚生労働省のウェブサイトに掲載されたと考えられる[11]。

　その後、厚労省は、地域で患者数が継続的に増えている状況を踏まえて、入院を要する肺炎患者の治療に必要な確定診断のため、2 月 17 日及び同月 27 日の事務連絡により、臨床検査の基準を緩和し、次頁の図のとおり、医師が診断のために検査が必要と認める場合に PCR 等検査の実施を認めた。

疑い患者の要件と検査の流れ

発熱（37．5℃以上）または呼吸器症状	かつ	曝露歴：新型コロナウイルス感染症であることが確定した者と濃厚接触歴がある。
発熱（37．5℃以上）または呼吸器症状	かつ	曝露歴：発症から二週間以内に，流行地域に渡航又は居住していた又は流行地域に渡航又は居住していた者と濃厚接触歴がある。
発熱（37．5℃以上）または呼吸器症状	かつ	入居を要する肺炎が疑われる注1，注2

医師が総合的に判断した結果、新型コロナウイルス感染症を疑う。

・季節性インフルエンザ検査
・その他注3の一般的な呼吸器感染症の病原体の検査

陽性 → 症状と診断に応じた治療

陰性 ↓
PCR検査の実施について保健所へ相談

症状増悪時等

注1：従前の集中治療その他これに準ずるものに限らず，入院を要する肺炎が疑われる者を対象とする。
注2：特に高齢者又は基礎疾患がある者については積極的に考慮する。
注3：病状に応じて，早期に結果の出る迅速検査等の結果を踏まえ，培養検査など結果判明までに時間がかかるものについては，結果が出る前でも保健所へ相談する。
＊点線は2020年2月3日時点からの変更点
（2020年2月27日現在の流行地域は、中華人民共和国湖北省・浙江省、大韓民国大邱広域市・慶尚北道清道郡）

　この頃、安倍首相は、PCR等検査体制の整備を国民の命と健康を守るための手立てとして位置付けると同時に、国民の不安を軽減するための手立てとしても位置付けている。例えば、安倍首相は、2月5日に開催された新型コロナウイルス感染症対策本部の第5回会合において、「国内の検査体制や相談体制の充実・拡大といった蔓延防止対策の強化も喫緊の課題です。〔中略〕引き続き体制の整備に向けて取り組み、国民の不安や声をしっかりと受け止めてください。」と述べ、また、2月16日に開催された新型コロナウイルス感染症対策本部（第10回）において、「国民の皆様の不安を軽減できるよう、政府においては、地方自治体等とも一層緊密に連携して、感染が疑われる方のPCR検査が着実に実施されるよう、〔中略〕政府としては国内感染の拡大防止に向け各地の自治体と連携して、今後も検査体制を大幅に強化するとと

10　専門家会議関係者ヒアリング
11　国立国会図書館インターネット資料収集保存事業は、厚生労働省のウェブサイトの新型コロナウイルス感染症対策アドバイザリーボードの資料等を掲載したページ（https://www.mhlw.go.jp/stf/seisakunitsuite/bunya/0000121431_00093.html）のデータを収集・保存している。2020年5月1日時点におけるデータと5日10日時点のデータを比較した結果、5月1日から5月10日までの間に同ページにアドバイザリーボードの2月10日の会合の議事概要が掲載されたことが認められる。なお、脇田氏は、2月18日に開催された厚生科学審議会感染症部会の第38回会合において、無症状の感染者の感染性について類似の発言をしており、その議事録は、3月9日に公表されているが、これは、厚生科学審議会感染症部会の議事録が、厚生科学審議会運営規程の定めにより、原則として公表するものとされているためである。これに対し、アドバイザリーボードの議事概要の公表について運営要領が定められたのは、7月14日のことである。

もに、治療・相談体制の拡充・強化に全力を挙げてまいります。各位にあっては、それぞれの持ち場において、国民の命と健康を守るため、引き続き打つべき手を先手先手で打ってください」と述べた。この時点においては、PCR 等検査体制が逼迫しており、その実施件数は、「国民の命と健康」のために求められる PCR 等検査の実施水準と「国民の不安」の解消のために求められる PCR 等検査の実施水準のいずれも満たしていなかった。この後、PCR 等検査体制の逼迫が解消されるにつれて、両者の差異が大きな争点となる。

2.3.　相談・受診の目安

　厚労省は、専門家会議における議論を踏まえて、2 月 17 日、新型コロナウイルス感染症の感染を疑う者が帰国者・接触者相談センターに相談・受診する目安（相談・受信の目安）を公表した。具体的には、「風邪の症状や 37.5℃以上の発熱が 4 日以上続く方」（高齢者や基礎疾患がある者等はこれらの状態が 2 日続く場合）又は「強いだるさ（倦怠感）や息苦しさ（呼吸困難）がある方」に帰国者・接触者相談センターに相談するように呼び掛けた。

　これらの要件は、新型コロナウイルス感染症をインフルエンザと区別し、また、限られた PCR 等検査の資源を重症化するおそれのある者に集中させることにより、新型コロナウイルス感染症の患者が確実に必要な診察等を受けられるようにするために策定された。PCR 等検査体制は、帰国者・接触者相談センターへの相談を起点とする一連のプロセスであるため、PCR 等検査の実施基準が限定される場合のみならず、帰国者・接触者相談センターに相談する者が限定される場合においても、PCR 等検査の対象者が限定されることになる。当時の新型コロナウイルス感染症に関する知見及び PCR 等検査体制の状況に照らし、このような目安を定めたことは、必ずしも不適切だったとはいえないであろう。

3.　国内流行拡大期における PCR 等検査の「目詰まり」と一部の無症状者に対する PCR 等検査の拡大（2020 年 3 月～ 5 月）

3.1.　PCR 等検査体制の「目詰まり」の発生とその解消に向けた取り組み

　上記 2.1. で述べたとおり、国内流行初期における PCR 等検査体制の拡充に向けた取り組みは、主に検査分析能力の拡充に向けられた。政府による検査分析能力の拡充に向けた取り組みと民間検査機関等による検査分析能力の拡充により、国内の検査分析能力は、2020 年 3 月 10 日時点で 1 日あたり約 6,200 件、4 月 1 日時点で 1 日あたり約 1 万件に達した。海外生産に依存していた検査試薬が 4 月下旬から 5 月上旬にかけて全国的に不足したものの、検査分析能力のボトルネックは、徐々に解消した。

　しかしながら、検査分析能力の拡充にもかかわらず、PCR 等検査の実施件

数が増加しなかった。これにより、PCR等検査体制を構成する一連のプロセスのうち、検査分析能力以外の部分に複数のボトルネックが発生していたことが明らかになった。政府は、厚労省を中心として、3月以降、そのようなPCR等検査体制のボトルネック（安倍首相の表現でいえば「目詰まり」）の解消に取り組み、5月までにはPCR等検査体制の逼迫は徐々に解消していったものの、PCR等検査の実施件数の増加のペースは遅かった。この目詰まりには、主に以下の3つの背景事情があったと考えられ、厚労省は、それらの解消に向けた取り組みにあたっていた。

（1）保健所の人員不足（相談体制等）

　保健所の人員不足は、帰国者・接触者相談センターにおける相談対応をはじめとするPCR等検査のプロセス全体に「目詰まり」を発生させた要因であった[12]。保健所は、PCR等検査のプロセスのうち、相談、検体輸送及び報告等を担っており、その人員不足がPCR等検査体制に与える影響は大きい。今般の新型コロナウイルス感染症対策において、保健所は、PCR等検査、積極的疫学調査及び医療提供体制に関連する業務等を担っており、新型コロナウイルス感染症の感染拡大に伴ってこれらの業務が増加し、その人員不足が顕在化した。その結果、乳幼児の健診、自殺予防、高齢者の運動・認知機能の低下対策等の保健所の通常業務にも滞りが生じた。なお、保健所の体制のプリペアドネスが不足していた点については、第3部第1章を参照。

　これに対し、第1に、厚労省は、自治体に対し、応援体制の整備及び非常勤職員の雇用の検討を促した。もっとも、都道府県の衛生局が他の部局から独立した運営が行われていたため、他の部局からの応援が得られない場合があったと指摘されている[13]。また、保健所の設置主体が政令指定都市・特別区である場合に都道府県から保健所に対する応援が行われた例があるものの[14]、必ずしもその体制が十分ではなかったとの指摘もある[15]。

　第2に、厚労省は、3月11日、帰国者・接触者相談センターの業務の全部又は一部について、十分な知見や業務への理解を有する者へ外部委託することを認めた。例えば、地域の医師会や医療機関などに外部委託することが可能となった。

　第3に、厚労省は、2020年3月6日以降、臨床検査の保険適用を実施した。そのため、指定医療機関の医師が必要と認める場合に、帰国者・接触者相談センター（保健所）に相談することなく、検体を採取し、民間検査機関等に検査分析を依頼することが可能となった。もっとも、臨床検査の保険適用は、直ちにPCR等検査の実施件数の増加に繋がったわけではなく、PCR等検査の

12　厚労省幹部ヒアリング
13　官邸スタッフインタビュー
14　保健所関係者ヒアリング・東京都関係者ヒアリング
15　官邸スタッフインタビュー

実施件数に与える影響が大きくなったのは 4 月に入ってからである。その背景として、臨床検査の自己負担部分を公費負担とすることを目的として[16]、引き続き保険適用の臨床検査を行政検査として位置付けたことが指摘されている[17]。都道府県が指定医療機関に行政検査を委託するものと位置付けたため、都道府県と医療機関との委託契約の締結の遅れが PCR 等検査の実施件数の増加の遅れに繋がった。また、厚労省は、院内感染防止及び行政検査の精度管理の観点から、都道府県に対し、「適切な感染対策が講じられている医療機関として都道府県等が認めた医療機関」に行政検査を委託することを求めたため、都道府県が「感染対策が講じられている」ことを確認するのに時間を要したのみならず、新型コロナウイルス感染症患者等として診断された者が当該医療機関に入院できることが指定医療機関の要件とされたことにより、医療機関が指定を申し出なかったとの指摘もある[18]。

（2）検体採取を担う医療関係者の不足（検体採取体制）

PCR 等検査の検体採取を担う医療関係者が少なかったことが検体採取における「目詰まり」の要因になったとの指摘がある[19]。しかしながら、検体採取の担い手の不足の責を医療関係者に帰することには慎重でなければならない。すなわち、鼻腔・咽頭拭い液を検体とする当初の PCR 検査は、検体採取時の飛沫感染のリスクが高く、検体採取者の感染防止の観点から、検体採取者の個人防護具（Personal Protective Equipment、PPE）が必要であり、その不足が検体採取の「目詰まり」を発生させたからである[20]。また、新型コロナウイルス感染症患者等に対して医療を提供することが医療機関の経営に重大な影響を与えていたため[21]、医療機関は、その経営に対する支援なくして検体採取を担うことは難しかった。

これに対し、第 1 に、厚労省は、4 月 15 日、都道府県等が都道府県医師会等に対して検体採取を集中的に実施する機関として設置する地域外来・検査センター（通称：PCR センター）の運営委託を認め、これにより、医師会に所属する医師が自らの医療機関の経営に重大な影響を与えることなく検体採取を担うことが可能となった。もっとも、地域外来・検査センターの設置の遅れを指摘する声もあった[22]。

第 2 に、厚労省は、4 月 27 日、時限的・特例的な取り扱いとして、必要に応じ、歯科医師による検体採取を認めた。もっとも、歯科医師による検体採

16　加藤厚労相ヒアリング、2020 年 9 月 8 日
17　横倉義武日本医師会名誉会長ヒアリング、2020 年 9 月 8 日
18　保健所関係者ヒアリング・厚労省幹部ヒアリング・武見敬三自民党参議院議員ヒアリング
19　保健所関係者ヒアリング・官邸スタッフインタビュー
20　加藤厚労相ヒアリング、2020 年 9 月 8 日・厚労省幹部ヒアリング
21　日本医師会、「新型コロナウイルス感染症の病院経営への影響－医師会病院の場合－」、2020 年 7 月 8 日
　　http://dl.med.or.jp/dl-med/teireikaiken/20200708_2.pdf
22　内閣官房幹部インタビュー

取についても、都道府県が歯科医師会との運営委託契約の締結に後ろ向きだったこと等により、PCR等検査の実施件数の増加に繋がらなかったとの指摘もある[23]。

　第3に、PPEの調達については別途第3部第4章で言及するが、例えば、都道府県が調達したPPEを帰国者・接触者外来等の検体採取を担う機関に優先的に配分した地域もあった[24]。

　これらの取り組みの結果、徐々に検体採取の担い手が増加した。例えば、帰国者・接触者外来等の設置数は、3月1日時点で843か所であったのに対し、5月1日時点で1,268か所となり、徐々に増加した。

（3）従来の感染症法上のサーベイランス体制の限界（報告体制）

　政府がPCR等検査の結果等を適時かつ正確に把握することができなかったことも、公衆衛生を目的とするPCR等検査の「目詰まり」の要因になったと考えられる。

　陽性者数の増加に伴い、発生届を手書きで記入してFAXで送信する業務が医師の負担となり、また、医師からFAXにより受けた発生届の内容をNESIDに入力する業務が保健所の負担となった。そもそも、従来の感染症法上のサーベイランス体制においては、大量に検査を実施することは想定されていなかった。そのため、政府がPCR等検査の結果等を適時かつ正確に把握することができず、場合によっては検査実施日から1週間後に陽性率などの情報が得られたこともあったとされる[25]。その帰結として、厚労省が、現に実施されたPCR等検査の実施状況を適時かつ正確に把握できず、検査数・陽性者数等の計上・把握に遅れ・誤りが生じ、目詰まりの要因になったと考えられる。これに対し、厚労省は、5月8日、PCR検査実施人数につき、感染症法上のサーベイランス体制の中で報告が上がった数を計上して公表する方法から、各自治体がウェブサイトで公表している人数を積み上げて計上して公表する方法に変更することを余儀なくされた。

3.2.　PCR等検査の実施基準の緩和

　厚労省は、2020年2月以降、無症状の感染者から新型コロナウイルス感染症の感染が発生する可能性を認識していたものの、無症状者に対してPCR等検査を実施する方針を採用しなかった。しかしながら、新型コロナウイルスが発症時又は発症前に最も高い感染性を有することを明らかにした主要医学雑誌の査読付き論文が4月15日に公表されたため[26]、厚労省は、PCR等検査

23　内閣官房幹部インタビュー・保健所関係者ヒアリング
24　保健所関係者ヒアリング
25　官邸スタッフインタビュー・自治体関係者ヒアリング
26　He, X., Lau, E.H.Y., Wu, P. et al. Temporal dynamics in viral shedding and transmissibility of COVID-19. Nat Med. 2020; 26（5）: 672-5.

体制の逼迫が解消するのに合わせて、5月に医師が必要と認める場合や濃厚接触者に該当する場合につき無症状者に対するPCR等検査の実施を認めるに至った。

　まず、感染研は、WHOのガイダンスにおける濃厚接触者の定義の変更を踏まえて[27]、4月20日に改訂された積極的疫学調査実施要領において、濃厚接触者の定義における新型コロナウイルス感染症感染者と接触した日の始まりを「発病した日」から「発病した日の2日前」に変更した。しかしながら、感染研は、同月22日に公表された積極的疫学調査実施要領における濃厚接触者の定義変更等に関するQ&Aにおいて、引き続き、「無症状期は主要な感染時期ではないと考えています」と表明していた。

　その後、専門家会議は、5月4日、「実は今、ここへ来て、感染しているのだけれども無症状の人が、人に感染させるリスクが高くなったということがエビデンスで分かってきている」と指摘し、「新型コロナウイルス感染症は、無症状や軽症の人であっても、他の人に感染を広げる例がある」との見解を表明した。上記2.2.で述べたとおり、「無症状でウイルスを持っている人もウイルス量は変わらない」ことを指摘した2月10日に開催されたアドバイザリーボードの議事概要は、この頃に厚労省のウェブサイトに掲載されたと考えられる。また、厚労省は、5月15日、無症状の患者であっても、医師が必要と判断した場合には保険適用の臨床検査を実施できる旨を表明した。感染研は、5月29日に改訂した積極的疫学調査実施要領において、速やかに陽性者を発見する観点から、初期スクリーニングとして、無症状者を含む全ての濃厚接触者を対象としてPCR等検査を実施することとした。

　このように、厚労省及び感染研は、医師が必要と判断した場合や濃厚接触者に該当する場合につき無症状者に対するPCR等検査の実施を認めるに至った。このような立場の変更につき、厚労省関係者は、「当時、マスコミからずっと質問されて、無症状者も感染させているんじゃないかというようなことをいろいろ言われて、個人的には、いや、そういうこともあるでしょうねと単純に思ってるんですけど、ただ、それを公式に言っちゃうと……。『無症状だけど感染させている』と何らの対策もないまま言っちゃうとパニックになるので、どの段階で言うのか。言うとしたときに、どういう対策をとっているから大丈夫ですというふうに言うのかというのは、非常に難しいタイミングで。これをオープンにしたときに、各保健所が動けるのかどうかというのを全部チェックしたわけです。で、ある程度、保健所もこれをオープンにした後であったとしても対応は可能だというのを確認して、いけるということだったので、厚労省としてはスタンスを変えますということでオープンにさせていただきました」と説明した[28]。厚労省が2月以降も無症状の感染者が主

---

[27] WHO, Global surveillance for COVID-19 caused by human infection with COVID-19 virus Interim guidance（March 20, 2020）
https://apps.who.int/iris/handle/10665/331506

たる感染経路でないとの立場を維持した背景には、無症状の感染者が主たる感染経路であることを認めることにより、無症状者に対する積極的疫学調査及びPCR等検査を実施することを求められ、保健所の業務負担の増大及びそれに伴うPCR等検査体制の逼迫等が生じる事態を回避する必要があったと考えられる。

3.3.　相談・受診の目安の緩和

　相談・受診の目安は、国民に対し、「風邪の症状や37.5℃以上の発熱が4日以上続く方」と「強いだるさ（倦怠感）や息苦しさ（呼吸困難）がある方」のいずれかの条件に当てはまる場合を目安として、帰国者・接触者相談センターに相談することを呼びかけるものであった。しかしながら、相談・受診の目安の位置付けが誤解され、例えば、帰国者・接触者相談センターが帰国者・接触者外来への受診調整を行う際の基準としてこれを参照した事例があった。また、相談・受診の目安の内容が誤解され、例えば、「風邪の症状や37.5℃以上の発熱が4日以上続く方」と「強いだるさ（倦怠感）や息苦しさ（呼吸困難）がある方」の条件の双方に当てはまることを要すると厳格に解釈された事例もあった。相談・受診の目安に対する誤解がPCR等検査の「目詰まり」を発生させた可能性は否定できない。加藤厚労相も、「あくまでも目安ということですね。〔中略〕ただ、書いたことはしっかり伝わるわけではありませんから、この辺は今後の我々の反省材料だなというふうに思っております。」と述べている[29]。厚労省関係者によれば、今般の新型コロナウイルス感染症対策において、事務連絡等の通知を発出するにあたり、都道府県等に対し、通知の内容の説明会などを行った例は少ないとのことである[30]。

　これに対し、厚労省は、2020年3月13日、相談・受診の目安に該当しない者であっても、相談者の状況を踏まえ柔軟に帰国者・接触者外来への受診調整を行うべき旨を表明した。更に、同月22日、都道府県等に対し、相談・受診の目安が、「風邪の症状や37.5℃以上の発熱が4日以上続く方」と「強いだるさ（倦怠感）や息苦しさ（呼吸困難）がある方」のいずれかの条件にあてはまれば足りる旨を周知した。その後、5月4日に開催された専門家会議において、「感染しているのだけれども無症状の人が、人に感染させるリスクが高くなったということがエビデンスで分かってきている」との指摘がなされるに至ったことやインフルエンザの流行が収束したことを踏まえて、厚労省は、5月8日、「受診・相談の目安」を大幅に緩和した。

28　厚労省関係者ヒアリング
29　加藤厚労相ヒアリング、2020年9月8日
30　厚労省幹部ヒアリング・厚労省関係者ヒアリング

4. 検査体制の更なる強化と検査対象者の拡大（2020年6月〜7月）

4.1. PCR等検査体制の更なる強化に向けた取り組み

専門家会議は、次なる感染拡大局面を見据え、PCR等検査体制を更に強化することを提言し、厚労省は、以下のとおり、PCR等検査体制の強化に向けて取り組んだ。

(1) 保険適用の臨床検査に係る指定医療機関の増強（検体採取体制）

厚労省は、保険適用の臨床検査に係る指定医療機関を増やすべく、例えば、2020年5月、「適切な感染対策が講じられている医療機関として都道府県等が認めた医療機関」の基準を緩和し、医療機関の規模や外来・入院にかかわらず、診療所や病床数が少ない病院、帰国者・接触者外来となる予定がない病院なども含め、新型コロナウイルスに係る行政検査を行う医療機関として委託を受けることが可能であると表明した。6月2日から検体採取における感染リスクの低い唾液によるPCR検査が導入されたことも相まって、指定医療機関は、6月1日時点で173施設、7月1日時点で460施設と大幅に増加し、帰国者・接触者外来等の検体採取を行う施設全体の設置数は、6月1日時点で1,794施設、7月1日時点で2,192施設と増加した。

(2) 新たな検査手法の導入（検査分析体制）

検査分析能力は、鼻腔・咽頭拭い液のPCR検査の検査分析能力の継続的な強化に加えて、2020年5月13日に抗原検査（定性検査）、6月2日に唾液によるPCR検査、6月19日に抗原検査（定量検査）が承認されたことも相まって、以下のように大幅に増強された。とりわけ、抗原検査（定性検査）は、PCR検査や抗源検査（定量検査）に感度で劣るものの、検査時間が短く、簡便に検査が可能であり、また、検査キットの備蓄により検査需要の変化に対応できる。

	4月1日時点	5月15日時点	7月1日時点	8月7日時点
PCR検査	1万件	2.2万件	3.1万件	5.2万件
抗原検査（定性検査）	―	2.1万件	2.6万件	2.6万件
抗原検査（定量検査）	―	―	―	0.8万件

(3) NESIDに代わるHER-SYSの導入（報告体制）

厚労省は、保健所の業務負担を軽減するとともに、新型コロナウイルス感染症に関する情報共有・把握の迅速化を図るため、新型コロナウイルス感染者等情報把握・管理システム（Health Center Real-time information-sharing System on COVID–19、HER–SYS）を開発した。感染症の発生に関する情報のみを収集・分析していた NESID とは異なり、HER–SYS を活用することにより、新型コロナウイルス感染症患者に関する幅広い情報を即時に報告・収集できる可能性がある。HER–SYS については、第 3 部第 4 章を参照。

4.2.　PCR 等検査の対象者の範囲に関する合意の形成

　厚労省は、PCR 等検査体制の逼迫が解消するのに合わせて、2020 年 5 月には PCR 等検査の実施基準等を緩和し、無症状者の一部に対する PCR 等検査の実施を認めるに至った。しかしながら、無症状者に対する PCR 等検査をどの範囲で実施するかについては、国民の安心や経済社会活動の正常化の観点から PCR 等検査の対象者の拡大を求める立場と PCR 等検査体制の効率的な運用や広範な PCR 等検査が有する感染拡大防止効果の弱さ等の観点から PCR 等検査の対象者の拡大に慎重な立場に分かれていた。このような見解の相違は、専門家や医療従事者等の間だけでなく、政府内においても存在していたと見られる。

　例えば、日本医師会 COVID–19 有識者会議は、PCR 等検査を、「公衆衛生上の感染制御」及び「患者の診療」に加えて、「社会経済活動のための利用」及び「政策決定上の基礎情報」として活用するように提言した。また、小林慶一郎東京財団政策研究所研究主幹や平井伸治鳥取県知事らを賛同メンバーとする「積極的感染防止戦略による経済社会活動の正常化に向けた緊急提言」は、「有症者及び接触者に対する検査」のみならず、「クラスター対策に脆弱な施設における検査」や「活動の安心を増すための検査」についても段階的に検査を拡大することを提言した。官邸は、介護施設の職員に対する定期的な PCR 等検査の実施を検討するなど、PCR 等検査の対象者を拡大することに積極的な立場を支持していたとされる[31]。

　これに対し、専門家会議のメンバーの多くは、PCR 等検査の対象者の拡大に慎重な立場だった。例えば、PCR 等検査の対象者の拡大により、PCR 等検査の実施件数が急増することにより、重症者等に対する PCR 等検査の実施に支障が生じる事態を懸念する者がいた。また、主要医学雑誌の査読付き論文を根拠として、広範な PCR 等検査（"Mass testing of 5% of population per week"）が有する感染抑止効果が行動変容や接触確認等と比較して弱いと指摘する者もいた[32]。厚労省も PCR 等検査の対象者を拡大することには消極的な立場であり[33]、とりわけ、国民の不安解消のために希望者に対して広く検

31　官邸スタッフインタビュー・横倉義武日本医師会名誉会長ヒアリング、2020 年 9 月 8 日

32　Adam J Kucharski, Petra Klepac, Andrew Conlan, Stephen M Kissler, Maria Tang, Hannah Fry, Julia Gog, John Edmunds, CMMID COVID-19 Working Group, et al. Effectiveness of isolation, testing, contact tracing and physical distancing on reducing transmission of SARS-CoV-2 in different settings: a mathematical modelling study. Lancet Infect Dis 2020; published online June 16, 2020. https://doi.org/10.1016/S1473-3099（20）30457-6.

33　厚労省幹部ヒアリング・内閣官房幹部ヒアリング・厚労省幹部インタビュー

査を受けられる仕組みの導入に対する警戒感が強かった。

　厚労省関係者は、5 月頃、「（補足）不安解消のために、希望者に広く検査を受けられるようにすべきとの主張について」と題する書面を作成し、国会議員等に対し、国民の不安解消のために希望者に対して広く検査を受けられるようにすべきとの主張に対する反論を説明した。巻末に同資料を添付した。具体的には、広範な検査を実施した場合、①偽陽性（感染していないにもかかわらず陽性となること）により[34]、医療崩壊や陰性者に対する行動制限を強いることによる社会的損失が発生すること、②偽陰性（感染しているにもかかわらず陰性となること）により[35]、検査で陰性とされた者が自由に活動することによって感染を拡大させる危険が増大することを指摘した[36]。この頃の政府内の状況について、PCR 等検査の対象者を拡大することに積極的な立場を表明すると「首が飛ぶ」雰囲気だったと指摘する内閣官房関係者もいる[37]。

　このような政府内外における見解の相違が存在し、また、政府が考え方の統一を図ろうとした形跡が十分に見あたらない状況において、重要な役割を果たしたのが専門家であった。尾身茂分科会会長は、7 月 6 日に開催された分科会において、たたき台案として、「検査体制を拡充するための、基本的考え・戦略―感染症対策と社会経済活動の両立をいかに？―」を提出した。その後、分科会は、小林慶一郎氏や平井伸治氏を含む構成員による議論を経て、7 月 16 日に開催された会合において、「検査体制の基本的な考え・戦略」を取りまとめた。

　「検査体制の基本的な考え・戦略」は、感染リスク評価及び新型コロナウイルス感染症の検査前確率に基づいて検査対象を①有症状者、②無症状者（感染リスク及び検査前確率が高い場合）及び③無症状者（感染リスク及び検査前確率が低い場合）に分けた上、①及び②については公衆衛生又は臨床医療の観点から公費負担で PCR 等検査を実施する一方、③については公費負担による広範な PCR 等検査を実施しないものの、企業活動の推進や個人の不安の解消等の個別の事情に応じて、社会経済活動の観点から自費負担で PCR 等検査を実施することはあり得るとした[38]。

---

[34] PCR 検査の特異度は高く、偽陽性率は低いとされる。岩手県で 7 月 29 日まで陽性者が存在せず、1,438 検体の検査で陽性者が報告されていなかったことを踏まえて、偽陽性率は 0.1％より低いとの批判がある。

[35] 体内のウイルス量や検体採取の手技の問題によりウイルスを採取できない場合があることなども考慮して、PCR 検査の感度は 70％であり、偽陰性率は 30％程度であるとされる。

[36] 内閣官房関係者ヒアリング。もっとも、厚労省によるこれらの指摘は、国民の不安解消を目的として全ての希望者に広く検査を受けられる仕組みを導入することに対する反論にはなり得るものの、PCR 等検査の対象者を拡大することに積極的な見解を持つ者全員が、そのような希望者に対する検査の仕組みを求めていたわけではなかった。そのため、厚労省の指摘は、PCR 等検査の積極的な導入を求める全ての主張に対し、有効な反論となり得た訳ではなかった。例えば、入院患者や高齢者施設等の入所者（新規入院者・手術前患者を含む）に対する PCR 等検査の実施を求める立場からは、一部の受検者に偽陽性・偽陰性が発生するとしても、引き続き PCR 等検査を実施する必要性があるとの主張が可能であろう。この点を踏まえると、上記の議論は必ずしも噛み合っているものではなく、厚労省関係者が PCR 等検査の対象者の拡大に消極的であった正確な理由は明らかではないといえる。

[37] 内閣官房関係者ヒアリング

　ある内閣官房幹部は、「検査体制の基本的な考え・戦略」が取りまとめられるまでの PCR 等検査に関する政府の対応が戦略的ではなかったことを認め、その背景について、「とにかく日本は PCR 検査に関して、最初は能力が非常に限られましたので、その限られている能力をどう振り向けるかというと、重症化しそうな人にやるしかないんです。そういう意味で、それも一種の戦略なんですけど、熱が長く続いてそのままにしておくと重症化しそうな方に治療方針を決めるために検査をするという、その範囲でまずスタートしたということですよね。戦略を立てる余裕もなかったというのが事実だと思います」と述べた[39]。しかしながら、政府は、PCR 等検査体制の逼迫が解消した 5 月以降も PCR 等検査に関する戦略を立てられなかったのであって、PCR 等検査に関する戦略がなかった要因を PCR 等検査体制のプリペアドネスが不足していたことのみに求めるべきではないであろう。「検査体制の基本的な考え・戦略」が取りまとめられたとき、新型コロナウイルスの PCR 等検査が開始された頃から[40]、既に約半年が経過していた。

38　上記①及び②の PCR 等検査は、公衆衛生目的の検査又は臨床検査に該当するのに対し、上記③の PCR 等検査は、社会経済活動目的の検査に該当する。

39　内閣官房幹部ヒアリング

40　感染研がプロトタイプの PCR 検査法で国内症例の検査を開始したのが 1 月 14 日、コンベンショナル PCR 検査法の開発を完了したのが 1 月 20 日、リアルタイム PCR 検査法の開発を完了したのが 1 月 24 日である。

> 　新型コロナウイルス感染症は人類にとってこれまで経験のない疾患であり、この新しい病原体への有効な薬剤の開発が求められた。新しい治療薬やワクチンの開発は、それぞれ患者の生命や予後を改善し、重症化あるいは発症を予防することが目的である。さらに、治療薬やワクチンの供給が始まることで、人々に安心感を与えることができるのみならず、医療崩壊を防ぐ一助にもなる。
>
> 　本章では、治療薬・ワクチンの開発、製造等に関する基本的な体制や初動対応、レムデシビル、アビガンといった新型コロナウイルス感染症に対する治療薬の承認や、ワクチンの確保に関する日本政府の動き等について検証を行う。

1.　治療薬・ワクチン開発の概要

1.1.　開発、承認、製造、供給の体制

　医薬品の研究開発には10年以上の期間が必要とされている[1]。また、医薬品を販売するには厚労相の製造販売承認を得る必要がある。製造販売承認申請に必要な臨床試験の試験成績に関する資料の収集を目的とする試験は、薬機法上「治験」と定義されている。治験は、科学的な方法で、参加者の人権を最優先にして行われ「医薬品の臨床試験の実施の基準に関する省令」（GCP）[2] を守らなければならない[3]。新薬の研究開発・承認プロセスを図1に示す。

　製造、供給を担っている国内の医薬品産業は、数少ないグローバルな医薬品開発の拠点の一角を占めているものの、医薬品開発の費用は高騰する一方で企業規模は小さい状況にある。また、多くの大手製薬企業が長期収載品[5] に収益を依存しており、転換が急務になっている。さらに、基礎的医薬品は、度重なる薬価改定で一部について採算が悪化し、製造中止を行う企業も出て

1　厚労省、「参考資料1（厚労省資料）医薬品産業の現状と課題」、https://www.mhlw.go.jp/content/10801000/000398096.pdf

2　GCPは、薬機法下の厚労省令で定められた基準であり、厳密な運用が行われている。

3　厚生労働省、「治験のルール「GCP」」、https://www.mhlw.go.jp/stf/seisakunitsuite/bunya/fukyu2.html

4　国立病院機構千葉医療センター、「治験管理室　一般の方へ　新しいお薬ができるまで」、https://chiba.hosp.go.jp/ir-ken-chi-new.html

5　既に特許が切れるなどして後発医薬品（ジェネリック医薬品）が販売されている医薬品のこと。段階的に薬価が引き下げられるため、次第に収益が確保できなくなる傾向にある。

●図１　新薬の研究開発・承認プロセス[4]

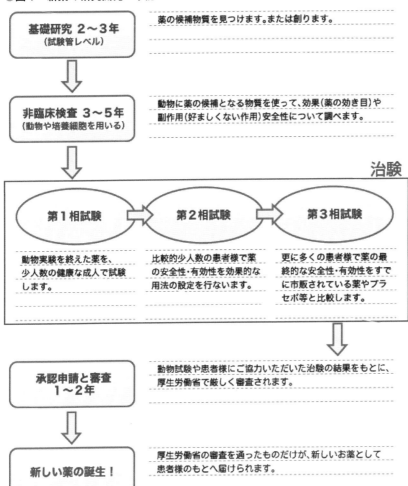

きていることから安定供給策が必要な状況である。後発医薬品市場は、経営規模が小さい企業が多数存在し、体質強化が課題となっている。これらの現状や課題を踏まえて、厚労省では医薬品の生産性向上と製造インフラの整備を強化するため、医薬品生産技術の革新に呼応して、新たな品質・安全性管理手法を並行して策定し、最新技術の速やかな導入を促進する等の取り組みを進めていた[6]。

　このような新薬の開発、承認、製造、供給体制のなか、2020年１月以降、新型コロナウイルス感染症への治療薬及びワクチンの開発が始まった。

6　厚労省、「参考資料　厚労省提出資料2019年11月」、2019年11月、https://www.mhlw.go.jp/content/10807000/000567934.pdf

1.2.　初期の対応状況

1.2.1.　治療薬・ワクチン開発への着手

　中国での新型コロナウイルス感染症の発生後、治療薬・ワクチンの開発に向けて国際的に様々な動きが開始された。厚労省が創設に関わり2017年より資金拠出を行っているCEPI（感染症流行対策イノベーション連合）[7]は、2020年1月23日に新型コロナウイルス感染症に対するワクチン開発を促進し、候補ワクチンを迅速に臨床試験に導くことを目的とした3者[8]とのパートナーシップ締結をした[9]。

　我が国も、2月13日以降、日本医療研究開発機構（AMED）を通じて研究費を重点的に配分することにより、国立感染症研究所や東京大学医科学研究所を中心に、民間企業とも連携しつつ、抗ウイルス薬及び組み換えタンパクワクチン等の開発や、構造解析技術等による既承認薬からの治療薬候補選定に着手した。さらに、同時期、厚生労働科学研究費による支援や科学研究費助成事業（特別研究促進費）による日本学術振興会からの支援により、新型コロナウイルス感染症に関する知見の収集を行うとともに、民間企業とも協力しつつ、予防・診断・治療法の開発につながる技術の確立、新型コロナウイルスに関連した遺伝子組み換え実験の優先的な審査の実施、感染症流行対策イノベーション連合への資金拠出を通じた国際協力によるワクチンの早期開発の支援を開始した。

　2月25日、政府の新型コロナウイルス感染症対策本部（政府対策本部）は、新型コロナウイルス感染症対策の基本方針を発表した。政府は、基本方針の中で、同感染症について同時点で把握している事実として「治療方法については、他のウイルスに対する治療薬等が効果的である可能性がある」ことを発表し、対策の基本方針の一つとして「治療法・治療薬やワクチン、迅速診断用の簡易検査キットの開発等に取り組む」ことを表明した。治療薬やワクチンの開発は、政府にとって最も重要性の高い政策課題のひとつとして位置づけられたのである。

1.2.2.　候補薬の模索と開発の推進

　2月26日、日本感染症学会は「COVID-19に対する抗ウイルス薬による治療の考え方第1版（2020年2月26日）」を示し、日本での入手可能性や有害

7　CEPI（Coalition for Epidemic Preparedness Innovations）は、世界連携でワクチン開発を促進するため、2017年1月ダボス会議において発足した官民連携パートナーシップ。日本、ノルウェー、ドイツ、英国、オーストラリア、カナダ、ベルギーに加え、ゲイツ財団、ウェルカムトラストが拠出し、平時には需要の少ない、エボラ出血熱のような世界規模の流行を生じる恐れのある感染症に対するワクチンの開発を促進し、流行が生じる可能性が高い低中所得国においてもアクセスが可能となる価格でのワクチン供給を目的としている。

8　Inovio社（米国）、クイーンズランド大学（オーストラリア）、Moderna社（米国）・米国国立アレルギー感染症研究所（NIAID）

9　厚労省報道発表資料、「新型コロナウイルスに対するワクチン開発を進めます」、2020年1月24日、https://www.mhlw.go.jp/stf/newpage_09087.html

事象等の観点から「アビガン」を含む薬剤を治療薬候補として提示した。また、今後、臨床的有効性や有害事象等の知見の集積に伴い、新型コロナウイルス感染症の治療のための抗ウイルス薬の選択肢や用法用量に関し新たな情報が得られる可能性が高いと述べた[10]。このような治療薬・ワクチン開発に向けた臨床研究の必要性の高まりを受け、3月18日、萩生田文科相は、新型コロナウイルス感染症に関する研究開発について、安全性を確保しながら、審査期間を大幅に短縮した優先的な手続きを進めていくことを発表した。

　研究開発体制の整備が進む中、1月以降の治療の中で蓄積された知見等も踏まえ、治療薬の候補が模索されるようになる。2月23日、新型コロナウイルス感染症に対する治療薬候補の投与に関して、国立国際医療研究センター(NCGM)「重症患者等に係る臨床学的治療法の開発」研究班は、アビガン(国内承認済み＝備蓄専用、対象疾患はインフルエンザ)、カレトラ(国内承認済み、対象疾患はHIV感染症)、レムデシビル(国内、海外とも未承認、対象疾患はエボラ出血熱)について、一部の医療機関で必要な患者に観察研究[11]としての投与を開始する旨、及び安全性に十分留意しつつ参加医療機関を順次拡大予定である旨を、政府対策本部会議で報告した。

　3月28日、政府対策本部は、新型コロナウイルス感染症に関する基本的対処方針を取りまとめた。同方針では、「現時点では、有効性が確認された特異的な抗ウイルス薬やワクチンは存在せず、治療方法としては対症療法が中心である」との見解が示された一方で、「治療薬としては、いくつか既存の治療薬から候補薬が出てきていることから、患者の観察研究等が進められている」との発表がなされた。そして、対処方針において、厚労省が、関係省庁・関係機関とも連携し、「有効な治療薬やワクチン等の開発を加速すること、特に他の治療で使用されている薬剤のうち、効果が期待されるものについて、その効果を検証するための臨床研究・治験等を速やかに実施すること」とされた。治療薬候補の模索の中で、国立国際医療研究センターから示されたアビガン等を念頭に、これら既存治療薬の臨床研究等を通じて新型コロナウイルス感染症の治療薬を開発するという方向性が示されたのである。安倍首相は、同日の政府対策本部会議において、「対策の柱は、第1に感染拡大防止策と医療提供体制の整備及び治療薬の開発です」と述べた上、治療薬・ワクチン等の研究開発も「最優先の課題」として位置付け、「開発を一気に加速します」と宣言した。

　専門家も、こうした政府の方針を後押しした。4月22日、新型コロナウイルス感染症対策専門家会議も「新型コロナウイルス感染症対策の状況分析・

10　一般社団法人日本感染症学会、「COVID-19に対する抗ウイルス薬による治療の考え方第1版（2020年2月26日）」、2020年2月26日、http://www.kansensho.or.jp/uploads/files/topics/2019ncov/covid19_antiviral_drug_200227.pdf

11　観察研究：医療機関内の倫理委員会等の手続きを経て、患者の同意を得た上で、本来の適応とは異なる投与等を行った治療について、治療結果等を集積し、分析する一連の研究

提言」において、「関係省庁・関係機関が連携し、有効な治療薬やワクチン等の開発に引き続き鋭意取り組む必要がある」と提言した。専門家会議は、「薬事承認までには一定の時間を要するため、今後新たな抗ウイルス薬候補が報告された際には、副作用などを慎重に検討しつつも、迅速に臨床での使用を検討することが求められる」とし、「重症化するリスクの高い患者に対しての適切な治療薬の選択及び重症化する前の投与は、研究として行われるべき」と述べるなど、患者の同意に基づく臨床研究としての治療薬の適切な使用を通じて治療薬等の開発・発見に取り組むべきという方針を示したのである。

　なお、その後、治療薬やワクチンの開発・承認等への取り組みが続く中で、5月29日に専門家会議が発表した「新型コロナウイルス感染症対策の状況分析・提言」でも、繰り返し治療薬・ワクチン開発の必要性が述べられている。専門家会議は、「我が国では2009年の新型インフルエンザ発生以来、新型インフルエンザ等特別措置法の制定や政府行動計画の作成・運用を通じてパンデミック対策を行ってきたが、……新型インフルエンザ対策とは異なり、簡便に利用可能な検査キットや効果的な治療薬・ワクチン等がない中での対応が求められている点などが課題としてあげられる」と指摘し、治療薬・ワクチンの不存在が、新型コロナウイルス感染症への対応を難しいものとさせて

●図2　治療法・治療薬の確立、ワクチン等の開発の促進について[12]

（4）治療法・治療薬の確立、ワクチン等の開発の促進について

○　新型コロナウイルス感染症に対しては、まずは効果的な治療法・治療薬を開発し、過度に恐れずに済む病気に変えていくとともに、ワクチン等の開発を強力に進めつつ、研究体制を整えることにより、感染症の克服を目指していく。

	課題	対応策	今後の方向性
重症化メカニズムの解明	**重症化メカニズムが未解明** ・大部分の患者が無症状又は軽症である一方、重症化を来すメカニズムが不明であった。 ・早期介入により重症化を防止する重症化マーカーが存在しなかった。	○5月18日に改訂した「診療の手引き」において、無症状から中等症への病状進行を示すサイン、重症化マーカーとして有用な可能性がある項目を示している。 あ ○より精度の高い重症化マーカーの確立に向けた研究を行う。	○検査体制の拡充とあわせ、早期診断により患者を軽症段階で確実に捕捉し、早期の介入によって、重症者・死亡者の発生を防ぐ。 ⇒過度に恐れずとも済む病気に変えていく。
治療法・治療薬の開発	**治療法・治療薬が存在していない** ・新たな感染症のため、確立された治療法が存在しなかった。 ・血栓症など治療上注意すべき病態が徐々に明らかになってきている。	○レムデシビルは既に薬事承認され、必要とする患者のもとに届くよう、在庫の確保及び適切な供給が図られている。 ○ファビピラビル（アビガン）、シクレソニドなどについても早期承認に向けた治験等が行われている。 ○令和2年度補正予算（案）などを活用し、既存の治療薬等の治療効果及び安全性の検討や新薬の開発を行う。 ○血栓症など注意すべき病態にも対応できるよう、適宜知見を集めて診療の手引きを改訂する。	○迅速・効率的な重症化マーカー、治療法・治療薬等の開発に向け、臨床研究を実施する。
ワクチン開発	**ワクチンも存在していない** ・新規感染症のため、ワクチン等も存在しない。 （MERS,SARS は未だ有効なワクチンがない。）	○必要な予算を確保し、有効性・安全性の優れたワクチンの開発を行う。また、生産体制の構築も同時進行で進め、「できるだけ早く」国民に必要なワクチンを確保し、速やかに接種を行える体制の構築に向けて準備する。	○国内においても「新型コロナウイルス」のワクチンをできるだけ早期に開発するとともに、並行して、供給体制の強化及び接種体制の整備を図る。
研究体制	**研究体制が不十分** ・諸外国に比べ専門家が少ない等、研究体制が不十分。特に臨床検体を収集して病態解明につなげる研究や、状況に応じて機動的な研究が不足 ・医師は、診療業務等に追われ、研究補助の人員も不足し、貴重な臨床データが散逸。 ・研究機関が公衆衛生上の危機に関する法令・指針の例外規定の運用に不慣れ。 ・地衛研においては、検査・情報提供等に追われ、研究に関わる時間・人員が不足している	○貴重な臨床情報の散逸を防ぐためにも臨床情報等を収集する仕組みを設け、パンデミック時に即座に対応する調整機能が必要。 ○人員確保や体制整備等を直接経費で賄うことが必要。 ○研究対象者の保護を最優先しつつ、研究機関や倫理審査委員会が法令・指針の例外規定を適切に運用し、質の高い研究を迅速に推進する体制を構築する。	○迅速かつ機動的に研究事業を企画し、散逸するデータをまとめ、調整する感染症研究のオールジャパンの体制を構築する。国立感染症研究所と国立国際医療研究センターを中心に、感染症関連学会等や関係機関と協力して必要な人材や継続的な研究費を確保しながら整える。

12 新型コロナウイルス感染症対策専門家会議、「新型コロナウイルス感染症対策の状況分析・提言」、2020年5月29日、https://www.kantei.go.jp/jp/singi/novel_coronavirus/senmonkakaigi/sidai_r020529_2.pdf

いるとの認識を示した上で、「新型コロナウイルス感染症に対しては、まずは効果的な治療法・治療薬を開発し、過度に恐れずに済む病気に変えていくとともに、ワクチン等の開発を強力に進めつつ、研究体制を整えることにより、感染症の克服を目指していく」と述べ、政府に対し、治療薬・ワクチン開発の更なる推進を求めた。

1.3. 治療薬・ワクチン開発に向けた予算措置

　我が国における新型コロナウイルス感染症に対する治療薬やワクチンの開発については、同感染症対策に係る研究開発費として、2月13日から5月27日まで、5回に分けて総額1,444億円の予算が計上されている[13]。

●表 1　予算の概要[14]

時期	金額（総額）	概要
2020年2月13日 （第1弾）	20.3億円	令和元年度予算の執行残、予備費等を用いて、SARS及びMERS等に関する知見等を踏まえ、診断法、治療法、ワクチン開発等を速やかに開始
2020年3月10日 （第2弾）	31.1億円	令和元年度医療分野の研究開発関連の調整費、予備費等を用いて、既存薬をCOVID-19に活用するための臨床研究や迅速検査機器開発等を加速するとともに新興感染症流行に即刻対応できる研究開発プラットフォームを構築
2020年4月17日 （第3弾：令和2年度第1回医療分野の研究開発関連の調整費）	32.5億円	新型治療薬・ワクチンや医療機器等の開発が喫緊の課題となっていることを踏まえ、トップダウン型経費配分を行うことにより、新型コロナウイルス感染症に関する研究開発を更に加速・拡充
2020年4月30日 （第4弾：令和2年度第1次補正予算）	751億円	感染症を克服し、再び経済を成長軌道に乗せるため、今般、感染症の治療法・ワクチン開発に加えて機器・システム開発等を一層加速させる取り組みを追加
2020年5月27日 （第5弾：令和2年度第2次補正予算案）	609億円	ワクチン開発の支援、新たな作用機序等による治療薬開発研究、新たな研究動向等を踏まえた診断・治療法の開発等及び再流行への対応に向けた調査研究事業　等

2.　治療薬の承認等

2.1.　レムデシビル──米国での治験・承認と異例の国内早期承認（5月7日）

　2020年2月26日、ギリアド・サイエンシズ社は、新型コロナウイルス感染症と診断された成人を対象としてレムデシビルの安全性と有効性を評価することを目的とした臨床試験を開始した[15]。4月10日、同社は、レムデシビ

13　このうち、国際機関であるCEPIに対して106億円（厚生労働省）が、及びGaviに対して110億円（外務省、厚生労働省）が、それぞれ拠出されている。

14　内閣官房健康・医療戦略室、「新型コロナウイルス感染症治療薬等の開発への支援状況」、2020年6月5日、http://www.kantei.go.jp/jp/singi/kenkouiryou/sanyokaigou/dai19/sankou2.pdf

ルを人道的使用目的で個別に投与した分析結果として、患者の過半数が臨床的改善を示し、新たな懸念を示す兆候は認められなかったことを発表した。これを受け、同社は、複数の臨床試験でさらなる検討を行うこととした[16]。米国立アレルギー感染症研究所（NIAID）は4月29日、新型コロナウイルス感染症治療薬として注目を集めている抗ウイルス薬「レムデシビル」の大規模な臨床試験の結果、プラセボ（偽薬）と比べ新型コロナウイルス感染症患者の回復を30％以上早めることが示されたと発表した。同研究所のアンソニー・ファウチ所長はレムデシビルの「明確」な効果が示されたと述べている[17]。本研究の詳細は、後に世界で最も権威ある医学雑誌とされる New England Journal of Medicine 誌にも掲載された[18]。

　こうした試験結果を受け、5月1日、米国においてレムデシビルについて、新型コロナウイルス感染症に対する緊急使用許可（EUA：Emergency Use Authorizations）が認められた[19]。この緊急使用許可[20]により、レムデシビルを新型コロナウイルス感染症の重症入院患者の治療薬としてより広く用いることが可能となった。一方で、同緊急使用許可においては、レムデシビルが依然として開発中の薬剤であり、FDAの承認を得た医薬品ではないことも触れられている[21]。

　米国でレムデシビルに対する緊急使用許可が認められたことを受け、5月4日、新型コロナウイルス感染症におけるレムデシビルの国内での使用等について薬事承認申請がなされた。同日、厚労省では、レムデシビルについて、迅速に審査が行われ、異例の速さで薬事食品衛生審議会に諮問されることになった。仮に同審議会での薬事承認がされれば、適格基準及び除外基準等当該医薬品の使用に当たっての留意事項が示され、国内での利用が可能となる。しかし、厚労省は、国際的なニーズの高さを踏まえ、当該医薬品は供給量が

15 ギリアド・サイエンシズ株式会社、「ギリアド・サイエンシズ、COVID-19 の治療薬として開発中の抗ウイルス薬である remdesivir による 2 つの第 III 相試験を開始」、2020年2月27日、https://www.gilead.co.jp/-/media/japan/pdfs/press-releases/02-27-2020/remdesivir-covid-19-trials_200227.pdf?la=ja-jp&hash=F910B49F73E16D0AF34399978BD1CA96

16 ギリアド・サイエンシズ株式会社、「ギリアド・サイエンシズ開発中の抗ウイルス薬 remdesivir の人道的使用対象患者 53 例のデータを The New England Journal of Medicine で発表」、2020年4月10日、https://www.gilead.co.jp/-/media/japan/pdfs/press-releases/04-13-2020/nejm_2020410.pdf?la=ja-jp&hash=AFF6A91D2334AB0CD5D9EFD62D5048D3

17 https://www.afpbb.com/articles/-/3280993

18 Beigel JH, et al. Remdesivir for the Treatment of Covid-19 - Preliminary Report. N Engl J Med. 2020 May 22;NEJMoa2007764. doi: 10.1056/NEJMoa2007764.

19 厚生労働省新型コロナウイルス感染症対策推進本部、「新型コロナウイルス感染症対策における重症患者に対するレムデシビルの必要量等の把握について（依頼）」、2020年5月4日、https://www.jsicm.org/news/upload/mhlw_200504_02.pdf

20 緊急使用許可は一時的な措置であり、正式な新薬承認申請の提出、審査と承認のプロセスに代わるものではないこと、また、緊急使用許可は、新型コロナウイルス感染症に対するレムデシビルの供給と緊急使用を許可するものとされている。

21 ギリアド・サイエンシズ株式会社、「ギリアド・サイエンシズ米国食品医薬品局（FDA）より、開発中の抗ウイルス薬 remdesivir の COVID-19 治療薬としての緊急時使用許可を取得」、2020年5月20日、https://www.gilead.co.jp/-/media/japan/pdfs/press-releases/05-02-2020/remdesivir_eua_release.pdf?la=ja-jp&hash=36E9F5D91CD7485782A048A36341BCE7

限られる可能性があると想定していた。このため、日本への供給量が限定的なものとなった場合に備え、厚労省は、薬事承認された場合の国内各医療機関における必要量その他必要な事項等を把握するため、レムデシビルの必要量等を把握するためのWEB調査依頼を都道府県、保健所設置市、特別区の衛生主管部局など宛てに発出している[22]。

　5月7日、ギリアド・サイエンシズ社から薬事申請されたレムデシビルについて同日開催の薬事・食品衛生審議会医薬品第二部会における審議の結果、特例承認を可として差し支えないと判断されたことを受け、厚労省は、レムデシビルについて医薬品医療機器等法第14条の3に基づく特例承認[23]を行った。承認にあたっては、投与対象を重症患者[24]に限定した[25]。薬事・食品衛生審議会医薬品第二部会において、清田浩部会長は「特例ということで、いろいろ問題はありますけれども、非常に本剤の有効性・安全性の情報が限られておりますので、現在実施されている治験による有効性・安全性の検証が待たれるところです。これは、分かり次第アナウンスされると思います。そのために、安全に使用するための方策を徹底することは必要です。一方、日本においても本剤における治療の機会を速やかに確保していくことは重要であるということは皆さん認識されていると思います」との総括をした上で、特例承認を議決し、認めた[26]。これは、ギリアド・サイエンシズ社が5月4日に承認申請してからわずか3日後の承認であり、部会後の承認のための事務手続きを前倒しして部会当日に承認するなど、極めて異例かつ迅速な対応であった。

2.2.　アビガン──安倍首相発言と専門家からの懸念
2.2.1.　抗インフルエンザ薬「アビガン」への注目と治験開始

　アビガンは、元々は抗インフルエンザ薬として富士フイルム富山化学によって開発された治療薬である。この薬は、インフルエンザ治療薬としての開発段階（2つの第I/II相試験、3つの第III相試験：プラセボあるいはオセルタ

22　厚生労働省新型コロナウイルス感染症対策推進本部、「新型コロナウイルス感染症対策における重症患者に対するレムデシビルの必要量等の把握について（依頼）」、2020年5月4日、https://www.jsicm.org/news/upload/mhlw_200504_02.pdf、https://www.jsicm.org/news/upload/mhlw_200504_01.pdf

23　医薬品、医療機器等の品質、有効性及び安全性の確保等に関する法律第14条の3第1項の規定に基づき、①疾病のまん延防止等のために緊急の使用が必要、②当該医薬品の使用以外に適切な方法がない、③海外で販売等が認められている、という要件を満たす医薬品について、承認申請資料のうち臨床試験以外のものを承認後の提出としても良い等として、特例的な承認をする制度。

24　ここでの重症患者とは「酸素飽和度94%（室内気）以下、又は酸素吸入を要する、又は体外式膜型人工肺（ECMO）導入、又は侵襲的人工呼吸器管理を要する重症患者」をいう。「ベクルリー点滴静注液100mg／ベクルリー点滴静注用100mg、2020年5月作成（第1版）、5. 効能又は効果に関連する注意」、https://www.info.pmda.go.jp/go/pack/62504A3A1029_1_02/

25　医薬・生活衛生局医薬品審査管理課、「医薬品医療機器等法に基づくレムデシビル製剤の特例承認について」、2020年5月7日、https://www.mhlw.go.jp/content/000628076.pdf

26　薬事・食品衛生審議会医薬品第二部会、「2020年5月7日薬事・食品衛生審議会　医薬品第二部会　議事録」、2020年5月7日、https://www.mhlw.go.jp/stf/newpage_12439.html

ミビル[27]と比較）において、効果が認められた場合と、認められなかった場合があった。さらに、「動物実験において、本剤は初期胚の致死及び催奇形性が確認されていることから、妊婦又は妊娠している可能性のある婦人には投与しないこと（禁忌）」となった。以上を受けて「本剤は、他の抗インフルエンザウイルス薬が無効又は効果不十分な新型又は再興型インフルエンザウイルス感染症が発生し、本剤を当該インフルエンザウイルスへの対策に使用すると国が判断した場合にのみ、患者への投与が検討される医薬品である」という特殊な薬として扱われることとなった[28]。

2020年2月26日、感染症学会は「COVID-19に対する抗ウイルス薬による治療の考え方第1版（2020年2月26日）」において、同時点で日本での入手可能性や有害事象等を踏まえ「アビガン」を含む複数の薬剤を新型コロナウイルス感染症に対する治療薬の候補として提示した[29]。感染症学会がアビガンを治療薬候補の一つとして提示した背景には、感染拡大が先行していた中国において、アビガンのジェネリック医薬品が治療に使用され、また臨床試験が進められていたことも影響していた。

3月中旬、厚労省では、医薬品開発関係部局の職員らが集められ、アビガンの有効性について調査を行うよう指示が出された。この席に同席した厚労省関係者は、国民や官邸がアビガンの有効性について期待している状況を踏まえ、「一般国民も官邸も効くんじゃないかと期待されている。効くものとして結果を出さなくていいけど、早く白黒つけろ」との指示があったと述べる。治療薬の承認には、科学的裏付けとなるデータを示す必要がある。そういった科学的なルールは無視してはならないという大前提は守りつつ、社会や官邸における関心が高まっている状況に照らし、厚労省としてもできるだけ急いで効果の有無を示すことが求められていた[30]。こうした厚労省側の動きもあり、3月31日、富士フイルム富山化学は、新型コロナウイルス感染症の患者を対象に、アビガンの国内臨床第Ⅲ相試験を開始した[31]。

2.2.2.　アビガンに対する期待の高まり

4月、政府は、治験の終了前の段階ではあったものの、アビガンの国内供給体制を確保するための取り組みに早急に着手した。アビガンの国内薬事承

---

27 既に承認を受けた一般的なインフルエンザ治療薬であり、スイスのロシュ社により「タミフル」の商品名で販売されている。

28 「抗インフルエンザウイルス剤アビガン錠200mg」、＊2019年4月改訂（第7版）、http://fftc.fujifilm.co.jp/med/abigan/pack/pdf/abigan_package_01.pdf

29 日本感染症学会、「COVID-19に対する抗ウイルス薬による治療の考え方第1版（2020年2月26日）」、2020年2月26日、http://www.kansensho.or.jp/uploads/files/topics/2019ncov/covid19_antiviral_drug_200227.pdf

30 厚労省関係者ヒアリング

31 富士フイルム富山化学、「抗インフルエンザウイルス薬「アビガン®錠」新型コロナウイルス感染症患者を対象とした国内臨床第Ⅲ相試験および生産体制に関するお知らせ」、2020年3月31日、https://www.fujifilm.com/jp/ja/news/list/3210?_ga=2.169764449.1544869722.1596760118-972541912.1596760118

認後における国内での一貫供給体制を構築するため、政府は、国産の原材料でアビガンを製造できるようにする必要があるとの考えから、同月２日、アビガンの原材料であるマロン酸ジエチル[32]の生産をデンカ[33]に要請した[34]。

4月6日、感染症学会のホームページ上に、都内病院におけるアビガン投与により速やかな症状改善とPCR陰転化を認めたと考えられる症例についての報告が掲載された[35]。

こうした症例報告がなされる中、官邸は、国産の新型コロナウイルス感染症治療薬となり得る薬として、アビガンへの強い期待を示すようになる。翌4月7日、安倍首相は、新型インフル等特措法に基づく緊急事態宣言の発出を発表した記者会見において、「全く先が見えない大きな不安の中でも、希望は確実に生まれています。日本中、世界中の企業、研究者の英知を結集して、ワクチン開発、治療薬の開発が進んでいます。新型インフルエンザの治療薬として承認を受け、副作用なども判明しているアビガンは、既に120例を超える投与が行われ、症状改善に効果が出ているとの報告も受けています。観察研究の仕組みの下、希望する患者の皆さんへの使用をできる限り拡大していく考えです。そのために、アビガンの備蓄量を現在の3倍、200万人分まで拡大します。国内での増産に必要な原料の生産には、各地の企業が協力を表明してくださっています」と発言し、未だ新型コロナウイルス感染症治療薬としては薬事承認を受けていないアビガンについて、大規模な増産を行う意向を明確にした。

4月15日、アビガンの製造販売事業者である富士フイルム富山化学は、アビガンの生産体制を拡大し、増産を開始したことを発表した。政府が緊急経済対策の一つとしてアビガンの備蓄量を200万人分[36]まで拡大することを決定したことを受けての対応であった。また、富士フイルム富山化学の親会社である富士フイルムは、グループ会社にて医薬品中間体の生産設備を増強するとともに、原料メーカーや各生産工程における協力会社など国内外の企業との連携によりアビガンの増産を推進し、段階的に生産能力を向上させ、さ

32　マロン酸ジエチルは、合成香料・農薬・医薬品などの原料として使用される有機化合物で、「アビガン」の原料である。

33　デンカは国内唯一のマロン酸ジエチルメーカーで、またその原料となるモノクロル酢酸も国内で唯一、関連会社のデナックが生産している。デンカは、グループ内で、原料から最終製品に至る一貫生産体制のもと2017年4月までマロン酸ジエチルの生産を行ってきた。デンカ、「「アビガン」の原料供給に関するお知らせ」、2020年4月2日、https://www.denka.co.jp/storage/news/pdf/714/20200402_denka_supply_dem.pdf

34　6月1日、デンカは、当該要請に応え、政府が緊急経済対策として決定した「アビガン」の備蓄量200万人分拡大に向け、原材料となるマロン酸ジエチルの出荷を開始した。（デンカ、「「アビガン」の原料 マロン酸ジエチルを出荷開始」、2020年6月1日、https://www.denka.co.jp/storage/news/pdf/735/20200602_denka_supply_dem.pdf）

35　日本感染症学会、「ファビピラビル（アビガン®）投与により速やかな症状改善とPCR陰転化を認めたCOVID-19肺 炎」、2020年4月6日、http://www.kansensho.or.jp/uploads/files/topics/2019ncov/covid19_casereport_200409_1.pdf

36　日本感染症学会の「COVID-19に対する抗ウイルス薬による治療の考え方」に準拠した、「ファビピラビル」の投与方法（1日目1,800mg/回×2回、2日目以降800mg/回×2回、最長14日間）をもとに算出。

らに、アビガンの原薬製造設備も増強して生産能力拡大を図り、日本政府の備蓄増や海外からの提供要請に対応していくことを発表した[37]。

　この時期、安倍首相も「なんで使わないんだ。特例的にやってもいいではないか」という意見を口にしており[38]、官邸側は、特に4月中旬以降、厚労省に対してアビガンの早期承認を行うよう強く要請していた[39]。アビガンは抗インフルエンザ治療薬としては薬事承認がされ、一定の副作用はあり得るもののその安全性は確認されている医薬品であるため、官邸側は、治験によって新型コロナウイルス感染症に対する効果が厳密に確認できていなくても、特例的に医師の判断でこれを使用できるようにすべきではないかという考えを持っていた。しかし、日本には治験で効果が確認できていない医薬品を特例的に使用できるようにするという制度はなかった。その後、厚労省は、5月12日、新型コロナウイルス感染症に対する医薬品等につき、国際的な科学的、倫理的水準を満たした公的な研究事業で有効性や安全性が確認された場合には、そのデータを用いて治験なくして承認申請することを認めるに至った。

　5月4日、安倍首相は、5月6日に終了するはずだった緊急事態宣言を5月31日まで延長することを発表した記者会見において、「日米で共同治験を進めていたレムデシビルについて、米国で使用が承認されました。そして本日、我が国においても特例承認を求める申請がありました。速やかに承認手続を進めます。我が国で開発されたアビガンについても、既に3,000例近い投与が行われ、臨床試験が着実に進んでいます。こうしたデータも踏まえながら、有効性が確認されれば、医師の処方の下、使えるよう薬事承認をしていきたい。」と述べ、「今月中の承認を目指したい」との強い意向を表明した。これに先立ち、厚労省幹部は、安倍首相に対し、アビガンに関して、観察研究を含めた特定臨床研究や企業の治験において幾つか希望がありそうな報告がなされていることを伝えていた。ただ、これら報告は確定的な情報ではなかったことから、この幹部は、安倍首相に、記者会見では「必ず承認をする」との発言でなく「確認されれば」という留保を付けるよう進言し、首相もそれに従った発信を行った[40]。

2.2.3.　専門家からの牽制と期待外れの治験結果

　アビガンへの期待が国民からも、政治家からも急速に高まる中で、5月17日、日本医師会COVID-19有識者会議は、こうした動きに対する懸念を表明

37 富士フイルム、「新型コロナウイルス感染症向けに抗インフルエンザウイルス薬「アビガン®錠」の生産を拡大」、2020年4月15日、https://www.fujifilm.com/jp/ja/news/list/3245?_ga=2.169764449.1544869722.1596760118-972541912.1596760118

38 官邸スタッフインタビュー

39 こうした官邸の姿勢について、内閣官房幹部は、「官邸は治験の結果がオーケーだという大前提を置いて全てのことを回している」、「官邸はアビガンに入れ込みすぎ」という印象を持ったと語っている（内閣官房幹部インタビュー）。

40 厚労省幹部ヒアリング

した。同会議は、新型コロナウイルス感染症のように、重症化例の一方で自然軽快もある未知の疾患を対象とする場合には、症例数の規模がある程度大きな臨床試験が必要であって観察研究だけでは有意義な結果を得ることは難しいことを指摘した上で、「エビデンスが十分でない候補薬、特に既存薬については拙速に特例的承認を行うことなく、臨床試験によって十分な科学的エビデンスに基づいて承認すべきである」と提言した。こうした有識者会議の指摘は、アビガンに対する半ば感情論的な期待の高まりに対し、科学的立場から警鐘を鳴らすものだった。

　こうした状況の中、7月10日、藤田医科大学を代表機関とし全国47医療機関で実施された「SARS–CoV2感染無症状・軽症患者におけるウイルス量低減効果の検討を目的としたファビピラビルの多施設非盲検ランダム化臨床試験」（研究責任医師 藤田医科大学医学部感染症科土井洋平教授）の最終結果の暫定的解析報告が行われた。同報告では、アビガンの通常投与群では遅延投与群に比べ6日までにウイルスの消失や解熱に至りやすい傾向が見られ、アビガンに新型コロナウイルス感染症に対する一定程度の有効性がある可能性が示されたものの、両群の症状の違いについて統計的有意差には達しなかったとまとめた。また、同報告では、アビガンを1日目から投与すると、1日目から投与しない場合と比較して、ウイルス消失までの時間が短い傾向が示されたが、その差異は統計学的には明らかではなかった[41]。ただし、この臨床試験は対象人数が89人と少ない上に、1人が同意撤回、19人が投薬開始前にウイルスが消失していたとして除外されている。そのため、より多くの患者人数を対象にすればアビガンの有効性が示される可能性は残っているといえる。富士フイルム富山化学は、9月23日、同社が新型コロナウイルス感染症を対象に実施した「アビガン」の第3相臨床試験（JapicCTI-205238：前述の藤田医科大学の治験とは異なる治験）において、対照群と比較して、アビガン投与群が体温、酸素飽和度、胸部画像所見の軽快及びPCR検査でウイルスが陰性化するまでの期間を統計学的に有意に短縮したと発表した。

　このように治験開始から3か月以上を経て発表されたアビガンの治験結果は、官邸の期待を大きく外れるものだった。日本では、治験を行う際、製造会社が医薬品医療機器総合機構（PMDA）への相談、社内体制の整備、治験対象となる病院の同意を得るなどの必要があり、治験を開始するまでに一定の時間がかかる。厚労省幹部は、今回の治験でもそういった事情から時間を要し、治験結果が出るのにも時間がかかってしまったと述べた[42]。

41　藤田医科大学、「ファビピラビル（アビガン）特定臨床研究の最終報告について」、2020年7月10日、https://www.fujita-hu.ac.jp/news/j93sdv0000006eya.html

42　厚労省幹部ヒアリング

2.2.4.　アビガンと国際保健外交

　新型コロナウイルス感染症の拡大当初から、アビガンに対しては、世界各国から関心が寄せられていた。3月28日、安倍首相は「アビガンには海外の多くの国から関心が寄せられており、今後、希望する国々と協力しながら臨床研究を拡大するとともに、薬の増産をスタートします」と述べ、海外各国にアビガンを提供して臨床研究を進める考えを示した。緊急事態宣言の発出が発表された4月7日、茂木外相は、各国外相らとの電話会談などにおいてアビガンの提供について直接の要請を受けていることを明らかにした上で、希望する国々と協力しながら、アビガンの臨床研究を国際的に拡大するという方針を発表した（合計100万ドルの緊急無償資金協力）。具体的には、国連プロジェクトサービス機関（UNOPS）を通じ、希望する国々に対して人道的見地からアビガンを無償供与して臨床研究を拡大することが示され、既に20カ国については一定の枠内で無償供与すべく調整済みであり、更に30カ国程度と調整を進めていることが発表された。

　4月14日に開催されたASEAN＋3の特別首脳テレビ会議では複数の首脳からアビガンについて言及があり、安倍首相からもアビガンの無償供与[43]を通じた臨床研究を拡大していくことが説明された。さらに、5月15日時点で、日本は、世界80か国近くから、外交ルートを通じてアビガン提供の要請を受けていた。

　アビガンの各国への供与にあたっては、厚労省だけでなく、経産省や外務省と連携した上での調整が必要であり、その省庁間調整は、国家安全保障局（NSS）経済班が担った[44]。各国からのアビガンの提供依頼要請は外務省に寄せられ、各省調整の上で、どの国にどういった順番でどの程度のアビガンを供与するかが決定された。富士フイルムとの調整は、主に厚労省が担い、経産省は主に原材料等の調達を担当していた[45]。

　未だ新型コロナウイルス感染症に対する有効性が確認されていない治療薬を各国に配るに際しては、いくつかの難しい検討事項が存在した。特に、副作用が発生した場合の日本政府及び富士フイルムの免責担保や、実際の供与に当たっての輸送方法などが問題となった[46]。また、投与方法等の管理をしなければ臨床試験としての価値はない反面、日本側の予期しない使用方法によって副作用だけが出れば、実施中の治験に対する評価などにも影響が出るおそれがあり、富士フイルムにとっても、無償海外供与は一定のリスクとなるとの議論もなされていた。しかし、アビガンの各国への供与は、政治的な判断として、保健外交の一つと位置付けられたことから、こういったリスク

43　5月1日、一国当たり原則20人分、最大100人分の供与となることが発表された。
44　内閣官房幹部インタビュー
45　内閣官房幹部インタビュー
46　WHOは、国内で最低限の薬事承認を得ていない医薬品をWHOその他の国際機関を通じて配布することを認めていなかった。

は承知しつつ、国が一括して富士フイルムからアビガンを買い取り、国の責任で各国への供与を行うこととなった。外務省は必要な予算を確保するとともに、日本政府の免責等を確保するために提供先国と締結する覚書のひな型をつくり、海外への展開方法を検討した。こうしたオペレーションは、富士フイルムの意向（将来の承認取得に向けた戦略）も踏まえた上で進められた。当時、中国が製造したアビガンのジェネリック医薬品の投薬が武漢において行われており、それについて一定の効果があるという論文が発表されたため、それを見た各国が富士フイルム側に直接アプローチをしてきていたことも、富士フイルムが政府に協力した要因の一つであった[47]。

3. ワクチンの開発及び確保

3.1. 2010年新型インフルエンザ（A/H1N1）対策総括会議の提言と日本のワクチン政策

2009年に起こった新型インフルエンザ（A/H1N1）の世界的大流行の際には、最初の発生報告から9週間でWHOによるパンデミック宣言（パンデミック警戒フェーズ「フェーズ6」）がなされた。新型インフルエンザは日本国内においても流行し、同年4月から2010年9月末時点で約2千万人がり患したと推計され、入院患者数は約1.8万人、死亡者は203人であった[48]。これに対し、我が国ではワクチン開発や供給に向けて、ワクチン製造販売事業者に対する設備投資のための予算措置、新型インフルエンザ（A/H1N1）ワクチン接種の基本方針（2010年10月1日発出）[49]により、国内産ワクチンに加えて海外企業からのワクチンの輸入などを実施した[50]。こうした新型インフルエンザに対する一連の対応を振り返り最終的にまとめられた新型インフルエンザ（A/H1N1）対策総括会議報告書では、ワクチンに関する提言として、体制・制度の見直しや検討、事前準備を要する問題と運用上の課題などが報告されている[51]。

総括会議提言を踏まえて新型インフルエンザ専門家会議では、新たな行動計画へ反映する具体的な内容として、ワクチン製造法や投薬方法等の研究・開発の促進、生産ラインの整備、全国民分のパンデミックワクチンを国内で確保することが可能となるまで輸入ワクチンの確保も検討すること等が提案

47 外務省関係者ヒアリング

48 内閣官房新型インフルエンザ等対策室、「新型インフルエンザ等対策政府行動計画」、平成25年6月7日（平成29年9月12日更新）、http://www.cas.go.jp/jp/seisaku/ful/keikaku/pdf/h29_koudou.pdf

49 政府新型インフルエンザ対策本部、「新型インフルエンザ（A/H1N1）ワクチン接種の基本方針」、2010年10月1日、https://www.mhlw.go.jp/kinkyu/kenkou/influenza/hourei/2009/12/dl/info1221-01.pdf

50 厚生労働省新型インフルエンザ対策推進本部、「今般の新型インフルエンザ（A/H1N1）対策の経緯について～ワクチン～」、2010年5月19日、https://www.mhlw.go.jp/bunya/kenkou/kekkaku-kansenshou04/dl/infu100519-19.pdf

51 新型インフルエンザ（A/H1N1）対策総括会議 報告書平成22年6月10日、https://www.mhlw.go.jp/bunya/kenkou/kekkaku-kansenshou04/dl/infu100610-00.pdf

された[52]。

　2020年1月以降、日本国内でも新型コロナウイルス感染症の患者が発生し、感染が大きく拡大するにつれ、同感染症に対するワクチン確保が重要な政策課題として認識されるようになった。この時点で、日本のワクチン政策は、上記総括会議提言に従って、概ね表2に示す形で整備されていた。

●表2　ワクチン政策（新型インフルエンザ対策行動計画の改定版）[53]

1．事前準備の推進	・ 6か月以内に全国民分のワクチンを製造することを目指し、新しいワクチン製造法や、投与方法等の研究・開発を促進 ・ ワクチン確保は国産ワクチンでの対応を原則とするが、そのための生産体制が整うまでは、必要に応じて輸入ワクチンの確保方策について検討が必要 ・ ワクチンの円滑な流通体制を構築 ・ 病原性・感染力が強い場合には公費で集団的な接種を行うことを基本とする接種体制を構築
2．発生時の迅速な対応	・ 発生時にワクチン関連の対策を速やかに決定できるよう、決定事項及びその決定方法等を可能な限り事前に定めておく ・ 新型インフルエンザウイルスの特徴（病原性・感染力等）を踏まえ、接種の法的位置づけ・優先接種対象者等について決定
3．プレパンデミックワクチンの備蓄について	・ 発生時に迅速な接種が行えるよう、必要量をあらかじめ製剤化した形で備蓄することを明記

　ある厚労省幹部は、総括会議提言に従って国内においてワクチンの製造設備の補助をしてきたため一定の製造設備が整備されており、新型コロナウイルスのワクチンを製造するにあたっても、これまでの設備を改修して使用することができたので、新型インフルエンザ対策としての国費補助が今回のコロナ危機でも活かされたと述べている[54]。

3.2.　新型コロナウイルスに対するワクチンの開発
3.2.1.　製薬会社・バイオテクノロジー企業によるワクチン開発競争

　新型コロナウイルス感染症に対するワクチンの開発は、大手製薬会社などを中心に世界中で進められている。

　4月29日、米国の大手製薬会社であるファイザー社とドイツのバイオテクノロジー企業であるビオンテック社は、ワクチンの共同開発を開始しており、既にワクチン候補の第Ⅰ/Ⅱ相試験の初回投与を完了したことを発表した[55]。

　また、5月28日には、オックスフォード大学が開発した新型コロナウイル

52 新型インフルエンザ専門家会議、「第13回　新型インフルエンザ専門家会議資料　新型インフルエンザ（A/H1N1）対策総括会議の提言と行動計画への反映に関する意見（案）」、2010年11月29日、https://www.mhlw.go.jp/stf/shingi/2r9852000000xih0.html

53 「新型インフルエンザ対策行動計画」の改定のポイント、https://www.mhlw.go.jp/stf/shingi/2r9852000001ryfy-att/2r9852000001ryn2.pdf

54 厚労省幹部ヒアリング

55 https://bio.nikkeibp.co.jp/atcl/news/p1/20/05/06/06888/

スに対するワクチン候補であるAZD1222の製造を拡大するために、同大学と英国の大手製薬会社アストラゼネカ社が1年間の臨床的および商業的供給契約を締結したことが発表された。同契約の下、オックスフォード大学は2020年を通じて複数のワクチン候補をアストラゼネカに提供した[56]。

米国のバイオテクノロジー企業であるモデルナ社は第III相試験としてワクチン（mRNA–1273）の盲検ランダム化プラセボ比較試験を7月27日より開始した[57]。3万人の18歳以上の成人を対象とした臨床試験は2022年10月27日に終了予定である。このワクチンは第I相試験で安全であり抗体価が上昇することが確認されており[58]、更にサルを使った試験で、新型コロナウイルス感染による肺炎を予防することも証明されている[59]。

このほかにも、フランスの大手製薬会社であるサノフィ社が英国のグラクソ・スミスクライン社と提携して[60]、中国のシノヴァック・バイオテック社がブラジルのワクチンメーカーであるブタンタン研究所と提携して、それぞれワクチンの開発及び臨床試験を実施する[61]など、世界中で製薬会社によるワクチン開発競争が繰り広げられている。WHOによると7月末時点で26のワクチン候補が臨床開発段階にあり、139のワクチン候補が非臨床試験を進めている[62]。

3.2.2.　日本国内のワクチン開発

これに対し、日本国内でのワクチン開発の状況は芳しくない。政府関係者は、日本はワクチン開発において3周半遅れぐらいになってしまっている、と語る[63]。

そもそも、感染症予防を目的としたワクチンは、患者に投与する治療薬とは異なり、健康な人に対して広く一般に接種するものである。そのため、ワクチンの開発に当たっては安全性の確保が特に重要であり、かつワクチンによる免疫獲得効果の測定にも高度な技術が要求される。投与対象者が患者に限定される治療薬と異なり、広く一般国民に接種されるものである以上、仮にワクチンによって重大な副作用が生じれば、極めて大規模な損害賠償請求

---

56 https://www.oxfordbiomedica.co.uk/news-media/press-release/oxford-biomedica-signs-clinical-commercial-supply-agreement-astrazeneca

57 A Study to Evaluate Efficacy, Safety, and Immunogenicity of mRNA-1273 Vaccine in Adults Aged 18 Years and Older to Prevent COVID-19　https://clinicaltrials.gov/ct2/show/study/NCT04470427?term=vaccine&recrs=a&type=Intr&cond=Covid19&phase=2&draw=2&rank=8

58 Jackson LA, Anderson EJ, Rouphael NG, et al. An mRNA vaccine against SARS-CoV-2 — preliminary report. N Engl J Med. DOI: 10.1056/NEJMoa2022483.

59 Corbett KS, et al. Evaluation of the mRNA-1273 Vaccine against SARS-CoV-2 in Nonhuman Primates. N Engl J Med. 2020 Jul 28;NEJMoa2024671. doi: 10.1056/NEJMoa2024671.

60 https://www.nikkei.com/article/DGXMZO60715520U0A620C2000000/

61 https://www.cnn.co.jp/world/35159177.html

62 https://www.who.int/docs/default-source/coronaviruse/novel-coronavirus-landscape-covid-19cc0e97e4ea1b4458a05bbd6f5ac6d3fe.pdf?sfvrsn=5c754439_3&download=true

63 外務省関係者ヒアリング

訴訟等を起こされるおそれもある。その一方で、ワクチン市場自体の市場規模は医薬品全体から見れば僅かであって、他の医薬品で一定の安定的な売上を確保しなければ、ワクチン開発を継続的に実施することは難しい。加えて、ワクチン産業は、日本を含め諸外国においても、国の感染症対策の根幹を支える公的産業としての側面を有しているため、これを担う民間企業には、公益的事業を継続的に実施できるだけの経営的体力が求められる。これらの理由から、日本だけでなく諸外国においても、ワクチンの製造開発は、大手製薬会社がその中心を担っている。実際に、世界のワクチン市場を見ると大手製薬会社4社が、市場の約90％（2017年度時点）を占めていることが見て取れる（グラクソ・スミスクライン社：市場の24％、メルク・アンド・カンパニー社：市場の23.6％、サノフィ社：市場の20.8％、ファイザー社：市場の21.7％）[64]。

　日本には、ワクチンの開発製造において、このような世界的市場シェアを有する製薬会社は存在しない。国内最大の製薬会社である武田薬品工業でさえ、医薬品の売上高ランキング（2019年）では世界16位に過ぎず[65]、こうした状況をある政府関係者は、厚労省はワクチン製造企業をしっかりと育ててこなかったと述べ、ワクチン産業は非常に高リスクなので、積極的に推進してこなかったこと、また、厚労省は規制官庁なので産業を育てようという意識が非常に低かったことなどが問題であったと指摘する[66]。新型コロナウイルスに対するワクチン製造について、日本が世界的にみて出遅れてしまっている背景には、こういった産業構造が影響した可能性がある。

　他方で、政府としても、こういった状況に何ら対処しなかったわけではない。厚労省は、できるだけ早いワクチンの開発・供給が急務として、第2次補正予算では、ワクチンの研究開発の加速化、そして、ワクチンを可能な限り迅速に生産し、速やかに接種を可能とするための体制整備を進めるための予算を計上した。厚労省は、これをワクチン開発の「加速並行プラン」（図3参照）と呼び、ワクチン開発の基礎研究から薬事承認、生産に至る全過程を迅速化することにより、実用化を早期に実現することを目指している[67]。

　国内大手製薬会社も、世界から見れば遅れてはいるものの、国内での新型コロナウイルスのワクチン開発を進めている。8月7日、厚労省は、新型コロナウイルスワクチンを始めとしたバイオ医薬品の実生産（大規模生産）体制の早期構築を図るための「ワクチン生産体制等緊急整備事業（第1次公募）」に塩野義製薬、武田薬品工業、第一三共等の6事業者（応募総数は9件）を

---

64 「World Preview 2018,Outlook to 2024」、1 1th Edition - June、https://www.evaluate.com/sites/default/files/media/download-files/WP2018.pdf

65 https://answers.ten-navi.com/pharmanews/16219/

66 外務省関係者ヒアリング

67 令和2年8月21日新型コロナウイルス感染症対策分科会、「新型コロナウイルスワクチンの接種について」、2020年8月21日、https://www.mhlw.go.jp/content/10900000/000662188.pdf

●図3　新型コロナウイルスワクチンの早期実用化に向けた厚労省の取り組み[68]

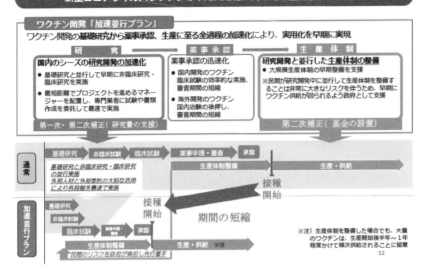

採択した。採択された事業者に対しては、新薬・未承認薬等研究開発支援センターを通じて総額900億円規模[69]の助成金が交付されるなど、新型コロナウイルスワクチンの国内における早期供給を促すため、様々な取り組みがなされている[70]。

●表3　コロナワクチン開発の進捗状況（国内開発）＜主なもの＞[71]

	基本情報	取り組み状況	目標（時期は開発者からの聞き取り）	生産体制の見通し
①塩野義感染研/UMNファーマ ※組換えタンパクワクチン	ウイルスのタンパク質（抗原）を遺伝子組換え技術で作成し人に投与	○動物を用いた有効性評価を実施中	最短で2020年内の臨床試験開始の意向。	2021年末までに3000万人分の生産を目標。ワクチン生産体制等整備事業で223億円を補助。
②第一三共東大医科研 ※mRNAワクチン	ウイルスのメッセンジャーRNAを人に投与。人体の中で、ウイルスのタンパク質（抗原）が合成される。	○動物を用いた試験で、新型コロナウイルスに対する抗体価の上昇を確認	最短で2021年3月から臨床試験開始の意向。	ワクチン生産体制等整備事業で60.9億円を補助
③アンジェス阪大/タカラバイオ ※DNAワクチン	ウイルスのDNAを人に投与。人体の中で、DNAからmRNAを介して、ウイルスのタンパク質（抗原）が合成される。	○第1/2相試験を開始済み		タカラバイオ・カネカが生産予定。ワクチン生産体制等整備事業で93.8億円を補助。
④KMバイオロジクス東大医科研/感染研/基盤研 ※不活化ワクチン	不活化したウイルスを人に投与する従来型のワクチン。	○動物を用いた有効性評価を実施中	最短で2020年11月から臨床試験開始の意向。	ワクチン生産体制等整備事業で60.3億円を補助。
⑤IDファーマ感染研 ※ウイルスベクターワクチン	コロナウイルスの遺伝情報をセンダイウイルスに載せ経鼻または注射で投与するワクチン。人体の中でウイルスのタンパク質(抗原)が合成される。	○動物を用いた有効性評価を実施中	最短で2021年3月から臨床試験開始の意向。	

●表4　コロナワクチンに関する状況（海外開発）＜主なもの＞[72]

		進捗状況	生産・供給見通し
A	ファイザー社 （米） ※mRNAワクチン	mRNAワクチンを4種開発中。 2020年7月に3万人規模での第2/3相試験を開始。	＜海外＞2020年中に100万人規模～2021年中に数億人規模を目指す。 ＜国内＞ワクチン開発に成功した場合、日本に2021年6月末までに1.2億回分を供給する基本合意。
B	アストラゼネカ社 オックスフォード大 （英） ※ウイルスベクターワクチン	世界最速で開発が進む。第1相試験完了、英で第2/3相試験を開始。2020年夏に米で第3相試験（3万人規模）を開始予定。	＜海外＞全世界に20億人分を計画、米に3億人分、英に1億人分、欧州に4億人分、新興国に10億人分を供給予定としている。 ＜国内＞ワクチン開発に成功した場合、日本に1.2億回分、うち3000万回分は2021年3月までに供給する基本合意。 海外からの原薬供給のほか、国内での原薬製造をJCRファーマと提携。充填等を国内4社と提携。 厚労省が国内での原薬製造及び製剤化等の体制整備に162.3億円を補助（ワクチン生産体制等緊急整備事業）。
C	モデルナ社（米） ※mRNAワクチン	第2相試験が進捗。2020年7月に3万人規模で米で第3相試験開始。	＜海外＞全世界に5～10億回分/年の供給を計画。ロンザ社（スイス）と提携して供給を準備。 生産ラインの完成が2020年12月になると報道あり。
D	ジョンソン＆ジョンソン社 （ヤンセン社）（米） ※ウイルスベクターワクチン	2020年7月に第1相試験を開始。	＜海外＞2021年から大量供給（順次、世界で年10億人規模）を目指す。
E	サノフィー社 （仏） ※組換えタンパクワクチン、mRNAワクチン	組み換えタンパクワクチンに関して2020年第4四半期に米で第1相試験開始を目指す。mRNAワクチンに関しては2021年初頭に第1相試験開始を目指す。	＜海外＞組み換えタンパクワクチンに関して、上手くいけば2021年下半期に実用化の見込み、と発表。
F	ノバックス社 （米） ※組換えタンパクワクチン	第1／2相試験が豪で進捗。2020年秋より3万人規模での第3相試験を（おそらく米で）開始予定。	＜海外＞2020年遅くに1億回分/年の生産が目標。生産はプラハワクチン（チェコ）・フジフィルム子会社（米）と協力。アジュバントはAGCが作成。 ＜国内＞タケダが原薬から製造し販売予定。タケダが1年間で2.5億回分を超える生産能力を構築すると発表。生産体制に厚労省がタケダに301.4億円を補助（ワクチン生産体制等緊急整備事業）。

　2020年8月21日現在、コロナワクチン開発の進捗状況（国内開発）及びコロナワクチンに関する状況（海外開発）は表3、表4に示すとおりである。

3.3.　日本政府によるワクチンの確保と国際協調
3.3.1.　ファイザーやアストラゼネカからのワクチン確保

　国内でのワクチン開発がなかなか進展しない状況もあり、日本政府は、海外製薬会社から国内接種用のワクチンの供給を受ける方向で、ワクチン確保を図った。7月31日、厚労省は、米ファイザー社が新型コロナウイルスのワクチン開発に成功した場合、2021年6月末までに6,000万人分のワクチンの供給を受けることについて基本合意に至ったことを発表した[73]。また、2020年8月7日には、英アストラゼネカ社が新型コロナウイルスのワクチン開発に成功した場合、2021年初頭から1億2,000万回分のワクチンの供給（その

68　令和2年8月21日新型コロナウイルス感染症対策分科会、「新型コロナウイルスワクチンの接種について」、2020年8月21日 https://www.mhlw.go.jp/content/10900000/000662188.pdf

69　糖尿病リソースガイド、「【新型コロナ】COVID-19ワクチンの生産体制整備事業　国内6社を採択　ワクチンの早期供給を促す」、2020年8月20日、http://dm-rg.net/news/2020/08/020466.html

70　厚生労働省健康局、「ワクチン生産体制等緊急整備事業（第1次公募）の採択結果について」、2020年8月7日、https://www.mhlw.go.jp/content/10906000/000657480.pdf

71　令和2年8月21日新型コロナウイルス感染症対策分科会、「新型コロナウイルスワクチンの接種について」、2020年8月21日、https://www.mhlw.go.jp/content/10900000/000662188.pdf

72　令和2年8月21日新型コロナウイルス感染症対策分科会、「新型コロナウイルスワクチンの接種について」、2020年8月21日、https://www.mhlw.go.jp/content/10900000/000662188.pdf

73　厚労省報道発表資料、「新型コロナウイルスワクチンの供給に係る米国ファイザー社との基本合意について」、2020年7月31日、https://www.mhlw.go.jp/content/10906000/000655273.pdf

うち3000万回分については第1四半期中に供給予定）を受けることについて、アストラゼネカ社と基本合意に至ったことを発表した[74]。これらの基本合意は、ファイザー社及びアストラゼネカ社との間で供給量等の基本的な事項に関して合意を得たものであり、今後、最終契約に向けて速やかに協議が進められることになる。

　これらワクチン確保に関する海外製薬会社との交渉に当たっては、外務省、厚労省、国家安全保障局（NSS）が連携して対応する体制が組まれたが、実際には、厚労省は外務省が持つ外交チャネルの活用にそれほど積極的ではなかった[75]。この点に関連して、ある外務省幹部は、ワクチンの確保は一次的には厚労省の業務であることもあり、特にファイザーの件に関しては外務省が組織的に対応したことはなく、厚労省が一般向けに発表している以上の情報共有は外務省にはなされていなかったと述べた[76]。他方、アストラゼネカとの交渉に関しては、茂木外相が8月頭に英国訪問を行い、8月5日夜にはラーブ外相との夕食会を行うなどしてワクチン確保についても相当程度意見交換をしていたため、8月7日にアストラゼネカとの合意発表があったことは、このような茂木外相の働きと無関係ではなかったと外務省幹部は述べた[77]。また、ある厚労省関係者は、ワクチン確保に関して、官邸で中身をしっかりわかってグリップしてきているという印象はないと述べる[78]。実態として、国家安全保障局がどこまでワクチン確保交渉における司令塔機能を果たしていたかは明らかではない[79]が、ある外務省幹部は、本来、ワクチン確保は国家的な対応が必要となる取り組みであるから、厚労省一省で対応するのではなく、外務省のリソースも上手く活用するなど、全体を俯瞰した視点を持った司令塔機能が必要ではないかとの考えを述べている[80]。

　ワクチンの接種にあたっても様々な検討が進んでいる。例えば、ワクチンを接種した場合の健康被害に関して「新型インフルエンザ（A/H1N1）ワクチン接種の基本方針」（2009年12月）[81]では、「輸入ワクチンの確保のため、今回の輸入ワクチンの使用等に伴い生じる健康被害等に関して製造販売業者に生じた損失等について、新型インフルエンザ予防接種による健康被害の救済等に関する特別措置法に基づき、国が補償できることとする」と定めてい

74　厚労省報道発表資料、「新型コロナウイルスワクチンの供給に係るアストラゼネカ株式会社との基本合意について」、2020年8月7日、https://www.mhlw.go.jp/content/10906000/000657776.pdf

75　内閣官房幹部インタビュー

76　外務省幹部ヒアリング

77　外務省幹部ヒアリング

78　厚労省関係者ヒアリング

79　この点に関し、内閣官房幹部は、厚労省は「本当に何も教えてくれない」、「ワクチン交渉はブラックブックス」と述べ、厚労省からの十分な情報共有はなされていなかったと明かした（内閣官房幹部インタビュー）。

80　外務省幹部ヒアリング

81　厚労省 新型インフルエンザ対策推進本部事務局、「『新型インフルエンザ（A/H1N1）ワクチン接種の基本方針』の改定について」、2020年12月18日、https://www.mhlw.go.jp/kinkyu/kenkou/influenza/hourei/2009/12/dl/info1221-01.pdf

る。2020年8月21日の新型コロナウイルス感染症対策分科会では、これらの基本方針の内容も参考としながら、ワクチン接種した際に健康被害が生じた場合の救済措置、特に企業との損失補償契約についても議論がなされている。その後、8月28日の政府対策本部会議では、ワクチンに関して「国民への円滑な接種を実施するため、国の主導のもと身近な地域において接種を受けられる仕組みや、健康被害が生じた場合の適切な救済措置も含め、必要な体制の確保を図る」ことや「ワクチンの使用による健康被害に係る損害を賠償すること等により生じた製造販売業者等の損失を国が補償することができるよう、接種の開始前までに法的措置を講ずること」などが決定されるなど、ワクチン接種に関する国内の体制整備を進めることが確認されている。

3.3.2.　ワクチン確保に関する国際協調

　日本だけでなく、先進国を中心とする世界各国の政府が、大手製薬会社との交渉によって自国民への接種用のワクチンを確保している。8月2日時点で、米国は7億回、英国は2.5億回、EU諸国は7億回、日本は4.9億回分のワクチン確保に成功していた。その一方で、こうしたワクチン調達競争には懸念の声も上がっている。8月4日、米国の大手総合情報サービス会社Bloombergは「2022年1–3月期まで全世界の生産規模はせいぜい10億回分」であり、「日米欧が先取りした分量（13億回分）にも至らない」と報じた。

　こうした中で、世界保健機関は、4月下旬、新型コロナウイルス感染症への対応に当たって重要な診断、治療、ワクチン、保健システム強化の4つの分野に関する新しい手法の開発・生産及び公平なアクセスを加速化させるための国際的協働の枠組として「Access to COVID-19 Tools Accelerator」（ACTアクセラレーター）を設置し、感染症流行対策イノベーション連合、ワクチンと予防接種のための世界同盟（Gaviワクチンアライアンス）とともに世界中の人々へワクチンを平等に分配するための仕組み「COVAX」を取り組むこととした。COVAXは供給ワクチンを選定し、参加国人口の20%に該当するワクチン供給を約束する。現在までに78カ国がCOVAXへの参加に関心を表明した。COVAXには、日本も初期の段階から参加した。この点について武見敬三自民党参議院議員は、日本は、Friend of COVAXとして参画しているだけではなくて、資金的にもきちんと貢献しながら、こういった新しいグローバル・ガバナンスの中でミドル・パワーが果たす役割を具体的に作り上げていくべきだと思っていると述べている[82]。また、外務省幹部は、多国間協調の枠組みであるCOVAXは、国際社会としてワクチン確保に取り組んでいくために非常に重要であり、また、日本としてワクチン確保における国際協力において一定の役割を果たしていくことが必要であると述べている[83]。

82　武見敬三 自民党参議院議員ヒアリング、2020年8月13日

83　外務省幹部ヒアリング

既に日本では、複数の企業とワクチンの供給について基本合意に至っている
が、COVAXファシリティの仕組みは、日本におけるワクチン確保のための
一つの手段となり得るものであり、また、国際的に公平なワクチンの普及に
向けた貢献ができる場でもあることから、日本はCOVAXでの議論に積極的
に参加している[84]。

84　厚生労働省大臣会見一覧（新型コロナウイルス感染症）、「大臣会見概要」、2020年9月1日、https://
www.mhlw.go.jp/stf/seisakunitsuite/bunya/0000121431_00087.html

第9章　国境管理（国際的な人の往来再開）

　　パンデミックが世界に広がるとともに、各国は国境を閉鎖した。人の移動、モビリティの権利を強力に制限し、国境管理を厳格化し、国境を次々と閉鎖することは本来、「禁じ手」であった。だが、欧米にならって日本も「鎖国」に踏み切った。入管法と国家安全保障会議という枠組みを使って、感染流行地域からの入国拒否を実施した。しかし日本は、欧州からの感染症の侵入を許してしまう。その後、3月末から5月にかけて水際措置を強化するが、社会経済活動への影響は甚大であった。こうした中、日本は感染拡大防止と社会経済活動及び外交とのニーズをバランスさせつつ、国際的な人の往来再開を目指してきた。

　　本章ではまず、感染爆発を経験した欧州における人の往来再開の動き、なかでも、欧州発の免疫パスポートへの期待について概説する。次に日本の水際対策の全体像と、3月の専門家の危機感、国際的な人の往来再開に向けた茂木敏充外相のイニシアティブを概観する。そして6月18日に発表された「国際的な人の往来再開に向けた段階的措置」について、取りまとめた国家安全保障局（NSS）の役割、往来再開に向けた豪州、ニュージーランド（NZ）、タイ、ベトナムとの交渉、国境管理を支える検疫の執行力について検討する。

1.　国境管理と欧州における動き

1.1.　国境管理

　　2003年のSARS制圧の際、WHOはその半世紀の歴史上はじめて、香港及び広東省への渡航延期勧告を出した。当時、WHO西太平洋地域事務局（WPRO）の事務局長であった尾身茂氏は、渡航延期により香港での経済社会活動への影響が予想され、「きわめて難しい判断だった」と振り返っている[1]。

　　国境管理（水際対策）は感染症の流入をできるだけ予防し、国内流行を遅らせるために実施される措置である。これまでの感染症対策の歴史を踏まえれば、コロナ対応において各国が人の移動、モビリティの権利を強力に制限し、国境管理を厳格化し、国境を次々と閉鎖するという事態は、感染症対策の専門家に言わせれば「全くの想定外」であり、そもそも「禁じ手」であっ

1　尾身茂『WHOをゆく』（医学書院、2011年）。巻末の尾身茂氏特別インタビューも参照。

た。

　新型コロナウイルス感染症は無症状者や軽症の感染者から感染が拡大し、SARS のような「制圧」への道は遠い。この見えない敵に対し、各国はロックダウンにより都市を封鎖し、国境を閉じた。次々と国境を閉じる欧米にならって日本も「鎖国」に踏み切った。国境閉鎖は、国際経済に深刻な分断をもたらした。出国前、さらに入国後に 14 日間の隔離が求められるため、コロナ前のように企業幹部が気軽に出張することも難しくなった。

　しかし、こうした状況を長く続けることはできない。経済社会活動の再開を目指し、世界で「開国」の動きが進んだ。各国が国境を再開放する動きに対し、公衆衛生や疫学の専門家は、水際対策を緩めることで感染再拡大は避けられず慎重に進めるべしと警鐘を鳴らした。グローバルな経済社会活動と国際政治は、各国が国境を開くことによって進展してきた。国境を開けている限り、各国は新型コロナの見えない脅威にさらされ続けることになる。

1.2.　感染が流行した欧州における人の往来再開

　水際対策は、国内と国外で感染症の拡大状況に差がある場合に意味がある施策である。感染拡大の状況が同程度の国々の間では、水際対策は意味を失う。したがって、自国より感染状況が低いか同程度に抑えられている国であれば、国境の開放は比較的容易である。これはリスク平衡化アプローチ（risk equalization approach）という考え方である。国と国との間で感染リスクが相互に受け入れ可能なレベルに達すれば、必要な水際措置を維持しつつ、移動制限は緩和できるという、相互主義（reciprocity）に基づくアプローチである[2]。

　東アジアで早期に感染拡大を抑え込んできた中国と韓国は、各国に先駆けて二国間の移動制限を緩和した。5 月 1 日から中韓の両政府はファストトラック制度を実施した。企業関係者は出国前後に検査を受け、陰性が確認されれば 14 日間の隔離なしに仕事に取り掛かることができるようになった。

　同様に、欧州がバカンス・シーズンを前に域内での渡航を許可したのも、欧州各国で感染が拡大したことの、ひとつの帰結であった。欧州各国で感染が既に拡大していたため、入国制限による感染拡大防止効果が減衰し、人の移動を止めたことにより打撃を受けた経済を再開させようという動きが活発化した。EU（欧州連合）は 3 月 16 日以降、欧州の国家間において原則として入国審査なしで国境を越えられる「シェンゲン協定」加盟国及びその他の欧州諸国以外からの渡航を原則禁止してきた。しかし、観光業の再開による経済効果を重視する欧州域内の声を踏まえ、厳しい渡航制限は緩和されることになった。6 月中旬には各国要人の対面外交が再開した。6 月 18 日、フラ

2　WHO Regional Office for the Western Pacific (WPRO), 29 June 2020, "Considerations to relax border restrictions in the Western Pacific Region"

ンスのマクロン大統領はロンドンを訪れ、イギリスのジョンソン首相に慣れ
ないお辞儀で挨拶した。そして6月30日、EUの立法機関である欧州連合理
事会（EU Council）は域外15か国からシェンゲン協定加盟国への渡航許可
を発表した[3]。7月1日から豪州、NZ、カナダ、日本、韓国、タイ等からの渡
航が可能になった。入域許可国選定の基準は以下のとおりである。

- ・過去14日間の10万人当たり新規感染者数が、6月15日時点のEU加盟
  国平均以下、もしくは近いこと。
- ・直近14日間と比較し、新規感染者数が一定もしくは減少傾向にあること。
- ・コロナ対応の総合的な評価：検査、サーベイランス、接触追跡、封じ込
  め、治療・報告体制、情報の信頼性、International Health Regulations
  （IHR）平均スコアなどを考慮。
- ・相手国がEU加盟国からの渡航者を受け入れるかどうか（相互主義）。

　基準のうち、日本を含め域外各国との間で課題になったのは、最後の相互
主義である。出入国管理で相互主義が適用されるのは一般的なことだが、コ
ロナ危機において考慮すべき重要な要素として、感染拡大の状況がある。欧
州各国は世界の中でも感染拡大が深刻な国が多いことから、中国や日本など、
比較的感染を抑え込んできている国々からすると、往来再開に慎重にならざ
るを得ない。たとえば、ドイツは7月2日、域外11か国について入国制限を
解除した。しかし、ドイツからの入国を制限する日本、中国、韓国からは、
これらの国々がドイツへの制限を撤廃した場合のみ入国を許可するとした。日
本は、ドイツ及びEUへの入国制限を継続したため、相互主義の観点から、ド
イツも日本に対する入国制限措置を継続した。

　夏の観光シーズンに向け、観光への依存度が高い南欧の諸国は、国境の再
開放を求めた。6月15日、Re-open EU（https://reopen.europa.eu/）が開
設され、観光客は、各国の渡航制限や交通機関の運航状況に関する最新情報
を一元的に確認できるようになった。その後、スペインは緊急事態宣言を解
除するとともに、入国者に対する14日間の隔離措置を免除した。ポルトガル
も入国者に対する隔離期間を設けず、7月1日から隣国スペインとの国境を
再開した。他方で、感染拡大を警戒するドイツは、ロベルト・コッホ研究所
が感染リスクが高いと評価した国・地域に滞在歴のあるすべての入国者に対
し、14日間の自己隔離を義務付けた。

1.3.　欧州発、免疫パスポートへの期待

　国境を閉じた国々の間で、往来を円滑化する交通手形として期待されたの
が「免疫パスポート」であった。出国時、さらに入国時にも毎回検査を受け
て陰性を証明することは、渡航期間の限られた短期出張者には負担が大きい。

3　EC Council、6月30日付 "Council agrees to start lifting travel restrictions for residents of
　some third countries"

新型コロナウイルス感染症に対する免疫があることを証明する「免疫パスポート」があれば、入国管理が円滑化されるのではないか。そうした狙いから、国境を越えた移動が日常となっている欧州において「免疫パスポート」の議論が盛り上がった。日本でも経済専門家を中心に一時期、期待が高まった。

　4月9日、ドイツのロベルト・コッホ研究所は、4月中旬から全国的な抗体検査を開始すると発表した[4]。このドイツでの大規模な抗体検査実施を契機に、欧米諸国において免疫パスポートの導入と活用への期待が高まった。ドイツ、イタリア、イギリス、米国、チリなどが免疫パスポートの導入を具体的に検討した[5]。

　各国での免疫パスポートへの期待を受け、4月24日、WHOはScientific Briefを発表した[6]。抗体検査の正確性や信頼性を示す科学的根拠が十分でないことから、免疫パスポートの導入が、実際には免疫がないのに感染対策がおろそかになり、感染拡大のリスクを高める可能性があるという内容だった。このWHOのScientific Briefが契機となり、免疫パスポートについての議論は収束していった。

　新型コロナウイルス感染症に感染して、そもそも免疫は獲得できるのか。はたして抗体がどれだけ続くのか。免疫パスポートは、こうした医学的なエビデンスがないまま、経済社会活動を再開したいという強い思いを背景に盛り上がった。感染者と死亡者が爆発的に急増していた欧州において、ひとつの希望であったのかもしれない。しかし、安全で有効なワクチンがいつできるかわからず、8月には香港で新型コロナウイルス感染者の再感染も報告された。免疫パスポートを期待する議論は、感染拡大防止と、経済社会活動の再開との両立がいかに困難かを人々に直視させる結果となった。

2.　鎖国から開国へ

2.1.　日本の「鎖国」

　日本政府は、湖北省からの外国人の上陸拒否（入国拒否）を皮切りに、水際対策を2月から順次強化してきた[7]。しかし感染症の専門家は、より迅速で強力な水際措置、なかでも、入国拒否の対象地域の拡大を訴えていた。欧州由来の症例が入ってきており、危機感の高まりから3月17日には専門家会議が水際対策の強化を政府に求めた。政府は7月22日までにアジア、大洋州、北米、欧州など146か国・地域を上陸拒否対象地域とした。日本は鎖国し、5月の成田空港の航空旅客数は前年同月比98%減と、壊滅的な減少になった[8]。

4　ロベルト・コッホ研究所、4月9日付　"Robert Koch-Institut startet bundesweite Antikörper-Studien, Wie viele Menschen sind immun gegen das neue Coronavirus?"
5　World Economic Forum、6月19日付 "What is an immunity passport and could it work?"
6　WHO、4月24日付 "Immunity passports" in the context of COVID-19
7　詳細は第2部第2章を参照

　水際対策の定義について、新型コロナウイルス感染症対策の「基本的対処方針（令和2年5月25日変更）」には以下のように定められている。

・政府は、水際対策について、国内への感染者の流入及び国内での感染拡大を防止する観点から、入国制限、渡航中止勧告、帰国者のチェック・健康観察等の検疫の強化、査証の制限等の措置等を引き続き実施する。

・厚生労働省は、関係省庁と連携し、健康観察について、保健所の業務負担の軽減や体制強化等を支援する。

・諸外国での新型コロナウイルス感染症の発生の状況を踏まえて、必要に応じ、国土交通省は、航空機の到着空港の限定の要請等を行うとともに、厚生労働省は、特定検疫港等[9]の指定を検討する。

・厚生労働省は、停留に利用する施設が不足する場合、新型インフルエンザ等対策措置法第29条（停留を行うための施設の使用）の適用も念頭に置きつつも、必要に応じ、関係省庁と連携して、停留に利用可能な施設の管理者に対して丁寧な説明を行うことで停留施設の確保に努める。

　この基本的対処方針には明記されていないものの、今回のコロナ対応における水際対策で重要な措置が「上陸拒否」である。法務省は出入国管理及び難民認定法（入管法）第5条第1項第14号という「伝家の宝刀」を抜いた[10]。上陸拒否の前段階となったのが、感染症危険情報レベル3「渡航は止めてください。（渡航中止勧告）」への引き上げだった。まず、外務省が1万人あたりの感染者数、海外からの移入例等を考慮し、ある国・地域の感染症危険情報をレベル3に引き上げた。その後、国家安全保障会議等が総合的に判断したうえで、レベル3の国・地域に滞在歴がある外国人について、法相が「日本国の利益又は公安を害する行為を行うおそれがあると認めるに足りる相当の理由がある者」として、特段の事情がない限り、上陸（入国）を拒否することになった。

　政府は入国拒否対象地域を中国の湖北省に始まり韓国・大邱（テグ）広域市と、徐々に拡大していた。しかし、世界では着実に感染が流行しつつあった。2月24日、専門家会議は、これから1〜2週間が急速な拡大に進むか、収束できるかの瀬戸際にあるとの見解を発表した。この頃から厚労省内では入国に伴う国内の流行リスクの分析が続けられており、専門家はもっと入国者を絞るべきだと政府に提言していた。この時期、欧州等の感染流行地域に旅行し、帰国する人々が増えていた。

8　成田国際空港株式会社（2020年6月29日付）「2020年5月空港運用状況」。なお、国際線貨物便の発着回数は過去最高を記録。航空各社が医療物資の輸送など、旅客機を貨物輸送に転用させたことが背景にある。

9　感染症の予防・まん延防止、そして検疫官の集中配置による検疫実施の効率化を目的に、感染したおそれのある者を停留するための特定検疫港及び特定検疫飛行場。「新型インフルエンザ等対策政府行動計画」では、旅客機等については成田、羽田、関西、中部及び福岡空港で、客船については横浜港、神戸港、関門港及び博多港で対応することとなっていた。（参考：厚生科学審議会感染症部会新型インフルエンザ対策に関する小委員会（令和元年9月13日付）「新型インフルエンザ等における特定検疫港等について（案）」）

10　詳細やその経緯は第2部第2章参照。

「ヨーロッパが危ない。」

　こうした危機感は専門家から厚労省幹部に伝えられていた。欧州ではイタリアを皮切りに感染が急拡大、いわゆるオーバーシュートが起こっていた。しかし政府内では、日本と欧州各国の経済的なつながりは強く、上陸拒否に踏み切れば「鎖国」となり経済活動が止まってしまうとの懸念があった。オーバーシュートが起きた国々から帰国する日本人も増えつつあった。こうした中、３月上旬にはエジプトのナイル川クルーズ船ツアーに参加していた日本人観光客の感染が帰国後に判明、さらに二次感染も次々と明らかになった。

　感染者の流入が急激に増えていた。専門家は、国境を閉じなければ国内で感染の大規模な流行が起きてしまうと、危機感を募らせた。武漢関連の輸入症例は国内で11例しか見つかっていなかったが、この時期、欧州等からは３月終わり頃までに300人を超える輸入例が見つかっていた。

「ボリュームが全然違うので、これは絶対に確実に流行が起こる。」

　専門家の中で、危機感が高まった。

　３月19日には加藤厚労相、西村コロナ担当相が出席する第８回専門家会議が予定されていたが、これを待たず３月17日、専門家会議は、ヨーロッパ諸国、東南アジアやエジプトからの移入による症例増加への懸念から、厚生労働省と内閣官房に要望書を提出した[11]。入国拒否対象地域から帰国する人々に対する検疫強化や入国後の隔離要請など、帰国者および訪日外国人を対象とした水際措置強化を「至急開始」するよう訴えた。この要望書は厚労省と調整せず、専門家会議が独自に「切り込んだ」ものだった。

「水際対策をもう一回しっかりやってもらわないと、このままヨーロッパからどんどん流入しちゃう。もう国内での流行拡大をとめられない。それで、水際対策をしっかりやってくださいと。専門家会議が３月19日にあるのはわかっていたんだけど、もう一刻も早くやらないとダメだと、専門家の中ではそういった危機感になっていたので、あの紙が３月17日のタイミングで出ることになった。」

　専門家会議関係者の一人は、そう述懐する。

　その翌日、３月18日の第20回新型コロナウイルス感染症対策本部（政府対策本部）において安倍首相は、シェンゲン協定全加盟国を含む欧州諸国、イラン及びエジプトの38か国について検疫強化、これらの国々からの入国者に対する14日間の待機要請、査証（ビザ）の効力停止、そして査証免除措置の適用を順次停止すると発表した。

　しかし、ドイツ、フランスなど欧州の主要な国々を入国拒否対象とする判断は見送られた。18日にイタリア北部の一部の州などが上陸拒否対象に追加されたのみで、慎重な対応に留まった。政府が欧州の主要各国を上陸拒否対象に追加したのは約１週間後の３月27日のことであった[12]。その後、４月３日

11　厚労省、３月17日付「新型コロナウイルス感染症対策専門家会議から厚生労働省への要望」

には中国・韓国全域に加え、米国や英国など47か国・地域を入国拒否対象とした[13]。

「頭の上から焼夷弾が降ってくるなか、竹槍で戦っているようだ。」

感染症の専門家の一人は、"欧州戦線"での日本の戦闘ぶりをこう形容した。

経済的なつながりが強い中国、そして韓国からの旅客数は2月、3月と激減していた。その後、政府は4月以降、海外からの入国を厳しく制限した。国立感染症研究所によるウイルスのゲノム分子疫学調査により、中国武漢由来の感染はかなり封じ込められていたが、3月中旬以降、欧州等で感染した帰国者の流入によって国内で流行が拡大したことが明らかになった。欧州からの上陸拒否の判断が、あと1週間でも早ければ、もっと早く「鎖国」できていれば、欧州からの旅客者数を引き下げ、欧州由来の国内における感染をもっと抑えられたのではないか。

政府も検疫など水際措置は強化した。しかし、入国拒否が遅すぎた。

「ヨーロッパの感染流行を念頭に置けば、もっと早く、せめてあと1週間早く、我々も何かできたのではないか。」

専門家たちには、そうした後悔が残る。

実は、そうした後悔を、政府中枢も共有している。官邸の一部では欧州旅行中止措置も検討されていたが、2月末の一斉休校で世論の強い批判を浴び、踏み切ることができなかった（詳細は第3部第2章参照）。

2.2.　公衆衛生の専門家によるリスク評価

緊急事態宣言が解除されたあと、5月29日、専門家会議の状況分析・提言は、「今後、海外との往来の再開が、国内での再度の流行拡大のきっかけとなる可能性がある」と指摘した。そして、各国の流行状況や国を越えた人々の往来の正常化を目指すための国際的な取り組みの動向を見極めつつ、「出口戦略としての開国並びに感染拡大の防止」などを明らかにし、対策を実行する必要があると述べた。

3月からの国内の流行においては、海外からの渡航者を起点にした感染拡大がみられた。また、空港の検疫での検査だけを強化しても潜伏期間中だったり、検査の限界もあり、感染者の入国を防ぐことは難しい。

疫学の専門家によって、入国制限を緩和した際のリスク評価が進んだ。感染が拡大している国々から日本への入国を認めた場合、空港での検疫を強化し入国者全員にPCR検査を実施し、さらにホテル等での2週間の待機を要請したとしても、感染者の入国を完全には防げない。北海道大学大学院（当時）の西浦博教授らが6月に発表したシミュレーションでは、感染者が海外から1日10人入国するだけで、3か月後には98.7％の確率で大規模な流行が発生

12　法務省、3月26日付「水際対策強化に係る新たな措置」

13　法務省、4月1日付「新型コロナウイルス感染症に関する取り組み及び渡航自粛の要請について」

するとの結果が出た[14]。精度の高いPCR検査であっても、その感度は約7割であり、感染者のうち約3割を検査陰性（偽陰性）と判定してしまうからである。また待機している間の行動制限が緩ければ、二次感染のリスクもある。

専門家会議が提起した「出口戦略としての開国」は、完全には根絶できない新型コロナウイルスの国内への侵入を一定許容しながら、どのように日本の経済と外交を再開させていくか、そのために、国民の命と健康のリスクをどこまで許容できるかという、高度な政治的判断が求められる難題であった。

2.3.　経済再活性化を目指した茂木敏充外相のイニシアティブ

国際的な人の往来再開を求める声は、まず経済界で高まった。経産省幹部は、どこか特定の企業というより、経済全体の声として、そうした機運が高まっていたと振り返る。企業は人の往来が途絶える前提で耐えてきたが、どうしても必要な往来がある。製造業、なかでも半導体の製造工場においては、機微に触れる技術を日本人技術者が現地でブラックボックス化して装置を立ち上げる。新しい設備の立ち上げにおいては、日本から専門家が現地を訪問する必要があった。既存の生産ラインを現地職員で回せたとしても、問題が生じたときのトラブルシューティングは日本人でないと難しい。日本人駐在員がいないことで生産性が悪くなって歩留まりも悪くなった。中国では日本人駐在員の総経理が決裁しないと現地職員に給料が支払えない企業もあった。また合弁相手だけが生産活動に関与している中、経営方針を歪められるのではという危惧もあった。

ある経産省幹部が言ったように、「テレビ電話で済むような話と、そうじゃないものがある」のである。

鎖国は、日本企業にとって大打撃であった。

中韓や欧州が国境開放を進める中、こうした経済界の声を受け止め、政府内で国際的な人の往来再開に向けた議論を主導したのは、茂木敏充外相であった。茂木外相は、経済財政・経済再生担当相としてTPP11（環太平洋パートナーシップに関する包括的及び先進的な協定）の交渉を妥結に導いたのち、2019年9月から外相に就任していた。

茂木外相は4月後半にはすでに、経済の再活性化と感染防止をバランスよく進めていくべきとの考えを周囲に語っていた。外相が直接、国際的な人の往来再開について安倍首相と相談したことも何度もあった。5月12日の記者会見で外相は「人の移動制限等々が続いておりますけれども、収束に向かう中では、どういった形でこの緩和を進めるかという、こういった議論も行っていかなければならない」と述べた。さらに5月15日の記者会見において外相は、当時まだ国内で緊急事態宣言が発出されていた時期であったので「人の往来の再開のためには、まず、日本での感染拡大の収束が必要である」と

14　m3.com、6月2日付、西浦教授の特別講義「入国制限緩和のリスク、シミュレーション」

しつつ、「同時に海外の状況をもう少ししっかりと見極めた上で…海外への渡航が安全か否かについて、相手国における感染状況等、様々な情報を総合的に勘案して、移動についてどういうアプローチが可能か、検討していきたい」との考えを明らかにした。

感染流行が一定程度落ち着いた国との間で、ビジネスの往来から段階的に再開する。

この茂木外相が示した方向性に従って、政府内での具体的な検討が進んだ。

そしてついに5月25日、緊急事態宣言が全国で解除された。国際的な人の往来再開に向け足枷になっていた条件が、これで外れた。

3.　アジア太平洋諸国・地域との人の往来再開へ

6月18日、安倍首相は記者会見で、感染状況が落ち着いているタイ、ベトナム、豪州、NZの4か国を第一弾として、ビジネス上の人の往来を段階的に再開するための協議を開始するとの方針を発表した。安倍首相は「グローバル化がこれほどまでに深化した世界にあって、現在の鎖国状態を続けることは、経済社会に甚大な影響をもたらす。……とりわけ、島国の貿易立国、日本にとっては、致命的であります」と述べ、国際的な人の往来を再開することが日本にとっていかに重要であるかを強調した。日本が国境開放の第一弾候補とした4か国は、いずれも日本より人口比死亡率が低い国々であった。

この記者会見に先立ち開催された第38回政府対策本部の会議資料の中には、「国際的な人の往来再開に向けた段階的措置」という2ページの文書が含まれている。そこには、ビジネス上必要な人材等の出入国について例外的な枠を設置すること、現行の水際措置を維持した上で追加的な防疫措置を条件とする仕組みを試行すること。その具体的な対象国・地域、対象者などが、簡潔に整理されている。この資料をまとめたのは、1月以降、上陸拒否を含む水際対策を政府内で統括してきた国家安全保障局（NSS）であった。

3.1.　国家安全保障局（NSS）の役割

外交・安全保障政策の司令塔であるNSSが、なぜ水際対策（水際措置）について政府内で総合調整を担うことになったのか。

1月後半に武漢からの邦人帰国オペレーションが実施された際、内閣官房では杉田和博内閣官房副長官のもと、沖田芳樹内閣危機管理監、古谷一之官房副長官補（内政担当）、前田哲官房副長官補（事態対処・危機管理担当）及び事態室などが、外務省、厚労省など関係省庁のトップと緊密に調整する体制が組まれた。

邦人保護は危機管理監の重要な仕事のひとつである。

同時に、危機管理監は危機管理が本務である。北朝鮮は2019年に10回以上、そして3月に4回、弾道ミサイルを発射した。危機管理監や事態室は、こ

うした緊急事態に臨機応変に対応する必要がある。

　危機管理監と事態室を中心に邦人帰国オペレーションが実施されていたころ、国内では湖北省からの感染流入をいかに防ぐか、その入国規制や法的措置について検討が進んでいた。1月下旬、水際措置について検討するよう、総理連絡会議で指示を受けたのは、北村滋国家安全保障局長が率いるNSSであった。

　中国で発生した未知の感染症である新型コロナウイルス感染症。それはいったい何なのか、現場で何が起きているのかについて情報を収集する。そして、インテリジェンスを的確に分析した上で、日本と各国との間の外交・安全保障をめぐる状況を踏まえ、水際措置の戦略・方針を起案し、外務省や法務省など関係省庁と協議の上、菅官房長官、安倍首相に諮るべき対策を迅速に決断する。NSSは、水際対策に関するこうした一連の事務の総合調整を担った。

　水際対策は、安全保障とモビリティに関わる課題である。NSSの中で水際対策を担当したのは、4月1日から設立される予定であった経済班（当時は経済班設置準備室）であった。NSS経済班は経済安全保障を所掌するのみならず、安全保障を法体系の中でいかにビルトインしていくかということも一つの役割として期待されていた。

　1月31日未明、新型コロナウイルス感染症について、WHOは「国際的に懸念される公衆衛生上の緊急事態（PHEIC）」を宣言した。これを受けて同日昼に開催された第2回政府対策本部において安倍首相は、日本に入国しようとする者が感染者である場合の入国拒否を徹底するほか、感染が確認されていない場合についても、無症状感染者が既に確認されていた事実を踏まえ、水際対策の実効性を高める入管法の運用を検討するよう関係大臣に指示した。同日午後6時10分から25分まで、第3回政府対策本部が開催され、その場において北村国家安全保障局長より、湖北省に滞在歴を有する外国人について入管法で上陸を拒否する方針につき発言があった。さらに北村局長から「本会合後可及的速やかに、持ち回りにて、国家安全保障会議緊急事態大臣会合開催の上、同じく持ち回りにて閣議了解をいただき明日2月1日から運用を開始したい」旨、発言があった。

　ここで史上初めて、持ち回りではあったが、国家安全保障会議の「緊急事態大臣会合」が開催されることとなった。緊急事態大臣会合は、高度に政治的な判断を求められる重大緊急事態への対処強化のため、首相、官房長官のほか、事態の種類に応じてあらかじめ首相が指定した大臣（法相、厚労相等）で構成される。もともと想定されていたのは領海侵入・不法上陸、放射性物質テロ、大量避難民などの事案であった。これまでにNSSと法務省（入管庁）との間では緊密な連携がとられていた。そして既に、森まさこ法相は入管法第5条第1項第14号に基づき、感染が流行していた湖北省に14日以内に滞在歴がある外国人、そして湖北省発行の中国旅券を保持する外国人の上陸拒否

を決断していた。戦後、日本政府が入管法に基づき上陸拒否に踏み切ったのはテロリスト容疑等で2例のみ、いずれも個人が対象であった。森法相の決定は、ある国・地域を指定して、特定の個人に限定せず、その地域に滞在していた全ての外国人の入国を原則、拒否するという、極めて異例の措置となった。そのためNSSは、緊急事態大臣会合という「かなり重い意思決定機関」を設けた上で、森法相の入管法に関する決定をエンドースする（裏付けを与える）こととした[15]。

その後、閣議了解を経た上で、2月1日から上陸拒否の運用が開始された。一日2度の政府対策本部に、夕方から持ち回りでの緊急事態大臣会合、さらに閣議了解である。いかに事態が緊迫していたかがうかがえる。

国家安全保障会議（NSC）は1月31日以降、緊急事態大臣会合によって入国拒否の対象国・地域を拡大していった。7月22日まで、新型コロナウイルスに係る対応について計15回もの緊急事態大臣会合が開催され[16]、合計146の国・地域が入国拒否対象となった。水際対策は、北朝鮮による弾道ミサイルの発射等と並ぶNSCの主要アジェンダとなった。

また、これまで外務省、防衛省との関係が深かったNSSは、水際対策を機に、幅広い省庁と連携することになった。日本政府が経団連に提出した「国際的な人の往来再開に向けた段階的措置に対するご協力のお願い」という文書がある。そこには、NSS経済班の藤井俊彦審議官を筆頭に、出入国在留管理庁、外務省、厚労省、経産省、国交省の5省庁から審議官・参事官級が名を連ねている。こうした関係省庁の課長級も連日、協議を重ねており、信頼関係が築かれていった[17]。

国境管理は、中東と事実上地続きの欧州、中南米と陸続きの米国においては、経済や安全保障に直結する課題である。島国の日本では、これまで国境管理の政策的な優先順位は低かった。しかし、新型コロナウイルスという目に見えない脅威から日本を守る水際対策を通して、日本政府も、安全保障上の課題として「人の移動」に真正面から取り組むこととなった。それを担ったのが経済安全保障を所掌するNSS経済班であった。

NSS経済班は各省庁にまたがる議論を積み重ね、水際対策を強化し、さらに、国際的な人の往来再開に関する基準や交渉方針を策定してきた。これによって4月1日に正式発足したNSS経済班の政府内での評判（recognition）は確固たるものとなった。

内閣官房の幹部はNSSを評して、こう述べた。

「NSS経済班は新参者だが、政府全体の中での牽引力は確実に増した。」

15　内閣官房幹部ヒアリング

16　1月31日、2月6日、2月12日、2月26日、3月5日、3月10日、3月18日、3月23日、3月26日、4月1日、4月27日、5月14日、5月25日、6月29日、7月22日の15回。持ち回りで実施されているという。なお、6月18日にも緊急事態大臣会合が開催されているが、同日、政府は「国際的な人の往来再開に向けた段階的措置」を発表。

17　内閣官房幹部ヒアリング

3.2.　往来再開に向けた交渉

　6月18日、安倍首相はベトナム、タイ、豪州、NZと人の往来再開に向けた協議を開始すると方針を発表した。基準は、直近1週間の10万人当たり累積新規感染者数が0.5人を下回っていること、ビジネス往来のニーズがあること、往来のボリュームがあまり大きすぎないこと、という3つであった。この基準に基づき政府は4か国に絞り込んだが、方針発表にあたり事前に相手国と調整されていたわけではなかった。つまり、この時点では、協議を開始したいという日本側の意思表明に留まった。なお、この時点での人口100万人当たりの新型コロナウイルス感染症による死亡者数は、日本が約7人、ベトナムが0人、タイが約1人、豪州が4人、NZが約5人であった。

　日本政府が各国との協議を進めるにあたり、2つの誤算が生じた。

　第一の誤算は、感染が落ち着いていた豪州とNZにおける感染再流行である。両国は5月5日にトランス・タスマン・トラベルバブルを検討すると表明し、国境再開放を目指してきた。トラベルバブルとは、感染を抑え込んだ近隣国が一つの「泡」の中に入って、入国後の隔離などの制限なしに往来再開を進める枠組みのことである。NZのアーダーン首相が3月にロックダウンを開始した際の記者会見で、Stay HomeではなくStay in your bubble（泡）という柔らかい表現を用いて、家族等との空間に留まるよう求めたことが語源とされている。しかし豪州では、州都メルボルンを抱える南東部のビクトリア州において、5月中旬に海外から帰国した家族を起点に感染が再流行した。7月以降、第一波より感染者数・死者数ともに急増した第二波に襲われた。人口100万人当たり死者数は7月末時点で約8人に増え、8月末時点で約24人まで跳ね上がった。一方で、NZにおいては8月11日に首都オークランドで102日ぶりの市中感染が確認された。アーダーン首相は翌12日から市内で行動制限を敷いた。その結果、感染の再流行はある程度、抑え込めたが、NZ政府は9月に予定していた総選挙を10月に延期した。国境管理を緩めることで感染流入、そして感染再流行が起きれば、総選挙にさらなる影響が出る。豪州、NZともに感染封じ込めに成功してきた国々であったが、それでも「泡」は作れなかった。両国と日本との往来再開協議は停滞した。

　第二の誤算は、各国とも感染防止と経済社会活動の再開のバランスを取るのに手探りの中、日本の相手国には、日本のようにNSSを中心に関係省庁を集めて人の往来再開を検討する体制ができていない、ということであった。外交ルートで協議を持ち掛けてはじめて、相手国に司令塔がなく、国内で関係省庁と調整する体制がないことがわかった。どんな検査であれば陰性を信頼できるのか。入国後の隔離や行動履歴把握はどれほど厳格に実施するのか。複雑な要因が絡み合っており、感染防止のために私権をどこまで制限するかの思想も国によって異なる。

　茂木外相が目指してきた人の往来再開は、なかなか進まなかった。政府は二つの枠組みを準備していた。一つは、経営者や技術者などビジネス上必要

な人材の短期出張用に、14日間の自宅等待機期間中であっても、行動範囲を限定してビジネス活動が可能となる「ビジネストラック」。もう一つは、駐在員や技能実習生など長期滞在者用に、入国・帰国後の14日間の自宅等待機は必要だが、出入国が認められる「レジデンストラック」。ビジネストラックをめぐる交渉は難航したが、レジデンストラックについてはタイ・ベトナムとの間で調整が進み、7月29日に受付が始まった。

　ただし、短期出張者より長期滞在者のほうが受け入れやすいという、単純な話ではない。

　政府が直面したもう一つの難問は、再入国許可（re-entry permit）をもって出国した在留資格保持者の再入国についてであった。在留資格を有する外国人のうち、永住者、定住者、日本人の配偶者等、永住者の配偶者等の4カテゴリーの人々は、コロナ危機の前、日本に約120万人いた。日本における感染拡大を受けて、このうち約10万人が出国した。この10万人が欧米や中国、韓国など入国拒否対象地域に移動していた場合、日本に再入国できない、ということになったのである。日本が好きで在留資格を有していた外国人が、日本の仕事や大学に復帰できない。インターナショナル・スクールや外国料理店が再開できない。さらには、家族の葬儀のため一時帰国したがために日本に再入国できなくなった外資系企業幹部もいた。海外では再入国許可を持っている人は自国民と同じ扱いとするのが一般的である。在留資格保持者の再入国は外交問題となり、欧米からは人道問題として批判を受けることになった。

　なぜ、政府は在留資格保持者の再入国を認めることができなかったのか。

　前述のとおり、政府は感染が拡大した国に対して、感染症危険情報をレベル2「不要不急の渡航は止めてください。」からレベル3「渡航は止めてください。（渡航中止勧告）」に引き上げたのち、NSC緊急事態大臣会合で入国拒否を決定し、政府対策本部で発表するプロセスとなっていた。NSSは、レベル3の国々のうち、感染の流行が落ち着いた国についてはレベル2に引き下げることを検討していた。感染症危険情報レベル2の国々からの入国・再入国であれば、入国後の14日間隔離は依然として必要なものの、検疫における検査も不要となる。しかしながら、いくら感染が落ち着いた国々とはいえ、最大10万人もの人々が一気に再入国したら、検疫の検査もないなか無症状や軽症の感染者がどっと国内に押し寄せてしまうリスクがあった。3月、欧州からの帰国者により国内で感染が流行していたことが想起される。

　こうした背景から、感染症危険情報レベルの引き下げは実現しなかった。その上で、現行の水際措置を維持した上で国際的な人の往来を再開するスキームとしてビジネストラック、レジデンストラックが検討された。その後、7月29日から、再入国許可を持つ外国人の入国は段階的に認められるようになった。

　きっかけは、検疫の検査能力の強化であった。

3.3.　国境管理を支える検疫の執行力

　ある内閣官房幹部は、「国境をどこまで開けられるかは、検査能力の関数である」と述べた。

　水際で膨大な検査を実施し、短時間で検査結果がわかれば、検疫における入国者のサーベイランスも、出国する日本人への陰性証明提供も、迅速に遂行できる。武漢からの上陸拒否がはじまった２月１日から９月20日までに、検疫は19万人以上に検査を実施し、880人の陽性者を水際で見つけた[18]。しかし、当初、検疫のPCR検査能力は帰国する日本人の対応でひっ迫しており、外国人の往来にまわす余地は、ほとんどなかった。検疫の検査キャパシティがボトルネックになっていた。

　菅官房長官がリードしてきた訪日外国人客（インバウンド）増加策により、2019年、訪日外国人の数は2013年の３倍、約3,200万人まで増えた。しかし世界が国境を閉じ、日本も上陸拒否を本格的にはじめた３月は昨年比9割減、４月にいたっては99.9％減、たった3,000人弱になってしまった[19]。

　今後、人の往来を再開する際には、検疫のオペレーション強化が必須である。しかし、今回のコロナ対応において、PCR等検査をはじめ、厚労省の執行力の弱さが明らかになった。法律に書いてある検疫、停留、隔離、それらを所管省庁である厚労省が執行しきれない。

　検疫は、軍や警察、消防のようなファーストレスポンダーとしての役割を突然、担うことになった。

　しかし、厚労省だけで対応するには、荷が重すぎたのかもしれない。

　こうした状況を受け、政府中枢に、水際対策における検疫を強化するためのタスクフォースが立ち上げられた。NSSが作成した基準にそって、タスクフォースが水際対策の執行を、強力に支援する。水際対策タスクフォースによって検疫の検査体制は整備され、検査手段の拡大、検査キャパシティが飛躍的に伸びた。

　ブレイクスルーとなったのは、唾液を検体として用いた抗原定量検査の導入であった。

　武漢以降、欧州など流行地域からの入国者に対して検疫が実施してきたのは、鼻咽頭ぬぐい液によるPCR検査であった。これは結果が出るまで、時間がかかる。一定数の検体をまとめて一度に処理（バッチ処理）するため、最初に検体を採取された入国者は、一定数の検体がまとまるまで待機し、さらに検査結果の報告を受けるまでの時間もかかる。夜中に着く便だと、最長で二泊三日、空港周辺で宿泊し、検査結果を待つ必要があった。しかし、抗原定量検査であれば、分析だけであれば30分程度、検体の搬送などの時間を含めても１時間程度で判定できるようになった。懸念されていた精度（感度、

18　「新型コロナウイルス感染症の現在の状況と厚生労働省の対応について」（令和２年９月20日版）
19　日本政府観光局、訪日外客数の動向

特異度）について、有症状者のみならず無症状者についても、鼻咽頭ぬぐい液PCR検査と同等であることが確認された[20]。しかも、鼻咽頭ぬぐい液のように、医師や看護師が、個人防護具（PPE）をつけて、感染のリスクを心配しながらスワブを鼻に挿入する必要がない。唾液を容器の中に吐いてもらえばいいだけである。富士レビオ株式会社が開発したキット「ルミパルスSARS-CoV-2Ag」が薬事承認を得られたのは6月19日、保険適用となったのは6月25日であった。抗原定量検査は7月29日から羽田空港と成田空港第2ビル、8月1日から関西空港、8月3日から成田空港第1ビルで導入された。

　そして、抗原定量検査が検疫で導入された7月29日から、再入国許可を持つ外国人の再入国及びタイ・ベトナムとの間のレジデンストラックの手続きが始まった。

　加藤厚労相は、「検疫、当初は急ごしらえだったが、私も現場に行って、今はそれなりに体制を整えてきている。これからビジネストラックも開けていくので、その対応も進めていく」と述べた[21]。

　安倍首相が辞任の意向を表明した8月28日、政府対策本部が発表した「新型コロナウイルス感染症に関する今後の取組」には、国際的な人の往来に係る検査能力・体制の拡充を進めることが明記された。ビジネス目的の出国者が市中の医療機関において検査証明を迅速に取得できるよう、そのための仕組みを早期に構築することとした。

　検査証明書は、さまざまなクリニックが独自のフォーマットを用いており、統一されていない。検査証明の基準について、まずは日本国内で枠組みを整理した上で、国際的な枠組みの在り方の検討も進めるべきではないか。加藤厚労相はG7各国の保健大臣とのテレビ会議において、そうした課題を提起し、各国の保健大臣からも理解が得られたという[22]。さらに、ロックフェラー財団支援のグローバルな非営利組織「The Commons Project」及び世界経済フォーラム（WEF）が共同で、世界共通の電子証明書「CommonPass」の開発を進めている。検査結果というヘルスデータを、世界共通のデータフォーマットで整えて、アプリで管理し、スムーズな出入国を目指す取り組みである。

　ファーストレスポンダーとしての検疫には、武器と防具、それを支えるロジスティクスが必要である。感染の流入を防ぎ、グローバルな経済社会活動を再開していくうえで、検疫官へのPPEの供給とともに、検査技術や検査証明のイノベーションが重要になる。これは今回のコロナ対応の入国管理における教訓の一つであった。

20　厚労省ウェブサイト「新型コロナウイルス感染症に関する検査について」
21　加藤厚労相ヒアリング、2020年9月8日
22　加藤厚労相ヒアリング、2020年9月8日

4. 小括

　無症状者や軽症の感染者から感染が拡大する、新型コロナウイルス感染症という見えない敵に対して、各国は国境封鎖という「禁じ手」を使った。中韓、欧州では感染拡大状況が近くなり、段階的に人の往来は再開した。日本は海外、なかでも欧州から流入した感染により、国内で感染の流行が発生し、結果的に緊急事態宣言を発出するまでとなった。その後、公衆衛生の専門家によるリスク評価も踏まえ、感染防止と国際的な社会経済活動の再開、すなわち、命と健康のバランスを両立させるため、段階的に国境再開が検討された。この議論を政府内で政治的にリードしたのは、経済閣僚としての経験をもつ茂木外相であった。さらに、政府内で水際対策をモビリティと安全保障の課題としてとらえ、総合調整を担ったのがNSS、なかでも経済班であった。入管法にもとづいた入国拒否対象地域を拡大することで人の往来を止めてきたNSSは、国際的な人の往来再開においても、往来再開対象国の基準作りや交渉方針策定をリードした。

　国際的な人の往来再開は、完全には根絶できない新型コロナウイルスの国内への侵入を一定許容しながら、どのように日本の社会経済活動と外交を再開させていくか、そのために、国民の命と健康のリスクをどこまで許容できるかという、高度な政治的判断が求められる難題である。各国との協議においては、相手国の感染再流行、さらには相手国内の政策調整の体制にも翻弄されることとなった。ビジネストラックとレジデンストラックという二つの枠組みで往来再開を目指す日本にとって、在留資格保持者の再入国も課題となった。これら全てにおいて課題となったのが、水際の検査キャパシティであった。そして、国境管理の現場を必死に支えたのは、ファーストレスポンダーとしての検疫であった。抗原定量検査という新技術により、検疫のキャパシティは飛躍的に改善した。

　東北大学の押谷仁教授はコロナ対策において、リスクマネジメントサイクルを回していくことの重要性を説いている[23]。コロナ対策の最適解は誰にもわからず、経験のないリスクが新たに出現する。しかも、流行状況や対応能力に加え、知見の集積、治療法の向上により対策は変わっていく。

　水際対策も、国際的な人の往来再開も、いずれも国境をどう管理するか、という意味で表裏一体の施策である。感染の状況や見通しも不透明な中、国際的な人の往来再開を進めるために必要なのは、できるだけ的確な情勢分析とリスク評価、そして迅速な意思決定にもとづく執行、それを支えるロジスティクスである。日本の国境管理においては、官邸、NSS（NSC）、茂木外相、外務省、厚労省、検疫などが緊密に連携しながら、そうしたリスクマネジメ

23　m3.com、2020年8月21日付「新型コロナの許容リスク、社会的コンセンサスを」、押谷東北大教授第94回感染症学会で講演、「数カ月で解決せず」

ントサイクルを回しながら対応してきたといえる。9月25日、総理となった菅首相は第43回政府対策本部において「経済再生のためには、国際的な人の往来の再開が不可欠」と力強く述べ、菅内閣として、検査をしっかり行った上で、できる限り人の往来を再開していくとの方針を発表した。

　国内において感染拡大防止のため、人の移動の制限を求めた緊急事態宣言の発出と解除。それを国際政治経済と安全保障のコンテクストで検討していかねばならないのが、国境管理である。「島国の貿易立国、日本」（安倍首相記者会見）は、これまで脇に追いやっていた国境管理という難問に、いま直面している。

第 3 部

ベストプラクティスと課題

第1章　パンデミック危機への備え

> 　万一危機が到来する事態に備え、あらかじめどのような態勢を構築しておくのか。その危機への備えの態勢のことを一般に「プリペアドネス（Preparedness）」という。日本の感染症危機管理におけるプリペアドネスは、いくつかの感染症危機対応を実際に経験しながら発展してきた。
>
> 　本章では、その歴史的経緯を踏まえた上で、新型コロナウイルス感染症が発生する直前までの日本において、感染症危機管理のプリペアドネスがどのような状態にあったのかについて検証する。特に、感染症危機管理のガバナンスを支えるインフラとして、法と組織に焦点を当てる。

1.　感染症危機管理に関する歴史的経緯

　21世紀に入り、感染症危機が世界中で増加している。我が国では、世界で何らかの感染症危機が発生する度に、厚労省が中心となり、各感染症に対する危機管理体制を整備し、拡充してきた。

　これら今世紀の感染症危機のうち、日本の感染症危機管理能力の向上に特に重要な意味を持っていたのは、H1N1新型インフルエンザパンデミック

●21世紀における主な感染症危機

年	感染症危機事案	地理的範囲
2003年	SARS（重症急性呼吸器症候群）	アジアを震源地として世界に拡散
2005年	H5N1高病原性鳥インフルエンザ	東南アジア
2009年	H1N1新型インフルエンザ	パンデミック[1]
2012～2014年	MERS（中東呼吸器症候群）	中東
2013年	H7N9鳥インフルエンザ	中国が中心
2014～2016年	エボラ出血熱	西アフリカを震源地として世界に拡散
2014年	デング熱	日本
2015年	MERS（中東呼吸器症候群）	韓国で大規模発生
2015～2016年	ジカウイルス感染症	中南米
2018～2020年	エボラ出血熱	コンゴ民主共和国と隣国
2020年～現在	新型コロナウイルス感染症	パンデミック

1　「パンデミック」という用語について、法的に標準化された定義は国際的にも国内的にも存在しない。しかし、技術的には、ある感染症が地理的範囲として世界規模で拡散し、非常に多くの数の感染者を生じさせる状態を指すとされている。感染症の流行に関する地理的範囲を指す用語には、「パンデミック」の他に、「エピデミック」や「エンデミック」が存在する。

（2009年）及び西アフリカのエボラ出血熱（2014年）である。

1.1.　H1N1新型インフルエンザパンデミック（2009年）

　日本国内で近年、最も大規模な感染症危機対応オペレーションが実施され、その後の体制整備にも大きな影響を及ぼしたのが、2009年の新型インフルエンザ（A/H1N1）パンデミックである。同年4月、新型インフルエンザがメキシコで確認されて以降、世界中に拡散した。日本国内でも発生1年後余で約2千万人が罹患し、そのうち入院患者数は約1.8万人となった[2]。一方、国内の死亡者数は2010年9月末時点で203人、死亡率は0.1％（人口10万人当たりの死者数0.16）と、世界でも最低水準に抑えられ、欧米やメキシコ等に比べて死亡率は1/3〜1/26程度であった[3,4]。

　結果的に、この新型インフルエンザの病原性（感染後の重症化・死亡リスク）は季節性インフルエンザ並みと低かった[6]。しかし、感染症危機発生時には、その病原性の程度すら未知であり、病原性が強い場合をも想定した一定

●H1N1新型インフルエンザパンデミックの死亡率と各国比較[5]

	米　国	カナダ	メキシコ	豪　州	英　国	シンガポール	韓　国	フランス	ニュージーランド	タ　イ	ドイツ	日　本
集計日	2/13	4/10	3/12	3/12	3/14	4月末	5/14	–	3/21	–	5/18	5/26
死亡率	推計12,000	428	1,111	191	457	25	257	312	20	225	255	199
人口10万対死亡率	(3.96)	1.32	1.05	0.93	0.76	0.57	0.53	0.51	0.48	0.35	0.31	0.16
PCR	–	全例	–	–	–	全例	全例	260名はPCRで確定	–	全例	–	184名はPCRで確定

＊なお、各国の死亡数に関してはそれぞれ定義が異なり、一義的に比較対象とならないことに留意が必要。

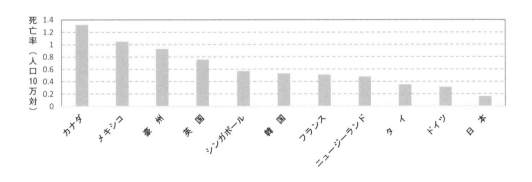

2　新型インフルエンザ等対策研究会、「逐条解説　新型インフルエンザ等対策特別措置法」、中央法規、2013年

3　前掲書

4　宮村達男監修 和田耕治編、「新型インフルエンザ（A/H1N1）わが国における対応と今後の課題」、2011年

5　宮村監修 和田編、前掲書

6　新型インフルエンザ等対策研究会、前掲書

強度の危機管理オペレーションが必要となることから、一時的・地域的に医療資源や生活物資の逼迫が見られた。

　事案終了後の2010年には、「新型インフルエンザ（A/H1N1）対策総括会議」が、その報告書[7]（総括報告書）を通じて危機対応の総括を行い、以下のような提言を行っている。これらは、コロナ危機への対応にも通ずるものがあり、この10年で総括報告書の提言内容がどの程度実行されていたのかという点は、検証に値する。

・**迅速・合理的な意思決定システム：**
　国の意思決定プロセスと責任主体を明確化、医療現場や地方自治体の情報を的確に把握し迅速に意思決定
・**地方との関係と事前準備：**
　地方がどこまで裁量を持つか等の役割分担確認
・**感染症危機管理に関わる体制の強化：**
　厚労省のみならず、感染研・検疫所・保健所・地衛研を含めた感染症危機管理を専門に担う組織や人員体制の大幅な強化、人材の育成。厚労省の感染症危機管理担当組織では、感染症の専門的知識を有し、かつコミュニケーション能力やマネージメント能力といった行政能力を備えた人材を養成し、登用、維持
・**法整備：**
　感染症対策全般のあり方（感染症の類型、医療機関のあり方など）について、各種対策の法的根拠を明確化
・**サーベイランス：**
　感染研・保健所・地衛研のサーベイランス体制強化。地衛研のPCR等の検査体制を強化し、地衛研の法的位置づけを検討
・**広報・リスクコミュニケーション：**
　国民への広報やリスクコミュニケーションの専門組織を設け、人員体制を充実させる。専任のスポークスパーソンを設け、広報責任主体を明確化し、広報内容を一元化
・**水際対策：**
　「水際対策」という用語が「侵入を完璧に防ぐための対策」との誤解を与えないために、その名称を検討、その役割について十分に周知
・**公衆衛生対策（学校等の臨時休業等）：**
　病原性に応じた学校等の休業要請等について、国が一定の目安（方針・基準）を示し、自治体が各流行状況に応じて運用を判断

7　新型インフルエンザ（A/H1N1）対策総括会議、「新型インフルエンザ（A/H1N1）対策総括会議 報告書」、2010年6月10日 https://www.mhlw.go.jp/bunya/kenkou/kekkaku-kansenshou04/dl/infu100610-00.pdf

> ・医療体制：
>   医療スタッフ等の確保、ハイリスク者を受入れる専門医療機関の設備、陰圧病床等の施設整備などの院内感染対策等のために必要な財政支援を行う。国・自治体は、地域の感染症の専門家（例：感染症担当医、感染症の公衆衛生知識を有する行政官、感染症疫学者等）の養成を推進
> ・ワクチン：
>   国家安全保障という観点からもワクチン生産体制を強化

　これらの教訓を踏まえ、高病原性の新型インフルエンザ発生に対して十分な備えを行うため、2011年9月に「新型インフルエンザ対策行動計画」が改定された。その過程で法的整備の必要性が認識されたため、新型インフルエンザ対策法制の検討が行われた。2011年11月、新型インフルエンザ及び鳥インフルエンザ等に関する関係省庁対策会議が「新型インフルエンザ対策のために必要な法制度の論点整理」[8]を取りまとめ、法的枠組みについて地方自治体や医療・公衆衛生・経済関係団体と意見交換し、2012年1月の「新型インフルエンザ対策のための法制のたたき台」[9]に発展した。それを踏まえ、新型インフルエンザ等対策特別措置法（特措法）の法案内容を固めた政府は、これを第180回国会に提出した。その後、国会での審議を経て同法案は4月に成立し、5月に公布された。

　このように、2009年の新型インフルエンザパンデミックは感染症危機管理法体系の抜本的改革につながった。その後も2014年のエボラ出血熱対応を経て体制が更に整備され、プリペアドネスが向上したものの、コロナ危機に至るまでに実現されなかった総括報告書の提案事項も存在した。厚労省や保健所関係者によれば、それは主として以下の点だ。改善が進まなかった理由として、2009年の新型インフルエンザは病原性が低く、日本の死亡率も他国と比較して低かったために、政府・自治体関係者や国民の間で危機意識が上がらず、「パンデミックと言ってもこの程度か」という認識が広まってしまい、一部の人間しか真剣に将来への危機意識を持ち得なかったためだと、ある厚労省幹部は述べている。特措法という仏は作ったが、魂が100%入ったわけではなかった。

> ・感染症危機対応における国と地方の役割分担と指揮命令系統の整理：
>   感染症法や特措法において明確に整理されておらず、意思決定や情報

8　新型インフルエンザ対策のために必要な法制度の論点整理（2011年11月10日）https://www.cas.go.jp/jp/seisaku/ful/housei/ronten.pdf
9　内閣官房新型インフルエンザ等対策室、「新型インフルエンザ対策のための法制のたたき台」、2012年1月17日 https://www.cas.go.jp/jp/seisaku/ful/housei/tatakidai.pdf

共有に困難な状況をもたらしたこと。

・**保健所の強化**：

この 10 年で、逆に保健所数や人員が減少し、今回の最前線での対応に大変な困難が見られた。

・**地方衛生研究所の法的位置付けの明確化と PCR 等の検査体制の強化**：

地衛研が未だ法律で位置付けられていないことに加え、それと関連して PCR を含む各種検査体制を拡充するにあたり困難が見られた。

・**医療提供体制**：

感染症指定医療機関以外の医療機関が新型コロナウイルス感染症の診療を受け付けなかったり、同じ病院内で感染症科以外の診療科から支援が得られなかったりという事例が見られた。

・**リスク・コミュニケーション**：

政府にリスク・コミュニケーションや危機コミュニケーションの専門家がおらず、国民に対する十分なコミュニケーションを図ることができなかったため、政府への信頼度にも大きな影響が生じた。

1.2.　西アフリカのエボラ出血熱（2014年）

2014〜2016 年の西アフリカを震源地とするエボラ出血熱アウトブレイク[10]への対応を通じ、感染症危機管理オペレーションに関する内政と外政の両面の機能強化が行われた。

西アフリカ 3 カ国（ギニア・リベリア・シエラレオネ）で発生したエボラ出血熱アウトブレイクは、同地域からの帰国者等を通じて欧米へも拡散した。50〜90％というその高い致命率から、欧米はじめ、我が国でも安全保障上の脅威認識を増加させた。そのため、危機対応オペレーションの構築に関する省庁間連携が加速し、日本の感染症危機管理を構成する各分野の大幅な能力向上が行われたと、厚労省関係者が明かす。

具体的には、内閣官房副長官補（事態対処・危機管理担当）付（通称：事態室）による総合調整の下、感染した在留邦人の退避オペレーションの構築を通じた厚労省・外務省・防衛省の連携強化や、国内の検体や疑似症患者の搬送に関する厚労省・総務省消防庁・警察庁の連携強化、検疫や入国管理に関する厚労省・法務省・外務省の連携強化、同年 1 月に発足した内閣官房国家安全保障局による感染症危機管理への一部関与などが行われたという。加えて、当時 9 県で未整備となっていた感染症法上の第一種感染症指定医療機関が整備され[11]、感染研村山庁舎にある未稼働の「バイオ・セーフティー・

---

[10]　アウトブレイク：感染症のアウトブレイクとは、通常発生している以上に当該感染症が発生している状態のことである。

[11]　齋藤智也・福島和子・阿部圭史ら、「エボラウイルス病に対する厚生労働省の対応」、ウイルス第 65 巻第 1 号、2015 年

レベル（BSL）4」施設[12]の稼働についても、2015年8月に塩崎厚労相（当時）と東京都武蔵村山市の藤野勝市長（当時）が合意し、同月、感染症法に基づく施設の指定を行った[13]。その後、2020年東京オリンピック・パラリンピックに伴う訪日客増による感染症リスク増大を見据えた検査等の対策向上のため、2019年9月に感染研がエボラウイルス等を輸入し、BSL4施設の本格運用につながった[14]。

　また、厚労省関係者によれば、感染症危機ではアウトブレイク発生地域での封じ込めが鉄則であることに鑑み、厚労省が合計20人程度の専門家を西アフリカに派遣し、現地の対応に貢献すると同時に、それら専門家自身の経験の蓄積を図ったという。更に、政府は現地調査団[15]を派遣し、現地の医療内容の把握や、今後の人的資源・人材育成のための実態把握等を行った。その内容等を踏まえ、厚労省は2015年4月に感染症危機管理専門家養成プログラム（IDES)[16]を創設し[17]、2016年以降同プログラムを通じて米国疾病予防管理センター（CDC）等に継続して人を派遣している。更に、日米同盟を基盤とした二国間の感染症危機管理協力体制向上のため、米保健福祉省の危機管理部局への厚労省職員のリエゾン派遣も開始された。また、2015年10月、JICAに事務局を置く国際緊急援助隊に「感染症対策チーム」が設立されている[18]。

1.3.　その他：SARS・中国のH7N9鳥インフルエンザ・韓国のMERS

　上記2つの主要事案以外にも、我が国の感染症危機管理体制に影響を及ぼした事案がある。

　2003年のSARSでは、複数の県境をまたいで広がった感染可能性事例に対して自治体間で十分な連携がとれなかった事態が発生した。そこで、感染症法改正により、厚労相が都道府県知事に対して新たに発生する未知の感染症（新感染症）への対応を指示する権限の創設を行う等、国と地方の権限の明確化が行われた[19,20]。

12　感染症法で最も危険度が高く所持や輸入が禁止される1類感染症の病原体の取扱いが可能。

13　産経ニュース、「国立感染研「BSL4」施設稼働へ　武蔵村山市長が合意　国内初」、2015年8月3日 https://www.sankei.com/life/news/150803/lif1508030016-n1.html

14　時事ドットコムニュース、「エボラなど初輸入＝「BSL4」本格運用－東京・武蔵村山」、2019年9月27日

15　内閣官房・厚労省・外務省・防衛省自衛隊・JICAで構成。

16　感染症危機管理専門家養成プログラム（IDES：Infectious Disease Emergency Specialist Training Program)：厚労省健康局結核感染症課が中心となり、2015年に創設した人材養成プログラム。年間5名程度を受け入れ、1年目に国内の行政（厚生労働省健康局結核感染症課）、検疫（検疫所）、実地疫学（国立感染症研究所）、感染症臨床（国立国際医療研究センター国際感染症センター）を広く経験した後、2年目はWHO等の海外で研修を積むことにより、国際的なレベルでの行政能力（マネージメント能力）を習得するとしている。

17　厚労省、「フォトレポート：西アフリカ派遣協力専門家報告会で「感染症危機管理専門家養成プログラム」の創設を発表する塩崎厚生労働大臣」、2015年4月20日 https://www.mhlw.go.jp/photo/2015/04/ph0420-01.html

18　JICA、「国際緊急援助隊（JDR）について」https://www.jica.go.jp/jdr/about/jdr.html

　2013年には、特措法に基づく感染症危機管理体制の構築が一気に加速した。3月の中国政府によるH7N9鳥インフルエンザアウトブレイクの発表以降、政府は体制強化のため、同年5月までに施行予定であった特措法を4月に前倒しで施行した[21]。更に、6月には「新型インフルエンザ等対策政府行動計画」を閣議決定し、「新型インフルエンザ等対策ガイドライン」を策定した。

　2015年には、韓国でMERSの大規模アウトブレイクが発生した。この際、政府は危機対応オペレーションを構築したが、結果としてMERSは日本まで拡散しなかった。有力与党議員や厚労省関係者は、「非常に緊迫したが、対岸の火事で終わってしまったことが反省点」、「学ぼうという姿勢がなかった」と振り返った。

　以下では、これら複数の感染症危機事案を通じ、本年の新型コロナウイルス感染症パンデミックが発生する前までに日本国内に整備された感染症危機管理に関する法と組織に関するインフラがどのようなものだったのかについて検証する[22]。

19　新感染症については、その未知なる危険性に鑑み、感染症法第51条（厚労相の技術的指導及び助言）、第51条の2（厚労相の指示）が設けられている。一方、新感染症以外の感染症については、感染症法第63条の2（厚労相の指示）が設けられている。新感染症については、他の感染症と異なり、その性格上、専門性を担保しつつ的確な指示を行う必要があることから、厚生科学審議会の意見を聴かねばならない（第51条の2第2項目）。

20　厚労省健康局結核感染症課「詳解　感染症の予防及び感染症の患者に対する医療に関する法律（四訂版）」、中央法規、2016年

21　日本経済新聞、「新型インフル特措法13日施行、施設の制約広く」、2013年4月12日 https://www.nikkei.com/article/DGXNASDG11051_S3A410C1CC0000/

22　如何なる分野であれ、法治国家におけるガバナンスの根幹は「法」である。その「法」を運用するのは「組織」だ。したがって、感染症危機管理のガバナンスを支えるインフラとして、法と組織について検証する。組織の活動を可能とする「カネ」、実際に組織を動かしている個々の「ヒト」、それらが用いる物資等の「モノ」、ガバナンスの運用を円滑化する油としての役目を果たす「情報」等の量的・質的評価については、法と組織のインフラの中で個別に述べることとする。

2.　法的インフラ

　感染症危機管理の法体系においては、感染症危機管理4法とも言える①感染症法、②検疫法、③新型インフルエンザ等対策特別措置法（特措法）、④予防接種法という4つの法律に加え、海外からの流入防止に重要な役割を果たす出入国管理及び難民認定法（入管法）や、感染症危機管理の国際法基盤である国際保健規則（IHR：International Health Regulations）も重要な機能を有している。しかし、本節では、コロナ危機で大きなインパクトを及ぼした感染症法と特措法に焦点を当てて検証する[23]。

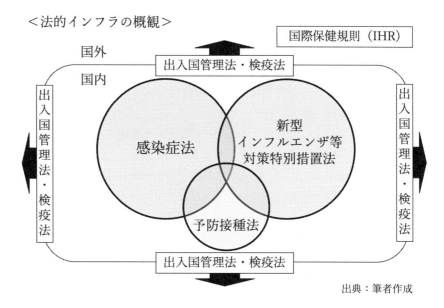

＜法的インフラの概観＞

出典：筆者作成

23　検疫法・予防接種法・IHR割愛の理由：
　・検疫法：2020年1月、新型コロナウイルス感染症を感染症法上の「指定感染症」に定めるのと同時に検疫法上の「検疫感染症」にも指定したが、その時点の規定では、隔離・停留はできなかった。しかし、2月に入りダイヤモンド・プリンセス（DP）号の事案が発生し、乗員乗客を船内に停留する必要が生じたことから、検疫感染症から新型コロナウイルス感染症を削除し、「検疫法第34条に基づく感染症」として改めて指定することで、隔離・停留を可能とした。DP号における船内対応は、検疫法の規定があってこそ成立したわけであり、我が国が有する検疫法というツールは効果的に機能したと言えるが、本節では政府のコロナ対応に関する法的議論の中心であった感染症法と特措法に焦点を当てるため、検疫法は割愛する。
　・予防接種法：本節の執筆段階では、新型コロナウイルス感染症に対するワクチンの開発は未だ進行中で、ワクチン開発後の国民への接種については政府が目下検討中であり、検証の対象になり得ないことから、予防接種法については割愛する。
　・国際保健規則（IHR：International Health Regulations）：感染症危機管理では、国内対応のみならず、国際社会との協調が必須である。国際社会における感染症危機管理は、WHOが事務局を務めるIHRが規定するルールに則って実行される。IHRに基づきWHO事務局長が「国際的に懸念される公衆衛生上の緊急事態（PHEIC: Public Health Emergency of International Concern）」を宣言するなど、IHRは我が国の感染症危機管理に対しても大きな影響がある国際法基盤であり、厚労省がIHRの国内実施のための運用を行っているが、本章では感染症危機管理に関する国内法基盤について焦点を当てるため、IHRについては割愛する。

2.1.　感染症法

2.1.1.　危険度に応じた感染症の分類

　日本の感染症危機管理は、感染症法に基づく体制を第一の基盤として実施され、その目的は、感染症の発症の予防及びその蔓延の防止を図り、公衆衛生の向上及び増進を図ることである。

　感染症法は、感染症を一類感染症〜五類感染症、新型インフルエンザ等感染症[24]、指定感染症[25]、新感染症[26] と分類して規定している。既知の感染症をその感染力及び罹患した場合の重篤性等から判断した危険性の程度に応じて、最も危険な一類から、相対的に危険が高くない五類まで段階的に分類することで、危険度に応じて実行できる対策に違いを設けている。例えば、その分類毎に、特定、第一種又は第二種感染症指定医療機関として定める医療機関における入院医療提供体制を規定している。

2.1.2.　指定感染症と新感染症──フレキシブルな危機対応ツール

　指定感染症と新感染症は、危機管理的特色が強い規定だが、新たな感染症危機が発生した場合の両者の区分けについては、注意が必要である。指定感染症は病原体が明らかになっていることを前提として指定される一方、新感染症は病原体が判明していないことが前提となっている。

　指定感染症とは、新たな感染症を感染症法上の指定感染症に政令指定する場合に、感染症法上の一類〜五類感染症及び新型インフルエンザ等感染症に適用可能な個別措置（メニュー表一覧）からどの個別措置を適用するかを「バラバラに選んでカスタマイズ」することができるというフレキシブルな制度であり、複数の厚労省関係者が大変有用性の高い政策ツールであると述べる。

24　新型インフルエンザ等感染症（感染症法第6条7項）：ヒト−ヒト感染をする新型インフルエンザと再興型インフルエンザの2つを指す。

25　指定感染症（感染症法第6条8項）：その時点では法に位置付けられた病原体ではないものの脅威を及ぼし得る既知の病原体を政令で指定したもののことであり、原則1年間（更に1年延長可能）に限り感染症法に基づいた対策が行える。

26　新感染症（感染症法第6条9項）：人類にとって未知の疾病であり、ヒト−ヒト感染をすると認められるものを指す。

【参考】感染症法に基づく主な措置の概要（政令による準用の有無）

措置	指定感染症	一類感染症	二類感染症	三類感染症	四類感染症	五類感染症	新型インフルエンザ等感染症
疾病名の規定方法	政令	法律	法律	法律	法律・政令	法律・省令	法律
規定されている疾病名	新型コロナウイルス感染症〔具体的に適用する措置は、感染症毎に政令で規定〕	エボラ出血熱・ペスト・ラッサ熱等	結核・SARS・鳥インフルエンザ（H5N1）等	コレラ・細菌性赤痢・腸チフス等	黄熱・鳥インフルエンザ（H5N1以外）等	インフルエンザ（鳥インフル・新型インフル以外）・性器クラミジア・梅毒等	新型インフルエンザ・再興型インフルエンザ
疑似症患者への適用	●	○	○（政令で定める感染症のみ）	−	−	−	○
無症状病原体保有者への適用	■	○	○	○	−	−	○
診断・死亡したときの医師による届出	●（直ちに）	○（直ちに）	○（直ちに）	○（直ちに）	○（直ちに）	○（7日以内）	○（直ちに）
獣医師の届出、動物の輸入に関する措置	−	○	○	○	○	−	−
患者情報等の定点把握	−	−	△（一部の疑似症のみ）	△（一部の疑似症のみ）	△（一部の疑似症のみ）	○	−
積極的疫学調査の実施	●	○	○	○	○	○	○
健康診断受診の勧告・実施	●	○	○	○	−	−	○
就業制限	●	○	○	○	−	−	○
入院の勧告・措置	●	○	○	−	−	−	○
検体の収去・採取等	●	○	○	○	−	−	○
汚染された場所の消毒、物件の廃棄等	●	○	○	○	○	−	○
ねずみ、昆虫等の駆除	●	○	○	○	○	−	○
生活用水の使用制限	●	○	○	○	○	−	○
建物の立入制限・封鎖、交通の制限	▲	○	−	−	−	−	○（※）
発生・実施する措置等の公表	▲	○	○	○	−	−	○（※）
健康状態の報告、外出自粛等の要請	▲	−	−	−	−	−	○（※）
都道府県による経過報告	▲	−	−	−	−	−	○

● ：措置時に適用　■：改正①時に適用（2/1施行）　▲：改正②時に適用（2/14施行）　▲：改正②時に適用（3/27施行）

※ 感染症法44条の4に基づき政令が定められ、適用することとされた場合に適用

出典：2020年8月28日 新型コロナウイルス感染症対策本部決定「新型コロナウイルス感染症に関する今後の取組」参考資料（プロジェクトが一部編集）

2.1.3.　感染症法上の国と地方の関係――曖昧な指揮命令系統

感染症危機においては、その発生状況に即してきめ細かく対応する必要がある。そのため、感染症法は、第一義的に都道府県知事が現地の実情に即して対応することと定めている[27]。具体的には、感染症法の各条文が規定する各種対策を行う主体の多くが「都道府県知事」である。しかし、感染症危機は、国を「存亡の危機」[28]に追いやることもあるため、最終的には国が責任を持ってその危機管理を実行する必要があり、県境をまたいだ感染症危機対応においても一体的な対策を行う必要性がある。そのため、感染症法は、一定の場合において、厚労相の都道府県知事に対する指示権限を定めている[29]。もっとも、厚労相の指示に都道府県知事が従わなかった場合の定めはない。

厚労省幹部は「感染症法の世界は、基本的には国と保健所長によって成り立つ」と語る。感染症危機管理の実質的な意思決定主体である国と、その対策を最前線で実行する保健所の間の指揮命令系統の曖昧さ、なかでも「都道府県知事と、保健所を有する政令市や特別区との関係は非常に微妙」であるところに問題があったと指摘した。また、ある与党議員は、感染症法上の「有事における国の責務が不明確」である点や、「具体的な指揮命令系統の不存在」に言及した。国、都道府県、市区町村、保健所等の各主体間の関係性を整理し、国が一元的に感染症危機管理の責任を有し主導することを明確化した上、国と地方に加え、自治体間の指揮命令系統を、感染症危機管理におけるプリペアドネスとして事前に明確化する必要がある。

2.2.　新型インフルエンザ等対策特別措置法

2.2.1.　特措法と感染症法――感染症危機管理における車の両輪

特措法は、「新型インフルエンザ等感染症（新型インフルエンザ＋再興型インフルエンザ＋全国的かつ急速なまん延のおそれのある新感染症）」を対象とする。新型インフルエンザ等のパンデミックにおいて、その被害（特に死者数）を極力抑えるためには、総患者数のピークを下げつつ、そのピークが来る時間軸も遅らせ、パンデミック最中のどの時間軸においても患者発生による医療提供体制への負荷が許容範囲に押し留められるようにするという戦略が必須である。特措法は、この戦略を実行するために必要な措置を具現化するためのものである。それによって、国民の生命や健康を保護し、生活や経済への影響を最小化することを企図している。

感染症法が規定する患者の入院措置・感染疑いのある者に対する健康診断

---

[27] 厚労省健康局結核感染症課、前掲書

[28] 感染症法前文

[29] 新感染症については、その未知なる危険性に鑑み、感染症法第51条（厚労相の技術的指導及び助言）、第51条の2（厚労相の指示）が設けられている。一方、新感染症以外の感染症については、感染症法第63条の2（厚労相の指示）が設けられている。新感染症については、他の感染症と異なり、その性格上、専門性を担保しつつ的確な指示を行う必要があることから、厚生科学審議会の意見を聴かねばならない（第51条の2第2項）。

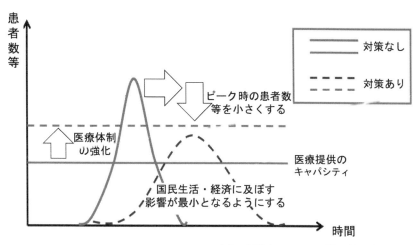

出典：新型インフルエンザ等対策政府行動計画

や報告の義務付けといった医療的措置や、汚染された建物の消毒等の特定の感染源対策だけでは、医療的措置等による減少スピードを感染者数の増加スピードが上回るパンデミック級の感染症危機への対応として不十分である。感染を抑え込むことができなければ[30]、次第に個々の患者間の疫学的関係性が特定できなくなる状況が発生し、危機対応は益々困難となる。そのような事態に陥った場合の対策として、特措法は、国民への外出自粛要請や、学校・社会福祉施設・興行場等の施設・催し物の制限など、感染者等に限らない不特定多数を対象とした公衆衛生措置（非医療的措置）を規定している[31]。パンデミック級の感染症危機対応では、感染症法が規定する入院隔離・治療といった医療的措置と、特措法が規定する社会的隔離（Social distancing）といった公衆衛生措置を車の両輪として機能させなければならない[32]。

2.2.2.　公衆衛生措置の具体化──政府行動計画とソフトロックダウン

特措法には、上記の公衆衛生措置を含め、5つの特徴がある[33]。

① **プリペアドネスの徹底：**
政府行動計画等、業務継続計画、備蓄、訓練
② **有事における政府の一体的対応（Whole-of-government approach）：**
首相を長とする政府対策本部の設置、政府全体の危機対応戦略（基本的対処方針）の策定

---

[30]　新型インフルエンザ等対策研究会、前掲書

[31]　特措法第45条

[32]　齋藤智也、「日本のパンデミック対策と新型コロナウイルス感染症」、日本医事法学会・東京大学科学研究費補助金事業共催　特別WEBシンポジウム「感染症対策の法と医療──新型コロナ問題の背景は何か」、2020年8月30日 https://www.youtube.com/channel/UCL0S7w0nHsaLK9Ok95l7Wjw/about

[33]　齋藤智也、前掲動画（講演資料）https://www.youtube.com/channel/UCL0S7w0nHsaLK9Ok95l7Wjw/about

③ 不特定多数への公衆衛生措置
④ 医療のサージキャパシティ（緊急時用の予備的対応能力）確保：
　臨時の医療施設等の開設
⑤ 国民全体への予防接種戦略：
　優先順位付けに基づく特定接種・住民接種

①プリペアドネスの徹底

　これらを具現化するためのプリペアドネスの一環として、政府は、特措法に基づき「政府行動計画」を策定し、政府行動計画に基づき「ガイドライン」を策定した。政府行動計画は、アウトブレイクの発展段階（時間軸）毎に必要な対策を規定し、ガイドラインは、それら対策の詳細を明示している。政府行動計画とガイドラインは、将来の感染症危機の病原性の程度に関する予測不可能性に鑑み、病原性が高くとも低くとも対応できるよう、危機時の対策を網羅的に盛り込み、対策の選択肢を示している[34]。

　また、特措法は、抗ウイルス薬やプレパンデミックワクチン等の医薬品に加え、個人防護具等の医療資機材をはじめとする必要物資及び資材の備蓄を国や自治体等に義務付けている。しかし、内閣官房幹部によれば、各都道府県等にある具体的な物資とその備蓄量を把握できていないことに加え、把握できても国としての備蓄総量は全体の必要量と比較して極めて少なく、備えは「甘かった」という。パンデミック時は世界で物資の取り合いになることに鑑み、危機発生時に少なくとも「息継ぎ」できるだけの備蓄量は確保した上で、その間に国内生産能力を如何に短時間で立ち上げるかという、モノのサージキャパシティを真剣に考えねばならないと同幹部は語った。

②有事における政府の一体的対応（Whole-of-government approach）

　いざ新型インフルエンザ等が発生し有事となった際、政府は、首相を長とする政府対策本部を立ち上げ、有識者で構成する「基本的対処方針等諮問委員会」の意見を聞いた上で、平時に策定しておいた政府行動計画に基づき、危機対応の戦略として「基本的対処方針」を策定する。都道府県及び市町村は、政府の基本的対処方針と政府行動計画に基づき、対策を実行する。政府行動計画があらゆる対策を列記したメニュー表一覧だとすれば、基本的対処方針は、メニュー表一覧からその危機の特性に応じて個別メニューを選んで注文する注文票のようなものだ。

34　新型インフルエンザ等対策研究会、前掲書

③不特定多数への公衆衛生措置・④医療のサージキャパシティ確保・⑤国民全体への予防接種戦略

　新型インフルエンザ等の感染が国内で拡大し、全国的かつ急速な蔓延により国民生活及び国民経済に甚大な影響を及ぼす事態[35]になった場合は、首相が「新型インフルエンザ等緊急事態宣言」を行う[36]。その際、緊急事態宣言に基づき行う措置[37]の期間と区域を明示する。この緊急事態宣言をトリガーとして、初めて公衆衛生措置・住民接種・臨時の医療施設等の開設といった私権制限を伴う対策が実行できる。住民接種にあたっては、病原性が非常に高く、国家存亡の危機が生じる場合には、日本社会の長期的存続という観点から次代を担う若い世代に優先的に予防接種を行う必要性が生じることも予想され、基本的対処方針で優先順位付けを行う。緊急事態宣言の期間が最大2年とされるのは、大多数の国民が新型インフルエンザに対する免疫を獲得し、集団免疫が形成され、季節性インフルエンザに移行するまでに1〜2年程度を要すると考えられているからだ[38]。緊急事態措置の実施の必要がなくなった際には、首相は「新型インフルエンザ等緊急事態解除宣言」を行う。

　ここで、緊急事態宣言に基づく公衆衛生措置は、欧米の「ロックダウン（都市封鎖）」とは異なり、あくまで国民個々人の外出自粛や学校・社会福祉施設・興行場等の施設・催し物の制限などに関する「要請」や「指示」であり、違反に対する罰則が存在しない「ソフトロックダウン」である。

2.2.3.　特措法上の公衆衛生措置は十分だったのか

　インフルエンザでもなく、新感染症とも見なされない新型コロナウイルス感染症は、特措法の対象ではなかったため、政府は、3月13日に特措法を改正し、附則で特例を設けることで新型コロナウイルス感染症を特措法の対象とし、特措法が規定する各種対策を実行できるようにした。結果、政府は初めて特措法を実戦使用する機会を得たが、内閣官房や厚労省幹部は、特措法の効果等について以下の見解を述べている。

> ・特措法上の公衆衛生措置は「要請」ベースのもので、必ずしも対策の実効性を担保できるものではなかった。
> ・首相には都道府県知事等との「総合調整」権限（特措法第20条）が設

35　新型インフルエンザ等緊急事態の3要件（特措法施行令第6条）：
　　① 国内発生
　　② 高い病原性（肺炎、多臓器不全又は脳症その他厚労相が定める重篤である症例の発生頻度が、感染症法第6条第6項第1号に掲げるインフルエンザにかかった場合に比して相当程度高いと認められるほどの病原性）
　　③ 感染経路が追えなくなるほど拡大した時
36　特措法第32条
37　新型インフルエンザ等緊急事態措置
38　新型インフルエンザ等対策研究会、前掲書

けられているが、明確な指揮命令権限ではないため、政府と都道府県知事の意見が最後まで平行線だった場合には、（特措法第33条の指示権限を用いたとしても知事が従わないときに）法的に明確な答えはない。
・感染症法上の指定感染症制度とは異なり、後から感染症を追加できる規定が無いなど、粗い作りになっていた。
・「病原性の低い新型インフルエンザ」という2009年の脅威認識を無意識に引きずり、政策上の想定や訓練でのシナリオ等が、あらゆる病原性と感染性を想定した全方位的な視野ではなく偏っていた。結果、今回の新型コロナウイルス感染症で必要な対応とズレが生じた。

2.2.4.　特措法が抱える問題の背景

　上記の通り、実際の特措法の運用で指摘された課題の中で、特に、①「要請」ベースの強度の弱い公衆衛生措置しかできないのはなぜか、②国の地方に対する指揮権限が弱いのはなぜか、という2点を検証する。

①「要請」ベースの強度の弱い公衆衛生措置しかできないのはなぜか

　理由は、「国民は自発的に自粛し、自粛期間も短くて済む」という想定ミスだ。

　法律成立後に政府が作成した逐条解説では、公衆衛生措置について、「国民の多くも、新型インフルエンザ等緊急事態においては外出を自粛し、何らかの制約を受けることが考えられる」[39]とし、緊急事態宣言下ではそもそも国民が自発的に自粛を行うだろうという想定を明言している。

　また、特措法の法案審議[40,41]で、当時の民主党政権の中川正春特命相（防災担当）は「当該措置は、発生初期など、おおむね1、2週間程度を目安に講ずることが主に想定されておるんです」と答弁し、公衆衛生措置の期間はせいぜい1〜2週間の短期間としている。その理由は、「新型インフルエンザについては、季節性インフルエンザの潜伏期間が2〜5日間、発症から治癒までの期間が概ね7日間程度であることを踏まえ、概ね1〜2週間程度の期間となることが想定される」からだ[42]。また、「施設の利用行為等は本来自粛をされるべきものであるというふうな前提に立っております」と答弁し、国民が自発的に自粛を行う前提で論じている。更に、後藤斎内閣府副大臣も「元々催物の開催自体が自粛をされるということと、期間が先ほどもお答えをしているように一時的」と答弁している。

　また、要請や指示に対して従わなかった場合の罰則規定がなく、実効性に乏しいのではないかという指摘[43]に対して、中川特命相は「要請又は指示を

39　新型インフルエンザ等対策研究会、前掲書
40　第180回国会衆議院内閣委員会第5号（2012年3月23日）
41　第180回国会参議院内閣委員会第7号（2012年4月17日）
42　新型インフルエンザ等対策研究会、前掲書

した旨を公表することによって、一般の方がそのような催し物には行かないという風に考えられます。自主的に御協力頂く、そうしたことも私ども期待しております」と性善説に基づく国民への期待を述べ、「移動禁止の実効性確保のためには、極めて大規模な実力による、それこそ封鎖体制が必要ということになっていくことから、現実的ではない」と、欧米並みの「ロックダウン（罰則付）」を明確に否定した。

　このように、法案審議当初から、当時の立法者は、国民の自発的な自粛を当然視していたことに加え、要請・指示を行った場合には国民は協力するだろうという国民の善意と良識を当てにしていた。また、その想定期間は1〜2週間という短期間であった。しかし、コロナ危機の緊急事態宣言期間は約2カ月に及び自粛疲れが発生したためか、厚労省幹部が吐露するように一部には「要請・指示」だけで実効性を持たせることが困難な場合も見られた。

②国の地方に対する指揮権限が弱いのはなぜか

　特措法における国（首相）の地方（都道府県知事等）に対する権限は、「総合調整」である[44]。総合調整とは「助言、要請、あるいは勧告等により、双方向の意思表示を経て調整を行う手法」[45]であって、国が地方を一方的に指揮する性格のものではない。

　しかし、感染症が県境を越えて発生し、一つの自治体が措置を講じないことが他の自治体への被害拡大につながり、国全体として社会的混乱を招くことにつながるパンデミック級の事態では、複数の都道府県間で連携し、国として一体的な対応をとることが必須だ。したがって、総合調整が機能しない場合に備え、首相は都道府県知事等に対する指示権限[46]を、都道府県知事は市町村長等に対する指示権限を有する[47]。

　一方、仮に知事が首相の指示に従わなかった場合の対応策は不透明だ。特措法の法案審議[48]においては、後藤内閣府副大臣は、国から地方への指示権限について「20条の総合調整をまず要請し、その要請による措置が実施されない場合に、特に必要がある場合の33条の指示という規定ですから、二段階というある意味では慎重な手続」であり、「強制をする担保という規定、罰則規定等は設けてお」らず、「自主性また使命感も含めたものに十分配慮して運用ができるように、期待と、また対策本部もその要請をしていく」[49]と答弁し

43　第180回国会衆議院内閣委員会第5号（2012年3月23日）本村賢太郎委員質疑
44　特措法第20条：政府対策本部長は、新型インフルエンザ等対策を的確かつ迅速に実施するため必要があると認めるときは、基本的対処方針に基づき、（中略）都道府県の知事その他の執行機関（以下「都道府県知事等」という。）並びに指定公共機関に対し、指定行政機関、都道府県及び指定公共機関が実施する新型インフルエンザ等対策に関する総合調整を行うことができる。
45　新型インフルエンザ等対策研究会、前掲書
46　特措法第33条第1項
47　特措法第33条第2項
48　第180回国会衆議院内閣委員会第5号（2012年3月23日）
49　同上

た。首相の指示に知事が従わない場合に国家の危機管理上如何なる手段を取るべきかという点については、将来のためのプリペアドネス強化の一環として検討すべきテーマだろう。

3.　組織的インフラ

　影響分野が様々な省庁の所管領域に及ぶ感染症危機管理では、内閣官房が政府全体の政策の総合調整を行い、その下で、厚労省を中心として検疫所・感染研・保健所・地衛研・医療機関といった各機関の執行体制が敷かれている。内閣官房と厚労省の役割の違いは、政策の省庁間総合調整と企画立案執行という機能面以外に、前者が特措法、後者が感染症法・検疫法・予防接種法という所管法律面にも表れる。

＜組織的インフラの概観＞

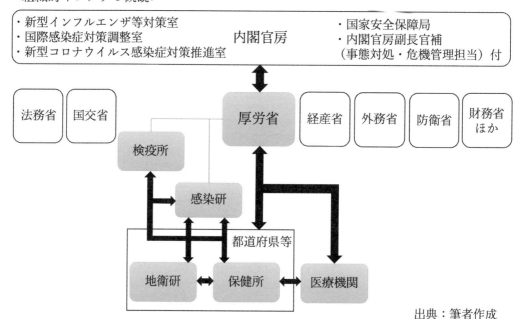

出典：筆者作成

3.1.　内閣官房新型インフルエンザ等対策室／国際感染症対策調整室

　特措法を所管し、政府全体の総合調整を担う内閣官房新型インフルエンザ等対策室（インフル室）は、内閣官房関係者によれば、新型コロナ発生前までは約20人程度の体制であった。その歴史は、2009年7月に8人体制で発足したことに始まる。2014年のエボラ出血熱対応では、同室を母体として「エボラ出血熱対策室」が設置される。更に、2014年以降、国際社会で脅威認識が増大した病原体の薬剤耐性（AMR: Antimicrobial Resistance）問題や、2015年の中南米のジカウイルス感染症の拡散を契機に、同年「国際感染

症対策調整室」が設置された。このように、インフル室を母体とする内閣官房の総合調整部局は、国内外の感染症危機に対する脅威の変遷と共に、実質的な人員体制はそのままに、看板を掛け替えることで対応してきた。

インフル室は、特措法が規定する各種会議体の事務を担う。具体的には、新型インフルエンザ等対策閣僚会議の下に置かれる新型インフルエンザ等対策有識者会議や、その下に設置される基本的対処方針等諮問委員会を開催し、対策について意見を求める。更に、特措法の定める「新型インフルエンザ等対策訓練」も主催し[50]、政府対策本部の立ち上げ訓練等を年に一度行っている。

このように、特措法が制定され、それに基づき、有事にやるべきことが明確化されていたことは「プリペアドネスとして最大の成果」と複数の厚労省関係者が語った。ただし、上記訓練は「読み上げ型のデモンストレーション訓練」であり、「答えのない課題を関係者間で調整・合意形成」する実戦的訓練ではなく、そのシナリオも「過去に発生した鳥インフル等の事例の想定に限定され、ある意味で硬直的」になっていたと明かした。

3.2.　厚生労働省における感染症危機管理体制

3.2.1.　結核感染症課と感染症危機インテリジェンス

厚労省では、健康局結核感染症課が感染症法を運用し、感染症危機管理の中心を担う。原因不明の感染症等については、普段から同課が中心となり、地方自治体・感染研感染症疫学センターの感染症発生動向調査・検疫所・WHO等の海外の機関・在外公館・IHRに基づくWHOから各国への通報等の複数のチャンネルから情報収集を行っている。同課は、収集した感染症危機情報について、感染研等の専門家と相談・連携しながら、実際の対応を行う体制を構築している。また、海外で発生する感染症危機へのファーストレスポンダーである検疫所ネットワークとも情報共有を行うことになっている。

3.2.2.　感染症危機管理の指揮官としての医務技監制度

2014年に厚労省が立ち上げた「保健医療2035」策定懇談会の提言書は、保健医療政策に関する技術的・公衆衛生的な専門性を活かし、総合的なアドバイスを首相や厚労相に対して行う「保健医療補佐官（Chief Medical Officer）」の創設を謳った[51]。これを受け、2017年の厚生労働省設置法改正により、厚労省の次官級ポストとして「医務技監（Chief Medical and Global Health Officer）[52]」が設置され、初代医務技監に、鈴木康裕保険局長（当時）が就任した。

50　特措法第12条
51　「保健医療2035」策定懇談会、「保健医療2035」、2015年6月9日　https://www.mhlw.go.jp/file/04-Houdouhappyou-12601000-Seisakutoukatsukan-Sanjikanshitsu_Shakaihoshoutantou/0000088647.pdf

　コロナ危機下の厚労省対策本部の指揮は、鈴木医務技監が中心になって行った。2009年の新型インフルパンデミック時の厚労省対策本部では、感染症危機管理を担当する上田博三健康局長（当時）が、国会答弁・厚労省対策本部の指揮・全国の対策現場への指示も全て1人で実施せねばならず、局長室にベッドを持ち込み、そこで寝泊まりする状態だった。しかし、今回は宮嵜（みやざき）雅則健康局長が国会答弁等を一手に引き受け、鈴木医務技監は、連日のように総理連絡会議に出席し、技術的な面も含めてブリーフを行った。このように明確な役割分担が出来ていた点が、今回の危機対応において非常にプラスになったと、厚労省幹部は語っている。総理連絡会議における鈴木医務技監のブリーフぶりについては「危機のときなのに、分厚いパワポを長々と説明するし、調べて来ますといって帰るがその結果が出てこない、わかりましたといって戻るが実際に物事が進まない」という不満が官邸スタッフからは漏れたが、医務技監という役職の存在と鈴木医務技監の専門性と献身的努力を評価する声も聞かれた。

3.3.　検疫所

　全国の主要海空港にある検疫所（計110カ所）[53] は、厚労省 医薬・生活衛生局 生活衛生・食品安全企画課 検疫所業務管理室が統括する[54]。

　感染症危機管理に関する検疫所業務は、検疫法に基づいて行う検疫業務と試験検査業務だ。検疫所は、海空港でのポスター掲示やリーフレット配布を通じ、出入国者に感染症危機の注意喚起を行うと共に、日本への全入国者に対して検疫を実施する。具体的には、サーモグラフィー等で発熱の有無を確認し、発熱や咳等の有症状者等は健康相談室において症状や滞在歴を確認する。それによって、検疫法上の「検疫感染症」の感染疑いの者に対し、必要に応じて検査を行い、医療機関の紹介へとつなげたり、感染症指定医療機関や保健所と連携し、隔離・停留等を実施する。

　コロナ危機では、政府の入国制限強化に伴い、全国の検疫所の検査需要が爆発的に増大した[55]。その結果、既存の検疫官の人員体制では対応が難しくなり、空港の運用にも影響を及ぼした。これは、平時のプリペアドネスとして、感染症危機におけるサージキャパシティを考えておかねばならないという好例だろう。

52　厚労省設置法第5条第3項：医務技監は、命を受けて、厚労省の所掌事務に係る技術（医学的知見を活用する必要があるものに限る）を統理する。

53　本所13カ所、支所14カ所、出張所83カ所（厚生労働省「検疫所採用パンフレット」より）https://www.mhlw.go.jp/general/saiyo/kenetsu/dl/kenetsu-01.pdf

54　厚生労働省組織規則第27条

55　NHK政治マガジン、「成田空港　検査数1日1000件超で異例事態に」、2020年6月29日https://www.nhk.or.jp/politics/articles/lastweek/40631.html

3.4.　国立感染症研究所

　感染研は、日本の感染症危機管理の技術的中核機能を担う。約500人の職員で①病原体検査・診断、②サーベイランス、③ワクチン国家検定、④各種研究開発等を行うが、感染症危機管理においては、特に①と②が重要だ。

① 病原体検査・診断

　感染研は、未知の病原体に対するPCR検査法の開発を行い、地衛研や検疫所と連携しつつ全国の病原体検査・診断技術基盤を標準化する等の精度管理を担っており、行政検査の確立という点で欠かせない。特に、日本で唯一のBSL4施設は、感染症危機管理の最重要機能の一つだ。

② サーベイランス

　感染研の感染症疫学センターは、日本の感染症サーベイランス体制の中核だ。サーベイランスは、感染症法が規定する感染症発生動向調査の事業実施要綱[56]に基づき同センターに設置された「中央感染症情報センター」がハブとなって、各都道府県に1カ所（原則として地衛研内）に設置された「地方感染症情報センター」と連携して実施される。感染症発生動向調査では、「患者発生情報」と「病原体情報」の2つを調査する。全数届出疾患や定点報告疾患[57]の患者発生情報は、医療機関から保健所に報告され、保健所はこれを

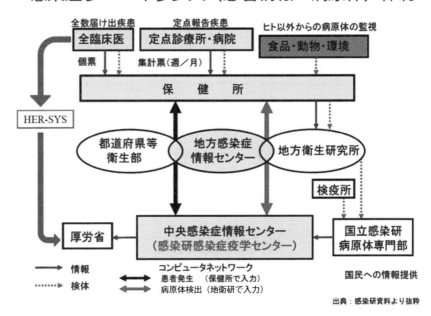

感染症サーベイランス（患者情報・病原体）体制

56　感染症発生動向調査事業実施要綱の一部改正について（健感発0529第2号）、2020年5月29日 https://www.mhlw.go.jp/content/000635997.pdf

直ちに感染症サーベイランスシステム（NESID：National Epidemiological Surveillance of Infectious Diseases）に入力する。入力された情報は、地方及び中央感染症情報センターで集計され、中央感染症情報センターが週報[58]において公表する[59]。また、医療機関で採取された検体は、保健所経由で地衛研に提供され、病原体検査が行われる（地衛研から依頼がある場合は感染研病原体専門部が実施する）。その情報は、地方及び中央感染症情報センターで集計され、中央感染症情報センターが月報[60]において公表する[61]。

　また、感染研は、全国の保健所が実施する積極的疫学調査機能の最低限度の水準を保つ必要性に鑑み、各感染症疾患別に積極的疫学調査実施要領を策定し、全国の保健所を支援している。

　専門家会議関係者によれば、医療機関から保健所への報告は手書き用紙のFAXで行われ、届いたFAXを保健所職員がNESIDに手入力するという前時代的な作業が未だに行われている。そのために、リアルタイムで全国の感染症情報が共有されない（週報や月報ベースでしか共有されない）点は、感染症危機管理上の深刻な課題だ。更に、データが保健所の手入力に依拠するため、患者数が増大すると報告の遅滞が発生する。途上国含め、諸外国では専門のサーベイランスオフィサーが医療機関から自治体にまで隈なく配置され、迅速な情報収集・分析・共有体制が整備されているが、日本では専門要員が量的・質的に不足している。

　各種サーベイランスの中で、特記すべきは疑似症サーベイランスだ[62]。これは、重篤な感染症に似た症状の患者を早期に探知し、公衆衛生上の早期介入を図るためのものだ。2020年東京オリンピック・パラリンピックに伴い訪日客が急増し、感染症危機リスクが増大することが予想されたため、公衆衛生インパクトの高い重症例に絞り込んだより効果的な疑似症サーベイランスの運用が2019年4月より[63]開始された[64]。これは、日本における第一例目の新型コロナウイルス感染症患者の検知にも貢献し、「準備していたものが見事に機能した」と、厚労省関係者は成果を強調した。

　感染研は、予算・定員削減に長年苦しんできた。毎年の外部委員による研究機関評価[65]では、「全ての感染症に対応するには研究者が圧倒的に足りない。『国家公務員削減計画』からの除外対象とするべき」（2010年）[66]、「予算上の問題で、感染症の集団発生時にタイムリーなアクションが取れなければ、大

57　全数届出疾患（感染症法第12条）、定点報告疾患（感染症法第14条）
58　感染症発生動向調査週報（IDWR：Infectious Disease Weekly Report）
59　感染症法第16条（情報の公表）
60　病原微生物検出情報（IASR：Infectious Agents Surveillance Report）
61　感染症法第16条（情報の公表）
62　感染症法第14条第1項
63　厚労省健康局結核感染症課長通知（健感発0221第1号）、2019年2月21日 https://www.mhlw.go.jp/content/10906000/000527502.pdf
64　広範であった疑似症届出の定義（「発熱＋呼吸器症状」又は「発熱＋発しん」）を変更し、公衆衛生インパクトの高い重症例（感染症を疑わせる症状＋集中治療等が必要なほど重篤＋直ちに特定の感染症と診断することが困難）に変更。

問題となりうる」（2013 年）[67]、「財政的・人的支援が伴わなければ感染研全体が疲弊する」（2016 年）[68] と継続して危機感を募らせていた。専門家会議関係者によれば、2009 年度から 2018 年度の 10 年間で、予算は約 100 億円から 60％程度に減少、定員は 383 人から 361 人に減少した。厚労省関係者は、「予算不足の感染研では、節約のために廊下の蛍光灯を抜いていていつも暗い。おまけにエレベーターも片方止めていた」と述べている。

3.5.　保健所

3.5.1.　感染症危機管理における保健所の機能

　地域保健法に基づき都道府県・政令指定都市・中核市等が設置する保健所は、感染症危機管理における公衆衛生的対応の中心を担う。その業務は「対人保健分野」と「対物保健分野」に分けられ、前者には感染症対策・難病対策・精神保健等があり、後者には食品衛生・生活衛生・医療監視等がある。母子保健・健康増進・老人保健・予防接種等の地域住民に密着した対人保健サービスは、都道府県レベルの保健所ではなく、市町村保健センターが中心だ。また、自治体の感染症危機管理体制の管理責任者は、地域の保健医療に精通する保健所長が望ましいとされている[69]。

　保健所関係者は、「保健所は検査機関ではない。感染症法上の保健所本来の仕事は、感染症発生届を医療機関から受けてからの入院勧告や疫学調査といった感染拡大防止と、適切な医療提供の窓口」として機能すると説明し、具体的業務として以下を挙げた。

- ・疑い例発生時：患者の受診先確保、疑似症登録、地衛研の検体受取・輸送
- ・確定例発生時：積極的疫学調査、感染源・接触者の特定、濃厚接触者の健康観察
- ・住民、管内事業者への相談対応・情報提供
- ・医療関係団体や病院との連携・相談対応
- ・入院医療調整業務（感染症法上の入院勧告等の作業）

65　感染研の自主的運営と厚生科学研究の推進のため、「厚生科学研究に係る評価の実施方法に関する指針」に基づき、研究評価の枠組みを定め、研究機関の評価（定期評価）及び大規模研究の評価（研究課題評価）について、外部評価の実施、研究結果の公表、科研費等の研究開発資源の配分への適正な反映を行うことにより、研究課題の一層効率的な実施を図ることを目的としている。

66　国立感染症研究所研究開発機関評価報告書（2010 年）https://www.niid.go.jp/niid/images/plan/evaluationh22.pdf

67　国立感染症研究所研究開発機関評価報告書（2013 年）https://www.niid.go.jp/niid/images/plan/procure/kouhyou/25kikanhoukoku.pdf

68　国立感染症研究所研究開発機関評価報告書（2016 年）https://www.niid.go.jp/niid/images/plan/procure/kouhyou/28kikanhyoka.pdf

69　地域保健法第四条第一項の規定に基づく地域保健対策の推進に関する基本的な指針（平成六年十二月一日厚生省告示第三百七十四号）https://www.mhlw.go.jp/file/06-Seisakujouhou-10900000-Kenkoukyoku/0000079549.pdf

特に重要なのが、「積極的疫学調査」だ[70]。保健所は、サーベイランスシステム[71]の始めの一歩として、医療機関から感染症発生届を受領するが、受動的に吸い上げた情報だけでは、拡大阻止に必要な情報を十分に把握できない。積極的疫学調査は、届出情報だけでは得られない情報を能動的に取りに行く活動だ。具体的には、発生届の患者の行動歴や家族状況等の聞き取り調査を通じ、感染経路・転帰までの症状・治療経過・重症患者の臨床情報・基礎疾患等の詳細な情報を収集し、病原性・感染力等の把握に役立てるほか、他者との接触歴を追跡し当該感染症の発生原因・流行状況・感染動向といった全体像を把握することで感染の連鎖を断ち切り、感染拡大防止を図る[72]。

3.5.2. 保健所の歴史

　保健所の歴史は戦争とともに始まる。日中戦争が3カ月後に迫る1937年4月、軍から近衛内閣への国民体位向上要求を背景に、保健所法が制定された[73]。翌年1月には厚生省が発足する。これらの目的は、当時大問題だった青年層を中心とする結核流行への対策を通じた国民体位向上による労働力・兵力の確保と言える[74]。1940年には国民体力法が制定され、10代男子に体力検査を実施。結核重症患者の療養所入所、筋骨薄弱者等への健民修練所での保健指導等が行われ、これら健民健兵政策のために全国の保健所整備が進んだ[75]。

　戦後の保健所は、強壮な国民を作る目的で「対人保健」に焦点を当てた戦前と異なり、「対物保健」まで役割が広がり、総合衛生行政機関として生まれ変わる[76]。まずはGHQ公衆衛生福祉局の下、危機的衛生状態にあった日本の公衆衛生施策を進めるため、(保健所創設前からの伝統である内務省警察関係部局の防疫業務を引き継いでいた) 事務官主体の警察行政 (セキュリティ) から、技官主体の科学技術行政 (サイエンス) へと転換された[77]。

　戦後保健所行政の課題も、蔓延する急性伝染病対策、特に、猛威を振るった結核[78]への対策だった。その脅威は現在の悪性新生物[79] (がん) に匹敵する。

---

70 感染症法第15条 (積極的疫学調査)

71 感染症法第12条 (全数届出疾患)、第14条 (定点報告疾患)、第16条 (情報の公表)

72 新型インフルエンザ等及び鳥インフルエンザ等に関する関係省庁対策会議、「新型インフルエンザ等対策ガイドライン」、2013年6月26日 https://www.cas.go.jp/jp/seisaku/ful/keikaku/pdf/h300621gl_guideline.pdf

73 野村拓、「戦時下医療政策ノート」、医療図書出版社、1978年

74 47ニュース、「新型コロナ、日本独自戦略の背景に結核との闘い　対策の要「保健所」の歴史から見えるもの (高鳥毛敏雄関西大公衆衛生学教授)」、2020年5月25日 https://www.47news.jp/4844929.html

75 厚生の指標、「第6回　戦時体制および占領期におけるわが国の医療制度 (その1)」、第63巻第15号、49頁、2016年12月 http://www.hws-kyokai.or.jp/images/book/chiikiiryo-6.pdf

76 西正美、「これまでの保健所：これからの保健所」、公衆衛生研究第49巻第2号、164頁、(2000年) https://www.niph.go.jp/journal/data/49-2/200049020009.pdf

77 厚生の指標、前掲書、51頁

78 当時の結核の死亡率：人口10万対300前後

79 悪性新生物の死亡率：人口10万対300.7 (厚労省　平成30年 (2018) 人口動態統計月報年計 (概数) の概況より)　https://www.mhlw.go.jp/toukei/saikin/hw/jinkou/geppo/nengai18/dl/gaikyou30.pdf

1947年に日本国憲法が施行されると、公衆衛生の向上等に対する国の努力義務を定める憲法第25条2項を踏まえ、同年新たな保健所法が制定された。その結果、保健所は、健康相談・保健指導・医事・薬事・食品衛生・環境衛生等に関する総合衛生機関かつ公衆衛生の第一線機関として生まれ変わった。保健所長は医師と定められ、人員も大幅に増加し、「黄金時代」を謳歌した[80]。しかし冷戦勃発に伴い、日本経済の自立と安定を通じて資本主義を強化し反共の砦とすべく行われた「ドッジライン」が1949年に実施され、財政金融引き締め政策により保健所財政も厳しくなる[81]。

　1950年代後半以降は、民間医療機関を中心とした医療提供体制が拡大した

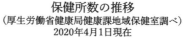

保健所数の推移
（厚生労働省健康局健康課地域保健室調べ）
2020年4月1日現在

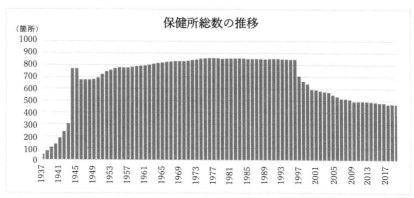

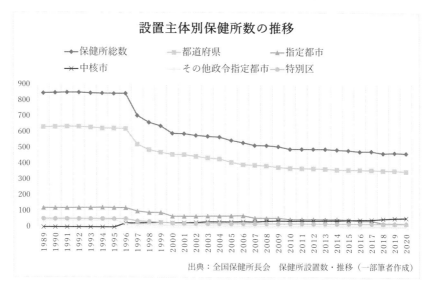

出典：全国保健所長会　保健所設置数・推移（一部筆者作成）

80　厚生の指標、「第23回　保健所と地域保健法」、第65巻第7号、2018年7月 https://www.hws-kyokai.or.jp/images/book/chiikiiryo-23.pdf

81　厚生の指標、「第7回　戦時体制および占領期におけるわが国の医療制度（その2）」、第64巻第1号、2017年1月 https://www.hws-kyokai.or.jp/images/book/chiikiiryo-7.pdf

 こともあり、医師は多くが公衆衛生ではなく臨床医学に進出。予算と人手が不足する保健所を背景に、「公衆衛生黄昏論」が展開された[82]。それ以降、数次に渡る保健所立て直し策が打たれるも、抜本的解決には至らなかった[83]。

　その間、高齢化や経済成長に伴う衛生環境改善により、国内の疾病構造は、感染症等の急性疾患から慢性疾患へ変化し、厚生省も、保健所は従来の社会防衛的視点から、国民のライフサイクルを通じた包括的健康作りへと軸足を移す必要があるとの課題意識を示した[84]。

　このような社会的要請を受け、1994年に保健所法が地域保健法へと改正された。都道府県等の保健所は、かつての公衆衛生の第一線機関ではなく、代わりに第一線機関となった市町村保健センターを「広域的・専門的・技術的」[85]観点から支援するものとなった。また、都道府県レベルの保健所の所管区域と二次医療圏又は老人保健福祉圏との一致が求められ[86]、都道府県保健所は統廃合された。その結果、全国の保健所は847カ所（1994年）から469カ所（2020年）にほぼ半減[87]した。同時代に全国的に実施された行政改革・地方分権推進・財政健全化・平成の大合併等もその減少に拍車をかけた[88]。保健所関係者によれば、全国の保健所医師数も、1265人（1996年）から728人（2018年）と、約10年で60％程度に減少した。

3.5.3.　サージキャパシティと医療・公衆衛生の連携

　結核対策を主目的としていた保健所は、結核の減少と共に「リストラ」され[89]、感染症危機管理の最前線で戦う保健所のオペレーショナルキャパシティは失われていった。

　保健所関係者によれば、医療機関とのFAXでのやりとりや、NESIDへの手入力が続くなど、保健所はデジタル化の趨勢からかなり遅れている。また、保健所・地衛研といった公衆衛生体制と、感染症指定医療機関を中心とする医療体制の間では、相互の情報システム（NESIDや電子カルテ等）が断絶しており、例えば保健所は発生届受領後、患者がその後に医療機関から退院し

82　厚生の指標、「第23回　保健所と地域保健法」、第65巻第7号、2018年7月 https://www.hws-kyokai.or.jp/images/book/chiikiiryo-23.pdf
83　厚生の指標、前掲書、46-47頁
84　厚生省、「平成5年版厚生白書」https://www.mhlw.go.jp/toukei_hakusho/hakusho/kousei/1993/dl/04.pdf
85　地域保健法第四条第一項の規定に基づく地域保健対策の推進に関する基本的な指針
　　（平成六年十二月一日厚生省告示第三百七十四号）https://www.mhlw.go.jp/file/06-Seisakujouhou-10900000-Kenkoukyoku/0000079549.pdf
86　地域保健法第5条第2項
87　全国保健所長会、「保健所数の推移（平成元年〜令和2年）」、2020年4月 http://www.phcd.jp/03/HCsuii/pdf/suii_temp02.pdf
88　大月邦夫、「保健所運営報告、地域保健・老人保健事業報告からみた保健所数およびその活動の動向」、日本公衆衛生雑誌第57巻第7号、2010年
　　https://www.jstage.jst.go.jp/article/jph/57/7/57_561/_pdf/-char/ja
89　大阪府保険医協会、「結核が作った"日本の公衆衛生"保健所解体は不十分な議論で進められた（高鳥毛敏雄関西大社会安全学部教授）」、2020年6月5日、https://osaka-hk.org/posts/%E7%B5%90%E6%A0

たのか等の転帰は把握できず、効果的な感染症危機対応を行う上で課題があるという。

保健所の現状に対し、武見敬三自民党参議院議員は、「有事には膨大な金も人材も必要。しかし平時はそんなにいらない。すると、平時は必要最小限の人員で運営されていても、有事にはOBや地域の大学や研究所の研究者を疫学調査等に動員じさる仕組みを作っておかねばならない」と、サージキャパシティ構築の必要性に言及した。サージキャパシティについては、有事の動員という量的改善に加え、徹底的なIT化で政府、自治体、保健所、地衛研及び現場の医療機関が即時的に情報共有を行うことができるデータベースを構築することが必要だろう。

3.6.　地方衛生研究所

地衛研は「都道府県、指定都市等における衛生行政の科学的かつ技術的中核機関」[90]であり、都道府県・政令指定都市・中核市に合計83カ所設置されている[91]。感染症の原因病原体の同定や地方感染症情報センターとしてサーベイランスシステムの一翼を担い、所属する自治体や国の感染症対策に科学的根拠を提供し、住民の命を守っている。特に、調査研究以外の業務の大半は感染症法又は食品衛生法に基づき実施される行政検査であり、感染症法に基づく入院根拠となる[92]。

地衛研の創設は、1948年の厚生省事務次官通達「地方衛生研究所設置要綱」に始まり、1997年にそれが改正され現在に至る。即ち、地衛研は、法律上の設置根拠を有さない。しかし、新型インフルエンザ等対策政府行動計画等の政府文書が地衛研の役割を明示する等、地衛研機能の存在を前提に政府が政策立案を行っていることは明白だ。

現状では、地衛研設立は各自治体の条例に任されている。したがって、標準機能が法的に担保されないため、予算・人員等に起因する地衛研機能の自治体間格差が指摘されている。かつて行われた調査では、2003年から2008年の5年間で平均職員数13%減、予算30%減、研究費47%減というデータもあり[93]、10年以上前から地衛研の検査機能が全国規模で顕著に低下していたことがうかがえる。地域住民への直接的サービスを担当しないという地衛研の特性上、「サポートしてくれる利害関係者・サポーターがおらず、そのため人事・財政当局からの行政改革圧力に抗する術がなく、いわば定員・予算削減の『草刈り場』になっていたと、地衛研関係者はその実情を明かしている[94]。

90　「地方衛生研究所の機能強化について」（平成9年3月14日厚生省発健政第26号）
91　国立感染症研究所　地方衛生研究所一覧（支部別）（2020年4月20日更新）https://www.niid.go.jp/niid/ja/from-idsc/2152-phi/2343-chieiken.html
92　調恒明、「地域保健法体制下の地方衛生研究所の現状、課題と将来像」、公衆衛生第80巻第1号、2016年1月
93　第3回厚生科学審議会感染症部会：参考資料1「感染症対応における地方衛生研究所の現状と課題」（小澤邦寿）平成26年3月14日。http://www.mhlw.go.jp/stf/shingi/0000040512.html
94　小澤邦寿、「地方衛生研究所の将来」、公衆衛生第77巻第1号、48-53頁、2013年1月

　脅威が全国規模に及ぶという感染症危機の特徴を踏まえれば、全国の地衛研で最低限度の検査水準を保つ必要がある。この点に鑑み、2009年の総括報告書も法律によって地衛研の位置付けを明確にする必要性について提言していたが、これは、現在まで実現していない。そこには、近年の地方分権の流れの中で、一定機能を有する機関の設置を全国の自治体に義務付ける法律の制定が困難という事情もあったという[95]。

　こうした経緯もあり、コロナ危機でも、急激な検査需要に応えるだけの十分な人的・設備的キャパシティが各地の地衛研になく、地衛研で検体が滞留し、検査結果が数日経っても出ない等の事態が発生したと、保健所関係者は証言した。

●各地方衛生研究所の職員数・予算の分布[96]

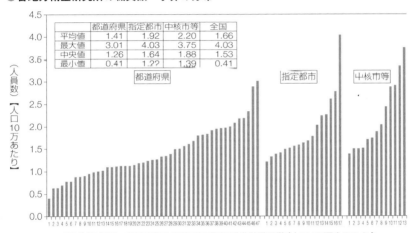

	都道府県	指定都市	中核市等	全国
平均値	1.41	1.92	2.20	1.66
最大値	3.01	4.03	3.75	4.03
中央値	1.26	1.64	1.88	1.53
最小値	0.41	1.22	1.39	0.41

平成 20 年度　各地方衛生研究所の衛生系常勤職員数（人口 10 万人あたり）
（地方衛生研究所全国協議会調査結果より）

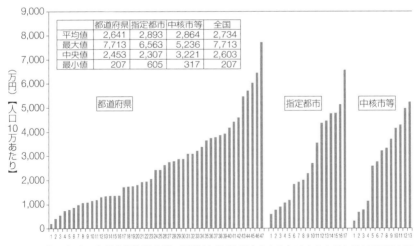

	都道府県	指定都市	中核市等	全国
平均値	2,641	2,893	2,864	2,734
最大値	7,713	6,563	5,236	7,713
中央値	2,453	2,307	3,221	2,603
最小値	207	605	317	207

平成 20 年度　各地方衛生研究所の予算（人口 10 万人あたり）（地方衛生研究所全国協議会調査結果より）

95　調恒明、前掲書
96　小澤邦寿、「地方衛生研究所の将来」、公衆衛生第 77 巻第 1 号、2013 年 1 月

● **地方衛生研究所平均職員数・予算・研究費**[97]

地方衛生研究所平均職員数（地方衛生研究所全国協議会調査結果より）

地衛研区分	都道府県		指定都市		全地衛研（都道府県・指定都市・中核市等）		
	H16年度	H20年度	H16年度	H20年度	H16年度	H20年度	減少率（%）
	N=47	N=47	N=12	N=17	N=75	N=77	
常勤	56.9 人	49.0 人	54.2 人	42.3 人	48.3 人	41.7 人	△13.7
非常勤	4.6	4.0	3.4	2.9	3.8	3.4	△10.5
常勤＋非常勤	61.5	53.0	57.6	45.2	42.1	45.1	△13.4
衛生系全職員	32.9	29.8	34.8	27.2	28.8	26.1	△9.3

地方衛生研究所の平均予算・研究費（千円）（地方衛生研究所全国協議会調査結果より）

地衛研区分	都道府県		指定都市		全地衛研（都道府県・指定都市・中核市等）		
	H16年度	H20年度	H16年度	H20年度	H16年度	H20年度	減少率（%）
	N=47	N=47	N=12	N=17	N=75	N=77	
予算総額平均	683,476	478,943	677,264	402,468	580,825	405,234	△31.2
競争的研究資金平均	22,860	12,397	9,702	3,395	15,813	8,472	△48.5

3.7.　医療機関

3.7.1.　感染症指定医療機関

　感染症危機時に患者の救命を担う「感染症指定医療機関」は、感染症危機対応の最後の砦であり、西村コロナ担当相も「大事なのは病床」と語る。感染症法は、一定の施設基準に基づき特定・第一種・第二種感染症指定医療機関を定め[98]、これら医療機関は全国的に整備されている。

　専門家会議関係者によれば、これらの実質的な中核は、特定感染症指定医療機関の国立国際医療研究センター病院（NCGM：National Center for Global Health and Medicine）[99]である。2014年のエボラ対応では、全国の

97　小澤邦寿、「地方衛生研究所の将来」、公衆衛生第77巻第1号、2013年1月

98　新型コロナウイルス感染症の場合は、本年1月28日に指定感染症に定められた際、特定・第一種・第二種感染症指定医療機関の全てに入院可能とされた。その後、厚労省は、DP号の事案で患者が多数報告されたことを受け、基本的には感染症指定医療機関に搬送するべきだが、感染症法に基づき、緊急の場合には一般医療機関でも対応可能である旨を明示している。（厚生労働省健康局結核感染症課、「新型コロナウイルス感染症患者等の入院病床の確保について（依頼）」、2020年2月9日 https://www.mhlw.go.jp/content/10900000/000593853.pdf）

99　NCGMは、高度専門医療に関する研究等を行う独立行政法人に関する法律に基づき国に設置された6つの国立高度専門医療研究センター（ナショナルセンター）の1つであり、感染症医療に関する国の中核機関。

第一種施設でも十分な診療体制がない場所もあったため、NCGM は専門チームを設置し、他施設へ派遣する体制整備を進めた[100]。同時に、厚労省はNCGM の協力の下、個人防護具着脱や診療体制整備について全国で研修を実施した。このように、NCGM が中心となり、感染症危機管理における医療対応のプリペアドネス向上が図られてきたのである。

3.7.2.　訓練の積み重ねと財政基盤

　NCGM 国際感染症センターの大曲貴夫センター長は、2014 年当時、エボラ疑似症患者対応の緊迫した状況の中で、「なるほど、これはリアルである、現実である」と、海外から致命率の高い感染症がいつでも持ち込まれ得るという感染症危機の脅威を目の当たりにし、国家的取組みの重要性を再認識した。これに象徴されるように、感染症指定医療機関の実質的な体制整備は、エボラ対応が転換点になっているという。それ以後、NCGM では、韓国のMERS アウトブレイクに伴う疑似症患者等への数多の対応を通じ、職員の練度が飛躍的に高まったという。また、半分の特定感染症病床を集中治療が可能な設備にアップグレードし、エボラ出血熱等の病原性の高い感染症患者をも救命できる体制を整備するなど、臨床現場のプリペアドネスを高めていった。今回のコロナ対応でもそれが役に立ち、患者の救命につながったという。

　また、NCGM では、救命のための集中治療に焦点を当てた感染症危機対応訓練を年 2 回行っているという。幾度の訓練と実戦を積んだ大曲医師は、「訓練でやった以上のことは本番では出来ない。本当に医療や行政行為をやる」とリアルな訓練の重要性を語った。また、「エボラ並みの病原性とインフルエンザ並みの感染性という最悪のシナリオを含むあらゆる想定」の重要性を語り、コロナ危機に至るまでの日本のプリペアドネスの問題点として、「2015年の韓国の MERS に見た、程々に広がり、程々に亡くなるという事態の想定ミス」があったと語った。また、全国の感染症指定医療機関の訓練や最先端の臨床医学知識の共有は、厚労省の一類感染症研究班（加藤康幸医師[101] が代表）がハブとなり練度を高めているという。

　このように、盤石そうに見える医療分野のプリペアドネスだが、それを支える財政基盤は不安定だ。感染症危機時の患者の受け入れには大量の医療資源が必要で、病院経営に対し大きな影響を及ぼす。実際に、国家的危機管理の最後の砦である医療機関は、患者を積極的に受け入れるほど赤字に転落するという歪んだ構造がある。コロナ対応を行った病院のうち赤字病院の割合は、コロナ発生前（2019 年）は約 6 割だったが、コロナ発生後（2020 年）は約 9 割に増加した[102]。

100　齋藤智也・福島和子・阿部圭史ら、前掲書
101　国際医療福祉大教授（感染症学）。前 NCGM 国際感染症対策室医長。
102　日本病院会・全日本病院協会・日本医療法人協会、「新型コロナウイルス感染拡大による病院経営状況緊急調査（追加報告）」、2020 年 6 月 5 日 http://www.hospital.or.jp/pdf/06_20200605_01.pdf

感染症の患者への医療提供		
分類	医療体制	公費負担医療
新感染症	特定感染症指定医療機関 （国が指定、全国に数ヶ所）	全額公費※2 （医療保険の適用なし） 負担割合：国3/4 県1/4
一類感染症	第一種感染症指定医療機関 （都道府県知事が指定、各都道府県に1ヶ所）	医療保険を適用。 自己負担を公費負担※2 （自己負担なし） 負担割合：国3/4 県1/4
二類感染症 ※1	第二種感染症指定医療機関 （二次医療圏に1ヶ所）	
三類感染症	一般の医療機関	公費負担なし （医療保険を適用）
四類感染症		
五類感染症		
新型インフルエンザ等感染症	特定、第一種、第二種感染症指定医療機関	医療保険を適用。 自己負担を公費負担※2 （自己負担なし） 負担割合：国3/4 県1/4
指定感染症	一〜三類感染症に準じた措置	上記に準じる

※1 結核については原則として医療法上の結核病床に入院　　※2 患者等に負担能力がある場合、その限度内で自己負担

出典：厚生労働省健康局結核感染症課資料より抜粋

4.　小括：ベストプラクティスと課題

4.1.　ベストプラクティス

「備え」（プリペアドネス）としてのベストプラクティスとして最も注目すべきものは、2009年の新型インフルエンザパンデミックを踏まえ、特措法を制定していたことである。これがなければ、おそらく新型コロナウイルス感染症対応のために一定時間を費やして新たな立法を行う必要が生じ、政府の対応は更に後手に回っていただろう。

次に、医務技監制度の創設は、機動的な感染症危機対応を行うための指揮官を確保していたという点で重要な成果である。

医務技監の下、専門性の高い医系技官が最前線で対応に取り組んだ。それと関連して、厚労省・感染研が昨年の段階から疑似症サーベイランスを整備し、早期に新型コロナウイルス感染症の国内第一例を検知したことも評価すべきであろう。

4.2.　課題

まず、2015年の韓国のMERSを対岸の火事としてしまったことは残念であった。今回の新型コロナウイルス感染症でも、他国、特に対策に成功したアジア太平洋地域の国々に学ぶ姿勢が重要だろう。

次に、感染症や特措法における国から地方への指揮権限の弱さや、特措法が規定する公衆衛生措置の程度が「要請」ベースの弱いものしか整備されていなかった点は、プリペアドネス上の課題であった。より病原性が高い感染症危機が到来する前に、実質的な強化方法を検討せねばなるまい。

　また、感染症指定医療機関とは対照的に、政府の「新型インフルエンザ等対策訓練」が実戦的ではなく、現実との乖離が生じた点を踏まえ、最悪の事態を想定したシナリオ作りを行い、可能な限り多くの政府職員を定期的に参加させることが必要だ。

　更に、感染研・保健所・地衛研の予算・人員の長年に渡る縮小は、2009年以来幾度もその問題性が指摘されていたにもかかわらず、その後も悪化の一途を辿った。地衛研の法的基盤が未整備である状態も含め、早急に改善する必要がある。感染症危機管理の最後の砦である医療機関の脆弱な財政基盤への対策も急務だ。感染症危機管理の最前線を担うこれらの機関に対しては、根本から政策アプローチや予算措置を考え直さねばならないだろう。

　最後に、有事の際の検疫所・保健所・地衛研・医療機関といった各前線機関のサージキャパシティの確保は、関係者の中で死活的な問題として認識されている。具体的には、OBや研究者等を動員する有事対応のあり方について、法整備等を通じた体制作りが求められる。

第2章 官邸

　　新型コロナウイルス感染症という国家的危機に直面し、政府の中で司令塔の役割を担ったのが首相官邸だった。官邸はこの危機に、どう対応したのか。官邸主導は機能していたのか。官邸と専門家会議、すなわち政治家と科学者との関係を、どう評価すべきか。本章では、まず官邸の機構・ガバナンスについて検証する。なかでも、総理連絡会議（頭脳）とタスクフォース（手足）、内閣官房でパンデミックに対応することが想定されていた「インフル室」、それを母体として特措法改正後に設置された「コロナ室」、初動を担った事態室、国家安全保障局を取り上げる。次に、官邸と専門家会議との関係について評価する。その上で、官邸主導の危機対応の具体的なケースとして、武漢邦人帰国オペレーション、習近平中国国家主席国賓訪日・オリパラ開催延期、大規模イベント中止・一斉休校、緊急事態宣言、緊急事態宣言解除、布マスク（アベノマスク）の全戸配布、Go To キャンペーンを検討する。最後に、官邸の取り組みの中でベストプラクティスと課題が何だったのかを検証する。

1.　機構・ガバナンス

1.1.　総理連絡会議（頭脳）とタスクフォース（手足）

　安倍首相は4月7日、緊急事態宣言を発出した記者会見において、新型コロナウイルス感染症を「戦後最大の危機」と形容した。

　その国家的危機に直面し、政府の中で司令塔の役割を担ったのは首相官邸だった。

　官邸では、2020年1月23日の武漢でのロックダウン直後、26日の日曜日から毎日のように総理連絡会議が開催された。初回となった1月26日の総理連絡会議の議題は、武漢からの邦人帰国であった。各省からの情報が総理連絡会議に伝えられ、省庁横断的に情報共有される仕組みである。総理連絡会議は、安倍晋三首相のほか今井尚哉政務秘書官兼首相補佐官、新川浩嗣首相秘書官、佐伯耕三首相秘書官ら首相の秘書官たちからなる総理室スタッフ及び菅義偉内閣官房長官と杉田和博官房副長官を中心とする内閣官房高官、それに加藤勝信厚労相、西村康稔新型コロナ対策担当相、北村滋国家安全保障局長、厚労省の鈴木俊彦事務次官、鈴木康裕医務技監、外務省の秋葉剛男事務次官、防衛省の高橋憲一事務次官らで構成した。総理室で毎日午後5時頃から開催した。当初は沖田芳樹内閣危機管理監が司会を務め、3月に特措法

が改正され、内閣官房新型コロナウイルス感染症対策推進室（いわゆる「コロナ室」）が設置されてからは、同室の樽見英樹室長が司会を務めるようになった。そしてここで情報精査と状況判断を行い、対応策の選択肢とその是非を議論し、それを踏まえて首相が方針を示し、決定した。議論がまとまらないときは、「総理室が引き取る」形で首相が「押し切る」ことも行った。

　総理連絡会議は、戦略と対策の方針を立案し、決定する司令塔、いわば頭脳だが、官邸はさらに3月中旬から、各省庁の縦割り行政の隙間を埋め、官民と自治体を連携させるタスクフォースを起動させた。その手足となるロジスティックスの役割を担ったのは和泉洋人首相補佐官である。タスクフォースが取り組んだ課題として、軽症者等受け入れ宿泊施設の確保、マスク・PPE（個人防護具）の確保、水際対策（特に検疫強化）、国内の検査体制強化、そして、8月末に安倍首相が辞意を表明した際に発表した「新型コロナウイルス感染症に関する今後の取組」が挙げられる。タスクフォースは、安倍首相や菅官房長官の指示に基づき、内閣官房や各省庁のスタッフを動員して制度や仕組みを次々とまとめていった。そうしてデザインした政策の実行を各省庁に指示し、きちんと執行できているかモニタリングする。厚労省と自治体とのやり取りは通達行政（通知行政）、すなわち厚労省から自治体の衛生・医務主管部局（福祉保健局、健康福祉局等）に一方的に大量の通知・事務連絡を発出することが中心となっており、連携は密ではなかった。タスクフォースには総務省関係者も関与し、両者をつなぐ役割を担った。

　こうした枠組みは、縦割り行政に陥ることなく、政府が一体となって対策を立て、しかもそれを迅速に行う上で一定の効果を発揮した。一言で言えば、それは意思決定をフラットにした。総理連絡会議は、首相のリーダーシップの下、総理室を中心とした発案や調整を行い、政策の決定と実施のスピードを速める結果をもたらした。危機においては官僚機構の平時の意思決定モードを有事のそれに切り替えることができるかどうかがカギである。官僚機構は危機時においても平時の前例に基づいて硬直的な対応をする組織文化を特徴とする。その惰性と抵抗を乗り越え、状況に応じて柔軟に対処しなければ国家の危機対応はできない。

　危機において意思決定はトップダウンにならざるをえない。迅速な情報収集と状況判断と意思決定がモノを言うからである。実際、今回、官邸の意思決定過程は多くの局面において首相と総理室、そして総理連絡会議を主体とするトップダウンであった（ここでは首相官邸の事務を支える内閣官房も含めて「官邸」と表現している）。

　それだけに官邸の発するメッセージは重い意味を持った。官邸の一挙手一投足に国民とメディアの注目も集まった。そして、そこでの施策の多くは批判の対象となったし、その判断や指示が誤解されることも少なからずあった。

　しかし、司令塔の意思決定プロセスをいかにフラットにしてスピードを上げても、その事務局機能をどこにするのか、そしてそれがどれほど実際に機

●内閣官房機構図

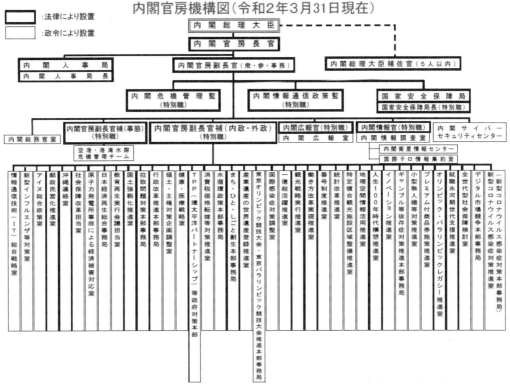

能するのかということは別問題である。2009年の新型インフルエンザパンデミック後に作成された新型インフルエンザ（A/H1N1）対策総括会議報告書では、「国の意思決定プロセスと責任主体を明確化するとともに、医療現場や地方自治体など現場の実情や専門家の意見を的確に把握し、迅速かつ合理的に意思決定のできるシステム」が提言されていた。

　この点で、政府は最初から躓いた。中核的事務局が定まらなかったのである。

1.2.　「インフル室」から「コロナ室」へ

　首相官邸と内閣官房の中で、感染症危機に真っ先に対処することが想定されていた部署は「新型インフルエンザ等対策室」と「国際感染症対策調整室」であるが、これは同じ組織に看板が二枚掛かっているだけであり、この名称を正確に呼べる人は少ないため、通称「インフル室」と呼ばれる。およそ20人程度の人員が厚労省を中心に集められ、室長は厚労省出身者が2年、経産省出身者が1年務めるというローテーション人事が慣行となっている。霞が関では、防衛省・自衛隊、警察庁、海上保安庁などを除き有事を想定してそれを担当するポストに常に有為な人材を配置することは難しい。この室長ポストも日頃は日の当たりにくい役職であった。政府高官によればインフル室

は、「2つの室が細々とやっている」状態だった[1]。

　2009年の新型インフルエンザでの教訓から、感染症対策は厚労省だけでなく、複数の省庁にまたがる総合調整が必要との認識が生まれ、「インフル室」も厚労省ではなく内閣官房に設置されたいきさつがある。そして、2011年9月に新型インフルエンザ対策閣僚会議[2]が開かれたのにともない、その事務局をこのインフル室が引き受けることになった。その後、2014年に「エボラ出血熱対策室」ができ、2015年に「国際感染症対策調整室」ができた。エボラ出血熱対策室は2016年3月、世界保健機関（WHO）がエボラ出血熱に関する「国際的に懸念される公衆衛生上の緊急事態」（PHEIC）を解除したことを踏まえ、同年4月に廃止された。国際感染症対策調整室は、ジカ熱など国際的に脅威となる感染症について、厚労省や外務省と連携しながら、主に国際協力を通じた業務を担当する室である。「インフル室」は実質的に国際感染症対策調整室も兼務する形となった。しかし、「インフル室」は、感染症やパンデミックに対する備えも訓練も制度的な対応も不十分だった。

　本来であれば、新型コロナウイルス感染症が起こった時、「インフル室」が真っ先に手を挙げて取り組むべきところである。しかし、そうはならなかった。

　インフル室が所管する特措法は、新型インフルエンザ「等」感染症、すなわち、新型インフルエンザ、再興型インフルエンザ、及び全国的かつ急速なまん延のおそれのある新感染症を対象とする。したがって、感染症危機事案が勃発した際にインフル室が危機対応の正面に立つか否かの政策的分かれ目は、当該感染症がこれら新型インフルエンザ等と法的に判断されるか、そしてそれが「新感染症」の場合に「全国的かつ急速なまん延のおそれ」があると法的に判断されるかどうかにかかっている。

　ここで言う「新型インフルエンザ」[3]と「再興型インフルエンザ」[4]とは、ヒト－ヒト感染をするインフルエンザで、国民に免疫がないため重大な影響を及ぼすもののことである。「新感染症」[5]は、人類にとって未知の感染症であり、ヒト－ヒト感染をすると認められるものである。

　今回の新型コロナウイルス感染症（COVID-19）を引き起こす新型コロナウイルス（SARS-CoV-2）は、インフルエンザウイルスではない。また、1月2週目頃の段階で、既に原因ウイルスが新型コロナウイルスであることが判明し、中国の発表により、遺伝子配列まで判明していた。内閣法制局は、この時点で既に原因病原体が判明しているため、「新感染症」という法的類型は当てはまらないと、テクニカルに判断した。感染症危機管理において第一

---

[1]　政府高官ヒアリング
[2]　2012年に新型インフルエンザ等特別措置法（特措法）が成立したことにより新型インフルエンザ等対策閣僚会議と改称。
[3]　感染症法第6条第7項
[4]　かつて世界的規模で流行したが、その後流行することなく長期間が経過しているスペイン風邪（H1N1型）などが想定されている。（『逐条解説　新型インフルエンザ等対策特別措置法』中央法規、2013年）
[5]　感染症法第6条第9項

に使用されるのは特措法ではなく感染症法だが、上記理由から、「新感染症」ではなく、「指定感染症」として政令で定めて対応されることとなった。法的には特措法の対象とはならないため、政府内での所掌はインフル室ではなく、初動から厚労省を中心に対応することとなった。

　「インフル室」は厚労省のこの仕切りを受けて、自分のところで扱う事態ではないと受け止めた。従って、「インフル室」は外務省や厚労省と情報共有するに留まり、1月30日に政府対策本部が設置されて事務局を担うまでは実質的な活動を行わなかった。事実、日本国内で1例目の感染者が発見された時（1月15日）も、また中国の武漢でロックダウンが行われた時（1月23日）も主だった活動をしていない。所管する特措法の対象とする感染症ではないという理由からである。新型インフルエンザ「等」に対応すべきインフル室は、平時には新型インフルエンザ等対策政府行動計画（行動計画）等に沿って、タミフル等のインフルエンザ治療薬の備蓄や、定期的な「訓練」を実施していた。

　「備え」において重要なのは訓練である。「インフル室」が2019年11月に行った訓練のシナリオが公開されている[6]。ここでは基本的対処方針の変更、政府対策本部の設置、水際対策などがシミュレートされているが、外国から流入した感染者はわずか2人で想定されており、感染症指定医療機関で対処するという形で解決しており、厚労省関係者が「過去に発生した鳥インフル等の事例の想定に限定され、ある意味で硬直的」と評するなど、極めて限られた規模の事案しか想定されていない。訓練は最悪の事態を想定して行われるべきものであり、自然災害の訓練と比べても相当程度、形骸化していたと言わざるを得ない。ある専門家は「パンデミック対策の訓練と称して、1人とか2人とか、そういうものを想定してやっていていいのか。明らかに誰がどう考えたってよくない」と率直に述べている。また、ある厚労省関係者は「閣僚が年に1回集まり、パンデミックがあったら総理トップの会議が立ち上がってやるんだという程度の認識を持ってくれるだけでいい。訓練に先立ってシナリオを各省で作るため、そのシナリオ作りを通じて事務方の意識が高まればいい」と半ば諦めの気持ちを持っていた。

　エボラ出血熱やジカ熱などの感染症が日本の外で発生するたび、内閣官房には新しい室が設置されてきたが、これは看板の掛け替えに過ぎず、総合調整すべき脅威の規模も限定的であった。こうした中、突如、新型コロナウイルス感染症が日本に襲来した。インフル室には、この感染症危機に立ち向かう備えも能力もなかった。

　その後、感染の拡大に伴い、特措法が3月13日に改正された。この改正の準備は古谷一之官房副長官補（内政担当）のもと、インフル室が中心となって2週間という限られた時間で、急ピッチで進められた[7]。そして、3月23日、

6　https://www.cas.go.jp/jp/seisaku/ful/pdf/191108_00_kunren.pdf

「インフル室」を母体として内閣官房新型コロナウイルス感染症対策推進室（いわゆる「コロナ室」）が設置された。人員は総勢約70人に拡大し、室長は審議官級から次官級に格上され、西村コロナ担当相の下、厚労省医薬・生活衛生局長であった樽見英樹氏が初代コロナ室長に就任し、大幅に体制が強化された[8]。スタッフに厚労省関係者が多かったことから、コロナ室が厚労省の別働隊になってしまったのではないか、司令塔として適切だったのか、という点で疑問は残る。しかしながら、内閣官房が短時間に特措法を改正し、機動的に体制を整備したことは評価されてしかるべきである。

　これ以降、コロナ室がコロナ対応の中心になり、ようやく政策の総合調整の形が整った。

1.3. 「事態室」・国家安全保障局

　官邸が新型コロナウイルス感染症に真剣に関心を示したのは、武漢で都市封鎖が起きた時だった。1月23日に武漢のロックダウンが実施された直後に北京の日本大使館に現地対策本部を置き、翌24日、安倍首相が「新型コロナウイルスに関連した感染症対策に関する関係閣僚会議」（1月21日設置）で在留邦人の安全確保を指示した。1月26日、総理連絡会議での議論の後、安倍首相は武漢からの邦人帰国オペレーションを表明した。邦人（と中国人配偶者も含むその家族）の救出となると、外務省の総合外交政策局および領事局だけでなく、在留邦人の帰国のための航空関係業務に関わる国交省、感染対策を担当する厚労省など複数の省庁にまたがるオペレーションを必要とする。そこで官邸が総合調整を行うことになったが、「インフル室」が直接関与することはなく、総合調整の役割を担ったのは内閣官房副長官補（事態対処・危機管理担当）と危機管理担当スタッフによって構成される「事態室」であった。

　内閣官房には、国家安全保障担当内閣総理大臣補佐官・国家安全保障局長・内閣危機管理監という国内外の安全保障・危機管理に関連する政府高官職が3つある。このうち、国内の危機に関する戦略策定や危機対応オペレーションを実施し、また、在留邦人保護を担うのは内閣危機管理監である[9]。そして、事態室は内閣危機管理監を支える。2014年のエボラ出血熱対応の際、事態室は国内危機管理オペレーションの総合調整を担った。武漢からの邦人帰国オペレーションにおいても、チャーター便が日本に到着した後は、事態室が国内の危機管理オペレーションとして帰国者のケアに関する業務を担った。国内受入体制の調整の責任主体について、省庁横断的であるため内閣官

7　内閣官房関係者ヒアリング

8　樽見室長は約半年のコロナ室長勤務を経て、9月14日に厚労次官に就任。

9　内閣法第15条第2項：内閣危機管理監は、内閣官房長官及び内閣官房副長官を助け、命を受けて第十二条第二項第一号から第六号までに掲げる事務のうち危機管理（国民の生命、身体又は財産に重大な被害が生じ、又は生じるおそれがある緊急の事態への対処及び当該事態の発生の防止をいう。第十七条第二項第一号において同じ。）に関するもの（国の防衛に関するものを除く。）を統理する。

房が担うしかないという観点から、事態室が担うことになった[10]。

　安倍内閣は、それまで数々の自然災害に取り組んできており、この点に関しては「事態室」の経験値は高かった。しかし、感染症対策は自然災害対応とは勝手が違う。自然災害は発災当時に被害が最大となり、発災直後から緊急の災害対応を行うが、感染症は被害がどの程度になるかが予測できず、また長期間にわたって危機が続く可能性があるため、まったく異なるアプローチを必要とする。さらに、自然災害の場合、緊急時には避難所に避難した人々のケアや物資供給などが重要となるが、武漢邦人帰国オペレーションにおいては、帰国者を14日間隔離し、その間、施設から帰国者が移動しないよう対応、時には説得し、さらに食事や身の回りの世話なども「事態室」が対処しなければならなかった。事態室のキャパシティだけでは対応困難であったため、古谷官房副長官補（内政担当）の事務を支える内政副長官補室（補室）にも応援要請がなされ、オペレーションに組み込まれた[11]。当初、厚労省はWHOからの判断が出されていないことを根拠に、武漢からの帰国者を空港から検査もないまま帰宅させることを主張していた。しかし、安倍首相は、潜伏期間と見られている14日間の隔離を実施することで水際対策を徹底するよう指示した。そのため、厚労省ではなく「事態室」が実質的に隔離期間の対応をも担うことになった。

　内閣官房では、初動は事態室がメインで、その後はインフル室が中心となり各省の情報共有を図るという流れも想定されていた[12]。そのため、当初は沖田芳樹内閣危機管理監が新型コロナウイルス感染症対策本部幹事会議長として統括し、副議長として古谷一之内閣官房副長官補（内政担当）や前田哲内閣官房副長官補（事態対処・危機管理担当）等が総合調整を行う体制が組まれた[13]。

　「何が起きているのか相手が見えない。目隠しの中での対応だった。」

　政府高官は、感染症の性質や正確な感染状況がつかめなかったコロナ対応の初動について、こう振り返った。

　中国発の未知のウイルスに対応するため、政府の危機管理の中核を担う危機管理監と事態室が初動を担ったことには一定の意味があった。しかし、政府中枢では、この感染症危機は長く続くのではないかということが、かなり早い段階から意識されていた。自然災害や北朝鮮による弾道ミサイル発射への備えを怠るわけにはいかない。2月頃から、沖田危機管理監と事態室は、こうした本来の危機対応業務に集中することとなった[14]。実際、3月に北朝鮮は4回、弾道ミサイルを発射した。感染症危機管理としてのコロナ対応は、古

10　外務省幹部ヒアリング
11　内閣官房幹部ヒアリング
12　内閣官房幹部ヒアリング
13　令和2年1月30日付、新型コロナウイルス感染症対策本部長決定「新型コロナウイルス感染症対策本部幹事会の構成員の官職の指定について」
14　政府高官ヒアリング

谷官房副長官補（内政担当）や厚労省の鈴木康裕医務技監を中心に、さらに
3月後半以降はコロナ室を中心に総合調整が図られる体制となっていった。

　危機管理において、「事態室」とともに重要な役割を果たす役割を担うのは
国家安全保障局（NSS）である。NSSは平時から国家安全保障に関わる戦略
企画立案を行うが、危機時における意思決定枠組みとなる国家安全保障会議
の事務局も担う。

　NSSが新型コロナウイルス感染症対応を担当するようになったのは杉田和
博官房副長官の指示である。コロナ対応において、NSSは主として国境管理
（水際対策）を担うこととなった。出入国管理は、海外からの感染症流入の第
一防壁であり、他国との関係にも影響するため、戦略的な判断が必要という
理由だったが、2020年4月、NSSに経済安全保障を扱う経済班が新設される
ことになっていたことも背景にあった。経済班は2019年10月に準備室が設
置され、それが改組されて経済班となることに決まっていたが、実際には正
式な設置前から経済班が国境管理を担当していた。第2部第9章で扱ったよ
うに、人の往来を再開させるには対象国との交渉や空港における検査能力の
問題などがあり、NSSでの総合的な戦略調整が必要とされた。もう一つ危機
の過程で、日本のPPE（個人防護具）の多くが中国に依存していることが明
白になった。国民の健康・医療に関する資材・素材のグローバル・サプライ
チェーンを経済安全保障の観点から洗いなおす必要が出てきた。この分野も
国家安全保障局経済班の仕事にほかならない。国家安全保障局幹部によると、
経済班はにわかに「商売繁盛」の状態になった。さらに、ワクチンや治療薬
の外国との対応について外務省と厚労省の調整がうまくいかない場合など、国
家安全保障局がその間に入って調整を行った。「NSSが出てくるのならしょ
うがないと各省庁に納得してもらうプロセスみたいなのが生まれたように思
う」と同局幹部は述べる[15]。

　このように、官邸は司令塔機能を果たすべく精力的に活動したものの、そ
の中核を担う事務局機能の立ち上げは試行錯誤の連続であり、混乱が生じた。
官邸はパンデミックに備えるために設置した「インフル室」を持ちながらも、
事務方の杓子定規の法解釈に基づいた消極的かつ受け身の対応で初動の機動
力を発揮できなかった。そもそも、インフル室は新型コロナウイルス感染症
という脅威への「目隠しの中での対応」に向き合う備えも体制も欠いていた。
こうした中、内閣官房高官が中心になって、内閣官房における感染症危機管
理体制を構築した。一時、自然災害への対応の経験は豊富だが感染症対策の
経験はほぼない「事態室」を使ったが、これも限界を露呈し、息切れした。
そこで、中長期的な戦略立案を本来任務とする国家安全保障局を急遽、巻き
込み、国境管理や物資調達を担当させるという、緊急避難的な、あるいは
「泥縄」の対応を余儀なくされた。

15　国家安全保障局幹部インタビュー

1.4.　政治家と科学者

ウイルスという「目に見えない敵」との戦いでは、どの国も自国の医学と科学の総力を挙げて取り組む必要がある。政治家は、この分野の専門家の知見と経験を尊重し、科学的な根拠に基づいて対策を講じなければならない。

しかし、どれほどの科学をもってしてもパンデミックの感染状況に「不確実性」は残る。科学者は科学的合理性に基づきそのリスクが許容可能かを判断し、その「不確実性」が政治家にとって「不都合な真実」であっても的確に伝えることが期待される。

一方、政治家は国民の生命と健康とともに国民の生計と経済、それから国民の安心と期待、つまり主観的な側面も含めて社会と政治の全体の関心と利益に応えなければならない。

このように、危機において政治家と科学者の政策目標は必ずしも一致しない。ゆえに、国家的危機において、政治家と科学者が信頼関係を築き、率直な対話ができるかどうかは、危機管理の成否を占う重要な要素である。専門家の分析と提案は、あくまで政治家の意思決定に資するための助言である。最後に決めるのはあくまで政治家であり、専門家ではない。

今回、官邸は、厚労省のアドバイザリーボードとして設置されていた専門家集団を、実質的に移管する形で、内科官房の政府対策本部の下に位置付け[16]、政府の政策決定において専門家の意見を積極的に採り上げ、科学的な根拠を踏まえて政策判断を進めようとした。とりわけ特措法に基づく4月7日の緊急事態宣言の発出、及び、その際に安倍首相が国民に求めた「最低7割、極力8割」という接触機会削減の基準形成に当たって、官邸が政治的リスクを抱えながらも専門家の意見を相当程度尊重し、感染拡大のリスク低減と経済活動継続のバランスをとろうとしたことは、政治と科学の協働関係が機能した象徴的場面の一つと言えよう。(第3部第5章参照)

一方、官邸は2月末の一斉休校の決定や布マスク配布など専門家の意見を聞かず決定したこともあったし、本来、政府が行うべきリスク・コミュニケーションの仕事を専門家会議メンバーに“肩代わり”させる形にしたこともあった。そして、自粛の長期化や経済減速に対する国民の不安・不満が高まるにつれ、両者の間にはすれ違いや緊張感が生じることが増えた。官邸は、専門家会議を時に「ありがたい」と思ったが、時に「ありがた迷惑」とも感じたと内閣官房幹部は打ち明けている[17]。6月24日、専門家会議は廃止され、新たな役割を模索する形で改組された。

危機において「科学」と「政治」がぶつかるとき、「安全」と「安心」が一致しないとき、政治はこれを如何に調和させ、最終判断を下すべきか。残された課題は多い。

16　2月14日の第9回新型コロナウイルス感染症対策本部で専門家会議の開催を決定。2月16日に第1回専門家会議会合を開催。

17　内閣官房幹部インタビュー

2.　官邸主導の事例検証

　今回の新型コロナウイルス感染症への対応において、前例のない緊急事態や複数の省庁にまたがる複雑な利害関係が絡み合う問題について、官邸が判断を主導した主な事例について、その判断過程を以下で検証する。

2.1.　武漢邦人帰国オペレーション：最初の官邸主導オペレーション

　安倍政権では官邸主導の政策プロセスが強化された。今回のコロナ対応において、その機能が最初に発揮されたのが 1 月下旬から実施された武漢邦人帰国オペレーションであった。その帰国者への対応に関して、当時は WHO がヒト−ヒト感染について十分に確証を持った判断をしていなかったため、長期間の身体的自由の制限を伴う隔離を実施することについて、厚労省は消極的であった。そのため、厚労省は無症状の帰国者を空港からそのまま帰宅させることとしていた。それに対し、首相官邸の判断で帰国者全員に 14 日間の隔離を要請することを決め、そのための施設（勝浦ホテル三日月、和光市の税務大学校の寮など）を手配し、帰国者に対する身の回りの世話に至るまでの調整を官邸主導の下、事態室が進めることとなった。この判断は結果として国内への感染の流入を防ぐ手段として有効であり、国民に対して安心感を提供するものでもあった。

2.2.　習近平中国国家主席の国賓訪日とオリパラ：待ちの外交

　ダイヤモンド・プリンセス号で最初の感染者が確認されたことが報告された 2 月 5 日の時点で、内閣官房幹部は「これが感染爆発すると習近平国賓訪日が危なくなる、習近平国賓訪日が危なくなるとオリンピックもわからなくなる」との不安を漏らしていた[18]。官邸中枢が、安倍政権にとっての 2020 年の最大の政治課題と政治日程に狂いが生じることへの深刻な懸念を早くもこの段階で抱いていたことをうかがわせる発言である。

　コロナ危機は、令和の幕開けを象徴するイベントとなりうる東京オリンピック・パラリンピック競技大会（オリパラ）と、トランプ大統領に次ぐ令和時代 2 人目の国賓での招待となる習近平国家主席訪日という二つのビッグ・イベントに大きな影響を与えかねない。

　首相側近たちが、コロナ対策、というより感染状況そのものの帰趨がそうした政治課題や政治日程に影響を及ぼすことを懸念していたことは間違いない。しかし、日本が中国全土からの渡航を拒絶せず、湖北省のパスポート保持者（後に浙江省などに拡大）に限定して渡航禁止にした背景には、国際保健規則（IHR）に基づき、国際的な往来を妨げることを最小限にとどめること、また、中国は省ごとにパスポートを発行しているため、感染多発地域に

18　内閣官房幹部インタビュー

絞り込んで渡航を停止することが可能であったことなどの理由も存在した。

　官邸スタッフは習近平国賓訪日の延期に関して、「こちらから（延期という）メッセージを中国側に出すことはあり得ない。あちらが言い出すのを待たなければ。2月28日の楊潔篪（よう・けつち）中国共産党中央政治局委員の訪日が、まさにそれだった」と明かしている。「待ちの外交」を熟させるために必要な時間だったというのである。

　また、オリパラに関しては、米国など各国のオリンピック・パラリンピック委員会や競技連盟から延期を求める声が高まっていた。官邸中枢にオリンピック・パラリンピックの東京開催延期の決定に対するためらいがなかったわけではない。安倍首相はギリギリまで開催に望みを託していた。今回のヒアリングやインタビューではそうした証言も得られた。しかし、そのことは官邸が、そうした政治日程を実現させるため水際対策やPCR等検査を含むコロナ対策を意図的にサボタージュしたとか、それを弱めようとしたことを意味しない。

2.3.　大規模イベント自粛・一斉休校：「もう決めたんですか」

　2月中旬ごろ、北海道では雪まつりを見に海外から来日した観光客等から拡大したとみられる感染が北海道全道に広がり、札幌から離れた地域でもクラスターが発生するなど、感染者が急増した。2月21日には北海道中富良野町で小学生の兄弟に感染が確認されたことで、鈴木直道北海道知事は教育委員会を通じて2月26日に小中学校の一斉休校を要請し、2月28日には北海道が独自に「緊急事態宣言」を発した。こうした国民の不安に対して地方自治体が個別に対応を進める中、官邸でも、何らかのアクションを起こさなければならないとの焦りが強まっていった[19]。

　転機となったのは2月24日、「これから1－2週間が急速な拡大に進むか、収束できるかの瀬戸際」との見解を専門家会議が発表したことであった。そこで安倍首相は2月26日の第14回新型コロナウイルス感染症対策本部で「多数の方が集まるような全国的なスポーツ、文化イベント等については、大規模な感染リスクがあることを勘案し、今後2週間は、中止、延期又は規模縮小等の対応を要請することといたします[20]」と述べ、大規模イベントの自粛を要請した。

　安倍首相が続いて下した決断が、一斉休校であった。2月27日の第15回新型コロナウイルス感染症対策本部では「全国全ての小学校、中学校、高等学校、特別支援学校について、来週3月2日から春休みまで、臨時休業を行うよう要請します[21]」と発言した。文科省にとっては、突然の決定だった。政府中枢においても、この意思決定に関わった関係者は極めて限られていた。

19　内閣官房幹部インタビュー
20　https://www.kantei.go.jp/jp/98_abe/actions/202002/26corona.html
21　https://www.kantei.go.jp/jp/98_abe/actions/202002/27corona.html

この前日、26 日までには全国一斉ではなく、地域毎の休校について方向性が出ていたという。首相周辺が方向転換へと舵を切ったのだった。

　27 日午後、安倍首相は萩生田文科相と藤原文科次官を官邸に招いた。萩生田文科相は「総理、もう決めたんですか」と首相に質した。首相がうなずくと、「でも、一斉なんですか」となおも問いただした。首相は、こういう事態になった以上、東京だけというわけにはいかないだろうと述べ、全国一斉休校の方針を伝えた[22]。

　当時はウイルスの正体についてわからない点が多々ある中、全国一律での一斉休校が感染拡大防止にどれほど効果があるのか、専門家会議に諮ることなく決定された。さらには突如の休校により子どもを預けることができず仕事を休まなければならない保護者、特に一人親世帯には、不満や戸惑いも多く見られた。文科省も全国の教育関係者から問い合わせを受けるなど対応に追われた。

　しかしながら当時、感染が徐々に全国にひろがる中、子供を登校させることに不安を感じていた保護者の数は少なくなかった。

　学校がクラスターになってしまい、パニックが起きてしまうこと、その結果、子供から高齢者に感染が拡大するリスクを政府内でもっとも真剣に懸念し、心配していたのは、安倍首相であった[23]。安倍首相は一斉休校の決意を文科省幹部に伝える際、「子供たちを守ろうよ」と述べた[24]。結果的に、学校を起点として高齢者に感染が拡大する大規模なクラスターは発生せず、総理のこの決定は、国民の間でも好意的に受け止められた[25]。

　萩生田文科相は、こう振り返っている。「いま（9 月下旬）の時点で一斉休校の判断が正しかったか間違っていたかは、まだわからない。ただ、これを契機に国民の皆さんの意識が、がらりと変わったと思う。これ以降、国内でマスク（を着けること）はマストになったし、世界各国も休校を行った」[26]

2.4.　緊急事態宣言の発出：首相にとって一番難しかった決断

　安倍首相は日本政府のコロナ対応を振り返り、一番決断が難しかったのは「なんといっても緊急事態宣言を出すところ」だったと述べた。「ずいぶん論争があった。経済への配慮から結構、慎重論があった。そして、小池都知事がロックダウンという言葉を使ったため、その誤解を解く必要があった。それを一回払拭しなければならない。特措法の下では国民みんなが協力してく

22　官邸スタッフインタビュー
23　安倍首相インタビュー（9 月 11 日）、萩生田文科相ヒアリング（9 月 24 日）
24　官邸スタッフインタビュー
25　読売新聞が 3 月 22 日に発表した世論調査では、政府が、全国の小中学校や高校などに春休みまでの臨時休校を要請したことが「適切だった」は 64% で、「そうは思わない」の 28% を上回った。休校要請を延長しない方針に「賛成」は 73% に上った。テレビ朝日「報道 STATION」による 3 月 22 日時点の世論調査においても、一斉休校要請を「評価する」が 62%、「評価しない」の 27% を大きく上回った。
26　萩生田文科相ヒアリング（9 月 24 日）

れないことには、空振りに終わってしまう。空振りに終わらせないためにも国民のみなさんの気持ちと合わせていかなければならない。そのあたりが難しかった」[27]

　内閣官房幹部によれば、安倍首相が緊急事態宣言の発出を検討し始めたのは、3月24日、オリパラの開催を1年程度延期すると発表した頃である。「一つの大きなターニングポイントになった」のはその前日の3月23日に小池都知事が「ロックダウン」に言及したことだったと西村コロナ担当相は述べている。官邸は、「ロックダウン」を恐怖する国民がパニックになって東京から地方に人々が向かい、結果的に感染が地方に拡がってしまうことを懸念した。緊急事態宣言は欧米のような強制力を持つロックダウンではない、東京にいても普通の生活ができる、と国民に周知し、納得してもらうための準備を必要とした[28]。西村コロナ担当相は、「ロックダウンじゃないんですよ、東京にいても普通の生活ができるんですよ、ただ、自粛なり、店を休んでもらうことはあります、ということをよく理解してもらわなきゃいけない。その結果、緊急事態宣言（発出）が遅れた部分がある」と言う[29]。安倍首相と西村コロナ担当相は3月28日、29日の土日曜日に宣言発出に向けての方針をすり合わせた。3月30日以降、西村コロナ担当相は専門家と相談しながら、発出に向けた具体的な調整を進めた。4月1日、専門家会議は累積感染者数が2倍になるまでにかかる日数である「倍加時間」が欧米並みになってきたと報告した。それが緊急事態宣言発出に向けてのモードを切り替える上でトドメとなった[30]。

　官邸の戦いには、感染症拡大抑制と経済社会の維持のほか、都道府県知事との権限調整をめぐる戦いもあった。特措法では、外出自粛と休業要請を発出する権限は都道府県知事にある[31]。これが政府と東京都との間の調整を難しくした。西村担当相は特措法の趣旨に基づき、まず国民には外出自粛を実施し、それによって感染者数の推移を見極めつつ、必要であれば休業要請を行うという流れを想定していた。他方で、小池知事は都内が「感染爆発の重大局面」にあると危機感を強めており、「これはひとえに都民の命に関わる問題」であると捉えていた。都内の医療現場が逼迫しつつある状況の報告を日々、受けていた[32]こともあり、休業要請も同時に行うべきであるとの立場であった。都に突然、休業要請を宣言されてしまった政府と東京都の間で協議が行われたが、難航し、最終的には知事と官邸中枢との間で居酒屋を含む飲食店などの「営業時間の短縮を要請する」ことで折り合った[33]。（第3部第

27　安倍首相インタビュー（9月11日）
28　西村コロナ担当相特別インタビュー（9月15日）
29　詳細は第2部第4章参照。
30　厚労省幹部ヒアリング
31　特措法第45条
32　小池都知事記者会見（4月10日）
33　官邸スタッフインタビュー。経緯の詳細は第2部第4章も参照。

7章参照)

　先に「経済への配慮から結構、慎重論があった」との安倍首相の回想を紹介したが、この慎重論を唱えた勢力の中心は菅義偉官房長官だった。菅長官はそれを発出した場合、経済、中でも経済弱者への負担が巨大になることを懸念していた。「最低賃金引き上げに熱心な長官は一貫して経済へのダメージを懸念していた」と内閣官房幹部は語っている[34]。その一方で、西村コロナ担当相は緊急事態宣言発出の積極論を主張した。積極論は、専門家会議の深刻な認識を反映したものだった。

　感染症対策と経済対策をパッケージで打ち出すことが必要だった。官邸では主として安倍首相および総理室、菅官房長官、内政担当の古谷官房副長官補室（「補室」）、西村コロナ担当相、コロナ室が中心となって総合調整を行った。緊急事態宣言の発出に先立ち、経済対策について補室、財務省、経産省、さらには与党などから様々な提案が投げ込まれていた。感染症対策と経済対策はそれまで別々のトラックで議論されていた。それをセットにして緊急事態宣言を発出することを安倍首相が決断したのは、発出の2、3日前だった[35]。

　緊急事態宣言の発出は官邸にとって最初の大きな戦略アプローチを展開したケースである。ここで初めて、感染症危機対応と経済対策を「両立」させる二正面作戦の骨格ができた。しかし、その対応策はそれぞれ別トラックで作られ、それを統合する機能をつくるのが遅れた。特措法の建付けの下、政府と都道府県知事との間の権限と責任の不明確さもあって、なかでも東京都との間の調整に手間取った。それでも、専門家会議とも連携しつつ、緊急事態宣言をギリギリの段階で発出し、最後の段階で感染症対策と経済対策を「セット」の形で打ち出すことができた。

2.5.　緊急事態宣言の解除：官邸と専門家会議の「交渉」

　緊急事態宣言を発出する際には、官邸も専門家も感染拡大に対する危機感を共有し、感染拡大を抑制することを共通の目的として同じ方向を目指していた。しかし、緊急事態宣言を解除する段階になると、官邸と専門家のズレや対立が目立つようになる。感染を徹底して抑え込み、可能な限りゼロに近づけたい感染症対策の専門家と、緊急事態が継続することによって生まれる経済的なダメージを懸念する官邸との対立が激しくなったのも、いつ、どのような基準で解除するか、という議論であった。

　官邸と専門家のやり取りの中で焦点となったのは、緊急事態宣言を解除する基準の問題である。なかでも、感染の状況（疫学的状況）に関し、専門家は直近「2週間」の10万人あたり累積新規感染者数が0.5人未満程度を解除の基準にするべきと主張したのに対し、官邸では「専門家の意見に従ってい

34　内閣官房幹部インタビュー
35　内閣官房幹部ヒアリング

たら、一生解除できないと思った[36]」といった感想が漏れてくるなど、専門家の基準は厳し過ぎると受け止められ、このままでは経済が取り返しのつかないことになるという懸念が強かった。

官邸と専門家との「交渉」（専門家の一人の表現）の結果、感染の状況については直近「1週間」の10万人あたり累積新規感染者数が0.5人未満程度という基準で決着した。ただ、これも新規感染者数がこれ以上であっても、「特定のクラスターや院内感染の発生状況、感染経路不明の症例の発生状況についても考慮して総合的に判断」するという「但し書き」がついた[37]。ここは、官邸が専門家の主張を受け入れたところであったが、それはまた「行動の自由」と「選択肢」における政治的判断を固定的な基準（数字）に縛られず「総合的に判断」する余地、つまりは政治的判断の余地を残しておきたいとする官邸の意向を反映する形ともなった。これもまた最後は官邸が「押し切った」ケースの一つと言えるであろう。

2.6.　布マスクの全戸配布：「アベノマスク」

4月1日に安倍首相が政府対策本部で発表した1世帯当たり2枚の布マスク全戸配布、いわゆる「アベノマスク」は、厚労省や経産省との十分な事前調整なしに首相周辺主導で決定された政策であった。背景にあったのは、使い捨てマスクの需給の逼迫である。1月の最終週、国内では9億枚のマスク在庫がなくなった。政府はマスクを製造していた日本企業に、医療用マスクに製造をシフトしてもらうよう頼んだ。しかし、中国の工場から国内に届いたマスク在庫も、国内の一部では売り惜しみが起こり、なかなか市場に行き渡らなかった。そこで3月、首相周辺は、布マスクを大量に輸入し国民全員に送れば、マスクの値段が下がると見て市場でマスク流通が増えるのではないかと考えた。こうして、布マスクの全戸配布が決まった。安倍首相が政府対策本部で述べたとおり、政府はまず、医療機関にサージカルマスク、高齢者施設、障害者施設、全国の小学校・中学校向けに布マスクを配布した[38]。

首相周辺は、こうした医療機関等への優先的なマスク配付に加え、国内の需給調整を見込んでいた[39]。安倍首相は4月28日の衆議院予算委員会において、布マスク配付は「急増しているマスク需要の抑制の観点からも有効」であって、「マスク市場に対してもそれなりのインパクトがあったのは事実でございまして、業者の中においては、ある種の値崩れを起こす効果にもなっているということを評価する人もいる」と答弁した。さらに安倍首相は、こう続けた。「増産等をお願いさせていただいているユニ・チャームの高原社長からも、今般配付された布マスクとの併用が進むことで全体として現在のマス

ク需要の拡大状況をしのげるのではないかというお話もいただいているところでございまして、こうした形の効果が出てくることを待ちたい、このように考えているところでございます」

　しかし、布マスクの全戸配布は世論、そして野党の反発を受けることになった。国民からは現金給付が先ではないかといった批判が続出した[40]。4月2日の衆議院本会議において松平浩一議員（立憲民主党）は、「ネットでは、アベノマスクと呼ばれています。まさに、思いつきの場当たり的対応のきわみです」と痛烈に批判した。マスクの配布にも時間がかかった。5月20日の衆議院内閣委員会では早稲田夕季議員（立憲民主党）が、「アベノマスク、もう要りませんよ、全然、もうマスクは足りていますからという声がたくさん届いております」と述べた。（第3部第8章参照）

　「アベノマスク」もこの間、官邸トップダウンで断行された施策の一つだった。それが需給逼迫の中「値崩れ効果」（安倍首相国会答弁）を狙い、そしてその効果をある程度持ったことも確かである。おそらく国民が一番必要を感じた4月中・下旬までに手元に届いていれば評価はずいぶんと変わったであろう。最大の問題は、その1週間後の4月7日に発表された緊急経済対策や給付金に先立ちこれが突如、全体の取り組みとは切り離された形で政治的サプライズを企図したかのように打ち出されたことである。それは、政府の国民への最初の支援が布マスク2枚、といった印象を国民に与えた。政策コミュニケーションとしては問題の多い施策だった。官邸スタッフは「総理室の一部が突っ走った。あれは失敗」と振り返る[41]。

2.7.　Go To キャンペーン

　官邸の強い政策意思は、感染拡大防止と経済ダメージ減殺を同時に追求する、いわば命と生計の「両立」路線を早い段階で追求したことにも表れている。

　専門家会議も、命と生計の「両立」に異存はなく、むしろ経済学者を専門家会議に加え、彼らの知見やモデルを織り込みながら「両立」作戦を模索したが、それぞれ正当化されるが故に矛盾する2つの要請をどのように、どのような根拠に基づいて「両立」させるかは高度の政治判断にほかならない。今回、官邸はそうした政治判断を行ったということである。

　この経済重視の観点は、5月の連休明けからの緊急事態宣言解除の決定過程で解除基準をめぐる官邸と専門家会議のせめぎあいにおいてより明確に表れ、さらにはその夏の Go To キャンペーンにおいてさらに明瞭に示された。

　緊急事態宣言の期間、とりわけ大きなダメージを受けた観光業、旅客輸送業、飲食業などは、緊急事態宣言解除後も感染拡大に対する不安が完全に解

---

[40]　ハフィントンポスト（4月1日）「布マスク2枚を全世帯に配布」と安倍首相 ⇒「現金を一律に配って」と反発する声
[41]　官邸スタッフインタビュー

消されない中で人流が生まれにくい状態は続いており、何らかの形で人を動かす政策をとらなければ、日本経済が危機的な状況になるという認識が官邸の中で高まった。こうして、緊急事態宣言が解除された5月後半から準備が進められたのが、国内需要喚起策「Go Toキャンペーン」であった。観光分野の「トラベル」のほか、飲食店を支援する「イート」、文化芸術・スポーツが対象の「イベント」、「商店街」の4分野があり、それぞれ国土交通、農林水産、経済産業各省が所管し、第一次補正予算で1兆6,794億円が確保された。

　Go Toキャンペーンの実施につき、そのタイミングが適切だったか、感染拡大への手当は十分であったか、引き続き注視する必要がある。

3. ベストプラクティスと課題

　内閣官房幹部は、新型コロナウイルス感染症に直面した時、官邸には司令塔機能を設計するための「下敷きがなかった[42]」と述べている。想定外の事態であった、というのである。官邸は、総理連絡会議やタスクフォースなどを急遽つくり試行錯誤を重ねた。

　本来、その事務局となるべき「インフル室」は、一応、形式は整えられたものの、実際は機能しなかった。

　それでも官邸は特措法を使い、その枠内でなんとか対処し、総合調整を超えた迅速な意思決定を行った。橋本行革以来の課題であった官邸機能の充実と強化が役に立ったといえるだろう。国家的危機を乗り切るに当たって最も重要なことは「政府一丸（the whole of government）」となって対応することであり、その際の最大の壁は各省の縦割りアプローチとそうした組織文化である。司令塔を構築することを含めた「官邸主導」は国家的危機対応にとって不可欠な条件である。

　今回、最大の誤算は、感染症の主管官庁であり、実質的に司令塔の事務局機能を担わなければならない厚労省がパンデミックへの十分な備え（preparedness）をしていなかったことである。人員、陣容、データ、訓練、危機管理体制、「最悪のシナリオ」の作成……いずれもその任に堪えなかった。ダイヤモンド・プリンセス号の対応では加藤厚労相が「（厚労省では）荷が重い」との認識を菅官房長官に伝えたことにそれは示されている[43]。

　しかし、官邸はタスクフォースを機動的に動員することで、厚労省の能力の限界を補い、サージキャパシティを確保することを試みた。

　日本の中央官僚機構と法体系が有事に備える体制になっているかどうかを再点検するときである。

42　内閣官房幹部インタビュー
43　内閣官房幹部インタビュー

官邸の取り組みの中で、ベストプラクティスは何だったか。

　第一に、緊急事態宣言発出と解除の両局面において、政治家が基本的に専門家の意見を尊重して、対策を決めたことである。専門家たちも官邸の判断に資する専門性を発揮したし、同時に社会に対する強い責任感をもって参画した。

　官邸と専門家の協働のあり方に関しては、様々な問題があったことは否定できない。（第3部第5章参照）

　しかし、国家的危機の時、政治指導者に対する科学者の助言をどのように最大限生かすかという挑戦に、今回、日本の政治家と科学者は試行錯誤を繰り返しながらも一つのパートナーシップのあり方を指し示そうとした。日本の国家的危機対応において政治家と科学者がこのような実践的な共闘体制を築いたことはまれである。

　官邸と専門家との協力関係、それは単に専門家の助言を政治家が受け入れるというものではない。緊急事態宣言の解除基準をめぐる議論で見られたように、官邸と専門家との間には緊張をはらみながらも「交渉」があった。官邸は意思決定をするにあたって専門家の所見に虚心坦懐、耳を澄ます。専門家も恐れることなく科学者としての知見に基づき、そしてそれを実際の政策・対策に資するべく生かすか知恵を出す。「交渉」はそうした双方の関心と知見のすり合わせの不可避的なプロセスである。官邸は、尾身茂専門家会議副座長（のち分科会会長）の国際的な視野と豊かな実務経験にも助けられた。

　この点に関して、尾身氏自身は次のように語っている。

　　「国、政府……一生懸命でした。クルーズ船対応も一生懸命でした。政府は、毎日発生する個別の問題にどう対応するかが大事で、中長期の方針やリスク・コミュニケーションも大事ですが、火が来たら消さないといけないのが政府の責任であって、そこは我々と違います。そういう意味では政府は一生懸命やっていたと思います。この点は私、ちゃんと公平に見るべきだと思います」　　　　　　　　（尾身茂氏特別インタビュー）

　第二に、パンデミックという想定外の危機に対し、試行錯誤しながら総理連絡会議とタスクフォースを設置し、司令塔を構築したことである。そして、特措法をすみやかに改正し、「法の下（rule of law）」での危機管理を行ったことである。加藤厚労相がヒアリングで述べた「感染症に対して人権を守りながら、民主的な仕組みの中で緊急事態宣言を発出し、ソフトな対応を実施したこと」も含まれる。有事に必要なサージキャパシティとして、人手の足りない厚労省に各省庁から多数の助っ人を送り増強し、「総力戦」（菅官房長官）で何とかしのごうとした。自然災害とパンデミックの対応には様々な違いがあるにせよ、長期政権の過程で緊急事態への対処に豊富な経験と知識を

蓄えた官邸スタッフたちが存在したことは政府に幸いした。

　第三に、武漢からの邦人の保護・救出オペレーションである。チャーター便手配の際の迅速な対応と対中外交力は官邸のイニシアティブを背景にしている。

　新型コロナウイルス感染症は、世界同時危機であり、世界中の国々が出入国を制限するとき、海外にいる邦人の生命と健康をいかにして守るかという国家にとって最大級の危機管理課題を提起した。それに当たって、米中対立の中で両国との関係、なかでも中国との外交関係を安定・維持させていたことが救出作戦を円滑にする上で役立った。世界を相手とする危機管理は、国際機関の機能とプロセスだけでは対応できない。個々の国々、とくに大国との関係や外交が大きな意味を持つ。このオペレーションは、コロナ対応の初動対応だっただけに、これを成功させたことは評価されるべきである。

　他方、課題も多く見られた。

　第一に、「備え」の欠如である。官邸はパンデミックに関して「最悪のシナリオ」を含め、あらゆるパターンの想定を怠っていた[44]。そもそも本格的なパンデミックの到来を想定していなかった。行動計画も、訓練も、実践的ではなかった。新型コロナウイルス感染症のように無症状者でも人に感染させ、完全な根絶が難しい感染症がいつかやってくる、という想定に基づいた「最悪のシナリオ」を用意しておくべきだった。

　この危機は、今後も予想される感染拡大の波に備えなければならない危機である。また、感染症は目に見えず、被害のイメージが湧きにくい。感染症の危機に対処するためには人々が自ら行動変容をしなければならず、自らの行動が生活を奪っていくというタイプの危機であるため、給付金や特別貸付などの金融・財政的支援を提供して生活を防衛し、行動変容に参画してもらう危機管理となる。これまでの危機管理の手法は一部では有効であっても、ほとんどは初めて経験することである。パンデミックに対する「最悪のシナリオ」と危機管理に備える必要がある。

　第二に、官邸主導の裏返しとして、官邸が主導する施策に対して、実施機関である省庁や部局との意思疎通が十分ではなく、その政策の執行が十分に詰め切れていない状況が生まれた。学校の一斉休校は専門家だけでなく、文科省とも十分な協議をせずに安倍首相や総理室が中心になってトップダウンで判断したものではある。科学的根拠が十分にない中、感染拡大が一部の地方に限定されているにもかかわらず全国的な措置となったため、現場では戸

44　詳細は第３部第１章参照。

惑いが多く見られた。学校教育法で休校を判断するのは学校の設置者に限られており、首相の指示は法的拘束力を伴わない「要請」ではあったが、それが強い指示と誤解され、混乱を招いた。一斉休校は、子供を守りたい、そして高齢者への感染を防ぎたいという安倍首相の強い思いの込もったトップダウンの判断であったが、厚労省の所掌する学童保育、給食中止による経済的打撃を受ける納入業者への支援など、政策の詳細を詰めることなく実施された点で、課題が残った。

　トップダウンで行った一斉休校は実施直後、世論の強い批判を浴びた（のちに「やむを得ない」との受け止め方が大勢を占める）。そのあと、官邸の一部は欧州の感染拡大を懸念し、主に卒業する大学生を念頭に欧州旅行の中止措置を検討したが、国民はこれ以上の規制措置には耐えられないだろうとして、その案は静かに葬り去られた。一斉休校に際しての性急なトップダウンの指示は、重たい政治コストを伴い、欧州からのウイルス流入を防ぐ機会を失わせた。「あのとき欧州旅行中止措置を取っておくべきだったと思う。あれが一番、悔やまれるところ」と官邸スタッフの一人は振り返った。

　「アベノマスク」も、そのコミュニケーションの拙さゆえに世間の嘲笑の対象となった。コロナ禍で苛立つ市民に、政策的狙いは十分理解されず、格好の政権批判の材料を与えた。トップダウンの判断を演出したことがかえって裏目となり、政権の体力を奪った。

　危機においては迅速な意思決定が求められる。平時の積み上げ的な意思決定ではなく、トップダウンでの難しい判断が求められる場面は少なくない。しかし、その意思決定の迅速さの副作用として、本来であれば事前に相談・関与すべき関係者の混乱や反発を招くリスクを常に孕んでいる。一斉休校においては、官邸と専門家会議の間の対話が十分に行われなかった点で課題を残した。官邸はそれを決定するに当たって、専門家たちにそれを諮らなかった。政治家は専門家の助言を受け入れずに政治的決断を行う選択肢を持っている。その決断も時に必要であろう。しかし、そうであればなおさら両者の間の丁寧な対話が必要である。

　官邸主導のトップダウンの意思決定においては、そのメリットと副作用を十分認識し、執行面や広報上のリスクを減殺すべく、事後的にでも関係者への丁寧な説明を行い、円滑な協力と執行を担保するきめ細やかな配慮が求められる。

第3章　厚労省

　厚労省は、感染症法や検疫法等を所管し、日本の感染症危機管理の中心となる官庁である。「健康危機管理」と呼称する公衆衛生分野の危機管理を司り、内部規則等に基づき、感染症危機管理の体制を整備している。

　こうした体制を活かし、新型コロナウイルス感染症対応においても、厚労省は迅速な初動対応を見せ、適切な通知や事務連絡により、「日本モデル」の基盤となる様々な判断と対応を行った。他方で対外コミュニケーションや、地方自治体、保健所及び地衛研といった省外の組織を巻き込んだ対応においては、必ずしも迅速かつ適切な判断や対応が行えていたとは言い難い部分もあった。ある厚労省関係者は、こうした厚労省の特徴を、「局地戦には強いが総力戦には弱い」と言いあらわしている。

　本章では、新型コロナウイルス感染症に対する厚労省の対応を検証し、新型コロナウイルスの次の大波と、さらにはその後のより手ごわいパンデミックに備えて乗り越えていくべき課題と、より強化していくべきベストプラクティスについて検証する。

1.　厚労省という役所

　厚労省は3万3千人の職員を擁し、年間33兆円以上の予算を所掌する巨大な官庁である。大臣官房と政策統括官組織の他、11の局と6つの部を持つ組織であり、医薬、保険、衛生、労働問題など人々の生活に密着した政策を取り扱い、少子高齢化が進む中で、日本の舵取りに重要な役割を果たす役所である。

　ここでは、感染症危機について厚労省という組織がどのような仕組みと手段を持ち、それが新型コロナウイルス感染症の危機においてどのように機能したのかを検討する。

1.1.　厚労省の感染症危機対応体制

　厚労省は、2001年に行われた中央省庁再編によって旧厚生省と旧労働省が合併してできた官庁である[1]。その際、旧厚生省と旧労働省のそれぞれの部門

1　厚労省は巨大な予算を扱う官庁であるが、その業務はその予算を人々の手元に届ける分配行政が中心であり、実際の分配は都道府県や市町村を通じて行われるものが多い。一方、医療体制を整備する医政局や、診療報酬改定等を担当する保険局といった、厚労省の中で「花形」とされる部局は、その業務が直接的政策効果を生む分野を担当している。

が独立した形で統合されたため、省としての統一的な意思決定の仕組みは弱く、2020年9月、樽見英樹新型コロナウイルス感染症対策推進室長が厚労事務次官に就任した際の記者会見において述べたように、縦割りの弊害も少なからず存在する。

　厚労省の感染症危機管理政策は、国の機関である国立感染症研究所（感染研）や検疫所に加え、都道府県等の地方自治体が所管する保健所や地域衛生研究所（地衛研）等の機関を通じて実施される[2]。特に後者に対しては、所管する法令の運用や各種政策の実行について、厚労省が通知や事務連絡を発出することで政策執行に係る統一基準やガイドラインを提供している。

　省内では、感染症法を所管する健康局結核感染症課が、感染症危機管理を中心的に担っている。そもそも、感染症危機管理に限らず、厚労省の行う「健康危機管理[3]」については、大臣官房厚生科学課の主宰する厚労省健康危機管理調整会議において、毎週の情報共有が行われている。このうち、特に感染症危機管理は「感染症健康危機管理実施要領[4]」に基づいており、海外発生の重篤な感染症による国内への重度の影響が想定され、緊急に対策を必要とする等と判断される時には、緊急時対応体制に移行し、必要な場合は厚労省対策本部及び各種作業班を設置することとなっている。

　新型コロナウイルス感染症への対応においても、厚労省内では、年明けすぐの段階で結核感染症課が情報収集や各種体制整備に当たり、1月15日に最初の輸入症例が確認されてからは、鈴木康裕医務技監を中心に関係部局が集って意思決定を行った。初めて中国でヒト－ヒト感染が確認された1月20日頃からは、厚労省の全省的対策のアクセルが踏まれ、1月21日に厚労省連絡会議（主査：健康局長）を設置し、1月28日には省内の対策推進本部を設置した。

1.2.　通知行政の限界

　上記1.1.のような感染症危機対応体制を前提に、厚労省はどういった政策執行手段を有していたのか。

　我が国の感染症対策については、戦前から結核のまん延防止を主眼に置いた対策が取られており、旧厚生省衛生局の下で全国に配置された保健所を中心に感染者の追跡や隔離などの業務を行っていたが、戦後、1947年の新保健所法によって保健所は都道府県が管理する機関となった。「衛生警察」と呼ばれる組織を持ち、強制的な隔離措置などを行うことができた戦前の旧厚生省と異なり、戦後の分権化された組織構造を前提として、厚労省の感染症危機

2　厚労省関係者は、感染症対策が日本の医学界の中でも主流の分野とはいえない中、限られた専門家と専門機関（感染研や国立国際医療研究センター（NCGM）等）と共に同対策についての政策を実施していると述べる。

3　厚生事務次官依命通知「健康危機管理基本指針」（厚生省発厚第1号）

4　「感染症健康危機管理実施要領」は、「健康危機管理基本指針」に基づいて策定されている。https://www.mhlw.go.jp/general/seido/kousei/kenkou/kansen/

管理は、様々な制約の下で行わざるを得ないものとなった。第3部第1章で述べた法的・組織的な「プリペアドネス」に関しては、感染症指定医療機関を指定したり、感染症対策のための助成や補助を行ったりするなど、厚労省として様々な政策を展開することができるものの、実際に感染症危機が勃発した場合は、全国各地の検疫所、保健所、地衛研、医療機関が最前線に立つことが想定されており、そうした状況で厚労省が持つ政策執行手段は、自治体や医療機関に対する通知等の発出が中心となっている。

2019年12月末に中国の武漢で未知の肺炎の集団感染が公表されたことを受けて、2020年1月6日に注意喚起と疑似症サーベイランスの活用を求める通知を発出して以来、7月末までの間に、厚労省は自治体や医療機関に向けて600通近い通知等を出している[5]。平均して1日2～3通だが、感染拡大が深刻になっていた3月には1日あたり7～8通の通知等が連続して出されるようなことも珍しくなく、保健所や医療機関の現場ではしばしば大量の通知等への対応に追われるような状況があったと、自治体関係者が語っている。また、通知等であるが故に、指示が一方通行となり、それらが現場で実施されているかどうかの確認や、その効果を判断する材料もなければ、フォローアップも十分とは言えない状況になっていた。ある厚労省幹部も、「1月以来、山のような通知を都道府県なり医療機関なりに出しました。ただし、実際に例えば県の医師会の先生とか行政の方々に聞いてみると、我々の意図どおりに伝わっているかというと、必ずしもそうじゃない[6]」と語っている。

PCR等検査に関しても、厚労省は、1月23日に発出された事務連絡を皮切りに、自治体に対する「依頼」として、検査体制の強化を求める通知等を数次にわたり発出している。しかし、五月雨式に発出される通知等は、現場側では必ずしも徹底されず、保健所によってはPCR等検査を受けるべき疑い例の「目安」が通知等によって変更されても、古い「目安」のままで検査を受けるべき人の判断をしていたことが報告されている。

上記のような「通知行政」の原因は、厚労省が感染症危機管理に関する政策の企画立案を行い、それに関連する各種権限を有する一方、検疫所を除き各地の前線機関を直接の管理下に有していないことにある。ある内閣官房幹部[7]はそれを「執行力に欠ける」と評した。

1.3.　十分に活かされなかった過去の教訓

上記1.1.の感染症危機管理体制は、感染症に対する過去の対応経験の上に成り立っている。特に2009年の新型インフルエンザ（A/H1N1）パンデミック[8]は、日本でも大規模なオペレーションが行われた感染症危機事案であり、

5　これ以外にも医薬品・医療機器産業向け、社会福祉・雇用・労働関連、介護事業所等向け、障害福祉サービス等事業所向け、検疫所向けの通知等がある。
6　厚労省幹部ヒアリング
7　内閣官房幹部インタビュー

厚労省も各種対策に奔走した。事案終了後の2010年6月にまとめられた新型インフルエンザ（A/H1N1）対策総括会議報告書（総括報告書）では、危機対応の総括として、各種提言がなされた。この提言を受けて、新型インフルエンザ等対策特別措置法が整備され、その後2014年のエボラ出血熱に対する危機対応を経て、厚労省に医務技監が設置されるなど、感染症危機管理の対応の中核を担う仕組みが整備された。

　しかしながら、総括報告書の提言が活かされず、積み残された問題もあった。例えば、第2部第7章や第3部第1章で述べたとおり、総括報告書で提言された地衛研のPCR等検査体制や保健所の実質的能力強化、国と地方自治体との役割分担の明確化といった対策は十分には行われなかった。

　また、総括報告書は、「国における意思決定プロセスと責任主体を明確化し、医療現場や地方自治体の情報を的確に把握し迅速に意思決定」できる仕組み（「迅速・合理的な意思決定システム」）の整備や「厚労省の感染症危機管理担当組織では、感染症の専門的知識を有し、行政能力を備えた人材を養成し、登用、維持」すること（「感染症危機管理に関わる体制の強化」）といった点も提言していた。同提言を受け、日本の感染症危機管理の中心を担う厚労省は、パンデミック級の感染症危機が発生した際に、感染症危機管理に精通した職員を中核に据えてその組織機能を拡張し、日本の感染症危機対応の中枢として機能し得る能力を涵養していたのだろうか。この点については、厚労省対策推進本部の職員も、感染症危機管理の実戦はもとより訓練すら行ったことのない者も多く、慣れない危機への対応に歯痒さを語る者[9]もおり、厚労省は、これら提言を十分に活かし切れていなかったといえる。

1.4.　規制官庁ゆえの産業政策の欠如

　厚労省は、医療法で医療提供体制を規定し、薬機法で医薬品等の承認を行い、健康保険法で保険診療の在り方を定めるなど、各種の規制によって施策を進めてきた。その手法は広く最低限の社会保障を国民に広く提供するという目的の達成にかなっているが、他方で産業育成等の産業政策的視点に欠けるために、新型コロナウイルス感染症への対応が後手に回る場面があった。

　特にそうした傾向が顕著だったのは、新型コロナウイルス感染症の感染初期におけるマスクや個人防護具（PPE）不足時の対応である。そもそも、国としての備蓄総量は全体の必要量と比較して極めて少なかった上、我が国はマスク等の調達の大半を中国からの輸入に頼っている。中国からの輸入が途絶え、かつ世界各国で調達競争となる中、マスク等の国内での生産開始あるいは新たな輸入ルート確保等までは手がなかなか回らず、厚労省内に設置された「マスク班」のメンバーは、経産省に応援を仰ぐことになった。

8　厚労省幹部は、2009年の新型インフルエンザパンデミックを経て、保健所の間に感染症危機管理という概念が広まり、意識の向上が見られたと証言している。
9　厚労省関係者インタビュー

　また感染拡大が続く中でも、世界各国では新型コロナウイルス感染症のワクチンや治療薬の開発が進められていた一方で、厚労省はこれらの取り組みにおいても遅れを取った。

2.　厚労省の新型コロナウイルス感染症対応

　上記1.で述べた感染症危機管理体制を前提に、厚労省は、新型コロナウイルス感染症に対する一連の対応において、どのように危機を乗り越え、また、どのような課題に直面していたのか。本節では、いくつかの事例を取り上げ、厚労省の対応の適否等について検証する。

2.1.　武漢からの邦人帰国オペレーション

　武漢で都市封鎖（ロックダウン）が実施され、安倍首相の指示で在留邦人の帰国オペレーションを決定した際、厚労省は帰国者への検疫業務等を担った。当初、一般的に無症状者は他人への感染能力もないはずなので、無症状者に対する一律の隔離を行う必要性は高くないというのが、厚労省側の考え方だった。しかし、官邸は、武漢からの帰国者による国内での感染拡大について国民の間で不安が高まっていることを理由に、帰国者全員について2週間の隔離を厚労省に求めた。当該措置は、当時の科学的知見に照らして必ずしも合理的とは言えなかったが、後に無症状陽性者からの感染リスクがあることが判明したことに照らせば、官邸の判断が、結果的には感染拡大を防止する上で有効だった。

　感染症危機の発生初期段階、即ち、実際にどの程度の病原性と感染性があるかについて未知の状況の中で、科学的にも政治的にも完全無欠の危機対応を取ることが困難なのは当然である。しかし、この官邸の判断の事例は、動機はさておき、危機においては常に最悪のシナリオを想定して対応を行う必要性を教えてくれる。厚労省が主導する感染症危機管理は、医学・公衆衛生学等の「科学」を基盤として行われるものだが、その前に「危機管理」としての性格があり、国民の命と生計を守るためには、常に最悪のシナリオを想定する「危機管理」を重視した対応でなければならない。

2.2.　ダイヤモンド・プリンセス号対応
2.2.1.　柔軟な人事配置と陣頭指揮の成功

　2月3日に横浜港に入港したダイヤモンド・プリンセス号（DP号）への対応は、厚労省にとって最初の大きなチャレンジであった。当初、同事案には横浜検疫所が対応したが、発熱などの有症状者31人の乗客のうち10人がPCR検査で陽性だったことで、事態の深刻さが認識された。

　厚労省は、医師免許を有する医系技官であり、2009年の新型インフルエンザ対応時には新型インフルエンザ対策推進室長として中心的役割を果たした

正林督章審議官を、DP号入港前の時点で出向先の環境省から呼び戻し、厚労相への助言を含め新型コロナウイルス感染症への対応に当たらせた。また、DP号の対応が全省的な問題となると、DP号での陣頭指揮を取らせるべく、正林審議官を現地に派遣し、DP号に乗船させて対応に当たらせた。

　2月5日以降、DP号に正林審議官が直接乗り込んで陣頭指揮を執り、船長に全員の個室待機や手指消毒、マスク着用を要請した。また、乗員の感染症対策を徹底させるべく、感染研や関係学会の協力を得ながら乗員の教育訓練も実施した。結果的には、2月5日以降の感染拡大はかなりの程度抑制することができた。これは、危機対応時における柔軟かつ機動的な人事配置が奏功した一例であると評価できる。

2.2.2.　危機コミュニケーションの失敗

　他方で、この当時、PCR検査のキャパシティーが限られており、小集団ごとにPCR検査を実施せざるを得なかったことから、DP号の乗客乗員の検査結果が判明した感染者の報告が日毎に順次上がってくることになった。そして、厚労省はこの報告をそのまま順次対外発表したため、実際には2月5日以降の感染者は少数であったにもかかわらず、あたかも毎日のように感染者が増加しているかのような誤った印象を世間に与えてしまった。厚労省関係者は、この点は厚労省の危機コミュニケーションの失敗であったと述べる。また、PCR検査能力の低さもこの課題の背景となっていたのは、2009年の総括報告書の提言が活かされなかった結果である。

　また、厚労省は、海外に向けた発信についても十分な対応を取ることができなかった。DP号に一時乗船した岩田健太郎神戸大学医学部教授が2月18日に船内の感染対策を批判する動画をYouTube上に投稿すると、厚労省のDP号対応は、海外メディアから一斉に批判されることとなった。しかし、岩田医師の投稿が国際的に大きな反響を呼んでいる状況にもかかわらず、厚労省はこれに対して写真等を伴った具体的な反論を十分に行わず、その結果、海外メディアを納得させるレベルの政府としての説明を適切なタイミングで届けることができなかった。こうした状況について、ある厚労省関係者は、そもそも厚労省には海外からどう見られているか、海外にどう発信するか、という観点自体を持てていなかったと語る。元来、内政担当の省庁という点もあって、パンデミック級の感染症危機対応時における海外に対する危機コミュニケーションの重要性について、厚労省が十分な意識を持てていなかった様子がみて取れる。

　加えて、外国人乗客が半数を占める中、そういった乗客とのコミュニケーションも十分であったとは言い難い状況であった。感染症の不安に加え、長期間の個室待機による精神的な負担は、クルーズ旅行を楽しんでいた乗客にとっては相当な苦痛になったはずである。実際、キャビンの中でのみ過ごす日数が長くなるにつれ、このまま海に飛び込みたいなどと言う乗客も現れた

という[10]。特に、厚労省は、外国人乗客に対する英語でのコミュニケーションが十分にできていない側面があったことから、不満を募らせた外国人乗客が個別に自国のメディアや政治家とコミュニケーションを取り、DP号の状況を半ば一方的に訴えることで、対応がより混乱することとなった。加藤厚労相は、2月10日より橋本副大臣、自見大臣政務官をDP号に派遣することで政府として最大限の対応を行う姿勢を示したが、厚労省による外国人乗客に対する危機コミュニケーションが十分ではなかったことは否めない。

2.3. 専門家の活用

2.3.1. アドバイザリーボードの設置

感染症危機管理に際しては、行政の統治機構、危機管理、関連国内・国際法、疫学、感染症数理モデル、臨床医学、ウイルス学、細菌学、ワクチン学、薬事、危機コミュニケーションなどの様々な分野における専門的知見が必要となる。厚労省には医師免許を有する職員である医系技官がおり、それを束ねる存在として事務次官に次ぐ次官級職員の医務技監がいる。しかし、医務技監を含め、彼らはあくまでも官僚組織の中の職員として政府の指揮命令系統に服するものであり、また、全ての医系技官が感染症危機管理を専門としているわけでもない。それ故、未知の病原体による感染症危機が発生した場合、厚労省として客観的立場からの専門的な助言を得ながらこれに対応していくためには、アドバイザーとしての外部専門家の助けが必要となる。

新型コロナウイルス感染症への対策においても、厚労省は2020年1月末という対応初期の段階で専門家により構成される会議体の設置を検討しており、2月4日には厚労省対策推進本部決定により、2009年の新型インフルエンザ対応において活躍した尾身茂氏や岡部信彦氏、押谷仁氏らの専門家を含めたアドバイザリーボードを設置した。こうした仕組みを提案したのは、同じく2009年に新型インフルエンザ対策推進室長として陣頭指揮に当たった正林審議官であった。2月14日になって政府対策本部が専門家会議を設置したが、これは実質的にはこのアドバイザリーボードと同じメンバーであり、厚労省アドバイザリーボードは、政府対策本部の専門家会議へと発展[11]していった[12]。

こうした専門家と厚労省との間には、過去の共闘経験に基づく信頼関係があり、厚労省は専門家の意見を尊重しつつ、時に専門家の提案に政府の立場から対案を突きつけるなど、活発な意見交換を行った。過去の危機への対応経験は「意思決定の速さにしろ、どういうことが起こり得るかという予知能力にしろ、他の人間に比べると相当やっぱり差がある[13]」と厚労省幹部が言

10　これに対しては、DMATの精神科医のチームである災害派遣精神医療チーム（DPAT）が対応にあたり、状況をおさめたという（厚労省幹部ヒアリング）。

11　なお、アドバイザリーボードは結核感染症課が、専門家会議は内閣官房の「インフル室」（後に「コロナ室」）がそれぞれその事務を担当した。

12　同日以降、厚労省アドバイザリーボードとしての活動は行われていなかったが、専門家会議が廃止されるとともに、厚労省アドバイザリーボードとしての活動を再開した。

うように、対応の適切性と意思決定のスピードを向上させる。その組織的巨大性からか、社会保障分野における利害関係者の多さからか、平素は「厚労省はなかなか動かない[14]」と批判されることもあるが、新型コロナウイルス感染症対応において、厚労省は、2009年の経験をフル活用し、迅速な初動対応を行ったと言える。また、専門家を単なるお飾りにせず、その専門的知見を政策立案に実質的に活用できたことは、まさに2009年の感染症危機対応の経験が生きた好事例であったといえる。

　他方で、厚労省と専門家の関係や危機コミュニケーションについては第３部第5章、第6章でも触れるとおり、いくつかの問題が見られた。特に、新型コロナウイルス感染症への対応においては、専門家による情報発信に関する位置づけが曖昧だったことにより、厚労省の対外コミュニケーションに混乱が生じた点が指摘できる。厚労省は、当初、政府に対して感染症対策に関する専門的助言を行う専門家が独自に対外発信することを想定していなかった。しかし、専門家は、切迫した状況の中で、自らが政府に助言した内容が、医務技監、事務次官、厚労大臣の決裁を経た上で対外発信されるという官僚主義的な手続きを待っていられないと考え、加藤厚労相に直訴する形で専門家からの直接発信ができるようになった。こうした専門家による対外発信について、厚労省としては、専門家による発信はあくまでも感染症の研究者として学問の自由に基づき行われるものであり、彼らが自ら発信することに対して、厚労省側にはそれを止め、またはコントロールする権限はないとの立場を取った。他方で、専門家が研究者として発信する際、厚労省は、省内の会見室を使うことを認めた[15]。こうした外観は、専門家の研究者としての意見が、世間からは、あたかも厚労省や日本政府の発信として受け取られるという誤解を招いた。

　一方で、新型コロナウイルス感染症に関する情報を専門家自らが丁寧に発信し、記者による十分な質疑に答えたという意味で、専門家による発信のメリットは大きかった。また、専門家が発信することで厚労省や日本政府が国民に対して発信することに伴う負担が軽減されたとの認識を持つ官邸スタッフもいる[16]。しかし、国民が政府の発信内容を誤解したり、専門家が直接国民からの批判を浴び、場合によっては危険な状態にさらされたりする恐れもあった点を考えると、政府としての公的な発信と、専門家個人としての発信は、明確に区別すべきであったと言える。

13　厚労省幹部ヒアリング
14　経産省幹部インタビュー
15　専門家会議として官邸や他省庁に意見具申をする際には、厚労省のスタッフが文書作成に関与し、他の政策や決定との調整をしていたが、専門家が行う会見自体には厚労省職員は同席せず、専門家会議の構成員のみが自由に記者との質疑を行った。
16　官邸スタッフインタビュー

2.3.2.　FETPとIDESによる応援

　感染者追跡のための積極的疫学調査は保健所の任務となっているが、新型コロナウイルス感染症に適した感染者追跡を国として一体的に行うため、2月25日、厚労省対策推進本部の下にクラスター対策班が設置された。欧米諸国でもクラスターへの対応は行われているが、日本の「クラスター対策」は感染者の移動経路を感染源にさかのぼって追跡し、クラスターの発生源を見極めることを重視するというユニークな方法を採用している。その「クラスター対策」を支えたのは、1999年に感染症法の施行とともに始まった実地疫学専門家養成コース（FETP）と2015年から厚労省が始めた感染症危機管理専門家（IDES）養成プログラムの卒業生らである。感染研のまとめによると、今回の対応（2月25日から5月20日）では、FETP修了生・FETP研修生の計30名が参画し、クラスター対策班において中核的な役割を担いつつ、同時に、各県に厚労省からのリエゾンという形で入り、国と地方をつなぐという非常に重要な役割を担っていた。また、厚労省関係者は、感染症危機管理に関する国内各機関での経験を有するIDES修了生について、クラスター対策班での貢献に加え、武漢帰国オペレーション、初動時にマンパワーが足りなくなった結核感染症課のオペレーションでも「非常に重宝した」とその役割を評価した。

　他方で、20年続けられているFETPにしても募集枠は若干名であり、また、IDESも年間5人程度の採用枠しかなく、パンデミック級の感染症危機による全国的な対応の必要性を考えれば、あまりにも数が少ないと言わざるを得ない。MERSを経験した韓国もFETPに類似したプログラムを持つが、その研修生は延べ200人を超えるという。日本でも、今回の対応を踏まえたFETPやIDESの拡充が必要である。また、例えばIDESについては、プログラム修了後に厚労大臣による派遣要請への協力が求められている[17]が、実際には、危機発生時において、厚労省の派遣要請に応じるためには平時の所属先との調整等も必要となり、必ずしもすぐに応援に駆け付けられるわけではない。このようなサージキャパシティを制度的にどう担保するかについても、検討が必要である。

2.4.　検査を巡る諸問題

　PCR等検査を巡る諸問題は、厚労省が抱える課題の中でも最大のものであった。厚労省は、①国内流行初期（1月〜2月）においては、検査キャパシティが絶対的に不足していたこと、②国内流行拡大期（3月〜5月）においては、検査キャパシティは増加したにもかかわらず、いわゆる「目詰まり」

---

17 IDES「プログラム修了後の手続き」において、「厚生労働大臣は、感染症危機管理の事案が発生した場合には、登録者に対して、派遣等の協力を求めることができ、登録者は、原則これに協力すること」と規定されている（https://www.mhlw.go.jp/seisakunitsuite/bunya/kenkou_iryou/kenkou/ides/index.html）。

によって、検査実施件数が増加しなかったこと、③また、無症状感染者による感染の可能性を認識しつつ、厳格な検査実施基準を維持し続けたこと、及び④5月以降、一定数以上の検査が実施されるようになった後においても、検査目的を明確に示すことができなかったこと等の理由から、上記①〜④のいずれの時点においても、「必要な検査が行われていない」という国民の疑念を払拭することができなかった。

2.4.1.　国内流行初期（1月〜2月）の課題：検査キャパシティーの絶対的不足

　2009年の総括報告書でも地衛研の検査分析能力の増強は提言されていたが、2020年1月の段階での検査分析能力は1日あたり最大300件程度しかなく、DP号の乗客らに対する検査も極めて限られた検査分析能力の中で対応しなければならなかった。

　この国内流行初期（1月〜2月）における検査の課題は、地衛研の検査分析能力に起因する検査キャパシティの絶対的不足であり、これに対応するため、厚労省は、検査基準を厳格化することで検査対象者の範囲を限定せざるを得なかった。この課題は、2月以降、民間検査会社を活用すること等で解決が図られた。

2.4.2.　国内流行拡大期（3月〜5月）の課題（1）：検査の「目詰まり」

　民間検査会社の活用等によって検査キャパシティー自体は徐々に増加したにもかかわらず、その後も検査の実施件数は増えなかった。その結果、感染が拡大する中で、医師が必要と判断した場合でも検査が受けられない人が多数生じる等の問題が起こり、国内から強い批判が起こった。4月1日には米国大使館が日本における検査数の少なさを理由に日本訪問中の米国人等に帰国を促す警告を出すなど、海外からの不信感も高まっていった。

　こうした状況に対し、厚労省は、3月6日から保険適用の行政検査を導入したほか、4月15日からは各地で地域外来・検査センター（通称：PCRセンター）の立ち上げが始まったものの、問題の抜本的解決にはつながらなかった。安倍首相は、5月4日の記者会見で検査の「目詰まり」があったと訴え、検査件数が増えない状況への不満を露わにした。内閣官房幹部は、この頃、官邸側がPCR等検査の実施件数が増加しない状況にいらだちを示し、厚労省に対し、PCR等検査の実施件数を増やすように圧力をかけていたと述べる[18]。

　第2部第7章で述べたとおり、検査の絶対的キャパシティ不足が解消しつつあった3月から5月頃において、検査の実施件数が増えなかった原因（検査の「目詰まり」の原因）は、保健所の人員不足、検体採取を担う医療関係者やこれに必要な個人防護具の不足、保健所と医療機関間のFAX等のアナロ

18　内閣官房幹部ヒアリング

グなやり取りに伴う業務負荷等であった。また、厚労省は、保健所・地衛研・医療機関といった前線の各機関に対する直接の指揮権限を有するわけではないため、危機時における迅速な対応が求められる状況であっても、「目詰まり」の原因を含む各前線機関の業務状況について厚労省が情報を収集し、また、各前線機関で厚労省の戦略を実行するまでに時間を要した。厚労省関係者は「予算をふんだんにつけても進まないということを本当に思い知らされた」と当時を振り返る。

2.4.3.　国内流行拡大期（3月〜5月）の課題（2）：厳格な検査基準

厚労省は、アドバイザリーボードの指摘等から、遅くとも2月10日頃以降、無症状病原体保有者が感染性を有することを認識していたが、その後も、無症状者に対するPCR等検査の実施を公には認めず、5月になってようやく医師が必要と認める場合や濃厚接触者に該当する場合につき無症状者に対する検査実施を認めるに至った。

厚労省がこのような対応をした背景には、検査キャパシティーの絶対的な不足や、その増加にもかかわらず「目詰まり」から検査実施件数がなかなか増加しない状況において、業務負荷の軽減等のためには検査件数を極力少なくする必要があったことが挙げられる。しかし、仮にこのような背景があったにせよ、無症状者による感染があり得るという科学的知見が相当程度明らかとなっている状況において、厚労省がこれを公式に認めないという方法によって検査件数を限定する手段に出たことは、検査を巡る厚労省の考え方に対する国民の疑念を生み、政府の対応全体に対する国民の信頼感を低下させる一因となっていた可能性がある。

2.4.4.　5月以降の課題：検査目的の不明確さ

このように国内外からの批判、官邸からの圧力を受けた厚労省であったが、5月以降は、徐々にPCR等[19]検査能力を高めていった[20]。しかし、厚労省はこの時期になっても、検査目的について政府としての考え方をわかりやすく整理することができず、国民から見て検査目的が不明確な状態が続くこととなった。

「何の目的から検査を行うのか」という観点で検査を整理すると以下のようになる。

検査の目的：
（1）公衆衛生上の目的：
　　　新型コロナウイルス感染症に関する情報を収集するとともに、検査の

---

19 RT-PCR検査（reverse transcription polymerase chain reaction test）を「PCR検査」といい、その他の遺伝子増幅検査及び抗原検査と併せて、「PCR等検査」という。

20 とはいえ、安倍首相が8月28日の退任会見で語った「1日20万件の検査体制」にはほど遠く、米国のように100万件近い検査数まで増やすことは9月末現在に至っても考えられない状況にある。

結果、新型コロナウイルス感染症の患者と判断された者を病院等で療養させることにより、新型コロナウイルス感染症のまん延を防止し、社会の「安全」を確保するという公衆衛生上の必要性から行われるもの。このようなPCR等検査を「行政検査」という。感染症法の規定する感染症発生動向調査の一環として、公費負担により、主に感染研及び地衛研において実施されている。

（2）臨床医療上の目的：

　病院等において、適切な医療を提供し又は院内感染を防止するという臨床医療上の必要性から医師の判断により行われるもの。このようなPCR等検査を「臨床検査」という。当初は、感染症法上の行政検査として、公費の全額負担により、主に感染研及び地衛研で検査分析が実施されていたが、保険適用の開始後は、医療保険の7割負担及び公費の3割負担により、民間検査機関等において検査分析が実施されるようになった。

（3）社会経済活動上の目的：

　民間企業や個人等が企業活動の推進（海外渡航や興行など）や個人の健康管理等の個別の事情に応じ、社会経済活動上の必要性や国民の「安心」（不安解消）のために行われるものである。このような目的のPCR等検査は、自由診療等として、各々の費用負担により、民間検査機関で検査分析が実施されている。

　5月以降、PCR等検査体制の逼迫が解消するにつれ、無症状者に対するPCR等検査をどの範囲で実施するかに関連して、政府内におけるPCR等検査の目的に関する見解の相違が表面化した。官邸は、積極的な検査実施を求める世論を受け、PCR等検査の対象者を拡大することに積極的な立場を支持していた。しかし、厚労省は、PCR等検査の対象者を拡大することには消極的な立場であった。両者は、「（1）公衆衛生上の目的」を共通の土台としていたが、官邸は、①新型コロナウイルス感染症の撲滅（発生ゼロ）は困難だと認めつつも、国民の「安心」を確保する観点から「ゼロリスク」に近づけることを目的に据える考え方に立ち、他方、厚労省は、②感染リスクの合理的な制御という「安全」確保の観点から、新型コロナウイルス感染症の撲滅が困難であることを前提に、感染爆発を防いで小康状態に保つように管理することを目的に据える「リスクマネージメント」の立場に近い考え方を持っていた。2つの考え方は二者択一の関係にはなく、相対的にどちらの考え方に近いかという観点から整理されるものであるが、いずれにせよ、検査目的に対する官邸と厚労省の考え方には乖離が生じていた。

　厚労省は、とりわけ、国民の不安解消のために希望者に対して広く検査を受けられる仕組みを導入することへの警戒感が強く、厚労省関係者は、「（補足）不安解消のために、希望者に広く検査を受けられるようにすべきとの主

張について」と題する書面（巻末資料）を使用し、永田町・霞が関関係者に対し、広範な検査の実施には問題があるとの説明を行った。厚労省は、1月以降、検査能力不足が解消しなかった苦い経験から、検査能力の拡充に向けた努力を続ける一方、検査を受けられないことによる批判が再び高まることを避けるため、PCR等検査の基準を緩めることに慎重になったことが疑われる。しかしながら、官邸を含め、PCR等検査の対象者を拡大することを求める立場は、必ずしも国民の不安解消のために希望者全員に広く検査を受けられるようにすることを求めていたわけではなく、その中で、独自に文書配布まで行って広範な検査の実施の問題点を殊更に主張したことにより、厚労省は、かえって、こうした立場からの不信感を深めることになった。その結果、厚労省は、検査目的についての官邸との考え方の違いをなかなか埋めることができず、国民に対して明確な形で検査目的に対する考え方を発信することができなかった。特に、緊急事態宣言が解除された5月末以降、経済界を中心に、「(3) 社会経済活動上の目的」でPCR等検査拡充を求める声が大きくなり、西村コロナ担当相や官邸に対する提言なども多くなされていた[21]中で、政府として検査目的を明確化できなかったことにより、「必要な検査が行われていない」という国民の疑念は益々深まっていった。

　その後、7月16日の新型コロナウイルス感染症対策分科会において、分科会としての「検査体制の基本的な考え・戦略」が示され、政府として、有症状者と感染リスクや検査前確率の高い無症状者（濃厚接触者）などへの検査の確保に努めるという立場がようやく明らかにされた。また、同分科会は、感染リスクや検査前確率の低い無症状者に関しては偽陰性及び偽陽性のリスクがあるため、行政検査としての検査は行わないものの、自己負担で「(3) 社会経済活動上の目的」の検査を行うことはあり得るとの立場を示している。このように政府としての検査戦略を整理するまでに、検査の「目詰まり」が解消に向かった5月頃から約2か月も経過したことや、最後まで厚労省自ら検査戦略を整理することができなかったことは、感染症危機管理を担う厚労省として重大な問題だったと言えよう。

3.　小括：ベストプラクティスと課題

　ある厚労省関係者は、「厚労省は局地戦には強いが、総力戦には弱い[22]」と語る。1月6日時点で疑似症サーベイランスの活用を呼びかける通知等を発出し、新型コロナウイルス感染症対応の初期段階からアドバイザリーボードを含む感染症危機対応体制を立ち上げ、適切な初動対応を講じるなど、厚労

21　例えば、一般社団法人日本経済団体連合会新型コロナウイルス会議「新型コロナウイルス感染症と両立する経済活動の再加速に向けて」（2020年7月16日、http://www.keidanren.or.jp/policy/2020/065_honbun.html）など。
22　厚労省関係者ヒアリング

省は、結核感染症課の持つ感染症危機対応機能を活かした「局地戦」に対しては適切に対応した。しかし、さらに感染が拡大し、危機が深刻化した際においても平時の政策ツールである通知等に頼らざるを得ないなど、その執行力には限界があった。また、過去の教訓が十分に活かされなかった結果、訓練や人材の強化などの備えも十分ではなかった。そんな中で、厚労省は、結核感染症課以外の他部局、保健所や地衛研等の他組織を巻き込んだ形での「総力戦」において、様々な課題に直面した。省内の様々な機能も活用した上で適切な対外発信や危機コミュニケーション対応をとることができなかったことや、保健所や地衛研との連携や情報共有が十分でなく、PCR等検査能力の拡充がなかなかできなかったこと等は、その最たる例であろう。

　本節では、このような厚労省の対応を踏まえ、今後の教訓として取り上げるべきベストプラクティスと課題について論じる。

3.1.　ベストプラクティス

　厚労省は様々な制約を抱えつつも危機に際して何とか対応し、一定の結果を出した。こうした対応の中で特に重要だったベストプラクティスは、2009年の新型インフルエンザへの危機対応を経験した（専門家を含む）人材のフル活用だった。

　当時の危機対応を経験した厚労省職員を（時には出向先から連れ戻すという）柔軟な人事配置によって政策的意思決定の中心に据え、さらに当時の経験を有する専門家をアドバイザーとして再び起用した。新型コロナウイルス感染症の実態が未知であったとしても初動体制を構築せねばならない中においては、過去に新型インフルエンザ危機対応を経験したことは、その後、起こるであろう種々の問題について一定の予測を付けることを可能にし、それを踏まえて迅速に判断を下し、先回りしながら感染拡大防止措置を講ずることを可能にするというメリットをもたらした。例えば、PCR検査能力が極めて限られていた時、通常のインフルエンザなどと区別するための基準を設定することで、限られた検査能力をより感染した確率の高い患者に集中することを可能にしたこと等がこの一例として挙げられる。こうした先手先手の判断は、2009年の経験があったからこそ可能であり、様々な制約がある中での優れた対応であった。これらの経験を有する人材が中心となり、「日本モデル」の中核を構成する様々なアイディアを政策の中に取り込んでいくことが可能となった。

　このベストプラクティスは、感染症危機管理、特にパンデミック級の感染症危機という何十年に一度のテールリスクに関する教訓や知見の組織的蓄積と継承の重要性を物語る。

3.2.　課題

　厚労省は2009年のレガシーを最大限活用して対応したが、同時に様々な

課題を残した。特に以下の3つの課題は重要な教訓を含むものであり、厚労省を中心とする我が国全体の感染症危機管理体制の問題として改善を図る必要性が高いものである。

第1の課題は、PCR等検査の「目詰まり」がすぐには解消されなかったことに代表されるガバナンス上の問題だ。感染症危機管理は、厚労省が戦略を練り、感染研の技術的支援を受けながら、全国各地の検疫所・保健所・地衛研・医療機関が前線で実行するという構図となっている。しかし、厚労省は、検疫所を除き、保健所・地衛研・医療機関といった前線の各機関に対する直接の指揮権限があるわけではないため、危機時における迅速な対応が求められる状況であっても、厚労省の戦略が全国津々浦々の各前線機関に到達し、受け入れられ、十分に理解されて実行されるまでには、どうしても一定の時間がかかってしまう。「目詰まり」はこの政策執行力の脆弱性に起因する形で発生した構造的問題であり、必ずしも厚労省だけの問題ではない。有事には何より迅速性が求められる。こうした課題を乗り越えていくためには、感染症危機発生時における保健所・地衛研・医療機関に対する厚労省の指揮権限や関係組織間のコミュニケーションを強化するような法整備が必要となるだろう。

第2の課題は、「通知行政」によって伝達された厚労省の戦略が、その形式主義的な側面に止まり、前線機関の実質的な活動に直結しなかったことだ。上記のとおり、厚労省は、検疫所を除き、保健所・地衛研・医療機関といった前線の各機関に対する直接の指揮権限がないため、直接の「執行力」がない。従って、通知等の手段を使い、それら前線機関を動かすという傾向を持つ。新型コロナウイルス感染症危機対応では、大量の通知等を連発した結果、保健所や医療機関等の限られたキャパシティでは対応しきれず、厚労省の戦略が意図どおりに伝わらない結果、前線機関の活動に結びつかないという事態が発生した。これは、平時の意思決定や政策執行手段をそのまま危機時にも延長して実施したことの弊害とも言えよう。こうした状況を改善していくためにも、危機時には、感染症危機対応の経験を持つ専門家や、FETP・IDES関係者を動員し、各前線機関に派遣した上で、厚労省の「通知行政」によって伝達された厚労省の戦略を受けて実質的な活動に結び付けられる体制を構築する必要がある。このような体制構築は、危機時における前線機関に対する厚労省の指揮権限強化との組み合わせにより、より円滑に進むだろう。2009年の新型インフルエンザパンデミック後の総括報告書の「感染症危機管理に関わる体制の強化」（「厚労省の感染症危機管理担当組織では、感染症の専門的知識を有し、行政能力を備えた人材を養成し、登用、維持」）という提言を具現化するために、今般のパンデミックでの教訓を踏まえ、FETPやIDESの拡充が必要である。

第3の課題は、厚労省が、感染症危機管理体制の中で、十分な危機コミュニケーション機能を有していなかったことである。DP号対応において、厚労省

は、情報発信の方法等を誤り、世間や世界に誤ったイメージを与えた上、そもそも海外発信の必要性や重要性についてはほとんど認識がないなど、感染症危機における危機コミュニケーション機能が極めて不十分な状況にあった。また、専門家会議による発信について、事前に十分な調整や整理をせず、それがあたかも厚労省や政府の見解であると受け取られる誤解が生じたのも、危機コミュニケーションの重要性について厚労省の認識が十分でなかったことを示す一事例であると考えられる。今回の教訓を踏まえて、海外との関係も念頭に置きつつ、厚労省の感染症危機対応体制の中に、危機コミュニケーションの機能とこれを担う部署及び専門人材を組み込むことを検討すべきである。

第4章　医療・介護提供体制

日本は主要先進国の中でも人口当たりの死亡者数を低く抑え込むことに成功した。その要因の一つとして、イタリアやニューヨークなど欧米で見られたような医療提供体制の破壊的な状態を回避できたことが挙げられる。また、海外では高齢者施設での感染が拡大し死亡者数の多くを占めたが、日本ではこのような現象は最小限に抑えられた。

一方で、医療・介護の現場ではPCR検査、個人防護具や消毒液が不足し、院内感染や高齢者施設でのクラスター発生を防ぐことができなかった。感染を恐れながらの診断や治療を余儀なくされ、現場には高いストレスがかかった。さらに感染拡大に伴い患者の受診控え、通常の手術の制限などにより医療機関の収入は急減した。

従来から日本の医療分野ではInformation and communications technology（ICT）を用いた情報の共通基盤整備の遅れが指摘されていたが、そのことも医療現場の負担となった。新型コロナウイルス感染症対策として新しいシステムの導入やオンライン診療の規制緩和が行われたが、未だ十分な効果を発揮しているとは言い難い。

本章では、日本が、医療・介護崩壊を回避することができた要因と、医療・介護提供体制につき未だ解決していない課題を検証する。

1.　欧米型の医療崩壊はなぜ起こらなかったのか

1.1.　第一波の総括

日本では第一波においてはイタリアを含む欧米で起きているような感染爆発、医療崩壊には至っていない。9月初め時点でアメリカの累計死亡者数は18万人で世界1位である。2位のブラジルは12万人、3位のインドは6万人である。日本は1300人と圧倒的に少ない[1]。日本の高齢化が28パーセントと世界で最も高いことと、新型コロナウイルス感染症では高齢者の死亡率が高いことを併せて考えると、日本の成績は悪くない。超過死亡は検出されないか、数十人から百数十人の超過死亡があり得る程度と考えられている[2]。病床逼迫によるがんなどの一般患者に対する治療の遅れが再発率や死亡率にどう

1　Our World in Data
2　「新型コロナウイルス感染症等の感染症サーベイランス体制の抜本的拡充に向けた人材育成と感染症疫学的手法の開発研究」（厚生労働科学研究令和2年度）我が国における超過死亡の推定
https://www.mhlw.go.jp/content/10900000/000654502.pdf

影響するかは今後の分析が必要だが、日本は新型コロナウイルス感染症対策においては良い結果を出している。横倉義武前日本医師会会長は、「通常の疾患で亡くなる患者を救命できない状態を医療崩壊というのであれば、厳しいところまでいったが、幸いにして何とかクリアできたのでは」と語っている[3]。

1.2.　感染疑い者の受診抑制

　人口当たりの死亡率が欧米と比較して低く、超過死亡がほぼない原因を同定することは容易ではない。これこそが「日本モデル」を解明することである。医療提供体制から考えられる理由の一つとして、新型コロナウイルス感染症対策専門家会議は、「国民皆保険制度による医療へのアクセスが良いこと、公私を問わず医療機関が充実し、地方においても医療レベルが高いこと等により、流行初期の頃から感染者を早く探知できたこと」を挙げている[4]。しかし、医療へのアクセスが発生当初から良かったとは言い切れない。専門家会議は2月24日に、設備や人員の制約のため、全ての人にPCR検査をすることはできないこと、風邪の症状や37.5℃以上の発熱が4日以上続いている場合は帰国者・接触者相談センターに相談すること、心配だからといって医療機関をすぐに受診しないでほしい、という見解を出した[5]。

　この見解を踏まえて、2月25日に新型コロナウイルス感染症対策本部決定で「新型コロナウイルス感染症対策の基本方針」が発出された[6]。これにより感染疑いの患者が直接医療機関を受診することを防ぎ、帰国者・接触者相談センターを相談窓口とすることで、フリーアクセスを抑制したのである。その理由は2つある。一つは、この時期のPCR検査体制は、相談、検体採取、検体輸送、分析、報告のそれぞれの段階で課題があり、逼迫していたことだ。この背景から当時非常に限られていたPCR検査のキャパシティーを効率的に使いたいという厚労省の考えがあった[7]。

　もう一つの理由は、2009年の新型インフルエンザ（A/H1N1）の教訓だ。同年5月16日、最初の3例が神戸市によって報告された[8]。神戸市では発熱相

3　横倉義武前・日本医師会 会長（現 名誉会長）ヒアリング、2020年9月8日
4　新型コロナウイルス感染症対策専門家会議「新型コロナウイルス感染症対策の状況分析・提言」、2020年5月29日
　　https://www.mhlw.go.jp/content/10900000/000635389.pdf
5　新型コロナウイルス感染症対策専門家会議、「新型コロナウイルス感染症対策の基本方針の具体化に向けた見解」、2020年2月24日
　　https://www.mhlw.go.jp/stf/seisakunitsuite/newpage_00006.html
6　新型コロナウイルス感染症対策本部、「新型コロナウイルス感染症対策の基本方針」、2020年2月25日
　　https://www.mhlw.go.jp/content/000618526.pdf
7　厚労省幹部ヒアリング
8　厚生労働省、「2009年5月19日現在の神戸市における新型インフルエンザの臨床像（暫定報告）」、2009年5月19日
　　https://www.mhlw.go.jp/kinkyu/kenkou/influenza/090520-01.html

談センター、発熱外来、感染者の措置入院体制を敷いたところ、日常をはるかに超える電話と外来受診があり、現場は崩壊寸前となった。厚労省幹部は、この際に発熱相談センターおよび発熱外来で起きたパニックに大きなトラウマがあったので、新型コロナウイルス感染症では同様のことが起きないように考えたと語っている[9]。季節性インフルエンザとの比較で新型コロナウイルスは長く続く発熱が見られるという当時の知見に基づいたこともあるが、「37.5°C以上の発熱が4日以上」の基準も、感染疑い者が医療機関を受診することに対して抑制的に働くこととなった[10,11]。このような背景が感染拡大初期において、医療機関への受診患者を減らして、外来がパンクすることを抑制し、無症状病原体保有者や軽症者の入院を減少させる作用を果たした。

1.3.　病床の確保

新型コロナウイルス感染症は、2月1日から、感染症法上の指定感染症（二類感染症相当）として取り扱われた[12]。これにより、都道府県知事が、新型コロナウイルス感染症の患者及び疑似症患者（2月14日以降は無症状病原体保有者を含む[13]）に対し、感染症指定医療機関に入院することを勧告できることとなった。しかしここに齟齬が生じる。厚労省は二類感染症相当、つまり全員の入院を義務づけるつもりではなかったが、都道府県は二類感染症と同等に入院が必要である、と解釈した。そこで当初は、患者及び疑似症患者は感染症指定医療機関の感染症病床に入院することとなった。2月9日以降、新型コロナウイルス感染症の患者等の増加を踏まえた臨時応急措置として、感染症指定医療機関の感染症病床以外の病床、更には感染症指定医療機関以外の医療機関[14]に入院することとなる[15,16,17]。このことにより、無症状病原体保有者が病床を占めていくこととなる。専門家会議は4月1日に「軽症者には自宅療養以外に施設での宿泊の選択肢も用意すべきである」と提言した[18]。

9　厚労省幹部ヒアリング

10　同上

11　https://www.kantei.go.jp/jp/singi/novel_coronavirus/senmonkakaigi/sidai_r020216.pdf

12　新型コロナウイルス感染症を指定感染症として定める等の政令（令和2年政令第11号）
　　https://www.mhlw.go.jp/web/t_doc?dataId=78ab7336&dataType=0&pageNo=1

13　新型コロナウイルス感染症を指定感染症として定める等の政令の一部を改正する政令（令和2年政令第30号）

14　厚労省健康局結核感染症課長・厚労省医政局地域医療計画課長、「新型コロナウイルス感染症患者等の入院病床の確保について（依頼）」（健感発0212第4号・医政地発0212第1号）、2020年2月12日
　　https://www.mhlw.go.jp/content/10900000/000595752.pdf

15　厚労省健康局結核感染症課、「新型コロナウイルス感染症患者等の入院病床の確保について（依頼）」（事務連絡）、2020年2月9日
　　https://www.mhlw.go.jp/content/10900000/000593853.pdf

16　厚労省医政局総務課・厚労省医政局地域医療計画課、「新型コロナウイルス感染症患者等の入院患者の受け入れについて」（事務連絡）、2020年2月10日
　　https://www.mhlw.go.jp/content/000600290.pdf

17　厚労省健康局結核感染症課長・厚労省医政局地域医療計画課長、「感染症指定医療機関における新型コロナウイルス感染症患者等の入院病床の確保について（依頼）」（健感発0213第1号・医政地発0213第1号）、2020年2月13日
　　https://www.mhlw.go.jp/content/10900000/000596162.pdf

　4月2日、新型コロナウイルス感染症対策推進本部の通知により、PCR検査陽性となった新型コロナウイルス感染症の軽症者等について自治体の研修施設等や民間の宿泊施設での宿泊療養を実施する旨の方針が示された。さらに新型コロナウイルス感染症の感染拡大が進み、入院患者の増加が見られた場合、より重症者に対する医療資源の確保が重要となることが予想されたからである[19]。感染症指定医療機関の数は限られ、特定感染症指定医療機関（4医療機関10床）、第一種感染症指定医療機関（55医療機関103床）、第二種感染症指定医療機関（351医療機関1758床、結核病床を有する指定医療機関を除く）の全てを合わせても全国で410医療機関1871床しかない[20]。これでは感染拡大が進めば明らかに病床が足りなくなるのは、目に見えていた。厚労省は新型コロナウイルス感染症患者等に対する病床の供給を増やすための取り組みを始めた。新型コロナウイルス感染症患者等を受け入れるための病床を確保した医療機関に対する補助金の交付[21]、人員・病床等の変更に係る医療法上の許可手続の緩和[22]を行った。医療機関が医療法上の許可病床数を超過して新型コロナウイルス感染症患者等を入院させた場合については、医療法違反とならず[23]、また、診療報酬上の減額措置を適用しないこととした[24]。さらに、感染症指定医療機関における新型コロナウイルス感染症患者等以外の新規入院の制限を行った[25]。このような施策と感染爆発が起きなかったこともあり、次第に病床の逼迫は改善していく[26]。

18　新型コロナウイルス感染症対策専門家会議、「新型コロナウイルス感染症対策の状況分析・提言」、2020年4月1日
　　https://www.mhlw.go.jp/content/10900000/000617992.pdf

19　厚労省新型コロナウイルス感染症対策推進本部、「「新型コロナウイルス感染症の軽症者等の宿泊療養マニュアル」の送付について」、2020年4月2日
　　https://www.mhlw.go.jp/content/000618526.pdf

20　厚労省、「感染症指定医療機関の指定状況（平成31年4月1日現在）」
　　https://www.mhlw.go.jp/bunya/kenkou/kekkaku-kansenshou15/02-02.html

21　厚労省健康局結核感染症課長・厚労省医政局地域医療計画課長、「新型コロナウイルス感染症患者等の入院病床の確保に係る支援について」（健感発0218第2号・医政地発0218第2号）、2020年2月18日
　　https://www.mhlw.go.jp/content/10900000/000597944.pdf

22　厚労省医政局総務課・厚労省健康局結核感染症課、「新型コロナウイルス感染症の対応に係る医療法上の手続について」、2020年2月16日
　　https://www.mhlw.go.jp/content/000600291.pdf

23　厚労省医政局総務課・厚労省医政局地域医療計画課・厚労省健康局結核感染症課、「新型コロナウイルス感染症に係る医療法上の臨時的な取扱いについて」、2020年2月17日
　　https://www.mhlw.go.jp/content/10900000/000596979.pdf

24　厚労省保険局医療課、「新型コロナウイルス感染症に係る診療報酬上の臨時的な取扱いについて」（事務連絡）、2020年2月14日
　　https://www.mhlw.go.jp/content/10900000/000599662.pdf

25　厚労省健康局結核感染症課長・厚労省医政局地域医療計画課長、「新型コロナウイルス感染症患者等の入院病床の更なる確保について（依頼）」（健感発0218第1号・医政地発0218第1号）、2020年2月18日
　　https://www.mhlw.go.jp/content/10900000/000597945.pdf

26　厚労省、療養状況等及び入院患者受入病床数等に関する調査について
　　https://www.mhlw.go.jp/stf/seisakunitsuite/newpage_00023.html

1.4.　医療資源の適正配置の成功モデル

　1月25日にダイヤモンド・プリンセス（DP）号から香港で下船した乗客が、新型コロナウイルス感染症に罹患していたことが判明し、厚労省横浜検疫所はDP号を横浜港内に停泊させ検疫を開始した。これだけの大規模での検疫や感染症対応は国内で初めてであり、中でも多くの患者を受け入れた神奈川県は全国に先駆けて、その経験を生かし様々な先進的な施策を打ち出した。この体制は「神奈川モデル」と呼ばれる[27]。「神奈川モデル」では患者を重症度から3つのグループに分けた。医療機関も、高度医療機関、重点医療機関及び重点医療機関協力病院の3種類を認定した[28]。高度医療機関は、人工呼吸やECMOなどの集中治療室での加療を行う、県内の救命救急センターや急性期医療機関などである。重点医療機関は、酸素投与や点滴などの病院加療が必要な患者を病棟単位で受け入れる施設で、重点医療機関協力病院は、PCR検査結果が未確定な期間の入院を担当した。そして、医療提供が必要ない無症状、軽症の若い患者は自宅や宿泊施設で過ごすことができるようにした。このように役割分担と機能集約を図り、医療機関の医療従事者の負担を軽減するようにした。さらに、現場調整をサポートするように、神奈川県庁にDMAT（災害派遣医療チーム）の医師を配置して搬送調整機能を担保した。黒岩祐治知事は新型コロナウイルス感染症との闘いは長期戦になるとして、全ての医療機関に、急を要しない入院や手術については最大限の抑制や延期をすることで、医療スタッフと病床を確保するように要望した。また、重点医療機関を支援するため、医療スタッフ・事務職の重点医療機関への派遣も依頼した[29]。

　他方、サージキャパシティーの確保体制が従前から準備されていなかったことが多くの都道府県における課題だった。つまり感染爆発時の応援体制の事前取り決めがきちんとなされていなかった。感染症専門医以外の医師による応援体制、感染症指定医療機関以外の医療機関による応援体制、地区医師会の地域での役割が十分に準備されていなかったことが初期の混乱を招いた[30]。災害対策におけるDMATと類似したパンデミック対策における危機対応チームの設立や、シナリオに基づき地域における実践的な訓練が必要であろう。

27　神奈川県、新型コロナウイルス感染症の拡大を見据えた現場起点の医療体制「神奈川モデル」
　　https://www.pref.kanagawa.jp/docs/ga4/covid19/protect.html

28　日本医師会 COVID-19有識者会議、「神奈川モデルを基盤としたWithコロナ社会医療」
　　https://www.covid19-jma-medical-expert-meeting.jp/topic/3464

29　神奈川県、「重点医療機関を設置します」、2020年4月1日
　　https://www.pref.kanagawa.jp/documents/60754/juteniryokikan.pdf

30　専門家会議関係者ヒアリング

2.　医療現場の逼迫

2.1.　重症患者を救った優れた集中治療

　日本の集中治療のレベルは、国際的にみても平時から非常に高いとされる[31]。これは新型コロナウイルス感染症対策でも同様である。9月2日の時点でECMO離脱症例は累計144例、死亡60例、ECMO治療継続中27例となっており、回復による離脱率は約70％である[32]。世界の新型コロナウイルス感染症に対するECMOの治療成績（退院時救命率54％、9月8日現在）と比べても、救命率の評価時期が異なるが優れた成績と言える[33]。ECMO導入に至らない患者に対する人工呼吸器の離脱率も日本は非常に優れた成績を収めている[34]。これらの実績からも、高いレベルの集中治療が日本の新型コロナウイルスによる死者数が少ないことに、大きく貢献していると言える。

　しかし、課題も浮き彫りになった。東京都では人工呼吸管理症例の急増時には、申告されている受け入れ可能数と人工呼吸管理症例数とが常に接近して、余裕のない状態が終始続いていた[35]。重症新型コロナウイルス感染者に対する集中治療は、個室管理を必要とする。治療にあたるチームには、感染症対策のみならず、ECMO、人工呼吸器等に精通した専門性の高い医師、看護師、医療技術者が必要である。重症患者対応の人材確保のために一般ICUや一般病床は縮小せざるを得ない。新たな三次救急の受け入れは困難となり、玉突き的に医療体制の制約が大きくなり、これが結果として医療崩壊を誘発する。緊急手術を要する患者を受け入れた場合、感染を否定できない限り手術を待機するか、医療従事者が完全に防護をした状態で手術をしなければならない[36]。体制が十分ではないと救急患者の受け入れが不可となり、地域の中でたらい回しになり重症化する危険性がある。

　また、日本の集中医療体制は、その成績とは裏腹に人員の確保は十分ではない。集中治療専門医数をみても、日本では1,850人であるのに対し、ドイツでは8,328人と大きな開きがある。その上、重症化した新型コロナウイル

31　JIPAD Annual Report 2017
　　　https://www.jipad.org/images/report/2017/jp_report.pdf
32　日本COVID-19対策ECMOnet
　　　https://www.ecmonet.jp/
33　ECMO in COVID-19
　　　https://www.elso.org/Registry/FullCOVID19RegistryDashboard.aspx
34　COVID-19 集中治療体制にかかわるタスクフォース 中間報告書、2020年5月25日
　　　https://www.covid19-jma-medical-expert-meeting.jp/wp-content/uploads/2020/05/C00399
　　　05_COVID19集中治療体制にかかわるタスクフォース中間報告書.pdf
35　日本医師会 COVID-19有識者会議、「COVID-19集中治療体制にかかわるタスクフォース 中間報告書」
　　　https://www.covid19-jma-medical-expert-meeting.jp/topic/1910
36　日本医師会 COVID-19有識者会議、「埼玉県におけるCOVID-19による新たな医療崩壊の危機」
　　　https://www.covid19-jma-medical-expert-meeting.jp/topic/1129

ス感染症の集中治療を行うには、感染防御の観点から最低でも１対１看護以上が必要となる。重症呼吸不全に対する人工呼吸管理は高度の熟練を要するために、医師、看護師、医療技術者の教育には時間がかかる。日本は人口当たりの病床数はOECD諸国の中でも多いが、人口当たりのintensive care bedsの数は少ない（OECD平均12.0、日本5.2。10万人当たり）[37]。日本はフリーアクセスを実現するために全国各地に医療資源をくまなく配置し、中等症以下の患者への対応は全国で可能となっている。しかし、集中治療を要するような重症患者が急激に一定数を超えると、医療システム全体が崩壊する脆弱性を持つ。

2.2.　現場で足りない個人防護具、消毒エタノール

感染拡大に伴い、医療現場における個人防護具等の不足は日増しに問題となっていた。２月初旬から経産省でもマスク、消毒液確保の本格的な検討が開始された。本来は厚労省医政局経済課の所管であったが、DP号などの対応で厚労省全体が忙殺されている中で、この課だけで個人防護具などの物資全部の調達は不可能であった。２月14日に予備費の閣議決定があり、国内の生産設備の強化を図ることが本格化した[38]。同日には横倉日本医師会会長から加藤厚労相に新型コロナ感染症対策の充実を訴える要望書が手渡された。その中には、個人防護具：Personal protective equipment（PPE）や消毒液等の備蓄と分配が盛り込まれていた[39]。横倉会長は政府の対応は極めて遅いと考え[40]、２月27日に首相官邸を訪れ、医療現場における医療資機材の確保と迅速な配備に関する要望書を安倍首相に直接手渡した[41]。しかしそれ以降も現場は混乱していた。

官邸からは経産省にマスク、消毒液、医療用のガウン、人工呼吸器などの調達を担って欲しいという依頼があった[42]。そこで、３月９日に厚労省、経産省、総務省で構成する「マスク等物資対策班」、通称マスク班が立ち上がり、個人防護具等の調達と供給、医療現場や介護施設現場への支給・配給という大きく二つのチームに分かれた。マスク班では３月以降、対象品目を拡大しながら、都道府県を通じて必要な医療機関への政府が確保したPPEの優先配布を開始した。また厚労省通知で４月７日には医療用高機能マスクN95につ

---

37 OECD, Beyond Containment: Health systems responses to COVID-19 in the OECD
https://oecd.dam-broadcast.com/pm_7379_119_119689-ud5comtf84.pdf

38 首相官邸定例閣議案件、2020年2月14日
https://www.kantei.go.jp/jp/kakugi/2020/kakugi-2020021401.html

39 日本医師会、新型コロナウイルスに関する要望書、2020年2月14日
http://dl.med.or.jp/dl-med/teireikaiken/20200214.pdf

40 横倉前会長ヒアリング

41 日医on-line
https://www.med.or.jp/nichiionline/article/009164.html

42 経産省幹部ヒアリング

いては、医療機関に廃棄を慎重に検討するように呼びかけた。4月10日付で
N95マスクの再利用[43]、14日付でサージカルマスク、長袖ガウン、ゴーグル
およびフェイスシールドの再利用を例外的取扱いとして推奨する通達を行っ
た。4月15日と16日、安倍首相は、首相官邸で医療防護具等の増産貢献企
業との懇談を行い民間企業の防護具等の増産を促した[44]。

　4月24日の新型コロナウイルス感染症対策本部で、安倍首相は「今月中に
N95などの高性能マスク150万枚、医療用ガウン130万枚、フェイスシール
ド190万枚を、全国に配布し、物資不足に直面している医療機関に速やかに
届けたいと考えています。」と述べた[45]。それを受け、厚労省ではG-MIS上で、
在庫が著しく不足している医療機関には、同省から直接緊急配布し、それ以
外には医療機関の要請に応じ、追加的に都道府県から物資を配布することを
開始した[46]。しかし医療現場に配布されるスピードはかなり遅く、現場は困
窮していた。4月中旬に行われた医師への調査によるとPPEは7割超、消毒
液は6割の医師が足りていないと回答した。6月中旬になると、PPEは6割、
消毒液は4割強が不足していると回答。2か月経て改善はしたものの、変わ
らず現場では個人防護具は十分行き渡らず、マスクを1週間同じものを使う、
ごみ袋をガウン代わりにするなど負担感はかなり強かった。

　現場におけるPPEの供給が逼迫した背景として、PPEの調達が相当困難で
あったことが挙げられる。世界中でPPEの調達合戦になることは以前には想
定されていなかった。PPE、とりわけN95は以前より輸入依存度が高いこと
により国内での在庫は少なかった。国内では中小企業しかN95を製造してい
なく、多くを輸入に頼るが、中国だけでなく、マレーシア、ベトナム、イン
ドネシアも輸出制限を行い、自国向け供給を優先させており、輸入が滞って
いた。防護服は通常、中国や東南アジアから輸入していた。中小零細が主体
の国内生産では輸入品にコストでは勝てず、製造には専門技術なども必要な
ため国内アパレルメーカーも乗り出していなかった。企業は生産拠点を新設
しても需要がピークを過ぎれば、過剰設備になりかねないという懸念もあり
慎重となっていた。経産省幹部によると、国際間の物資調達合戦で勝利する
には、予算措置、なかでも政府が間違いなく購入するとの、いわば「証文」
を相手の企業、仲介する商社に対して示せるかが重要であった[47]。

43　厚生労働省、「N95 マスクの例外的取扱いについて」、2020年4月10日
　　https://www.mhlw.go.jp/content/000621007.pdf
44　首相官邸、「医療防護具等の増産貢献企業との懇談」
　　https://www.kantei.go.jp/jp/98_abe/actions/202004/16kondan.html
45　首相官邸、「新型コロナウイルス感染症対策本部（第31回）」
　　https://www.kantei.go.jp/jp/98_abe/actions/202004/24corona.html
46　厚労省新型コロナウイルス感染症対策推進本部、「新型コロナウイルス感染症対策に係る病院の医療提供状
　　況等の把握等について調査項目 一部変更のお知らせ（その8）」、2020年6月26日
　　https://www.mhlw.go.jp/content/10900000/000645628.pdf

2.3.　医療機関への経済的支援

　感染拡大に伴い、患者の受診控えが起こり、一般患者の手術や検診数が減ったこともあり、医療機関の収入が低下し支援を求める声が大きくなった。感染症患者の受け入れには、多床室を1床室として使う必要があるため使える病床が減ること、院内感染が起き、職員が感染すると、出勤停止、さらに病床稼働が落ちるという悪循環に陥るため、新型コロナウイルス感染症の受け入れに消極的な医療機関もあった。従って、新型コロナウイルス感染症対応を促すためにも、医療機関への経済的支援が必要であった。3月26日に4つの医療関係者団体が合同で加藤厚労相に「新型コロナウイルス対策に関する要望書」を提出した。しかし4月7日に閣議決定された2020年度第1次補正予算では、医療機関を支援する緊急包括支援交付金は不十分であった。4月17日の記者会見で安倍首相は、新型コロナウイルス感染症に対応する医師や看護師について「診療報酬を倍増するなど処遇の改善にもしっかり取り組んでいく」と語った。同日、厚労省は新型コロナウイルスに感染した重症患者の入院治療にあたった医療機関が受け取る診療報酬を倍増させると決めた。

　さらに、5月1日、加藤勝信厚労相に日医・4病院団体協議会の共同による「新型コロナウイルス感染症における診療体制に関する要望書」が提出された。要望書は、4月以降、外来・入院共に大幅に患者数が減少していることなどを踏まえ、各地域で診療体制を継続させるためとして、医療機関が経営破綻を起こさないよう、災害時と同様に前年度の診療報酬支払額に基づく概算請求を認めること、新型コロナウイルス感染症患者に対応する医療機関だけではなく後方支援する医療機関も存続できるよう、地域医療介護総合確保基金の使途を改めて拡大し柔軟に運用すること、国内企業における感染防護具の生産増強が図られるような施策を実施することなどを求めるものとなっていた。これに対し、加藤厚労相は、「損失補填のようなことはできないが、新型コロナウイルス感染症患者に対応するための物的・人的な費用に関しては、しっかり補償していきたい。当面の費用が必要であれば、福祉医療機構の融資制度を活用してほしい」と述べ、一定の理解を示した。

　5月に病院関係団体が合同で病院経営状況のアンケート調査を実施した[48]。それによると、2月から減少傾向にあったが、特に4月度は病院の外来患者・入院患者共に大幅に減少しており、経営状況は著しく悪化していた。特に新型コロナウイルス感染症患者の入院を受け入れた病院では、診療報酬上の様々な配慮はあったものの経営状況の悪化は深刻であった。その結果を受けて政府はじめ、関係各方面に各種の経営支援の実施を強く要請した。これらの結

47　経産省幹部ヒアリング
48　「新型コロナウイルス感染拡大による病院経営状況緊急調査（最終報告）」
　　https://www.hospital.or.jp/pdf/06_20200527_01.pdf

果、入院基本料の引き上げ等の診療報酬での対応や緊急包括支援事業による2020年度第２次補正予算が国会承認された。６月16日には、緊急包括支援事業による病院及び職員への支援がなされることが決定されたが、都道府県レベルでの支給は遅れている[49]。

　政府からの医療機関への経営面での支援方法として、診療報酬の引き上げ、補助金、融資制度がある。診療報酬は、遡及適用ができないので過去の分は補填されないが、改定されれば同日から医療機関は増収となる。また全国一律に同時に開始できる。一方で、補助金は政府が決定した後に都道府県議会を通す必要があり時間がかかる。また、補助金は申請と審査のプロセスがありどうしても遅れる。場合によっては先決で首長が議会の同意を得た上で補助金の配布を早めることも可能である。そういう意味では、首長が医療機関への経済的支援を迅速に対応できるか試される一つのテストケースであったとも言える[50]。

2.4. 起きてしまった院内感染

　５月下旬における日本の新型コロナウイルス感染症による死亡例の、少なくとも24％は院内感染によるものであった。入院中に新型コロナウイルス感染症に感染した患者数は1028人で、このうち205人が亡くなった。院内感染患者の死亡率は20％と極めて高率であった。

　３月末に東京都の中核病院で大規模な院内感染が発生した。患者、家族、職員214人が感染し43人が亡くなった[51]。３月20日に複数の患者や看護師が発熱し翌日にPCR検査を２人の患者に施行。２日後に陽性が確認され、その翌日に２人の陽性が確認されたため、その病棟の全職員の出勤を停止した。その翌日には９人の患者の陽性がみられたため、全患者と全職員のPCR検査を開始した。全ての結果を得るのに９日以上を要した。この間に大部分の感染が広がっていた。これらの感染の多くは人員不足の中で補助に入った病棟業務に慣れないスタッフの間で起きていた。亡くなった患者43人の半数は血液疾患で入院中であり、それ以外も抗がん剤治療中や高齢者であった。

　院長は外来再開後に記者会見を行い、院内感染を起こした原因として４つ挙げている。①当時は無症状でも強い感染力を持つことは明確ではなく、入院患者には発熱や肺炎を起こす原因が他にも多くあり、新型コロナウイルス感染症を疑うことが遅れた。また、PCR検査の設備は院内になく結果が出るまでに２〜３日かかり、この間に感染が拡大した、②院内での基本的感染予

49　横倉前会長ヒアリング

50　厚労省幹部ヒアリング

51　日本記者クラブ会見リポート「新型コロナウイルス」湯浅祐二・永寿総合病院院長
　　　https://www.jnpc.or.jp/archive/conferences/35680/report

防策が徹底されていなかったこと、③食事や休憩時に職員同士が密に接すること、④ゾーニングがきちんとできていなかったこと、である。院長は、闘い続けた職員の苦労とその家族も受けた社会からの偏見について涙ながらに語った。

　4月中旬に別の地域中核病院で院内感染が発生し、通常通りの診療再開まで約5週間を要した[52]。753人にPCR検査を行い、入院患者と職員、合わせて43人の感染が判明した。厚生労働省クラスター対策班の分析により、新型コロナウイルス専用病棟から感染が拡大した可能性は低く、職員の感染伝播の原因は、同一チーム内での接触・飛沫感染、カンファレンス、休憩室内で会話しながらの食事等が考えられた。PCR検査は、当初、民間検査会社に依頼せざるを得ず十分な検査ができず、国立感染症研究所に依頼してからようやく1日100件以上の検査が実施できるようになった。4月28日以降、感染は収束されたと判断され、5月18日の救命救急センターの再開から順次病院の機能を取り戻していった。

　これら感染初期に起きた大規模院内感染の理由としては、大規模かつ迅速にPCR検査を行う体制が不十分だったこと、発症する前から感染力があることなどのウイルスの実態が判明していなかったこと、職員の3密を防ぐことが困難であったことが挙げられる。3月17日に厚労省は新型コロナウイルス感染症診療の手引きの第1版を発行。その後の院内感染での実態や、新しく分かった知見を基に5月18日、6月17日に改訂した。7月8日には国立感染症研究所感染症疫学センターが「新型コロナウイルス感染症（COVID–19）医療施設内発生対応チェックリスト」を発行した。その後、院内感染は国全体で減少していったが、9月になってもまだ感染対策を徹底していた高度医療機関におけるクラスターが発生するなど完全には収束していない。このことは発症前から感染力を持つ新型コロナウイルスの院内感染対策がいかに難しいかを語っている。

3.　医療のデジタル化の遅れが顕在化した

3.1.　G-MIS

　神奈川県がDP号の対応をした際に、病床の空き情報をリアルタイムで把握する仕組みが、患者の搬送調整に有用であった[53]。3月11日に神奈川県は「新型コロナウイルス感染症対策サイト」を開設した。ここで、医療機関の稼

52　日本医師会 COVID-19有識者会議、「COVID-19院内感染を経験して」
　　https://www.covid19-jma-medical-expert-meeting.jp/topic/2798
53　日本医師会 COVID-19有識者会議、「神奈川モデルを基盤としたWithコロナ社会医療」
　　https://www.covid19-jma-medical-expert-meeting.jp/topic/3464

働状況、医療機器・医療資材の状況、帰国者・接触者相談センターや帰国者・接触者外来の状況、感染患者数、PCR検査数などを一元化して情報収集を行い、収集した情報は一部、医療機関や保健福祉事務所、市町村などに共有した。このシステムはその後、厚生労働省と内閣官房IT総合戦略室が連携して全国に新型コロナウイルス感染症医療機関等情報支援システム（G-MIS）：Gathering Medical Information System on COVID-19として展開されることとなる[54]。3月27日には厚労省通達で都道府県衛生主管部局長宛てに区域内の医療機関の情報を直接調査する協力依頼が発せられた。病院の稼働状況、病床や医療スタッフの状況、医療機器や医療資材の確保状況等を全国の病院から一元的に把握することにより、病院の稼働状況を広く伝え、マスク等の物資の供給や患者搬送の調整に活用することを目的とした。G-MISは5月から本格運用が開始され、医療物資が不足する医療機関から直接、国に対し緊急配布を要請できる機能に加え、人工呼吸器の稼働台数や外来機能のモニタリングをするなどの新機能を追加していった。また、レムデシビルの投与状況についてもこのシステムを活用して把握されている。

しかし、実際には全ての自治体がすぐに導入をしたのではない。G-MISは、5月26日時点で全国7222の一般病院が登録対象となっており、同日時点で全国の93%にあたる6717病院が登録していた。しかし、東京都ではすでに同様のシステムを独自で運用していたために未登録の割合が2割を超えているなど、登録が進んでいない地域も多かった。9月時点でも東京都においては2つのシステムに入力をする必要があり、入力項目も多く現場での負担につながっている[55]。

阪神・淡路大震災を契機として災害医療体制を構築するシステムとして1996年に広域災害・救急医療情報システム（EMIS）が設置された。医療機関、医療関係団体、消防機関、保健所、市町村等の間の情報ネットワーク化及び国、都道府県間との広域情報ネットワーク化を図り、災害時における被災地内、被災地外における医療機関の活動状況などの情報を収集・提供することを目的としたシステムで、感染症対応にも用いられることとなっていた。新型コロナウイルス感染症の拡大に伴い、当然EMISの利用も検討された。しかし、感染症対策に使う物資ごとに必要数を入力するなど項目の追加を検討したところ月単位の改修がかかると判明し、G-MISを導入することになった。

---

54 厚労省新型コロナウイルス感染症対策推進本部、「新型コロナウイルス感染症対策に係る病院の医療提供状況等の把握等について（依頼）」、2020年4月9日
　　https://www.mhlw.go.jp/content/000621258.pdf

55 専門家会議関係者ヒアリング

3.2.　HER-SYS

　国内流行初期は、保健所が感染者などの入院先を電話で探しており、それも現場での混乱を招いた[56]。厚労省は、保健所の業務負担を軽減するとともに、新型コロナウイルス感染症に関する情報共有・把握の迅速化を図るため、新型コロナウイルス感染者等情報把握・管理支援システム（Health Center Real-time information-sharing System on COVID-19/HER-SYS）を開発した。医師は、パソコン・タブレットで発生届の入力・報告を行い、保健所は医師からFAX等により受けた発生届の内容を入力する作業が減少することを狙いとしていた。また、HER-SYSを活用することにより、保健所、自治体の他の部門、医療機関等の関係者の間での患者情報の情報共有を即時に行えるようになった。厚労省は、3月からHER-SYSの開発の検討を開始し、5月15日から一部保健所等でHER-SYSの先行利用を開始し、5月29日から、全国の保健所における利用を開始した。

　しかし、一部の大都市圏の自治体は、別に新型コロナウイルス感染症等に関する情報管理システムをすでに運用していたことや、個人情報保護条例に個人情報の利活用に関する制限が定められていたこと（HER-SYSは、感染症法に基づく感染症発生動向調査事業の範囲を超えた個人情報の利活用であった[57]）により、HER-SYSに移行するのが遅れた[58,59]。当初は5月中に全国での稼働を目指していたが、7月22日時点で、保健所が設置されている155自治体のうち79％に当たる122自治体の利用にとどまっていた。厚労省は、7月以降、HER-SYSの利用促進をさらに進めた結果、8月11日時点では155自治体のうち153自治体でHER-SYSの導入が完了した[60]。しかし、HER-SYSは、接触確認アプリ、検疫のシステム、G-MISなど他のシステムとの連係ができず[61]、入力項目が相当多く保健所や医療機関などの負担が大きいことが指摘されている。また、8月になっても集計機能が使えないなど課題が大きい。

3.3.　オンライン診療

　日本では長らく医師と患者間での非対面の診療は禁止されていた。医師法第20条が医師が自ら診察をせずに治療し、診断書、処方箋を交付することを

56　保健所関係者ヒアリング
57　内閣官房幹部ヒアリング
58　武見敬三議員ヒアリング、2020年8月13日
59　与党議員インタビュー
60　厚労省新型コロナウイルス感染症対策推進本部、「帰国者・接触者外来等の医療機関等における新型コロナウイルス感染者等情報把握・管理支援システム（HER-SYS）の利用促進について」（事務連絡）、2020年7月17日
　　https://www.mhlw.go.jp/content/000650726.pdf
61　医療政策専門家ヒアリング

禁止していたからである。厚生労働省は、1997年や2015年に事務連絡を発出し規制の緩和を少し図ったが現場ではほとんど使われていなかった。2018年に厚労省は検討委員会を設置し、同年3月に「オンライン診療の適切な実施に関する指針」を策定した。この指針では、初診は基本的に対面で行うなどのルールも設けられた。また、2018年4月に診療報酬改定で「オンライン診療料」や「オンライン医学管理料」などが創設された。しかし、2018年9月からの4カ月間で請求された約2100万件のレセプトの中で、オンライン診療料の算定は39件、オンライン医学管理料の算定は21件にとどまっており普及しているとは到底言えなかった。

　新型コロナウイルス感染症拡大に伴い、3月31日に安倍首相は経済財政諮問会議で、「患者の方々のみならず、コロナウイルスとの闘いの最前線で活躍されている医師・看護師の皆様を院内感染リスクから守るためにも、オンライン診療を活用していくことが重要。そのため、現状の危機感を踏まえた緊急の対応措置を規制改革推進会議で至急取りまとめていただきたい」と述べ、感染対策としてのオンライン診療の活用拡大の検討を指示した。検討委員会は新型コロナウイルス感染症対策としてのオンライン診療について議論をして、4月2日に時限的・特例的に、受診歴がある場合には初診でもオンライン診療を認める方針をまとめた。しかし、規制改革推進会議の特命タスクフォースは、受診歴がある場合に限る措置は不十分であるという見解を示した[62]。

　最終的に政府は、4月7日に「新型コロナウイルス感染症緊急経済対策」[63]を発表し、その中で受診歴の有無を問わず初診からのオンライン診療は可能としたが、時限的・特例的な措置とすることを決定した。厚労省は、4月10日に事務連絡を発出し、4月13日に初診からのオンライン診療が遂に解禁された。日本医師会は新型コロナウイルス感染下においても、初診でのオンライン診療の解禁には一貫して慎重な姿勢を取っていた。しかし、医療従事者の院内感染リスクを軽減するためとして、最後は厚労省の判断で実現された[64]。

4.　日本の高齢者施設では感染爆発がなぜ起きなかったのか

4.1.　高齢者施設での高い感染リスク

　新型コロナウイルス感染症の重症化、死亡のリスクを高める要因の一つは高齢化である[65,66]。高齢者の中でも、介護施設等に集団で居住している人の感

62　第1回 新型コロナウイルス感染症対策に関する特命タスクフォース 議事概要、2020年4月2日
　　https://www8.cao.go.jp/kisei-kaikaku/kisei/meeting/tf/20200402/gijiroku0402.pdf
63　閣議決定、「「新型コロナウイルス感染症緊急経済対策」について」、2020年4月7日
　　https://www5.cao.go.jp/keizai1/keizaitaisaku/2020/20200407_taisaku.pdf
64　横倉前会長ヒアリング

染リスクや死亡率は特に高い。海外では介護施設での死亡者数は甚大であり、8月13日の段階でアメリカの17,000の高齢者施設では68,000人が死亡したとされる。これと比較すると、日本では5月8日の段階で死亡者の累計は79人とされ、圧倒的に少ない。

　高齢者施設での生活は3密を避けられず、感染を防ぐことが難しい。複数者で部屋を共有する、介護者が高齢者の体を抱きかかえての移動が多いなど、密着する機会が多く、感染のリスクが高い。浴室では、着替えや入浴のため、複数の介護士で1人の入居者を介助する。さらには、認知症の入居者にはマスクや手洗いなど、感染予防を徹底することも困難である。一旦施設で感染が発生すると、入居者や職員の感染が増加し、さらに濃厚接触者となった職員も出勤できなくなる。職員が偏見を受けて子どもを保育園に通わせられない、あるいは、家族などに止められて出勤ができないといったケースもある。職員が減る結果、その施設における介護崩壊へとつながる。

4.2.　感染対策の備えがあった日本の高齢者施設

　日本では高齢者の居住系施設でクラスターは発生したものの、その件数は想定よりは少なく、結果として低い死亡率へとつながった[67]。この理由として、現場は毎年インフルエンザの対応等で感染症対策に慣れていることが挙げられる。介護老人福祉施設や介護老人保健施設などでは感染対策委員会の設置が義務であり、その活動は自治体の監査対象である。感染対策のみに関する単独の委員会が設置されている割合は87.6％、感染対策マニュアルを保有している施設の割合は99.6％であり、平常時の感染対策についてのマニュアルへの記載有無は、「手洗い」が98.2％と最も多く、次いで「手袋の着用」が92.3％、「マスクの着用」が88.4％であった[68]。これらのことから高齢者施設では平時から感染症対策が整っていたことがうかがえる。

4.3.　行政からの適切な指導を順守した高齢者施設

　厚労省から事務連絡が発出され、それらを介護現場がきちんと順守したことも重要であった。1月31日に厚労省から「社会福祉施設等における新型コ

65 Wang D, Hu B, Hu C, et al. Clinical Characteristics of 138 Hospitalized Patients With 2019 Novel Coronavirus-Infected Pneumonia in Wuhan, China. JAMA. 2020; 323（11）:1061–1069. doi:10.1001/jama.2020.1585

66 Price-Haywood, E.G.; Burton, J.; Fort, D.; Seoane, L. Hospitalization and mortality among black patients and white patients with Covid-19. N. Engl. J. Med. 2020; 382, 2534–2543, doi:10.1056/NEJMsa2011686.

67 Furuse Y, Sando E, Tsuchiya N, Miyahara R, Yasuda I, Ko YK, et al. Clusters of coronavirus disease in communities, Japan, January–April 2020. Emerg Infect Dis. 2020 Sep. https://doi.org/10.3201/eid2609.202272

68 高齢者施設等における感染症対策に関する調査研究事業 報告書 https://www.mri.co.jp/knowledge/pjt_related/roujinhoken/dia6ou00000204mw-att/H30_098_2_report.pdf

ロナウイルスへの対応について」という事務連絡が発出された[69]。これは介護施設を含む社会福祉施設等を対象としたものであり、「高齢者介護施設における感染対策マニュアル改訂版」を発行して基本的な感染症対策を含めた共通理解を深めるよう施設職員に促した。2月24日に「社会福祉施設等（入所施設・居住系サービスに限る。）における感染拡大防止のための留意点について」というさらに具体的な事務連絡が発出された。1）検温等の職員の健康管理、2）発熱時の職員の対応、3）緊急やむを得ない場合を除く面会制限、4）委託業者等の物品の受け渡し等の制限、5）感染が疑われる利用者に対する個室管理等の対応が挙げられている。外部との接触を厳しく制限し、介護施設自体を隔離することは外部からの感染の拡大を防ぐという観点からは、重要な対策であったと考えられる[70]。

　厚労省幹部によると、具体的な事務連絡を発出した理由は、高齢者施設における感染対策の社会的重要性をいち早く認知したからである[71]。実際にこの通知は現場では真剣に受け止められ、多くの施設は通知にすぐに従ったとされる。2月24日時点では国内の感染者数は累計でまだ141人に過ぎなかったが、この時期から現場は臨戦態勢に入っていたのである。その後、3月6日、4月7日にも、厚労省からより具体的な予防策に関する通知が出された。厚労省幹部によると4月7日の通知は緊急事態宣言が出た後であり、また3月終わり頃に発生したデイサービスでのクラスターの後であったため、省内は非常に緊張感が高い中で発出された。

4.4.　それでも起きてしまった施設内クラスター

　北海道にある介護老人保健施設で、4月26日に最初の陽性患者が発見された。4月30日には最初の施設内死亡者が出る。その後、計100人（入所者・利用者等76人、職員等24人）の大規模クラスターが発生した。5月初旬には厚労省クラスター対策班から派遣された職員の他、厚生労働省から派遣されたDMAT所属医師が現場に入った。それから市職員の医師が現場に入りチーム一丸となって対応に当たった。DMAT所属医師は当初は入院調整の目的で入ったが、個人防護具もなく職員も不足して混乱した現場での感染管理を担い、感染の鎮静化に貢献する。この成功経験を踏まえ、その後は、高齢者施設でクラスターが発生した場合には行政職員、クラスター対策班、DMATのチームが速やかに現場に入り情報収集して一刻も早い感染対策をする仕組みが生まれる。これらの経験を生かして次第に施設内クラスター対策が向上

69　厚労省、「社会福祉施設等における新型コロナウイルスへの対応について」、2020年1月31日
　　https://www.mhlw.go.jp/content/10900000/000596192.pdf
70　日本医師会 COVID-19有識者会議、「介護施設で感染が拡大しなかった理由」
　　https://www.covid19-jma-medical-expert-meeting.jp/topic/3430
71　厚労省幹部ヒアリング

していく[72]。

　以上より、総じて日本の高齢者施設においては感染者数、死亡者数がよくコントロールされたと言える。その理由としては、まず介護施設の職員は毎年インフルエンザ等が発生することから、感染症に慣れていること、次に行政と施設が一体となって予防やクラスター対策に取り組んだことである。そして、緊急事態宣言の発出である。4月の初め頃の高齢者施設でのクラスターの件数が増えている中で緊急事態宣言が出て、市中感染が減った結果、特に5月に入ってからは高齢者施設でのクラスターが急速に減ったとされる[73]。

5.　小括：ベストプラクティスと課題

　日本は、東京都など特に感染者が多かった地域で医療崩壊寸前の厳しいところまで行ったが、何とか乗り越えることができた。そして死亡者数、致死率も欧米と比較すると低いなど，良い結果を出している。この理由として、2009年の新型インフルエンザパンデミックの経験から疑似症患者が直接医療機関に押しかけないようにしたことや、DP号の経験から生み出された「神奈川モデル」にならった患者・医療資源の適正配置、神奈川県におけるICTを用いた情報共有の仕組みが先行モデルとして有用であったことが挙げられる。また、日本の優れた集中治療が最後の防波堤となり死亡者を減らした。高齢者施設の常態的な感染症対策も死亡者数減少に寄与している。日常的に訓練ができていた医療機関・介護施設は速やかに対応ができた。やはり、「訓練でやったこと以上のものは本番ではできない」[74]のである。

　一方で、課題も改めて浮き彫りになった。日本では新興感染症の全国的な拡大は近年経験をしていない。そのことが医療体制における感染症対策が十分に進めてこられなかった原因となっている。災害の多い日本ではDMATが整備され活躍をしてきた。今回の新型コロナウイルス感染症においてもDMATは力を発揮したが、今後はDMATに類似した、いざという時に相互に支援し合う感染症対策の全国的体制の構築が必要である。また、パンデミック時における院内の医師間や病院間の支援体制や地区医師会の役割も不明瞭であったことも課題である。医療現場は個人防護具や消毒液が不足していたため相当の混乱と負担があった。資材の調達競争が世界的に起きた時に備えて国内での備蓄や、いざという時の迅速な開発・製造体制の整備は、医療崩壊を防ぐことに貢献するであろう。さらには、政府が決定しても都道府県レベルで医療機関への財政支援が遅れる制度にも課題があり、緊急時に向けた

72　自治体関係者ヒアリング
73　自治体関係者ヒアリング
74　専門家会議関係者ヒアリング

柔軟な制度の策定が必要である。

　人材、資材、資金のすべてが充足しないと医療、介護は容易に崩壊する。新興感染症対策に備えての高度な医療人材の育成は喫緊の課題である。短時間では育成は不可能であり、感染症の拡大が起きてからでは到底間に合わない。加藤厚労相も指摘する通りに、医療におけるデジタル・トランスフォーメーションの遅れが今回改めて大きな課題となった[75]。国全体で医療・介護情報の共有を行い、それに基づき最適化された医療・介護サービスの提供を行うためにも、ICTシステムや法制度の整備を進めなければならない。現場に配慮しつつ未来を見据えて強固に確実に実現していく必要がある。特に、オンライン診療・オンライン服薬指導などのwithコロナ時代における新しい非接触型の医療は検証を重ねつつ、後戻りさせてはいけない。最後に、皆保険などの日本の医療制度や現場の献身が日本の成功に貢献したことは間違いない。新興感染症に備えてさらに改革や整備が進むことを望む。

75　加藤厚労相ヒアリング、2020年9月8日

第5章

専門家会議

　専門家会議が「卒業論文」とも呼ばれる6月24日に発表した『次なる波に備えた専門家助言組織のあり方について』では、「専門家会議が前のめりになった。あたかも専門家会議が政策を決定しているような印象を与えていたのではないか」と自ら検証した。

　専門家会議は、クラスター対策や「3密」回避などの対策を科学的な根拠を持って提示し、政府の新型コロナウイルス感染症対策の要としてその期待に応えた。また、専門家会議自らが記者会見を通じて国民に対して直接語りかけることにより、国民に対して正確な情報を伝え、国民に行動変容を促す役割をも担った。もっとも、こうした取り組みにより、専門家会議は、次第に、国民からは政府の対策を実質的に決定する組織のように受け止められるようになった。

　本章では、まず専門家会議の法的根拠や構成員の選定、役割を整理する。次に3つの時期に分け、専門家会議が第1波の主要局面でどう関わってきたのか、官邸や厚労省との関係性の時系列的変化を踏まえながら検証する。その上で、専門家会議が「前のめり」になった原因・影響・効果を分析するとともに、専門家の意見を政治の場に生かす仕組みづくりに必要なことは何かを検証する。

1.　専門家会議の法的位置付けと運営状況

1.1.　設置時期、経緯、構成員（第2部第3章も参照）

　第1波対応で、政府の専門的助言組織として設置されたのは、厚労省のアドバイザリーボード、内閣官房の新型コロナウイルス感染症対策専門家会議（専門家会議）および基本的対処方針等諮問委員会（諮問委員会）であった。この中で専門家会議は、最も頻回に開催され、疫学的分析と感染拡大防止等の検討の中心的役割を担った。

　専門家会議の前身となるアドバイザリーボードは、2月7日に第1回会議が開催され、その後、専門家会議に発展した。専門家会議は2月16日の第1回会議から6月24日に「廃止」（発展的に解消）宣言されるまでに、「持ち回り開催」も含めて計17回開催された。緊急事態宣言発出時など「基本的対処方針」を変更する場合には、専門家会議が主に疫学的な見地から議論をし、続いて社会・経済的な視点も踏まえ諮問委員会で議論するという構図であった。

　アドバイザリーボードは、2009年の新型インフルエンザ発生時に対応にあ

●内閣官房新型コロナウイルス感染症対策推進室資料

たった、尾身茂・地域医療機能推進機構理事長、岡部信彦・川崎市健康安全研究所所長らを中心として構成された。アドバイザリーボードに参加した構成員は、異口同音に「厚労省からは、設置目的や趣旨について特段説明なく、入ってくれと言われた」と振り返る。ダイヤモンド・プリンセス（DP）号対応に追われていた厚労省が、急ごしらえで設置したものであることがうかがえる。

　2月10日に埼玉県と千葉県、2月13日には東京、神奈川、千葉、和歌山という、地理的に離れた4都県から相次いで感染者が報告され、専門家の目には、「新型コロナウイルス感染症がDP号だけにとどまらず、日本全体の問題」（専門家会議関係者）と映った瞬間だった[1]。

　その翌日、2月14日に設置されたのが専門家会議だ。第1回会議は2月16日に開催された。その後、3月14日に改正新型インフルエンザ等対策特別措置法（特措法）が施行され、対象疾患に新型コロナウイルス感染症が追加されたのを機に、社会・経済の専門家らが加わった。

1.2.　専門家会議の特徴（第2部第3章も参照）

　専門家会議は政府の新型コロナウイルス感染症対策本部の下部組織だが、

1　専門家会議関係者ヒアリング

同会議の後継組織であり、特措法に根拠を持つ新型コロナウイルス感染症対策分科会（7月に発足）とは異なり、法的設置根拠を持たなかった。それには利点と問題点の双方がある。

　利点と言えるのが、運営上の自由度があったことだ。計17回開催した会議とは別に週2、3回程度、オンライン参加も交えて非公式の勉強会を開いた。この勉強会には厚労省職員も参加した。毎回、夕方から夜中まで数時間にわたり、議論を続けた。そうしたやり取りを経たものが、本会議の資料として提出された。会議でさらに議論を重ねて、2月24日以降、計10回、「見解」または「状況分析・提言」という専門家会議の結論として公表した。

　構成員への「座長が指名する者」の随時追加も可能で、「8割おじさん」として知られる西浦博・北海道大学大学院教授（当時、現在は京都大学大学院医学研究科教授）は、この枠で入った。政府が人選する場合もあれば、専門家会議の構成員が特定の人を指名する場合もあった。2月24日からは会議の度に終了後に独自会見を開くことが可能だったことも、自由度の高さの表れだ。

　一方、政府は3月10日、新型コロナウイルス感染症に係る事態を「行政文書の管理に関するガイドライン」に基づく「歴史的緊急事態」に指定し、公文書の管理の徹底を決定したが、専門家会議について現時点で公表されているのは、発言者を特定せず、細かなやり取りも分からない「議事概要」のみだ。世間から再三、議事録の公開を求める声が挙がった。これに対して、5月29日の会議後の会見で、座長の脇田隆字・国立感染症研究所所長は「我々は提言や記者会見を通じて、できるだけの情報発信をやっている。会議の議事録は政府で決めていただくのが筋だ」と指摘した。議事録作成の必要性については「個人的にはどちらでも構わないという立場だ」と述べた[2]。

　加藤厚労相は6月2日の参院厚労委員会で、「第1回の会合において、構成員の専門家に自由かつ率直に御意見をいただくため、専門家会合については発言者が特定されない形の議事概要を作成するという方針を構成員の皆さんに説明し、御了解いただいている」と答弁した。7月から始まった分科会では、議事概要には発言者名を記入、議事概要とは別に速記録を作成、速記録は非公表、保存期間は10年とし、保存期間満了後は国立公文書館に移管——とルールが定められたのはいいとしても、10年後にしか検証できないのでは次の新興・再興感染症の教訓として生かせない恐れもある。

2.　フェーズごとの専門家会議の役割の変化

　第1波対応で、専門家会議が果たしてきた役割や政治との関係は、時間と

2　m3.com医療維新、『日本独自の「さかのぼり調査」効果を強調、封じ込めは「ほぼ不可能」』、2020年5月30日　https://www.m3.com/news/iryoishin/780064

ともに変化してきたのが特徴だ。緊急事態宣言発出までは感染対策が主眼で、専門家会議が比較的うまく機能したが、発出後頃から、社会・経済活動維持との両立が重要になってくる局面では意見の相違が見られる場面が出てきた。

2.1.　フェーズ1：初動から「緩んだ3連休」直前まで（2月初め～3月18日）

2.1.1.　ダイヤモンド・プリンセス号対応時

「卒業論文」では、アドバイザリーボードについて「事務局が用意した個別のテーマに対し、構成員が意見を述べるという形であった」と記載されており、通常の行政の審議会等と形態が異なるものではなかった。アドバイザリーボードでは、DP号対応が主として議論され、乗客・乗員約3700人の検疫を行うという未曾有の事態に直面し、その対応について専門家の意見を求める場になった。

2.1.2.　「これから1-2週間が急速な拡大に進むか、収束できるかの瀬戸際」記者会見の意味（2月24日）

2月21日には国内累計感染者数は100人を超え、感染源の分からない感染者が増えている状況にあり、専門家会議関係者間で感染拡大に対する危機感が高まっていた。そこで浮上したのが専門家会議として「見解」を取りまとめ、公表するアイデアだ。2月22日頃のことだ。ある専門家会議関係者は、第1波での対応を振り返り、「一番大変だったのは、この時期」と語り、「国民に対してタイムリーに情報発信しないと対策が遅れるのではないかという危機感が専門家会議関係者間で共有されていた。それまでの厚労省の会見では、感染者の情報や、感染者の職業といった説明ばかりであり、専門家会議として、疫学的・臨床的に正しい情報を伝えたかった」と続けた[3]。

しかし、「厚労省は何とかなると思っていたのか、大きな話にしたくないと考えていたのか」「官僚としてはコントロールしたかったのではないかと思う」（いずれも専門家会議関係者）[4]という理由からか、厚労省の抵抗に遭った。同省は「専門家会議」名義ではなく、「専門家」名義で文書を発出することを求めた。その内容についても、厚労省と専門家会議等との間で、「文章を出すと真っ赤に添削されるような」やり取りもあった。いったんは「専門家」という立場で出すことにまとまりかけたものの、2月24日当日に、加藤厚労相が脇田座長らを大臣室に呼んで話を聞いた上で了解し、「専門家会議」名義で「見解」が公表されることになった。

この「見解」公表とともにセットされたのが、専門家会議単独の初の記者会見であった。尾身氏は現下の感染状況について、「これから1-2週間が急速

3　専門家会議関係者ヒアリング
4　専門家会議関係者ヒアリング

な拡大に進むか、収束できるかの瀬戸際」と語り、国民に行動変容を訴えかけた。この「瀬戸際」発言は、メディアに大きく取り上げられ、社会的反響を呼んだ。

厚労省関係者は「専門家が独自で会見をすることは通常はない形。こういう会見は、政策的なことは役人が担い、テクニカルなことを専門家が補足説明するのが通常」と述べるものの、「現在のリスク評価や『瀬戸際』というような発言が専門家側からされるのはかなり異例だが、会見自体は厚労省も了解した上で行われた。厚労省としても言わなければならないと思っていたが、自分達からは言えないので、専門家に言ってもらったというのが実態に近い」と明かす[5]。この時点から、本来厚労省等の政府が行うべき国民への発信を結果的に専門家会議が肩代わりしていった。

2月24日の会見は、いい方向と悪い方向、両面への影響があったと見ている。専門家会議関係者は、こう振り返る。「専門家としての危機感がやはり官邸にも伝わったというのはいい影響だとは思うんですが、同時に僕らが出すものじゃないことをやりたいという発想に官邸が動いたんじゃないかなという気もするんです」[6]。

安倍首相は新型コロナウイルス感染症対策本部で2月26日、大規模なイベントの中止・延期・規模縮小等の対応を、続く27日には小中高の全国一斉休校をそれぞれ要請した。第3部第6章で見るように、特に全国一斉休校は外出自粛など国民の行動変容の大きな契機となった。しかし、これら2つの対応はそれに先立つ2月24日の専門家会議が提言したものではない。さらに、国民の不安をあおりかねない会見でもあった、と振り返る厚労省幹部もいる。「この『瀬戸際』は、追い詰められていて、ここを間違えるともう大変なことになってしまうという負のイメージに捉えられた言葉の選択だったという批判はあったと思う」[7]。

2.1.3. 「3密」という取りまとめの背景（3月9日）

「3密」回避が、専門家会議で打ち出されたのは3月9日付の「見解」（第2部第3章参照）。

WHO（世界保健機関）は7月18日、「3密」回避のメッセージをFacebook上に投稿した。「Avoid the Three Cs」と訴えている[8]。国際的にも使用されるようになった「3密」回避の概念を生み出し、発信したのも専門家会議だ。

5　厚労省関係者ヒアリング
6　専門家会議関係者ヒアリング
7　厚労省幹部ヒアリング
8　WHOFacebook
　　https://www.facebook.com/WHO

2.2.　フェーズ2：「緩んだ3連休」からGW前まで（3月19日〜4月末）

2.2.1.　3月末まで

「3月19日の専門家会議の見解から4月7日頃まで、状況等がめまぐるしく変わっていった。（中略）この頃から、専門家会議がソーシャル・ディスタンスに関する提言を行う度に、世間からの批判が寄せられるようになっていった。批判が全て専門家会議に行ってしまうという概念を、厚労省側としても持っていた。本来は政府が発信をすべきで、専門家はそれに同席するというのが筋だった」。厚労省関係者はこう振り返る[9]。

3月19日の第8回会議から、専門家会議の取りまとめのタイトルが「見解」から、より政府や国民に広い働きかけを行うために「状況分析・提言」に変更された。当初は専門家会議の構成員が手弁当で実施していたが、この頃からは厚労省が事務局機能を担うことになった。「明らかにトーンが変わって役所文書になっている。もっとも、専門家の意見はかなり入っている。専門家や政府の意見を入れる、入れないといった議論はあった。政府から表現を変えてほしいと言われて、1回変えて、やはり元に戻してもらった箇所もあった」と専門家会議関係者は語り、構成員の間でも、さらには厚労省や官邸等の間で議論の応酬があったことを明かす[10]。

3月19日は、後に「自粛が緩んだ3連休」とも称される、3月の春分の日からの3連休の前日だった。欧州等からの帰国者の感染者が増え、感染拡大への厳しい見方もあった中で、2月28日に独自の緊急事態宣言を発出した北海道の新規感染者の増加が抑えられるとするなど、「状況分析・提言」はややトーンダウンした着地点となった。

「北海道が一定の成果を挙げたのは事実。西浦（博）さんは感染が拡大するという意見だったが、全員がその意見に同調していたわけではなかった。どのようなトーンで書くのかは難しかった。厳しい意見だけでは国民がついてこないのではないかという気持ちもあった。強めに書いたつもりではあったが、マスコミ等の受け止め方や3連休の天気が良かったこともあり、人出が増えたのではないか」（専門家会議関係者）[11]。

その3連休明け、西浦氏は「解禁ムード広がることを大変危惧」との見解を個人的に公表[12]。専門家会議の内部でも感染拡大への危機感に温度差があり、独自の発信に踏み切ったものと見られる。

3月30日には、専門家会議の構成員でもある日本医師会常任理事の釜萢敏氏が、日医の記者会見で「現状は、宣言を出しても良い状況にあるのではな

9　厚労省関係者ヒアリング
10　専門家会議関係者ヒアリング
11　専門家会議関係者ヒアリング
12　m3.com医療維新、「西浦博北大教授『解禁ムード広がることを大変危惧』」、2020年3月23日
　　https://www.m3.com/news/iryoishin/743174

いか」とする個人的意見を公表。「4月1日には緊急事態宣言を出すのでは」という臆測も流れた。

　注目が集まる中で開かれた4月1日の会議。「私の記憶では、モードが急に変わった。専門家会議の発表の中で、倍加時間が書いてある。欧州での医療崩壊を招いた倍加時間が2〜3日であったところ、3月21〜30日までの東京の倍加時間が2.5日であることが、西浦氏から発表された」「直ちに緊急事態宣言をすべきという議論にはならなかったが、この会議が終わってから、いつ緊急事態宣言を出すべきかという議論は積極的にされていた。特に西村大臣は、毎日のように尾身さんや脇田さん、西浦さんと話をしていた」（厚労省幹部）[13]。

2.2.2.　西浦教授「8割削減」データ公表

　その2日後の4月3日、西浦氏が、人との接触の「8割削減」を求めるデータを発表。正式な専門家会議では議論していないが、3月下旬頃から専門家の間では、8割削減すれば1カ月程度で自粛を解除できるなどの議論はしていた。

　政府内では、特措法を改正し、新型コロナウイルス感染症に対して、緊急事態宣言を発出できるようになったが、欧米諸国とは異なり、ロックダウン（都市封鎖）という手法が取れない中、それをいかに達成するか、何らかの目安を必要としていた。それが「8割削減」だ。

　しかし、「8割削減は厳しすぎる」「単なる外出接触を何割と規制しても意味ないだろう。濃厚接触だけに絞ればいいのではないか」などの意見が政府内にあった。数値目標を掲げることへの反対意見も強かった。最終的には「最低7割、極力8割削減」に落ち着いたが、厳しい議論を経て、最後は安倍首相、尾身氏らが直接話し合い、科学的な意見と政治との落としどころを見いだした象徴的な場面だった。

　西村コロナ担当相は、「8割も削減しなければいけないのか。これを国民にお願いしてできるのか、とさんざん議論した。この議論だけで2、3日かけたのではないか。最終的には、極力8割削減を頼むことにしたのは、首相の決断」と明かす[14]。

　尾身氏は、専門家と政治家の間に立ち、調整した苦労を語った。「数理的な前提をおいて計算するとそうなるという予想を政府に申し上げたら、理解したけれども、8割だけというのは採用できないと、非常にはっきり言われました。（中略）8割ならこう、7割ならこうという差を説明し、専門家の間でコンセンサスを取りました。そこは、最高責任者の判断ですから。（中略）『極力』『最低』『なるべく』などの言葉はみんなで考えた」[15]。

13　厚労省幹部ヒアリング
14　西村康稔コロナ担当相特別インタビュー、2020年9月15日
15　尾身氏特別インタビュー、2020年9月17日

　2人のコメントを裏付けるように、安倍首相は当時の議論をこう振り返った。「尾身さんはバランス感覚のおありになる方で、それでなんとかまとめることができた。私としては8割削減ができればいいけれど、実際にそれができるのか、高い目標を掲げても国は強制力がないので、全然できないとなったときどうなのか、そこが心配だった。空振りに終わってはいけませんから。そういうやりとりをしました。最後は両方の数字をうまく入れ込める、なんとかそれでやりましょうということでお話しをしました。『最低7割、極力8割』という言葉は今井さんたち秘書がつくってくれた」[16]。

　こうして誕生した「最低7割、極力8割削減」という行動変容を促す言葉は、専門家会議にとどまらず、メディア等に再三にわたり取り上げられることになった。

2.2.3.　緊急事態宣言の発出時

　西村コロナ担当相は当時の緊迫した状況を語る。「4月7日に緊急事態宣言を発出したが、その前の日の4月6日月曜日に『準備をする』と首相が発言され、その前に私と尾身さんで報告に行った。週末の段階で『もうやらなきゃいけない』という感じだった。実はその前の週、3月28、29日の頃に、首相から電話をもらって、『やはり早めに出した方がいい雰囲気だよな』という話があり、私はもうその時点で『早めに出す方がいいと思っています』と申し上げた。専門家もその辺りからタイミングを見なければいけないということになった」[17]。

　自治体からは緊急事態宣言の発出を求める声が高まっていた。しかし、経済的ダメージを懸念し、政府内には慎重論があった上、小池百合子都知事が3月末の会見で「ロックダウン」に言及、日本の緊急事態宣言がロックダウンとは異なることを理解してもらう必要があったことから、「結果として、4月7日となり、ぎりぎりのタイミング」(西村コロナ担当相)となった。

　4月7日の緊急事態宣言発出時、安倍首相は会見で、「専門家の試算では、私たち全員が努力を重ね、人と人との接触機会を最低7割、極力8割削減することができれば、2週間後には感染者の増加をピークアウトさせ、減少に転じさせることができます」と行動変容を訴えた。

　緊急事態宣言発出前からの一連の経緯を見ても、尾身氏らが適宜助言し、理論的な拠り所を提示していたことが分かる。

2.2.4.　4月7日の緊急事態宣言発出後

　この頃から、官邸と専門家会議との関係が変化を見せ始める。

　その一例が、休業要請をめぐる動きだ。西村コロナ担当相は、4月7日の

16　安倍首相インタビュー、2020年9月23日
17　西村康稔コロナ担当相特別インタビュー、2020年9月15日

緊急事態宣言の発出に際し、休業要請を２週間見送るよう７都府県に要求した。日本の特措法の建て付けは、あくまで「要請」であり、その補償の扱い、また休業要請を求める東京都との調整は難航していた。

そんな中、４月９日の民放のテレビ番組で、政治評論家の田崎史郎氏が、「休業要請を２週間先送りしようとしたのは西浦氏の意見によるもの」と批判。これに対して、西浦氏は即座に、Twitterで「そんな提案はしていない」と反論。「Explicitに言わないほうですが休業補償２週待つっていうニュース、耳を疑いました」「放置すると専門家が言ったことになる危険な構造ですね」などとつぶやいた。

専門家会議が議論していない経済対策に関する政府の方針までも、専門家が決定しているように国民から見られかねない事態となっていた。専門家会議の構成員の間では、それ以前から「責任を取らされる」ことへの警戒心があったが、それが現実のものになりかけた一場面と言える[18]。

４月15日、西浦氏は厚労省内で会見し、不要不急の外出自粛などの行動制限などの介入を全く行わなかった場合は、流行収束までに国内で約42万人が新型コロナウイルス感染症によって死亡するとの推計を公表した。「厚労省側は了解した上で、会見させていた。幹部は止めたいと思っていても、現場レベルでは言ってほしいという思いがあるなど、いろいろと複雑な思惑が絡まっていた」（厚労省関係者）[19]。

しかし、その翌日４月16日、菅官房長官は会見で、記者から「発表後、国民はパニックになっておらず、むしろ逆に科学的根拠を明確にしたことへの謝辞等の声が多い。国民の反応も含め、どう見ているのか」と問われると、「一専門家として説明したものであり、厚生労働省としての公式見解ではないと承知している」と、西浦氏の発言から距離を置いた発言をした。

緊急事態宣言は、要請レベルであっても、国民に相当程度の行動制限を強いるものであり、それで何が起き得るのかという被害推定を伝えないと、納得感のある説明にはならない。被害想定は本来なら政府が公表すべき数値であった。

2.3. フェーズ３：緊急事態宣言解除から"廃止"まで （５月初め〜６月24日）

2.3.1. 緊急事態宣言解除時期

緊急事態宣言の解除をめぐって専門家会議で具体的に議論をしたのは、５月１日、５月４日、５月14日の計３回。解除に慎重な意見と、社会・経済活動の活性化に重きを置く意見の双方があり、専門家会議内部でも、また官邸等との間でも意見の相違が見られた。

---

[18]　専門家会議関係者ヒアリング
[19]　厚労省関係者ヒアリング

　専門家会議の5月4日の「状況分析・提言」では、「1〜2週間程度経過した時期に、最新の感染の状況等を踏まえた分析を行うとともに、その結果に基づいて、必要な提言を政府に対して行っていく必要があるものと考える」と次回の判断時期に幅を持たせた表現になっているが、5月4日の安倍首相会見では、「（5月）14日を目処に感染状況などを分析し、解除の前倒しを検討する」と日付を明言した。

　西村コロナ担当相は、「専門家会議の中では、数字が独り歩きするので、そもそも数値を出さない方がいいという意見も根強かった。しかし、知事会や国民からは数値基準があった方がいいという声が上がった」と説明。「西村大臣は、尾身さんや押谷さん、西浦さんらと大臣室でほぼ毎日会っていた。そこでのやり取りの中で数値のことが整理されていった記憶がある」（厚労省幹部）[20]。

　最終的に解除基準は、5月14日の「状況分析・提言」で、「直近1週間の10万人当たりの累積新規感染者の報告数：0.5人未満程度であること」に落ち着く。5月14日に39県の緊急事態宣言を解除。その後、5月21日と25日、残る都道府県での解除の際、専門家会議は開かれていない。

2.3.2.　6月24日の西村コロナ担当相「廃止」宣言

「大臣がそういう発表をされたのですか」

　6月24日の日本記者クラブの会見で、尾身氏は驚きと戸惑いの表情を浮かべ、記者の質問にこう答えた。ほぼ同時刻に西村コロナ担当相が会見し、専門家会議の「廃止」を発表したのだった。この「廃止」宣言は物議を醸し、「発展的に移行」と訂正された。

　加藤厚労相は、「新規感染者数、重症化、死亡者を最大限抑制し、そして経済活動のマイナスを最小限にとどめる、これが大きな柱だったんですね。（尾身氏は）我々には経済活動の専門家としての視点がないから専門家に入ってほしいということは従前から言っておられた」と説明[21]。7月1日の衆議院厚生労働委員会の閉会中審査で、尾身氏も「専門家会議を発展的に移行するということは十分知っていた。私が記者会見で『驚いた』と言ったのは、大臣がほぼ同じ時に会見をして、廃止を発表したことについてだ」と述べており、専門家会議の尾身氏らが合意の上での分科会への移行だった。

　ただ、公表の仕方が唐突だったことは否めない。西村コロナ担当相は「分科会に発展的に移行し、リスクコミュニケーションの専門家や経済の専門家に入ってもらって、より総合的に対策を考えていこうとしたのだが、ちょっと私の言い方が悪かったところもあって、誤解を招いてしまった」と反省の弁を述べる[22]。

20　厚労省幹部ヒアリング
21　加藤勝信厚労相ヒアリング、2020年9月8日
22　西村康稔コロナ担当相特別インタビュー、2020年9月15日

3.　なぜ専門家会議は「前のめり」になったのか、見えたのか

3.1.　専門家会議後の会見や安倍首相会見への専門家同席

　尾身氏、岡部氏らは、2009年の新型インフルエンザ対応の専門家諮問委員としての教訓として、(1) マスコミなどに求められた時だけでなく、必要とあらば積極的にマスコミ等に接触し、意見を述べるべきであった、(2) 政府事務局（内閣官房と厚生労働省）とは文字通り頻繁に議論を重ねたが、直接政治家にわれわれの意見を申し上げる機会はなかった。次回は積極的に事務局の方々と一緒に政治家に接触し、専門家としての意見を述べるべきであろう——と述べている[23]。この姿勢が今回の対応に反映されたと言える。

　専門家会議が2月24日以降、実施してきた会見には2つの特徴がある。1つは、前述のように専門家会議単独で実施した点だ。会見場所は、厚労省内の記者会見室。会見は、長い時は2時間近くにも及び、会見に出席した専門家会議関係者は、記者の質問がほぼ尽きるまで対応した。厚労省職員も会見は見ていたが、その内容に口出しをすることはなかった。

　会見を主導したのは、尾身氏で、WHO（世界保健機関）の西太平洋地域事務局長を務めた経験などを生かして、会見に臨んだ。

　もう1つは、会見の様子が、ネットメディア等で、記者との質疑応答も含め、会見の全てが放映された点だ。「見解」「状況分析・提言」の内容を超えて、一般市民が「専門家」の生の声を聞く機会となった。専門家が国民に対して分かりやすい説明を行い、感染症対策の重要性を繰り返し説いたことは、国民の危機意識の醸成につながり、感染の拡大予防に大きな功績を果たしたと言える。

　さらに緊急事態宣言を発出した4月7日以降、5月25日に解除されるまでの計5回、新型コロナウイルス感染症関連の安倍首相会見には、尾身氏が諮問委員会会長の立場で同席した。政府の会見の中で、専門家の意見を求めつつ、国民に説明するというこの形式は、専門家が政府の助言組織として機能した一場面であったと言える。しかしながら、一方で、本来政府として責任をもって国民に発信しなければならない事項についてまで専門家に意見をさせ、専門家が政策決定を行っているかのような印象を与えることになった。

3.2.　政治側の受け止め

　安倍首相は、西浦氏の「42万人発言」について、「いきなり出てきたから。専門家会議の方々とは別に免疫学の先生たちのご意見もうかがっていた。ある程度の獲得免疫が日本人にはあるのではないかなどという意見を聞いていた。何人かそういう免疫学専門家の話を聞いた」と語る[24]。

23　公衆衛生 vol.74 No.8（2010年8月）
24　安倍首相インタビュー、2020年9月11日

　加藤厚労相は「前のめり」発言について、「何か専門家会議が政策を決めていると誤解を受けたということで、その後、改組していくわけですけれども。(中略)基本的には私どもは専門家の方からもお話を聞きながら、しかし我々が決めたことは我々の責任ですから、そこは政府が決めたことは政府の人間が説明をする、専門家の分析は専門家の方々がしゃべっていただく。一応そういう役割でやってきたつもりではあります。ただ、そうは言っても、聞いている人から見ると、そこはどうなっているのかなという疑問はあり、その疑問を受けて、そうした発言があったんだろうなと思います」との解釈を示す[25]。

　2人の発言を総合すると、政策決定に当たっては、専門家会議のみではなく、他の専門家の意見も聞き、最終的には政治判断し、一定の役割分担を行ってきたとの認識がある。しかし、その発信の仕方が十分ではなく、世間の目には専門家会議が政策決定を担ってきたと映った。

　ある内閣官房幹部は、「実は専門家によるコントロールという面では、厚労省も含め、政府はかなり楽をしていると思う。普通のテーマなら百家争鳴になっている」とも語る[26]。

　未知の感染症に直面し、特に感染が拡大する局面では、専門家会議が「前のめり」になる構図は、結果的にうまく機能したと言える。3月上旬はイタリア、3月中旬からはニューヨークの危機的な状況が日本でも報道され、国民の間での危機感は高まっていた。感染対策が第一という、専門家会議と政治の利害が一致するときには両者に軋轢は生まれにくい。

　しかしながら4月7日の緊急事態宣言の発出前後からフェーズが変わり、感染対策重視の専門家会議と、社会・経済活動維持も重視する政治との意見調整が困難になってきた。

4.　小括：ベストプラクティスと課題

4.1.　専門家会議が「前のめり」になった「功」
4.1.1.　積極的な議論と情報発信

　新型コロナウイルス感染症のように、不確定要素の多い感染症、特にワクチンや治療薬が開発されていない状況、かつ緊急事態宣言を出してもロックダウン（都市封鎖）ができない法制度下にあって、専門家会議が導き出した対策の柱は国民の行動変容であった。「3密」回避、「8割削減」などの行動変容を促す手法を科学的な根拠を基に考案したのは、専門家会議だった。前述のように本会議以外にも週に2、3回程度、勉強会を開催し、政府側が提案した議題だけでなく、自発的に議論をした成果と言える。

25　加藤勝信厚労相ヒアリング、2020年9月8日
26　内閣官房幹部ヒアリング

その上、政府の発信力の弱さを補強する形で、2月24日以降、会議後に会見をし、国民に行動変容を促すメッセージを強力に伝えたのも専門家会議だった。「前のめり」という言葉は、「卒業論文」が初出ではない。メディア等では、それ以前から使われていた[27]。時に世間からその姿勢が批判されつつも、積極的な議論や情報発信を続けた。

ある内閣官房幹部は、第1波の対応を振り返り、「専門家会議からは、科学者と政策とのかかわり方を学んだ。我々が思っていた以上の内容、細かさ、頻度で、提言をいただいた。それをどう扱うのかだが、一定の距離感をもって政策判断をするという経験を積んだのはよかった」と受け止め、専門家会議の役割を評価する[28]。従来にない専門的助言組織の在り方を許容したのは、未曾有の事態を前に、専門家の役割を尊重した姿勢があった故と言える。

4.1.2.　「理想」と「現実」を踏まえた的確な対応

感染対策は公衆衛生の一環であり、理論的根拠を持ちつつ、社会・経済活動との落としどころを見いだしていく作業である。「理想」を掲げても、それが現実にはかなわない場合、その落としどころを探り、対策を打っていくことも必要になる。専門家会議は、この視点を踏まえ適切な助言を行ってきた。PCR等検査の体制の検討、「8割削減」の要請などはその例だ。

尾身氏はPCR等検査を例に、その難しさを語る。「公衆衛生、感染症対策は、常に現実の世界、両方加味してやるしかない。理屈を言うだけではなく、現実の与えられた条件でどうするか、それと同時に、条件も変えなければいけない。左目で現実の与えられた条件の中でどう適用するか、アジャストするかということを見つつ、右目でその条件を変える、少しずつキャパシティを増やしていくということも見ておく。なぜ、キャパシティが増えないか、国民は理屈がわからないわけです」。

4.2.　専門的助言組織の在り方についての課題
4.2.1.　政府と専門家会議の役割分担と責任主体の不明確さ

新型インフルエンザ（A/H1N1）対策総括会議の2010年6月の報告書では、「国における意思決定プロセスと責任主体を明確化するとともに、医療現場や地方自治体などの現場の実情や専門家の意見を的確に把握し、迅速かつ合理的に意思決定のできるシステムとすべきである」と指摘している。専門家の意見を聞くという教訓は今回生かされた一方、責任主体を明確化する点には課題が残った。専門家会議の「卒業論文」でも、「専門家助言組織の役割、政府と専門家助言組織との関係性についてあるべき姿を明確にする必要がある」と述べている。

27　東京大学先端科学技術研究センターの牧原出教授が5月2日付の「論座」で、『前のめりの「専門家チーム」があぶりだす新型コロナへの安倍政権の未熟な対応』との記事を寄稿した。

28　内閣官房幹部ヒアリング

　責任主体の明確化に当たっては、役割分担が前提になる。新型コロナウイルス感染症対策の場合、同感染症の感染力や致死率などのリスク分析・評価、それに基づくリスク管理（感染対策などの施策）を分けることに当たる。

　専門家会議のほか、クラスター対策班がリスク分析・評価の役割を担った。「3密」回避など行動変容策はリスク管理策ではあるものの、専門家会議等のリスク分析・評価に基づくものであり、これらを提示することまでは専門家会議等が担うことが妥当であった。しかし、それを対策として採用し、判断プロセスについても透明化し、理由を含めて国民に対して呼びかけ、その責任を負うのは政府の役割だ。その決定プロセスと結果を後世が検証できるよう、議論の透明性の担保、議事録の残し方も今後の課題だ。

「特に3月後半から4月初めにかけて、結果的に専門家が政府の対応を動かしていた側面があった。これは結果的には良かった部分もあったが、他方で専門家が政策を決定していたかのように受け止められた部分があり、実際にそういう見え方になるように官邸に『利用された』側面があった。どういう方法を選択して実行するかを発信するのは政府の役割。そういう分担を国民側も理解していなかった」（厚労省関係者）[29]。専門家会議の役割を政府が国民に理解させるべきだったのに、それを怠ったとも言える。

　役割分担や責任主体が曖昧になったが故に、専門家会議が国民からの批判の矢面に立つ結果も招いた。西浦氏は、7月に開催された第84回日本循環器学会学術集会での京都大学iPS細胞研究所所長の山中伸弥氏との対談で、次のように述べている。

「海外でも、私が今まで勉強してきた数理モデルや感染症の専門家が矢面に立たされているが、その中でも日本はかなりエクストリームな、責任の所在が明確にならないような形で議論が進んできた。科学的事実が政策決定のように伝わってしまう。このまま行くと単なる勇気を持っているだけでは、流行対策は難しくなってくると思う」

「いろいろな脅迫の電話がかかってきたりとか、手紙がものすごい数がとどいた。物理的な危害が及ばない間は、勇気をもってやっていかなければいけないという中で、専門家会議の先生方は、それぞれが鼓舞しながらやってきたのが実情」

4.2.2.　人材育成の遅れ

　ある内閣官房幹部はこう振り返る。「今回のプロセスで思ったのは、やはり感染症の学者って日本にほとんどいないということ。尾身（茂）先生、脇田（隆字）先生、西浦（博）先生、押谷（仁）先生。彼らの言っていることがおかしいと、声を上げた学者というのはいない。未知のことだし、経済と感染という二大対立のテーマなので幾らでも議論できるはずなのに、尾身さんが

29　厚労省関係者ヒアリング

総理の横でしゃべったものがすぐに正当性を帯びる」[30]。尾身氏をはじめ、2009年の新型インフルエンザの対応にあたった経験者を活用できたメリットの一方、10年経っても、感染対策の核となる人材があまり育成されていない現実とも言える。

　日本の医師は、臨床医学系、基礎医学系、社会医学系の3系統に分類できるが、層の厚さは社会医学系が最も劣る。日本には医学部医学科を持つ大学は82あるが、2020年3月現在、公衆衛生大学院（SPH）を持つのは5大学、医学系大学院に公衆衛生学に関する修士号を授与するプログラム校も14校にすぎない（うちそれぞれ1大学は医学科のない大学）。2016年に関係学会が集まり、「社会医学系専門医」という制度を立ち上げたが、2018年度からスタートした新専門医制度の19の基本領域には含まれていない。

　厚労省でも、1999年から実地疫学専門家養成コース（FETP：Field Epidemiology Training Program）、2014年の西アフリカにおけるエボラ出血熱の流行を受け、感染症危機管理専門家養成プログラム（IDES：Infectious Disease Emergency Specialist Training Program）をそれぞれスタートさせ、人材養成に当たってきた。

　今回の対応（2月25日から5月20日）では、FETP修了生の計45人が参画し、クラスター対策班において中核的な役割を担いつつ、リエゾンという形で地方自治体に入り、国と地方をつなぐという非常に重要な役割を担っていた[31]。IDESも中国・武漢のチャーター機での検疫を皮切りに、実地で活躍したことに加え、専門家会議で議論するためのデータ整備等に当たった。しかし、FETPやIDESの人材も、必ずしもまだ豊富にいるわけではなく、次なる感染症対策としての保健所や地方自治体への配置は今後の課題だ。

4.2.3.　各種データのデジタル化の遅れ、データの未整備

「卒業論文」で政府への提言として挙げたのが、「データの迅速な共有」。デジタル化の遅れにより、第1波の対応では、PCR検査数や陽性者数など、感染動向把握に不可欠な情報の収集に非効率さや遅れ、不正確さが見られた。

　西浦氏は、2020年5月12日の日本科学技術ジャーナリスト会議の講演会で、「よく言われるのですが、データはいつも豊富に手に入っているわけではないです。専門家だからといって、何かを与えられているわけではなく、公開されているようなデータで、地域の自治体のWebサイトなどを基に、若手研究者を総動員して、自分たちでデータを作って、それを分析するという努力をしなければいけません」と苦労を語っている[32]。

30　内閣官房幹部ヒアリング

31　国立感染症研究所ホームページ
　　https://www.niid.go.jp/niid/ja/jissekijpn/9744-fetp.html

32　日本科学技術ジャーナリスト会議、【8割おじさん西浦教授に聞く】新型コロナの実効再生産数のすべてオンライン講演会、2020年5月12日
　　https://live2.nicovideo.jp/watch/lv325833316

　その効率化に向け、HER-SYS（新型コロナウイルス感染者等情報把握・管理支援システム）の試行利用が始まったのは5月15日で、5月29日から全国で順次利用を開始。既に緊急事態宣言が解除された後である上、普及は遅れ、かつ入力項目が多いなど使い勝手が悪く、7月には厚労省が見直しに向けたワーキング・グループを立ち上げる事態となった。

　今後に備え、医療機関など現場の入力が容易で、政府が施策立案のために利用でき、研究者等が感染状況の分析や政策評価などに活用できるオープンソースのデータベース構築も必要だ。

西村康稔コロナ担当相が語る「専門家会議」

　尾身先生、押谷先生、西浦先生とはほぼ毎日、数字とにらめっこして、どこの地域で感染者が何人か、死亡者が何人か、どんなクラスターが起きているのかの分析を、毎日1時間くらいやっていたので、専門家の皆さんが何を考えて、どんな意識であることは、私はずっと理解している。尾身先生をはじめ、2、3人の方以外は皆さん、『専門家としての役割は何か』をずっと自問自答されたようだ。

　私も前のめり感はずっと感じていた。専門家会議の後に、1時間30分、2時間とか記者会見をやられるわけだ。専門家の皆さんが国民の皆様に丁寧に説明したことはいいことだし、皆さんの理解が深まったと思う。それがなぜか、専門家の皆さんにとっては自分たちが全部決めているかのような、そういう誤解を与えてしまったという"前のめり感"、それがすごく強かったようだ。

　あくまでも政府に対する提言であり、政府はそれを受け取って、100％それをやるのか、あるいはできない部分もあるから、政府なりに加工をしてやるのかという役割分担をもっと明確にしなければいけない――。私自身も、専門家の皆さんがそう感じていると、感じていた。役割分担、つまり提言と政府の最終的な決定、ここをきっちり分けるべきであることを専門家の皆さんはずっと思っていたようである。

　最近では、（分科会では）別々に会見することもある。（尾身氏と）一緒に会見する時もあれば、別々のこともある。一緒に会見した方がいい場面もあれば、意見が違う時は別々に行い、政府の責任で決定したことを明確にした方がいいというアドバイスもいただいている。そのあたりを注意しながら、やらなければいけないと思っている。（談）

_{第6章} 危機対応コミュニケーション

「自粛」に最も効果的なメッセージと不安・不満、批判への対応

　政府の新型コロナウイルス感染症対策専門家会議（専門家会議）が2020年4月1日に発表した「状況分析・提言」では、「日本モデル」の内容を成す取組みの一つとして、「市民の行動変容」を挙げている。新型コロナウイルス感染症対応では、外出自粛や「3密」回避など、感染リスクを下げるための行動変容を促すメッセージを政府が発信することが肝要となる。これに加えて、市民の混乱を防ぎ、感染対策への協力を求めるためには、例えばPCR等検査へのアクセスの悪さに対する説明責任を果たすなど、新規の感染症をめぐる国民の不安・不満、批判等を踏まえた状況説明と問題解決へ向けたメッセージの発信も重要となる。そこで、本章では、これら2つを「危機対応コミュニケーション」と定義する。

　幾つかのデータや研究からは、政府の会見等によるメッセージの発信が「市民の行動変容」、ひいては実効再生産数の低下の一因になったが、一方で政府の会見・発信に対する評価は必ずしも高くないことが分析できる。

　本章では、このような分析に基づき、行動変容にプラスに働いた発信（ベストプラクティス）と、政府の会見・発信の評価を下げた要因（課題）を探る。

1.　国民の行動変容

1.1.　行動変容を促したトリガー

1.1.1.　第1波が収束に転じた時期

　専門家会議の5月29日の「状況分析・提言」では、新規感染の「感染時期」のピークは4月1日頃であり、同日頃までには実効再生産数が1を下回っていること、その要因として休業要請等の早期実施や市民の行動変容によるクラスター発生予防等が考えられることを指摘している。また、東京都のデータ分析では、4月7日の緊急事態宣言発出後に実効再生産数が減少したことが示唆される旨を述べている。

　これらのことから、第1波の収束につながった国民の行動変容は、緊急事態宣言発出以前の各種施策によるところが大きい上に、特に感染者数が多かった東京都では、緊急事態宣言の発出が実効再生産数の減少につながったこ

●全国の実効再生産数推定値（5月28日版）（新型コロナウイルス感染症対策専門家会議、「新型コロナウイルス感染症対策の状況分析・提言」、2020年5月29日）

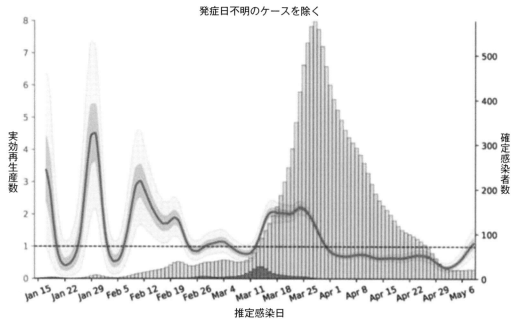

発症日不明のケースを除く

推定感染日

とがうかがえる。

1.1.2.　人流の分析

　第1部第1章で述べたように、Googleが提供しているモビリティの公開データによると、「乗換駅」の人の流れは2月中旬頃から減少し始め、政府が3月2日からの小中高校の全国一斉休校を要請した2月27日頃から一気に減少。その後も減少を続け、5月の連休中がボトムで、その後は徐々に増加している。このことから、2月、3月における初期の各種施策が国民の行動変容に影響を及ぼしていたことが推察できる。

　また、内閣官房の「全国主要駅・繁華街における人の流れの推移」によると、例えば東京駅周辺の人の流れは、緊急事態宣言が発出された4月7日頃から大幅に減少しており、東京都における他の主要駅でも概ね同様の傾向が見られる。このデータからも、特に東京都においては、緊急事態宣言が人の流れの減少に大きな影響を及ぼしたことが読み取れる[1]。

1.1.3.　行動変容に関する研究

　国内で初めて感染者が確認された2020年1月15日から、緊急事態宣言を全都道府県で解除した5月25日までの間の国民の行動変容に関し、網羅的に

1　内閣官房ホームページ
　https://corona.go.jp/

検証した調査は見当たらないが、参考になる研究は幾つかある。

　広島大の張峻屹教授らが、15〜69歳の日本在住の男女1052人を対象に実施した3月末時点までの行動変容等の実態に関する調査では、混雑した場所への移動（75%）、日常の移動（69%）、外食（53%）、友人等との対面の会話（47%）、店頭でのショッピング（40%）などの自粛が見られた[2]。また、2月29日から3月1日にかけて自粛割合が大きく増加したことを指摘している。2月29日は安倍首相が新型コロナウイルス感染症関連で初めて会見を行い、全国一斉休校を要請した日である（要請決定は2月27日）。張氏らは、前述の行動変容の一番のトリガーになったのが、この休校要請であると分析している。これに加え、①自己理解、②政府からの要請、③職場／学校からの要請、④家族の勧め、⑤同僚、友人からの勧め——の5項目についての行動変容へのトリガー度合いも5段階で評価しており、「とても同意」「同意」の合計が最も高かったのは「政府からの要請」（計47%）であった。

　東京大学医科学研究所の武藤香織教授らが、3月26日から3月28日にかけて、20〜64歳の男女を対象に実施した調査では、行動変容に最も影響を与えたのは、2月3日から検疫が始まったクルーズ船「ダイヤモンド・プリンセス号」での感染（23.2%）であった。以下、WHOのパンデミック宣言（3月11日、22.0%）、安倍首相の全国一斉休校宣言（決定は2月27日、会見は29日、13.9%）、安倍首相の大規模集会自粛要請（2月26日、7.8%）、北海道知事の「緊急事態宣言」（2月28日、7.4%）、専門家会議のアラート「瀬戸際発言」（2月24日、5.6%）など[3]。特に、武藤氏らは、クルーズ船が日本に寄港した当時、いまだ国内感染者が少ない中で、乗員・乗客で陽性者が報告されたことで、国民の行動変容が欧州や米国よりも早かったと述べている。

　これらの研究結果からも、2月から3月にかけての初期の各種施策が国民の行動変容に一定程度の影響を及ぼしていたことが示唆される。

　なお、あくまで政府のガバナンスという視点からの検証であるため、メディア等の情報発信は検証のスコープ外だが、「有名人の罹患や死亡が国民の行動変容につながった」との声も根強い。特に3月29日のコメディアンの志村けん氏の死去（享年70）のニュースは、各メディアで大きく報道された。

1.2.　市民の情報入手先

　総務省の「新型コロナウイルス感染症に関する情報流通調査」によると、回答者の95%以上が1日1回以上、20%程度は1日10回以上、新型コロナウイルス感染症に関する情報やニュースを見聞きしていた（本調査は2020年5

2　How Did People Respond to the COVID-19 Pandemic during Its Early Stage? A Case Study in Japan
https://papers.ssrn.com/sol3/papers.cfm?abstract_id=3595063

3　Japanese citizens' behavioral changes and preparedness against COVID-19: An online survey during the early phase of the pandemic
https://journals.plos.org/plosone/article?id=10.1371%2Fjournal.pone.0234292

月 13 日と 14 日に、15 〜 69 歳の男女 2000 人を対象に実施）[4]。また 96.8％は、当該情報やニュースにより「推奨される予防法を行うようになった」と回答した。

　本調査は、主にマスメディアの利用頻度等を調査したものであるが、これらの情報やニュースには、政府の行動変容政策、緊急事態宣言等に関する情報や記者会見等におけるメッセージの発信が当然含まれている。従って、コロナ禍においては、多くの国民に政府の施策や情報発信を見聞きする機会があったと言える。

2.　政府の情報発信とその評価

　前項で見たように、日本では、マスメディア等を通じて多くの国民が政府の施策に関する情報に接することで、「外出自粛」という形で行動変容が生じ、これが感染拡大の防止（実効再生産数の低下）に一定程度の影響を及ぼしたことが指摘できる。

　しかしながら、政府による情報発信や施策に対する国民の評価は必ずしも高いとは言えない。例えば、前述した総務省の調査によれば、「政府は、国民に対して正しい情報を届けるための工夫を適切に行っているか」との質問に対し、「全くそう思わない」（13.5％）と「そう思わない」（21.0％）との回答が計 34.5％を占め、「強くそう思う」（4.2％）と「そう思う」（18.6％）との回答の計 22.8％を 11.7 ポイント上回った。また、NHK の世論調査によれば、2020 年 2 月および 3 月時点では、政府の新型コロナウイルス感染症への対応を「大いに評価する」と「ある程度評価する」との回答が、「あまり評価しない」と「まったく評価しない」との回答を上回っていたが、4 月および 5 月はこれが逆転するなど一進一退を繰り返し、政府の感染症対応に対する国民の評価は二分されていた。

●政府の新型コロナウイルス感染症への対応の評価（NHK 世論調査）

回答	2月	3月	4月	5月	6月
①「大いに評価する」	10	6	8	5	6
②「ある程度評価する」	54	43	38	39	45
①＋②	64	49	46	44	51
③「あまり評価しない」	26	34	36	37	37
④「まったく評価しない」	5	13	14	16	10
③＋④	31	47	50	53	47
⑤「わからない」	5	4	4	3	2

4　総務省ホームページ
　https://www.soumu.go.jp/menu_news/s-news/01kiban18_01000082.html

　さらに、米国のPew Research CenterのKat Devlin氏らが6月10日から8月3日までに実施した調査でも、日本の新型コロナウイルス感染症対応に関する国民の評価は他の先進国と比較して高いとは言えない。「対応を評価」との回答の先進14カ国における中央値は73％であるのに対し、日本は55％にとどまる。これは、英国、米国、スペインに次いで低い数値である[5]。

　では、どのような情報発信が国民の行動変容につながったのか。そして、行動変容政策の効果が出ているにもかかわらず、政府への評価につながらなかったのはなぜか――。これら2つの視点から政府の危機対応コミュニケーションを分析する。

2.1.　行動変容につながった情報発信

2.1.1.　安倍首相の「全国一斉休校」「大規模集会自粛要請」会見

　2月初めの頃は、世界的に見ても、新型コロナウイルス感染症の「流行地」は中国・武漢とクルーズ船に限られていたが、連日の報道もあり、同感染症への国民の警戒度は高まっていた。

　2月中旬になると国内感染者数も徐々に報告されるようになり、政府の新型コロナウイルス感染症対策本部（対策本部）は2月26日に大規模イベント等の延期または規模縮小等の対応の要請を、続く2月27日には全国一斉休校の要請をそれぞれ決定した。それまで水際対策が中心だった対応から、国民生活に大きな影響を与える対策が相次いで打ち出され、国民の不安が高まりつつある中で、安倍首相の新型コロナウイルス感染症関連で初の会見が2月29日に行われたのであった。

　安倍首相が会見の冒頭で引用したのが、2月24日の専門家会議が取りまとめた「見解」にある「瀬戸際発言」である。「これから1、2週間が、急速な拡大に進むか、終息できるかの瀬戸際となる」と言及し、続いて全国一斉休校と大規模イベントの自粛を要請した。前述の通り、2月から3月にかけての初期の感染拡大防止策が国民の行動変容に大きな影響を及ぼしたことに鑑みれば、国民の生活に大きなインパクトを与える対応を要請した安倍首相会見は、国民の行動変容に一定程度つながったと考えられる。

2.1.2.　西村コロナ担当相の会見、情報発信

　政府の対策本部の本部長は安倍首相であり、副本部長は菅官房長官、加藤厚労相と西村コロナ担当相の3人だ。2020年2月の時点で新型コロナウイルス感染症関連の会見をしたのは加藤厚労相であるが、3月以降、特措法担当の大臣として頻回、かつ具体的な説明を続けたのが西村コロナ担当相である。

　加藤厚労相は2月には計19回会見を実施し、特に2月13日以降はほとんど

5　Most Approve of National Response to COVID-19 in 14 Advanced Economies
　https://www.pewresearch.org/global/2020/08/27/most-approve-of-national-response-to-covid-19-in-14-advanced-economies/

連日会見をこなした。その内容は、クルーズ船の対応状況や国内の感染症状況など、時々刻々変わる事態に関する説明が中心であった。しかし、3月は感染が拡大していくにもかかわらず、会見回数が計10回に減る。閣議後会見（毎週火曜日と金曜日）以外で会見を開いたのは、クルーズ船の乗客・乗員が全員下船した3月1日のみであった。

　加藤厚労相と入れ替わる形で会見回数が増えていくのが、西村コロナ担当相である。3月は計15回の会見（担当の経済財政政策等の会見を含む。以下、同じ）を行った。当初は主に経済の視点からの会見だったが、3月27日からは「3密」に言及するなど、感染状況や行動変容を促す内容が増加していった。4月は計17回の会見を行い、緊急事態宣言の発出後において、政府の新型コロナウイルス感染症対策の広報役を担った。特に4月16日に緊急事態宣言を全都道府県に拡大して以降は、ほぼ連日会見を開いている。会見に加えて「ぶら下がり」取材も含めれば、4月27日から8月8日まで104日連続した。

　回数の多さに加えて、会見内容にも工夫が見られた。スライドを使い、感染状況を詳しく説明するほか、「人流の減少率」を提示し、手洗い、マスクの着用、3密回避、人との接触削減などを繰り返し呼びかけた。

　西村コロナ担当相は会見以外にも、TwitterやFacebookなど、ソーシャルメディアで積極的な発信を展開した。国民の行動変容を促すツイートの一方、自身が問題と考える報道を是正する発信も見られた。

　ある内閣官房幹部は、西村コロナ担当相の会見について「できるだけ記者会見を自分はする、言ってみればそれが自分のスタイルであるようなことを言っておられました。要はできるだけ情報は公開をして国民に広く知ってもらわなければいけないので、そのための努力を自分は最大限やるんだということです。そういう意識を割と強く持たれているので」と説明した[6]。

　一方の加藤厚労相は、西村コロナ担当相との役割分担について、「特措法の担当は西村大臣になりましたから、そこの部分はもうお任せしました。私の方は定期記者会見など、必要に応じて発表させていただいた。そういう役割分担ですね。そこ（西村大臣）に集約しているので、切り取っちゃうと国民

●閣僚らの記者会見数（回）[1)]

	2月	3月	4月	5月	6月	合計
安倍首相	1	3	2	3	1	10
西村大臣[2)]	12	15 （1）	17 （5）	35 （23）	30 （17）	109 （46）
加藤大臣	19	10	8	8	9	54
専門家会議	1	2	2	4	0	9

1）首相官邸、内閣官房、厚労省のホームページを基に作成。
2）西村大臣の会見は、新型コロナウイルス感染症以外の会見でも同感染症に言及することがあったため、総数を記載し、カッコ内で同感染症メーンの会見数を記載。

6　内閣官房幹部ヒアリング

の皆様にまとまったメッセージが出ていかない。そこでしゃべっておられることは基本的に我々が議論してきたことがベースになっているわけなので」と説明する[7]。

　安倍首相会見が国民の行動変容のトリガーの一つとなり、西村コロナ担当相による情報発信が、特に緊急事態宣言下、そして解除後も、その「維持・定着」の役割を担ったと言える。

2.1.3.　都道府県知事の情報発信

　前述の通り、武藤氏らの研究では、2月28日の鈴木直道・北海道知事の「緊急事態宣言」（7.4％）が行動変容を促した要因の一つとして挙げられている。鈴木知事は会見で、2月28日から3月19日までを「緊急事態宣言」の期間として位置付け、週末の外出自粛などを呼びかけた。国内で新型コロナウイルス感染症関連で「緊急事態宣言」という言葉を使った最初の場面だけに、一自治体のニュースながら全国的に報道された。

　同研究では調査時期の関係から、3月に入ってからの知事の発言等は考慮されていないが、他の都道府県知事の情報発信も行動変容に影響したと推測される。

　例えば、吉村洋文・大阪府知事は3月19日、3月20日からの3連休を控え、記者の囲み取材に対して「大阪、兵庫間の不要不急の往来を3連休の間、控えていただきたい」と発言した。これを受けて井戸敏三・兵庫県知事も、移動の自粛を要請した。これらのやり取りもテレビやネットで数多く取り上げられ、国民に行動自粛の必要性が伝わった場面の一つであったと考えられる。

　3月下旬以降、頻繁に会見するようになったのが、小池百合子都知事である（第2部第4章を参照）。毎週金曜日の定例会見のほかに、節目に都の専門家会議のメンバーらを同席させて会見を開いた。その様子はネット中継された。

　小池都知事の会見が注目されるきっかけとなったのは、「自粛が緩んだ3連休」と言われる3月の連休直後、「オーバーシュート」と「ロックダウン」という言葉が登場した3月23日の会見である。「クラスターの連鎖や、大規模なメガクラスターになったときには、感染者の爆発的な増加、いわゆるオーバーシュートが発生しかねないということでございます。（中略）事態の今後の推移によりましては、都市の封鎖、いわゆるロックダウンなど、強力な措置をとらざるを得ない状況が出てくる可能性があります」と説明した。

　この会見について、東京都関係者は、「記者会見の原稿は作っていたが、ロックダウンという言葉は当初、入っていなかったのではないか。事務方から言えるものでなく、法律的にも（ロックダウンは）できない。知事が危機感を持っていたし、23日の時点で毎日十数人、陽性者が発生していたので、こ

7　加藤厚労相ヒアリング、2020年9月8日

の危機感が（ロックダウンと）言わせたのではないか」と語る[8]。

　続く3月25日の会見では、「今週になりまして、オーバーシュート・感染爆発でございますが、この懸念がさらに高まっております」と感染状況を述べ、「感染爆発重大局面」というパネルを掲げて危機を訴え、「NO!! 3密」とのパネルも提示し、行動変容を促したのだった。

　元キャスターの小池都知事は、「戦略的広報」という言葉を使い、会見だけでなく、各種動画を使った情報発信を展開した。また、広報担当部署が、年代別、男女別などに対して、どのような手法で何を発信していくかを検討し、事務方で原稿を作成して小池知事と流れを議論していた。その中では、上記のようなパネルの使用も議論の俎上に載せられた。「『パネルでやりましょう』と都知事から、もしくは事務方から提案して作成していた。初期は小池知事からの指示が多かった。次第に小池知事がどういうものでパネルを使うか予測できるようになって、事務方から提案するようになった」と東京都関係者は振り返る。

2.1.4.　専門家会議らの情報発信

　第3部第5章で検証したように、新型コロナウイルス感染症対応では専門家会議が施策の検討だけでなく、その情報発信について積極的な役割を果たした。特に注目されたのが2月24日の専門家会議後に行われた最初の会見である。

　厚労省の記者会見室で行われた当該会見では、副座長の尾身茂氏（地域医療機能推進機構理事長）が、専門家会議がこの日まとめた「見解」を基に、「ここ1、2週間が瀬戸際」と説明した。厚労省関係者は、「起きていることをきちんと説明しなければいけないという、尾身先生の強い思いがあったのだろう」と語る[9]。

　その後も、専門家会議後の会見は続いた。座長で国立感染症研究所所長の脇田隆字氏、副座長の尾身氏のほか、テーマに応じて他の構成員が参加した。最初に尾身氏らが専門家会議の議論の内容を説明し、その後、質疑応答という流れだった。2時間近くに及ぶことが通例で、可能な限り記者らの質問に答えた。ネットでの同時中継もされていたことから、広く国民が新型コロナウイルス感染症について情報を得、理解する場となったと言える。

　専門家会議関係者は、「3密」については子どもに至るまで浸透し、効果的に伝達できたとしながらも、以下のように政府のリスクコミュニケーションに苦言を呈す。

「（3密以外の）リスコミはもう全く、100点満点で30点ぐらいかな。専門家会議がしゃべり過ぎたというのもあるし、でもしゃべり過ぎないと、政府は

8　東京都関係者ヒアリング
9　厚労省関係者ヒアリング

きちんと説明してくれなかったということなので。だから、尾身さんが前の
めりになったというのは、政府が本来は説明しなきゃいけないことを説明し
ていなかったというところはある」[10]。

　新型コロナウイルス感染症に関する情報を詳しく発信し、記者による質疑
に答えた一方で、専門家会議の会見は、厚労省内で行われたこともあり、政
府の見解と混同されるというマイナス面もあった。内閣官房幹部は、「政府と
して専門家の発信を止める立場にないということだった」と説明する。

　なお、専門家会議の構成員を中心に文字通り「有志」で立ち上げた「コロ
ナ専門家有志の会」は、ブログサイト「note」[11]とTwitterを、厚労省のクラス
ター対策班による「新型コロナクラスター対策専門家」は、Twitterを[12]、そ
れぞれ4月から開始するなど、専門家らは会見以外にも積極的な情報発信を
続けた。

2.1.5.　「3密回避」などの用語の発信

　第1波の新型コロナウイルス感染症対応では、政府と専門家会議らが、国
民の行動変容を促すキーワードを生み出したことも特徴だ。

　政府や自治体の新型コロナウイルス感染症関係の会見では、「3密」という
言葉が頻繁に使用された。会見だけでなく、「3つの密を避けましょう！」と
訴えるポスターやリーフレットなども多く作成された。

　また、「相手と身体的距離を確保すること」（ソーシャルディスタンスの確
保）、「マスクの着用」、「手洗いや咳エチケット」などと合わせ、「新しい生活
様式」の定着が、さまざまな手法で訴えられた。

　これらのキーワードはいずれも、日々メディアで流れ、啓発ポスターを街
角で見かける日常となり、国民に浸透していった。未知の感染症に対して、
どのような行動を取れば良いかを分かりやすく提示できた意義は大きい。

2.2.　政治への信頼につながらなかった要因
2.2.1.　危機対応コミュニケーション体制の未確立

「卒業論文」とも称される、専門家会議が6月24日にまとめた「次なる波に
備えた専門家助言組織のあり方について」と題された報告書では、「政府には、
次の感染拡大を想定し、危機対応時におけるリスクコミュニケーションのあ
り方や体制について早急に見直しを行っていただきたい」と提言している。

　中国・武漢からのチャーター機、クルーズ船の対応、その後の国内感染拡
大から特措法改正あたりまでは、主に厚労省が危機対応コミュニケーション

---

[10]　専門家会議関係者ヒアリング
[11]　コロナ専門家有志の会
　　　https://note.stopcovid19.jp/
[12]　新型コロナクラスター対策専門家
　　　https://twitter.com/clusterjapan

を担っていた。ある厚労省幹部は当時をこう振り返る。

「見通しをもってやるというよりも、平たく言えば、やれダイヤモンド・プリンセスが来た、武漢で邦人を助けなければいけない、患者さんがだんだん増えてきたから、緊急事態宣言をしなければ……ということで対応してきた。新型コロナウイルス感染症は初めてのことで、この後、何が起きるかは誰も想像できない世界を手探りでやっていた。その中で『戦略的に広報をしていました』という美しいことは、そもそもできなかったと思う」[13]

　また、別の厚労省幹部は次のように語る。

「もちろん専門家会議の中には、リスコミを専門にされた方が入っておられるので、我々としてはリスコミを軽視したというわけでは必ずしもない。しかし、やはり記者会見であるとか、さまざまなところで一貫した、かつ国民に分かりやすいメッセージの送り方、もしくは従事者に分かりやすいメッセージの送り方というのがもっと必要だった」[14]

　これらの発言に表れているように、厚労省では、次々と起きる事態への対応に追われ、国民への情報発信という体制まで手が回らず、危機対応コミュニケーションのあり方を十分に意識した情報発信ができなかったというのが実情であった。ある厚労省関係者も、「危機対応コミュニケーションでは、『ワンボイス』が求められる。これは一人が言わなければならないということではなく、皆が同じメッセージを発信するということ。その点については特に問題はなかったと思う。ただ、誰がどういうメッセージをいつ発信するか、どうやって情報を吸い上げて生かすか、という点は一本化できれば良かったが、この点はあまり上手くいっていなかった。政府全体で『誰に何を、どのタイミングで言ってもらうか』みたいな仕掛けは必要だったのではないか」と述べ、体制に課題が残ると指摘する[15]。

　また、政府全体を見渡しても、危機対応コミュニケーションに専門的に取り組むポストは見当たらない。海外、例えば英国では、Chief Medical Officer（主席医務官：CMO）が医療政策決定において権限を持ち、首相の直近のアドバイザーとして科学と政府の「橋渡し役」を担っている。任期は10〜15年程度と長く、経験と信頼を蓄積しやすい。ボリス・ジョンソン首相の連日の会見には、クリス・ウィッティ主席医務官が同席した。

　CMOに相当するのは、日本では2017年に事務次官級のポストとして新設された「医務技監」であると言え、厚生労働省設置法上は、「厚生労働省の所掌事務に係る技術（医学的知見を活用する必要があるものに限る）を統理」することとされている。2020年8月までは初代の鈴木康裕氏が務め、厚労省と首相官邸との橋渡し役などを担ったが、広報役を担うことはなかった。

　このような危機対応コミュニケーション体制の不十分さは、個々の会見の

13　厚労省幹部ヒアリング
14　厚労省幹部ヒアリング
15　厚労省関係者ヒアリング

運営にも表れている。例えば、首相会見で批判が挙がったのは、会見時間が限られ、十分な質疑が尽くせなかったことだ。

　日本で国内感染者が最初に確認された1月15日から、5月25日の緊急事態宣言の解除までの間、安倍首相が会見したのは計8回である。このうち、前述した2月29日の1回目会見は約36分で終了し、質問を途中で打ち切ったことが問題視された。多くの記者が挙手したものの当てられず、続行を要求する声も上がったが、司会を務めた長谷川栄一内閣広報官が、「予定しておりました時間を経過」として打ち切った。2回目の会見では52分と延び、3回目以降は50分〜1時間前後、最も長かったのは8回目で1時間10分と1時間を超えた。それでも、専門家会議の会見が時に2時間を超え、可能な限り質問に答えたのとは対照的である。

　ある官邸スタッフは、「首相会見をけちり過ぎている。これまでの首相会見は何か"お土産"がつく、経済対策が決まりましたとかそういうお土産。記者の習性として、首相会見をやりますと言うと、打ち出しがあるんじゃないかと思う。何も打ち出しがないと、『新味なし』と書く。これまで演出のし過ぎというか、ちょっとやりすぎた。もう少し国民との距離を近づけた方がよかった」と振り返る[16]。また、「政治のトップ（首相、知事など）が、国民にインパクトを与えられるような話ができるかというトップの発信力が重要だと感じた。それだけで、政府への信頼感や政府の施策に対する協力姿勢が変わってくるのではないかと感じた」（厚労省関係者）との意見もある[17]。平時とは発想を切り替え、新型コロナウイルス感染症という危機において、その対策において国民への説明と納得を求める姿勢をより一層示すことが必要だったのではないか。

2.2.2.　専門家会議への依存

　専門家会議の「卒業論文」では、「リスクコミュニケーションに関しては政府が主導して行い、専門家助言組織もそれに協力するという関係性であるべきである」とも述べられている。

　この指摘には、専門家会議の会議後の独自会見に加えて、4月7日の緊急事態宣言発出からは、安倍首相の会見に尾身氏が同席するようになったことが影響していると見られる。「あの人（尾身氏）は非常に柔軟、説明も分かりやすい。重要な首相会見のときはあの人を横に置いていた」と官邸スタッフは明かす[18]。内閣官房幹部は、「大きく言えば政府の信頼感を高めようとしたということになるのだろう。こういう判断をするに至った背景、あるいはそれに関する感染状況の認識ということを聞かれたときに、専門的な立場から

16　官邸スタッフインタビュー
17　厚労省関係者ヒアリング
18　官邸スタッフインタビュー

答えていただくということだった」と見る[19]。

とは言え、安倍首相は、4月7日の約1時間の会見で、8回も「尾身先生」と言及し、「7都府県以外の地域について、今回なぜ対象とならなかったのかについては、専門的に尾身先生からお話をいただきたいと思いますが」などと尾身氏に発言を委ねた。5月4日の会見でも、尾身氏に発言を求める場面が目立ち、発達障害の子どもたちの行動指針について「尾身先生からよろしいですか」と述べると、記者から「政府からもお答えを頂ければと」と安倍首相からの回答を求められる場面もあった。

新型コロナウイルス感染症対応は、疫学、医学の専門的知見が必要であり、専門家の意見を求めるのは異例ではない。首相会見への尾身氏の同席は、国民への分かりやすい説明の一助になった一方、再三にわたり尾身氏に発言を求める場面は、緊急事態宣言の発出という未曾有の事態における危機対応コミュニケーションとして、最高責任者である安倍首相と専門家との役割分担と責任が不明瞭になった一面があることは否めない。

2.2.3.　対策の根拠、長期的な見通し提示の欠如

さまざまな情報発信をしてもなお、国民の評価を高めることに至らなかったのは、日本としての新型コロナウイルス感染症対策の全体像や根拠、長期的な見通しを示すという視点に欠けていたことも一因として考えられる。

専門家会議構成員の押谷仁氏は、8月20日の第94回日本感染症学会学術講演会で、「当初、WHO（世界保健機関）や多くの国は、COVID-19の封じ込めを目指していた。一方、日本は異なる対応をしてきた」と説明した。その理由として新型インフルエンザ等対策特別措置法上、ロックダウンができなかっただけでなく、感染者の8割は誰にも感染させず、多くの人に感染させるのは、「3密」の空間であることなどが疫学研究から明らかになっていたことを挙げた[20]。

しかし、こうした政府の全体戦略に関する論理的な説明が、政府自身からなされることはあまりなかった。

4月7日の緊急事態宣言発出時の首相会見でも、緊急事態宣言を発出する理由について、流行状況については「東京都では感染者の累計が1000人を超えました。足元では5日で2倍になるペースで感染者が増加を続けており、このペースで感染拡大が続けば、2週間後には1万人、1カ月後には8万人を超えることとなります」と数字を挙げたものの、宣言を発出する具体的な基準については事前に言及しなかった。さらに、「その効果を見極める期間も含め、ゴールデンウイークが終わる5月6日までの1カ月に限定して、7割から8割削減を目指し、外出自粛をお願いいたします」と国民に求めたものの、ど

19　内閣官房幹部ヒアリング
20　m3.com医療維新、「『新型コロナの許容リスク、社会的コンセンサスを』、押谷東北大教授」、2020年8月21日　https://www.m3.com/news/iryoishin/813371

のような感染状況であれば解除するか、その具体的な基準は同月14日まで示されなかった。

このような全体像・戦略の提示の欠如は、緊急事態宣言に限った話ではない。例えば、2月29日の安倍首相会見では、全国一斉休校について「総理は27日に突然、発表しましたけれども、その日のうちに政府からの詳しい説明はありませんでした」などの質問が挙がったが、「十分な説明がなかった。与党も含めてですね、それは確かにそのとおりなのでありますが、しかし、それは責任ある立場として判断をしなければならなかったということで、どうか御理解を頂きたいと思います」と述べたのみで、なぜ全国一斉休校が必要なのか、その根拠の説明はなかった。

2.2.4.　国民から挙がった不安・不満、批判への対応不足

新型コロナウイルス感染症はいまだ未知な部分が多い感染症だけに、危機対応コミュニケーションでは、国民の「不安・不満、批判」に対応することも重要になる。

その例の一つは、PCR等検査不足問題への対応だ（第2部第7章参照）。PCR等検査については、検査数が現実に不足していただけでなく、政府が検査目的と対象者を明確にし、対応状況と見通しなどについて、説明責任を果たしてこなかったことが国民の混乱を招いたと言える。

安倍首相は4月7日に緊急事態宣言を発出する直前の6日、検査能力の目標を「1日2万件に倍増する」と表明した。しかし、5月4日の会見では、「目詰まり」があるとの発言になってしまう。

7月16日の「新型コロナウイルス感染症対策分科会」の第2回会合では、「検査体制の基本的な考え・戦略」が提示された。①有症状者、②無症状者（a感染リスク・検査前確率が高い場合、b感染リスクおよび検査前確率が低い場合）——という3つのカテゴリーに整理し、「①と②aについては、感染が拡大した場合に想定される国全体の検査ニーズを、国民に速やかに明らかにする」と整理した。こうした考え方の整理は、メディア等で専門家が幾度となく提示していたが、政府サイドから提示されたのは初めてだった。

偏見・差別とプライバシーへの対応不足にも課題が残る。新型コロナウイルス感染症対応に当たった医療者の子どもが保育園に預かってもらえないなど、感染拡大の初期から、感染者、濃厚接触者、医療・介護従事者等への心ない攻撃などが問題となっていた。専門家会議では、3月19日付けの「状況分析・提言」の時点で、偏見や差別に関する警鐘を鳴らした。その後の4月22日、5月1日、5月4日、5月14日の「状況分析・提言」でも、偏見や差別への対応を求めている。

これに対し、政府が、新型コロナウイルス感染症対策分科会の下に「偏見・差別とプライバシーに関するワーキンググループ（WG）」を設置し、初会合を開いたのは9月1日のことである。初会合では、「感染者ゼロだった岩

手県で、7月29日に初めて感染者が確認され、感染した男性の勤務先には誹謗中傷のメールが殺到。島根県内の私立高校で8月9日以降、サッカー部員ら約100人が感染するクラスターが発生した際には、高校に学校や生徒への批判の電話が殺到した」など、偏見や差別のさまざまな実態が報告されたが、このような問題は、感染拡大の初期から既に発生していたものである。

　WGの構成員の一人、鈴木英敬・二重県知事は、「ネットパトロール」を強化するなどしており、「差別的取扱い又は誹謗中傷をしてはならない」という条文を盛り込んだ「三重県感染症対策条例（仮称）」を2020年内に制定することを紹介した。既に東京都、長野県、岐阜県、鳥取県、沖縄県では、「差別的取扱い又は誹謗中傷に関する記述」を盛り込んだ条例を制定済みである。文部科学省は5月27日に児童生徒に対する差別や偏見への対応を求める通知を発出するなどしてきたが、条例を制定した自治体と比べれば遅れを取ると言わざるを得ない。

3.　小括：ベストプラクティスと課題

3.1.　ベストプラクティス

3.1.1.　政府に加えて都道府県知事、専門家会議による情報発信

　前述の通り、初期の感染対策や緊急事態宣言は、国民の行動変容に影響を与え、日本全体の実効再生産数は減少に転じた。「自粛」というお願いベースの政策によって実際に行動変容が奏功したのは、各立場から多元的なチャネルを通じてメッセージを発信したからにほかならない。

　中でも行動変容のトリガーと言えるのが、全国一斉休校を要請した2月29日の安倍首相の会見だ。一方、都道府県に目を向けると、鈴木北海道知事の「緊急事態宣言」、吉村大阪府知事の「大阪、兵庫間の往来自粛」要請、小池東京都知事の「感染爆発重大局面」など、分かりやすく一般人に届く発言が目立った。また、緊急事態宣言の発出後においても、政府の新型コロナウイルス感染症対策の広報役を担う西村コロナ担当相が、連日の会見で繰り返し行動変容を促し、SNSを利用した双方向のコミュニケーションに取り組んだ。専門家会議らの会見や発信も、「前のめり」になったと称したものの、会議の度に深夜近くまで会見を続け、専門家としての責任を果たそうとした。

　このようなリスクコミュニケーションが行動変容を促す政策の効果と第1波の収束に果たした役割は大きかったと言え、ベストプラクティスの一つとして評価できる。

3.1.2.　3密、8割削減など、国民に分かりやすいワードを考案

　新型コロナウイルス感染症の疫学的分析から誕生した「3密」回避をはじめとするキーワードは、政府、自治体、メディア等で繰り返し発信されるようになった。その結果、感染症に対する基本的な理解と感染リスクを低減さ

せるための適切な行動が多くの国民に認知され、着実に浸透していき、行動変容と感染収束に寄与した。

　このようなキーワードの考案により、未知の感染症に対して、どのような行動を取れば良いかを分かりやすく提示できた意義は大きく、危機対応コミュニケーションにおけるベストプラクティスの一つと言える。

3.2.　課題

3.2.1.　危機対応コミュニケーション体制の未確立

　新型インフルエンザ（A/H1N1）対策総括会議が2010年6月にまとめた報告書では、「広報・リスクコミュニケーション」として、①体制・制度の見直しや検討、事前準備を要する問題、②運用上の課題——という2つの視点から、「国民への広報やリスクコミュニケーションを専門に取り扱う組織を設け、人員体制を充実させるべきである」「広報責任主体を明確化するとともに、広報内容の一元化を図るべきである」などと提言している。しかし、今回の対応までにこれらが実現していたとは言い難い。

　行動変容を促す政策と情報発信が成功したにもかかわらず、政府のコロナ対策に対する国民の高い評価につながらなかった要因の一つには、官邸、内閣官房、厚労省のいずれにおいても、危機対応コミュニケーションの体制が十分に確立されていなかったことが指摘できる。これにより、会見運営への批判や、政府と専門家との間で役割分担と説明責任が不明確になったりする事態を引き起こした可能性は否定できない。

3.2.2.　全体戦略の不透明さ

　また、第1波における危機対応コミュニケーションの大きな課題としては、政府が全体戦略を提示できなかった点も挙げられる。そもそも政府がどのような戦略で新型コロナウイルス感染症に挑んでいるか、全体的なビジョンと中長期的な展望に欠けていたために、明確な説得力のあるメッセージを発することができず、国民の理解が十分に得られなかったと考えられる。

　典型が4月7日の緊急事態宣言発出時だ。国民に外出自粛を要請するという重大な局面で、安倍首相は「1カ月」「人との接触、最低7割、極力8割削減」とのメッセージを発したものの、前述のように、「どんな状況になれば、解除ができるか」を示すことができなかった。

3.2.3.　国民の不安・不満、批判への対応不足

　PCR等検査問題、感染者等への誹謗中傷・差別偏見など、国民の不安・不満、批判を拾い上げて対応、発信するのも後手に回った。PCR等検査や誹謗中傷・差別偏見はいずれも国民に直接影響を与える重大な問題であり、このような問題に対する状況説明と対応方針に関する危機コミュニケーションの不甲斐なさが、政府に対する国民の評価を低下させた要因の一つであったと

考えられる。

　特に第1波を通して、課題になったのが、PCR等検査の在り方である。そもそも誰を対象に、どのような考え方で検査を実施するか、その説明に欠けていた。その上、安倍首相は4月7日に検査能力の倍増を表明したにもかかわらず、5月4日の会見では、「目詰まり」があるとの発言になってしまう。国民への安心材料を与えるために、数値目標を掲げたと思われるが、「目詰まり」とかえって不安を招く発言になったと考えられる。

3.3.　小括

　6月24日の「卒業論文」では、「次の感染拡大に備えて喫緊で対応すべき課題」として、第一に「危機対応時における市民とのコミュニケーションの体制整備」を挙げ、次のように述べている。「事態の推移につれ、それぞれの時点で最新の知見や感染状況を反映した対策を提案するにあたっては、広く人々の声を聴き、市民の暮らしに与える影響や被害にまで心を砕いたコミュニケーションを実施しなければならない。このため、政府には、次の感染拡大を想定し、危機対応時におけるリスクコミュニケーションのあり方や体制について早急に見直しを行っていただきたい」。

　先行きが不透明な中では、人は不安に陥る。第1波では未知なるウイルスを前に、その不安があったからこそ、「3密」回避などの行動変容につながったと考えられる。しかし、いくら科学的なエビデンスがあっても納得感がなければ、また中長期的な見通しがなければ、行動変容は長続きしにくい。

　新型コロナウイルス感染症との闘いは長期戦の様相を呈している。新型コロナウイルス感染症に対する有効なワクチンが開発されるまで、感染対策の柱は国民の行動変容だ。納得感があり、長続きする危機対応コミュニケーションの在り方を検討することが必要だろう。同時に、新型コロナウイルス感染症をめぐる混乱を避ける対策も求められる。今秋以降、懸念されるのは新型コロナウイルス感染症とインフルエンザの同時流行、「ツインデミック」だ。その流行を最小限に抑えるため、インフルエンザワクチンの接種が10月からスタートする。ハイリスク者などに優先接種する予定だが、ワクチン不足を懸念し、「我先に」などと混乱を招かないようにすることが、直近の課題と言える。

第7章　中央政府と地方自治体

　　中央政府・地方自治体のリーダー間で強い競争関係が存在するとき、危機管理は容易ではない。それぞれの政府に思惑が存在し、協力を引き出しにくくなるからである。他方、地方分権を進める社会においては、このような競争関係は十分に想定されるものであり、その競争関係のもとでいかに協力を促すかを考える必要がある。本章では、このような観点から新型コロナウイルス感染症に関するマルチレベルの危機管理について検討する。

　　取り扱ったのは、まず主に医療分野における感染の管理と医療体制の構築である。保健所を通じた早期発見・隔離や介護施設での感染抑制、そして重症化対応のための体制を構築するには、中央政府・地方自治体における事前に埋め込まれた連携関係が非常に重要な意義を持っていた。ベストプラクティスともいえる地方都市での早期対応は、このような連携が機能した事例であると言える。次に、感染拡大が進んだ後の外出自粛要請を中心とした国民・住民への働きかけを検討する。この点については、より強い、積極的な措置を志向するリーダー間の競争を背景に、中央政府を中心とした調整が難航したことが示される。政治的に注目される分野において法や行動計画で政治リーダーの行動を縛ることは容易ではないが、私権の制限を伴い国民生活に大きな影響を与える決定であるからこそ、中央政府・地方自治体と専門家の機能分担をあらかじめ明らかにしておくべきであると考えられる。

1.　マルチレベルの危機管理

1.1.　感染症対策の最前線としての地方自治体

　　新型コロナウイルス感染症の感染拡大への対応で注目されることのひとつは、国だけではなく、地方自治体、特に都道府県知事が対策の前線に立ってきたことである。この感染症は、当初広がった武漢市やイタリアのロンバルディア地方、そして感染が深刻な状況に陥ったニューヨークをはじめとして、人々が密集する都市という局所的な単位で大きな問題になる傾向が強い。そしてそれらの地域で対策の先頭に立っているのはやはり地方自治体の長である。感染症が人と人との接触を通じて拡がっていく以上、まず対応に当たるのはローカルな範囲を管轄する地方自治体であり、そのリーダーが指揮をとることになる。

　　日本における感染症対策も、地方自治体が主要な役割を果たしている。対

策の枠組みを定めた感染症法（感染症の予防及び感染症の患者に対する医療に関する法律）では、「国及び地方公共団体は、地域の特性に配慮しつつ、感染症の予防に関する施策が総合的かつ迅速に実施されるよう、相互に連携を図らなければならない。」（第3条2）としたうえで、情報収集や感染者の行動制限、そして医療供給体制の整備に関わるなど相当程度の事務を都道府県知事が行うこととしている。他方、国の役割は、基本指針を定めたうえで、必要な技術的・財政的援助を与えることが中心である。

　実際に感染症患者、あるいはその疑いのある人々に対応するのは保健所である。保健所は、公衆衛生を担当する組織として、政令指定都市（20市）・中核市（60市）とそれ以外の保健所設置市（5市）、そして東京都特別区（23区）におかれるほか、都道府県が管理する医療計画で定められる334の二次医療圏にほぼ沿ったかたちで設置されている。数を確認すると、都道府県の保健所は355であり、市区については7つの保健所を持つ福岡市を除き、それぞれ1つの保健所を有している。保健所は、もともと結核を中心とした感染症の状況把握や予防という任務を担っていたが、それが成功してきたがゆえに1990年代以降の行政改革の流れの中で保健所数や職員数が削減されてきた。それに加えて、高齢化の進行とともに老人保健の比重が高まり、公衆衛生から地域保健へと次第に重点を移している地域もあった[1]。

　感染症法に加えて、最終的に新型コロナウイルス感染症への対応の枠組みを定めることになった新型インフルエンザ特措法では、知事に対して一般的な対策のための総合調整の権限や、緊急事態宣言が発令された場合の蔓延防止措置や医療提供体制の確保のための広範な権限が与えられている。本章で検討していくように、このような権限を与えられた知事は、国の基本方針に従いながらも自律的な決定を行おうとする場面がしばしば見られるようになる。

　このような地方自治体の役割に対して、国が果たす役割は、本書のこれまでで見てきたように、武漢チャーター便やダイヤモンド・プリンセス号に対する初動の水際対応から始まり、治療薬・ワクチンのような国際関係に携わる業務、そして学校一斉休校や緊急事態宣言などに関わる全国的な危機管理対応である。国は全国的な対策の司令塔という位置づけのもとで危機管理を行いつつ、実際の感染症に対する危機管理は都道府県や保健所を中心に担われる。当初から地方に委ねられる部分が大きかった感染症対策という分野であるからこそ、国と地方という異なるレベル（マルチレベル）で同時に危機管理が行われる事態となり、相互の連携・調整が要請されることになったのである。

1　曽我謙悟「データで読み解く感染症対策－保健・医療体制、コロナ対応の47都道府県格差」『中央公論』第134巻第8号、中央公論新社、2020年7月。

1.2.　政治主導の定着と知事の台頭

　明治以来、長く日本では中央集権的な体制が続き、その中で地方自治体は国の指揮監督に従うこととされてきた。1990年代以降、地方分権が進展したものの、権限付与だけで組織が積極的に動き出し、都道府県が主体的に危機管理を行うことができるわけではない。それにもかかわらず、新型コロナウイルス感染症への対応で知事が注目された背景には、1990年代の政治改革以降の日本政治の変動が新しい動きの底流にあると考えられる。そのひとつは国政レベルでの「政治主導」の強まりである[2]。

　第二次安倍政権では各省間の直接的な調整が後景に退き、以前と比べて大幅に拡充されたスタッフを抱える内閣官房や内閣府のサポートを受けて、首相周辺の政治家・官僚を中心としたトップダウンの意思決定の機会が増えた。しかも今回の新型コロナウイルス感染症の場合は、武漢からのチャーター便対応に当たった事態室、ダイヤモンド・プリンセス号に取り組んだ厚労省、新型インフルエンザ特措法の改正に当たったインフル室、それを引き継いだコロナ室、経済対策の中心となった日本経済再生本部など、さまざまな組織がそれぞれの担当で忙殺される中、加藤厚労相や西村コロナ担当相がそれぞれの組織から集められた情報をもとに政策を統合する傾向が強まった。

　また、今回は政府と地方自治体との関係においても、事務的なチャネルだけでなく、政務ルートで物事が決まることも多かった。危機において感染拡大の懸念も後押しするかたちで知事たちが直接政治に対して要求を届けると、それを受け取った大臣も何らかの反応を求められることになる。国が地方からの要求に対してより応答的になるだけでなく、ときには知事たちの期待を上回るかたちで要望が実現したという評価もなされた。たとえば、全国知事会で対策本部の副本部長として関わった黒岩祐治神奈川県知事や平井伸治鳥取県知事は、全国知事会のオンライン会議で知事たちが合意に至ったことについて、加藤・西村両大臣がその提案を受け入れてきたことを評価する[3]。「今までは予算要求から始まって、一年かけてようやく実現するというのが多かった」[4]ものが、いわば官僚機構をバイパスして政治主導で応答することになったと考えられるだろう。その結果、政治主導で一部の大臣が注目されるだけでなく、様々な提案──批判を浴びた「9月入学」も含めて──を繰り出す知事たちの方も注目を受けるようになった。

　さらに、知事たちを含めるかたちで政治リーダーの競争関係があらわになったことも指摘できる。今回の危機においては、政権内では、安倍首相、加藤・西村両大臣、あるいは菅官房長官が注目される一方で、それ以外の国政

2　たとえば牧原出『「安倍一強」の謎』、朝日新書、2016年。牧原出『崩れる政治を立て直す─21世紀の日本行政改革論』、講談社現代新書、2018年。

3　黒岩祐治「国、県、市町村の曖昧な関係を正せ─小池・吉村両知事のように国を批判すれば済むのか」『中央公論』第134巻第8号、中央公論新社、2020年。平井伸治「目立たず、地味に一歩一歩感染症対策にパフォーマンスはいらない」『中央公論』第134巻第8号、中央公論新社、2020年。

4　前掲平井、35ページ。

政治家は注目を集める機会は限定されていた。他方で、知事たちは感染症への対応を直接担うリーダーとしてその発言が注目され、相互に比較されることも少なくなかった。感染者数や医療供給体制についてのデータが出されていることで、格付けすらなされている[5]。例えば神奈川県知事が東京都・大阪府の知事のやり方を見て、自分たちへの厳しい批判を感じつつ「自分もフラフラっと気持ちが揺れたこともありました」と率直に述べるように[6]、多くの知事が自分たちの業務に集中するとしても、お互いに全く意識しないというのは難しいだろう。

　競争という観点から最も人々の耳目を集めたのが東京都・大阪府という二つの大都市の知事であったことについては広範な合意が得られるだろう。その背景に両知事のパーソナリティや巧みな広報能力があるとしても、そこに党派性の要素も存在することを無視すべきではない。特に東京都知事は直近の7月に選挙があり、大阪府知事は秋に大阪都構想の住民投票というスケジュールを抱えていた。そのような中で、政権党であり地方選挙にも大きな影響力を持つ自民党とは、潜在的な緊張関係が存在する中で危機対応は進んでいった。

2.　感染管理と医療体制
2.1.　検査を通じた感染者の早期発見

　感染の規模がそれほど大きくない時、感染症に対する地方自治体の対応は似通っている。すなわち、比較的小規模な都市でしばしば見られるように、感染者の数が少ない時点では、保健所を中心に、広範な検査による早期発見と迅速な陽性者・濃厚接触者の隔離による封じ込めを実施することが感染症対策の基本として重要となっている。

　最初期の対応を迫られた和歌山県をはじめ、接触者の追跡を含めた検査体制を構築し、新たな感染を防いだ自治体の対応は高く評価されるべきだろう。もちろん、従来からの結核予防で培われてきた方法論が機能したということもあるが、厚労省内に設置されたチームが主導したいわゆるクラスター対策も重要であったと考えられる。ウイルスの特性について調査したうえで、大規模クラスターを割り出して前向き調査を行うという手法は、感染者の早期発見という観点から重要な意味を持っていた。

　このような保健所による早期発見と迅速な隔離という対応が可能になったのは、2月1日という早い時点でこの新型コロナウイルス感染症が、感染症法の二類感染症に相当するものとして扱われたことが大きい。病気の詳細な性質について未だ明確にわかっていなかった段階で、患者・疑似症患者に対して感染症法上の入院勧告が行われ、さらに2月14日以降は無症状の病原体

5　『週刊文春』『週刊ポスト』『FLASH』などの週刊誌でもしばしばこのような「格付け」が行われていた。
6　前掲黒岩、30ページ。

保有者についても入院勧告が可能となった。これらの勧告で、公費による入院措置を行うことが可能になり、隔離のハードルを引き下げることができた。後には入院者数を増やし経済活動を停滞させる原因と批判されることはあっても、このような措置が保健所を機能させる前提になったと評価できる。

　早期の封じ込めに成功した自治体では、保健所が持つ積極的疫学調査の権限を活用して、感染者数と比べて大量の検査を行い、入院を含めた隔離を行っている。和歌山県の場合は、知事自らが「わざと過剰なことをやりたい」と述べたように[7]、疫学調査の範囲を広げて患者を発見しリンクを断つ、という基本的な対策が徹底された。中には7月の島根県のように、たった一人の無症状者の発見を受けて600人以上の検査が行われるという事例までも存在した。日本では検査能力が十分でないという批判がしばしばなされてきたものの、感染者数が少ない地域において、政治的なリーダーシップのもとで積極的疫学調査を活用して封じ込めを行うという事例も散見された。

　他方で、積極的疫学調査とは異なる、必ずしも感染経路がわからない発熱のような疑い例については困難が多かった。このような疑い例に対応したのは、「帰国者・接触者相談センター」であり、感染の疑いを持つ人はこの組織に相談したうえで、必要であれば「帰国者・接触者外来」を持つ医療機関に紹介される。相談センターや帰国者・接触者外来には、感染症指定医療機関が患者の急増で機能を停止しないように、実質的なスクリーニングを行うことが求められていた。しかし、そこでスクリーニングに使われる「37.5度以上の発熱が4日続く」といった条件が抑制的に過ぎるとか、人員不足のために電話がつながらない——スクリーニングの対象にすらならない——といった批判が噴出した。また、このようなスクリーニングのための機関は、新型インフルエンザ対策の行動計画に準じるかたちで厚労省からの事務連絡をもとに設置されたが、新型インフルエンザ特措法が改正される以前という時点で法的な整理が曖昧なままにこのような体制が整備されたことについての批判もある[8]。設置の経緯から必ずしも知事などの強いリーダーシップのもとにあるわけではないこのような組織が、民間の医療機関や医療従事者などを動員しつつ検査体制を確立することは難しかったと考えられる[9]。

7　「日刊ゲンダイ」のインタビューによる。このインタビューは動画も公開されている。日刊ゲンダイ、「仁坂吉伸和歌山県知事『和歌山モデル』激白」、2020年8月3日　https://moment.nikkan-gendai.com/videos/28561

8　今井照「新型コロナウイルス感染症対策と地方自治－「日本モデル」と法の支配」『自治総研』第501号、2020年。http://jichisoken.jp/publication/monthly/JILGO/2020/07/aimai2007.pdf

9　検査の「目詰まり」が生じた原因のひとつには、手袋やマスクをはじめとした個人用防護具（PPE:Personal Protective Equipment）が不足しており、医療従事者が忌避するような状況があった（内閣官房幹部ヒアリング、2020年8月25日）。忌避がある中で動員を進めるために望まれた強いリーダーシップが発揮されにくい状況にあったと思われる。また、直接の因果関係までは言えないが、当初帰国者・接触者相談センターを中心に体制を整備した北海道において、検査体制の構築に時間がかかる中で感染が拡大した一方、2月末に積極的疫学調査を取り入れてから抑制に向かったことは示唆的であろう（「北海道における新型コロナウイルス感染症対策に関する検証中間とりまとめ」）。

2.2.　重症化対応の体制構築

　新型コロナウイルスが、多くの軽症者とそれに比較して少数の重症者を出し、特に年齢によって異なる影響を有することは、初期の段階から知られていた。死亡にまで至る重症事例の多くは高齢者であり、発見された感染者のうち、高齢者を中心として重症に至った感染者を治療する体制を整えることは大きな意味を持つ。

　初めに問題となったのは、上述の感染症法による入院勧告であった。つまり、新型コロナウイルスを感染症法上の二類相当以上に当てはめることで、軽症や無症状の検査陽性者についても入院勧告が行われることになった。しかし、病床数の不足から、全ての検査陽性者を感染症法上の感染症指定医療機関に入院させることは困難であった。この点については、最初期に神奈川県がダイヤモンド・プリンセス号の対応に当たったときから認識されており、神奈川県はDMATの主導で重症、中等症、そして軽症・無症状という三層構造を作り、前二者は高度医療機関、重点医療機関で集中的に受け入れたうえで、軽症・無症状者については自宅・宿泊施設で経過観察することを提案した。このような提案は、全国知事会の対策副本部長であった黒岩知事から加藤大臣や橋本副大臣に対しても働きかけられたという[10]。

　厚労省も、2月上旬から軽症・無症状者の感染症指定医療機関の感染症病床以外への入院を漸次拡大していた。3月1日には新型コロナウイルス感染症対策推進本部から、指定医療機関に限らず必要な病床を確保する方針が明らかにされ、病床を高齢者など重症化リスクが高い発症者に振り分ける一方で、軽症・無症状者については自宅での安静・療養が原則とされた。ただし、この自宅での安静・療養といった対応について、容体が急変するような事例があるという批判を受けて、4月からは都道府県が用意する宿泊施設での安静・療養が原則と変えられた。このような変更を受けて、感染者数が多い大都市部の都道府県を中心に宿泊施設の整備が進められた。

　軽症・無症状者への対応が進む一方で、重症者への対応には困難がみられた。その理由は、専門病床の不足である。感染症病床は陰圧隔離などで大きな費用がかかるのに対して稼働率が低いために利益は少なく、民間病院からは忌避されやすい。そのために、自治体が運営する公立病院や日本赤十字社・済生会などの公的病院が重要な役割を占める。しかし1990年代以降の財政危機の中で公立病院の経営は悪化して、不採算部門である感染症病床は減らされる傾向が強く、1996年に9716床あったものが2019年には1758床となっていた[11]。感染症病床に準じる結核病床を転用したとしても、その数は十分とは言えない。

　感染症病床は、三次医療圏（都道府県）ごとに既存の指定医療機関の感染

10　前掲黒岩、26-33ページ。

11　伊藤周平「可視化された医療崩壊―なぜ、かくも脆く？」『世界』2020年7月号、岩波書店。

症病床数の合計を基準として、結核病床は結核患者数に依存して決められる部分が大きい。ともに人口あたりで決められるわけではなく、感染症の蔓延が懸念される大都市圏を有する都道府県では、人口当たりの感染症病床が極めて少なくなっている。そのような中で、緊急時等における具体的な医療提供体制については、国の「感染症の予防の総合的な推進を図るための基本的な指針」に基づく各都道府県の感染症予防計画や、新型インフルエンザ特措法に基づく行動計画、そしてそれらを考慮した医療計画で、感染症病床以外の病床の活用を定めることになっていた。今回のような大規模な流行が発生した場合は、指定医療機関だけでの対応はそもそも想定されておらず、病床を転換するなどの取り組みが計画通り行われるかどうかは、各都道府県が平時から医療関係者との協力や連携を十分に行っているかによるとされるのである[12]。

　第一波のピーク時において、入院者数が感染症病床数を下回ったのは19県にとどまり、都市部では病床が逼迫していた。東京では、事前に医療計画で定められていた2950床を上回る病床数を確保したのは5月に入ってからであった[13]。都道府県が想定した重症者数とそのための病床確保について確認した曽我［2020］によれば、専門家会議の西浦博北海道大教授の想定に近い厳しめの想定数を持った都道府県では、想定に対する病床の確保が難しく、反対に言えば病床が確保できる想定を持っていた都道府県の多くは、そもそも重症者数の想定が相対的に緩かったと指摘される。とりわけ厳しい状況にあったのは、想定が緩めであるのに病床数の確保が進まなかった神奈川や千葉などであり、そこまでではないにせよ東京・大阪・愛知などの大都市圏では重症者向けの病床数の確保が難しかった。

　重症者対応を中心とした医療体制の整備の中では、重症化リスクの高い高齢者への感染を防ぐことも大きな意味を持つ。そして、この点についても地方自治体が果たす役割は大きい。高齢者が多く入所する介護施設は基本的に市町村によって管理されるからである。高齢者への感染防止体制については、従来のインフルエンザやノロウイルスへの対応と同様に、基本的に「高齢者介護施設における感染対策マニュアル　改訂版」などに従って、一般的な感染予防策が実施されてきた。それに加えて、2月24日に厚労省から出された通知では、施設職員に対して広範なマスク着用やアルコール消毒を求めたうえで、感染経路の遮断という観点から、面会について「可能な限り、緊急やむを得ない場合を除き、制限することが望ましい」と踏み込んだ表現で配慮を求めている[14]。国際比較の観点からは、このような早い段階での面会制限

12　石橋未来「病床不足の処方箋は病床の再編と連携－新型コロナウイルスへの対応を困難にしたのは地域医療構想なのか」、2020年5月28日　https://www.dir.co.jp/report/research/policy-analysis/human-society/20200528_021568.html

13　同上

14　対応に当たって厚労省の担当者もこの通知の重要性を強調している（厚労省幹部ヒアリング）。

が、日本における死者数の抑制に貢献したという指摘もなされている[15]。他方、使用を求めたマスクやアルコール消毒液については、厚労省として都道府県・市町村に備蓄分の放出を求めるものの、医療施設が優先される傾向にあり、介護施設などでは4月まで不足が続いた。

　介護施設での感染者は、介護を受ける高齢者はもちろん、職員も原則入院することとされていた。全体として介護施設におけるウイルスの広がりは抑制されていたと考えられるが、施設内でクラスターが発生して多くの死者が出たこともある。そのひとつ、入所者71人が感染して12人が死亡した札幌市の茨戸アカシアハイツの事例では、介護施設での感染者が、病床不足を理由に入院を断られ、施設内で多くの高齢者が死亡している。札幌市は感染者を施設にとどめる代わりに、施設内での医療体制を整えるとしたものの、十分な体制には程遠く、感染対策も形骸化することとなった。この事例については、支援として厚労省からDMATが派遣され、施設の感染管理と入院調整を行うことで収束に向かったとされる。また、北海道や札幌市が全国老人保健施設協会から応援の介護士を受け入れたことも職員を通じた感染拡大防止に寄与したという[16]。

3.　国民・住民への働きかけ
3.1.　自己検疫による沈静化

　早期発見・封じ込めが困難になるほどに感染者が増大していく局面では、不特定多数の人々が既に感染しているという前提のもとに、自己検疫による外出の自粛や経済活動の抑制が重要な手段となる。感染者数が少ない状況で進められる感染者の早期発見・隔離と医療体制の整備は、あくまでも特定の都道府県・市町村の中で完結することが想定される。それに対して、国民・住民に自己検疫を呼び掛けるときは、国や周辺自治体を含めた広範な連携が必要になる。多くの人々が、自治体の境界を越えて大都市の中心を毎日のように利用しているからだ。

　今回まず採用された大規模な自己検疫は、イベントの自粛要請や学校一斉休校である（第2部第3章）。地方自治体は特に学校の設置者としてこの問題に関わることとなった。文科省は、2月25日の事務連絡で感染者がいない中でも学校休校が可能という見解を示していたが、すでに児童・生徒の感染例が報告されていた北海道では、同日から検討を行って26日に小中学校一斉休校の要請を出した。さらに、27日には千葉県市川市、大阪市、堺市も一斉休校を表明した。自治体の動きが加速するところで、安倍首相が27日夕方に全国一斉の休校要請を出すことになったのである。

　学校の主要な設置者である地方自治体は、難しい決断を強いられた。卒業

15　エステベス・アベ、マルガリータ「知られざる日本のコロナ対策「成功」要因－介護施設」『Newsweek』、2020年7月16日　https://www.newsweekjapan.jp/stories/world/2020/07/post-93979.php
16　厚労省幹部ヒアリング

式などを控える中で、要請を受けて休校を行うかどうかの判断を短い時間で迫られたからである。文科省の資料では[17]、週明けの3月2日から休業を行ったのは全体の5割程度の自治体・学校であり、全体の3割程度の自治体・学校が3日または4日から休校を行った。95％以上の自治体・学校が要請を受けて休校に踏み切ったが、行き場のない子どもへの対応として7割程度の自治体で放課後児童クラブや学校受け入れなどが行われていた。中には島根県のように、高校・特別支援学校の休校を行わず、県下19市町村のうち8市町村で休校要請が見送られたような地域もある。

　学校の休校は、それによって児童・生徒の学びの機会を失わせるとともに、保護者に対して大きな負担をかける可能性がある、国が主導する一斉休校については批判も少なくなかった。実際、休校の開始こそ首相が要請したものの、3月20日に開かれた新型コロナウイルス感染症対策本部会議で一斉休校の延長は行わないという方針が確認され、その後の学校再開は設置者に委ねられることになった。3月中旬から学校を再開する自治体や設置者が増え始める中で、文科省は、3月24日以降、教育委員会等に対して学校再開ガイドラインを示しているが、基本的には設置者が都道府県等の関係者と協議したうえで再開を決定することとしている。その結果、鳥取県のように、ウイルスの蔓延状況にないとして4月から学校を再開している地域も少なくない[18]。

　一斉休校が早い段階で要請された後、次に自己検疫を促す手段は外出や移動の自粛要請であった。最も早かったのは北海道の対応である。先んじて感染が広がっていた北海道では、2月25日に厚労省のクラスター対策班が設置された直後、感染症研究所からの職員が北海道に派遣されていた。28日には専門家会議のメンバーからの接触の機会を減らす対策が必要であるという助言を受け、その日の夕方に鈴木知事は独自に3週間の緊急事態宣言を発出し、特に直後の週末の外出自粛や百貨店など民間事業者の自主的休業を求めている[19]。結果として期限となる3月19日には、専門家会議の会見でも流行の抑制に一定の成果を挙げたという評価がなされることになった。

　3月中旬の「自粛疲れ」で外出が増え、再度の感染拡大が懸念される中で、クラスター対策班のデータをもとに、19日に大阪府の吉村洋文知事及び兵庫県の井戸敏三知事に対して、厚労省から非公式に「オーバーシュート」の懸念が伝えられ、以後3週間の大阪府・兵庫県内外の不要不急の往来の自粛が提案された。それを承けた吉村知事は同日の囲み取材で連休中3日間の大阪府・兵庫県の往来を自粛するよう要請を行った。しかし、このような要請は、3月14日に成立した改正新型インフルエンザ特措法（45条）に基づくものであるとすれば、その前に緊急事態宣言が発出されている必要がある。その宣

17 文科省「学校の臨時休業の実施状況、子供の居場所の確保等について」、2020年　https://www.mext.go.jp/a_menu/coronavirus/index_00005.html
18 前掲平井。
19 鈴木直道「コロナとの150日間の孤独な戦いを初めて語る」『文藝春秋』第98巻第8号、2020年。

言がなく、しかも「自粛疲れ」の中での往来自粛要請であることについて吉村知事は意識していたという[20]。他方、事前の相談を受けなかった兵庫県の井戸知事は、大阪が往来自粛の対象を兵庫に限ったことに不快感を表明しつつ、やはり大阪との往来自粛を求める方針を打ち出した。多くの人が日常的に往来する大都市圏に含まれる大阪府と兵庫県は、必ずしも方針を共有しないままに、ともすれば「法律を超えた」[21]判断が行われたことになる。

さらに強いメッセージを出したのは東京都である。やはりクラスター対策班のデータをもとに懸念を伝えられていた小池百合子知事は、東京オリンピックの延期が決まった翌日、3月25日に「何もしないで推移すればロックダウンを招いてしまう」という表現で、新型インフルエンザ特措法でも想定されていない私権制限を想起させた。さらに26日には隣接する4県の知事に呼び掛けて、連携して不要不急の外出の自粛を要請することを確認した[22]。大阪・兵庫とは異なって、首都圏地域での一定の連携の上での要請ではあるが、このような実質的な自粛要請の法的位置づけについては、大阪・兵庫と同様にあいまいな部分が残る。

3.2.　緊急事態宣言の発出と解除

新型インフルエンザ特措法が改正された後、特措法第15条に定める新型コロナウイルス感染症対策本部（政府対策本部）が3月26日に設置された。大阪府・兵庫県や東京都の呼びかけの後、政府は「ロックダウン」が不可能であることを慎重に説明しつつ、緊急事態宣言へと傾斜していった（第2部第4章）。

4月7日に緊急事態宣言が発出されるという観測が強まる中で、東京都は3月末から準備してきた緊急事態措置の案を4月5日にまとめ、6日には都議会の各会派への説明も行っていた。この案は、外出自粛にとどまらず、実質的な休業要請も含まれたものであった。休業要請の対象とする業種や条件については、特措法施行令（11条）の規定を参照し、東京都が独自に基準を検討・整理し、都議会でも説明を行っていたものの、国との意思疎通が十分に行われていたわけではなかった。同時期に新型コロナウイルス感染症対策の基本的対処方針の改定を進めていた国が、その方針との齟齬に気が付いたことで、6日に予定されていた公表の直前に「国と調整中」であることを理由に発表が差し止められ、国と東京都の間で内容についての交渉が行われることとなった。

突然の東京都の発表に驚いた政府側は、7日の基本的対処方針の改訂に際して、緊急事態宣言後の蔓延防止措置につき、地方自治体側の裁量に縛りをかける文言を盛り込んだ。つまり、蔓延防止の措置としては、まず45条第1

20　吉村洋文「医療崩壊も想定内だ」『文藝春秋』第98巻第5号、2020年。
21　同上
22　小池百合子「すべての疑問に答える」『文藝春秋』第98巻第5号、2020年。

項に基づく外出自粛の要請を行い、「その上で」、24条9項に基づく施設の使用制限の要請を行うこととされた。緊急事態措置を講じる特定都道府県で45条2項から第4項までに基づく施設の使用制限の要請や指示等を行うにあたっては、あくまでも「国に協議の上、必要に応じ専門家の意見も聞きつつ」、外出の自粛等の協力の要請の効果を見極めた上で行うものとされた[23]。官邸側は基本的対処方針に基づき、緊急事態宣言が発出されたと同時に実質的な休業要請を実施しようとしていた東京都に対して強く再考を迫った。理容店や飲食店などに対する休業要請の是非を中心に官邸と東京都の調整は難航し、最終的には西村コロナ対策担当相と小池都知事の政治決着に委ねられた。最終的に発表された東京都の緊急事態措置では、45条2項の休業要請ではなく、（緊急事態宣言発出前でも可能な）24条9項の施設の使用制限のかたちをとり、当初想定されていた対象を一部変更したうえで実施されることとなった。そして、東京都以外の自治体もこの基本的対処方針に従ったかたちで措置を行うことになった。

　このような実質的な休業要請に伴う重要な問題は、休業する事業者に対して補償を行うかどうかである。補償がなければ休業に応じられない事業者も少なくないからである。財源の豊富な東京都は、4月15日の段階で、都の要請や協力依頼に応じて施設の使用停止や営業時間の短縮に全面的に協力する中小事業者に対して、1店舗の場合は50万円、2店舗以上の場合は100万円を支給するという感染拡大防止協力金の実施を発表した。全国知事会は、国と方針を合わせ、補償の規定がない中での休業要請に慎重であった。しかし東京都の休業要請を受けて、隣接する神奈川県が30万円を上限に協力金を準備し、東京に業種を合わせるかたちで休業要請を実施した[24]。この協力金の原資には、国が緊急経済対策に盛り込んだ総額1兆円に上る地方創生臨時交付金が見込まれた。この交付金では、休業による損失と連動する直接的な補償を否定する一方で、休業要請に協力する事業者などに定額の協力金を支給するもので、多くの都道府県がこの交付金を利用して休業補償を行った。

　施設の使用制限の要請が行われたものの、パチンコ店など協力しない一部の事業者がマスメディアなどで盛んに報じられると45条2項の規定が再び注目される。次に動いたのは大阪府であり、4月24日には独自の大阪府新型コロナウイルス対策本部専門家会議の意見をもとに、45条2項に基づいて休業要請に従わない施設名の公表を始めた。吉村府知事はより強い措置である休業指示を行う考えを示していたが、30日までに全店が休業に応じたためにそれは見送られた。最終的に、大阪府を含めて21の都道府県で45条2項を根

23　ただし、特措法に従えば、24条9項による協力要請は限定的なものとなり、休業は必ずしも想定されていない（新型インフルエンザ等対策研究会編2013）。24条9項による休業要請は、「新型インフルエンザ等対策政府行動計画」の例外的な規定を利用したものであったと言える。この点について岩本康志氏のブログによる指摘「不適切な営業自粛要請の代償」http://iwmtyss.blog.jp/archives/1077941994.html 参照。

24　前掲黒岩。

拠に施設名の公表が行われたほか、千葉県・神奈川県・新潟県・兵庫県・福岡県の5県では45条3項に基づく指示と公表までが行われた[25]。

　感染拡大が抑制の方向に向かう中で論点となったのが、緊急事態宣言解除のタイミングである。当初の期限とされた5月6日を前に、4日の専門家会議で緊急事態宣言の継続が提言され、政府は31日まで延長することを公表した。しかし、与野党あるいは経済団体、そして全国知事会なども、緊急事態宣言を解除する具体的な判断基準について数値を示すことを求めた（第2部第5章）。その中で大阪府は、5月5日に開かれた大阪府の新型コロナウイルス対策本部会議で、「大阪モデル」と呼ばれる府独自の基準に基づく自粛要請・解除の基本的な考え方において、経路不明の感染者数や検査陽性率、重症病床使用率などを用いることを示し、専門家の意見を踏まえて8日から運用を行った。続いて京都府（12日）・北海道（13日）・兵庫県（14日）が独自基準を公表し、その基準に基づいて緊急事態宣言のもとで都道府県として発出した休業要請の緩和を行っている。他方国は、西村コロナ担当相が吉村知事とのツイッター上での応酬で、休業要請の緩和についての数値基準は都道府県の問題だという姿勢を堅持したため（第2部第5章）、その要請のもととなっている緊急事態宣言解除の具体的な基準を示さない政府への批判が高まった。批判的な世論を受けて政府は5月14日の基本的対処方針改定で解除基準を発表し、5月25日に宣言は全面解除となった。

4.　ベストプラクティスと課題

　本章で見てきたように、日本における感染症対策には、中央政府と地方自治体、そして病院・介護施設や民間事業者をはじめとしたさまざまな関係者による連携・協力が前提として埋め込まれている（表1）。感染者の早期発見・隔離や医療体制の構築、自己検疫の要請といったそれぞれの場面で、関係者が目的を共有し、場合によっては割に合わないと考えられるような費用を払ってでも、目的の達成に協力することが求められる。未知のウイルスの恐怖の中で検査を行う医療関係者、重症者病床を用意することになる病院、休業に応じる民間事業者の協力が前提となっており、何よりもそれら関係者を説得し、必要な資源を調達することが求められる地方自治体の協力が不可欠である。

　協力が有効に機能したものについては、ベストプラクティスとして評価できる部分が大きいだろう。具体的に言えば、特に地方都市における積極的疫学調査を活用した感染者の早期発見・隔離であり、高齢者向けの介護施設への感染拡大の抑止である。これらについては、日常的な感染症対策を拡張して——要するに関係者のさらなる努力を引き出して——一定の成果を挙げる

25　新型コロナウイルス感染症対策本部、「新型コロナウイルス感染症緊急事態宣言の実施状況に関する報告」、2020年6月　https://corona.go.jp/news/pdf/kinkyujitaisengen_houkoku0604.pdf

表1　各分野・業務における連携

分野	業務	主担当	関係団体
早期発見・隔離	指定感染症指定	国（厚労省）	
	積極的疫学調査	保健所（都道府県）	病院
	帰国者接触者外来	保健所（都道府県）	国・病院・検査機関
重症化対応	重症者病床	都道府県	病院
	軽症・無症状者対応	都道府県	国・宿泊施設
	介護施設隔離	市町村	国・都道府県・介護施設
自己検疫	学校一斉休校	市町村	国・都道府県
	外出自粛要請	都道府県	国・他都道府県
緊急事態宣言	休業要請	都道府県	国・他都道府県・民間事業者
	数値基準作成	都道府県	国・他都道府県

ことにつながったと考えることができる。他方で、独自に経営を行う民間病院の協力を100%期待することは難しい。また一般の人々への窓口となった帰国者・接触者外来は、十分な事前の準備や連携体制の確立が行われていたとはいえず、適切なスクリーニングとして機能していないという批判にさらされることになった。特に大都市部では、情報インフラの不十分さもあって、都道府県・政令市・特別区がそれぞれ管理する保健所のデータ共有が難しかったことも、困難に拍車をかけたと言える。

　一方で、マルチレベルの危機管理という環境は、協力の前提を揺るがす危険を孕む。全国知事会に中心的に関与する知事たちが、国に協力的な姿勢を強調するのに対して、3月から5月にかけての感染拡大において、危機管理に大きな影響を与えたのは、東京都・大阪府の知事だった。中央政府が検査の拡大や特措法に基づく休業要請の実施、経済活動の再開などについて抑制的・保守的な立場をとっていたのに対して、大都市はより積極的な主張をしがちで、その決定は他の知事たちにも波及していった。競争が背景にあるからこそ、知事たちはお互いに意識し、より目に見える成果を求めて政策の「競り上げ」のような状況を避けるのは難しい。政府の緊急事態宣言以前に一部の知事たちはすでに実質的な外出自粛の要請に踏み切っていたし、それゆえ東京都のように緊急事態宣言発出と同時に実質的な休業要請を実施しようとする動きも出てきた。

　その結果政府は、まず外出自粛を求めたうえで、その効果を見ながら休業要請を行っていくという立場を堅持しながらも、実質的には、特措法24条9項を規定よりも拡張して運用することを認めることを余儀なくされた。あくまでも、政府は都道府県の協力を前提に、特措法20条で付与された総合調整の権限を用いながら、知事たちの決定に影響を与えようとしたのである。さらに強い措置として、特措法は33条で知事への指示権限も用意されてはいたが、その行使は、同様に選挙で選ばれた知事の民主的正統性を損ねることになり、また仮に失敗した時に中央政府がすべての責任を負わされるリスクも

ある。実際、今回の対応に当たった西村大臣も、知事の裁量を尊重して「指示を出すということまでは考えてなかったし、実際必要だと思ったことはない」と述べている[26]。

経済活動の抑制や抑制解除の条件などで国と交渉する知事たちにも、近隣の自治体との連携という点では課題が残った。日本の大都市圏には自治体を超えて連携するような仕組みが制度化されているとは言えない中で、指揮系統や情報管理を一元化するのは極めて難しい。神奈川・埼玉や京都・兵庫といった、東京・大阪という大都市圏の周辺に位置する府県は、東京・大阪の動向に影響されざるを得ない政令指定都市を抱えつつ、従来からどちらかといえば政令市以外の地域に注力する傾向にある。そのような府県の知事は、感染症対策として早期発見・隔離を中心とした対応を重視することになり、それでは不十分として大都市圏域で広範な自己検疫を求めるような対策と齟齬をきたすおそれもある。実際、大阪・兵庫など、同じ大都市圏内の知事の発言にズレが生じ、微妙な混乱を招くこともあった。

新型コロナウイルス感染症への対応が浮き彫りにしたのは、感染症対応への権限と責任を明確化することの必要性だろう。確かに関係者に埋め込まれた連携・協力関係は、ベストプラクティスを導いたと言える部分がある。しかし、限られた資源の中で通常業務を拡張して対応に当たることには限界があり、茨戸アカシアハイツの事例が示唆するように、ひとたび資源が不足すると厳しい状況に置かれる。初期は関係者の協力で乗り切るとしても、資源が不足するときには感染症に対応する権限と責任を持った専門組織が有効な援助を行うことが求められるだろう。この点は、中央政府と地方自治体のようなマルチレベルの危機管理においても同様の指摘ができる。権限と責任が不明確だからこそ、問題に対して政治的に介入し、そこで競争する契機が生まれる。感染症であれば、リスク評価に基づいた適切な提案などを適切に専門組織に委任することで政治的競争から切り離し、仮に失敗すれば将来に向けてその専門組織の責任を問い、改善につなげるというサイクルが重要になる。

26　西村康稔コロナ担当相インタビュー、2020年9月15日。

第8章 政策執行力

> いかに重要度、緊急度の高い政策であっても、これを適切に実行する「政策執行力」が伴わない限り、意図した政策効果を享受することはできない。
>
> 本章では、危機時に不足する医療物資や資金を、迅速に、必要な人に、必要な分だけ届ける「政策執行力」の課題が顕在化した事例として、全国民を給付対象とした特別定額給付金と布マスクを取り上げる。果たして政府は、全国民に短期間であまねく給付を実現する能力を保持していたのか。国際比較により明らかになったのは、政府が保持する国民の情報の不十分さとデジタルインフラ整備の遅れ、これらが政府の「政策執行力」に与えた深刻な影響であった。
>
> 後半では、危機時に政府だけでは不足する執行力を補うために不可欠な官民連携を行ったCOCOAの開発事例を通して、デジタル時代の官民の柔軟かつ機動的な連携を阻む縦割り、調達の仕組み、専門人材不足及びコミュニケーションなど、政府のデジタル基盤の課題を検討する。

1.　我が国の「政策執行力」

1.1.　特別定額給付金に関する論点

　第2部第6章のとおり、特別定額給付金は、新型コロナウイルス感染症の急激な感染の広がりに伴う経済の悪化に対し、困窮した家計への緊急支援を行う目的で導入された、全国民に一律10万円を給付する施策である。4月17日の記者会見で、麻生太郎財務相が「私共としてはスピードを持ってやるのが一番大事だと思っています」と述べたとおり、家計が困窮した国民にいち早く届けることが急務であった。

　結果的に、政府は、2020年4月30日に第一次補正予算が成立してから、2カ月（7月1日時点）で76%、4カ月（8月28日時点）で99%[1]の国民に対する特別定額給付金の給付を実現した。過去、同様に全国民向けの給付を実施したのは2008年9月のリーマンショック後の1.2万円の定額給付金のみであるが、当時は給付完了までに約6カ月以上を要しており、今回の特別定額給付金は、過去との比較では短期間のうちに給付を完了したと言える。

　しかしながら、新型コロナウイルス感染症に際して日本と同様に国民に対する現金給付を実施した他の先進諸国との比較では、国内でも多くの批判を受けた通り、日本の給付は必ずしも早かったとは言えない。我が国の「政策執行力」に問題があったことは明らかであった。

1.1.1.　他国における給付実態

　米国では、約1億5900万人の対象者に対し、所得水準に応じてIRS（内国歳入庁）が算定した給付金額を支給する措置が実施された。日本よりも対象者数が多く、また全国民一律の給付でないにもかかわらず、当該措置の根拠となるCARES Actが可決成立してから約2カ月と1週間で全対象者に対する給付が完了している。

　米国において、このような迅速かつきめ細やかな給付が実現した背景には、IRSが毎年の確定申告を通じて社会保障番号（SSN）に紐づいた個人の所得情報と還付用の口座情報を保有しており、対象者に申請等の追加的アクションを求めることなく、IRSが算定した金額が自動で口座に振り込まれたことがある。そして、国が還付口座情報を保有していない一部の対象者に対しても、特段の申請等を求めることなく、郵便公社に登録されている最新住所に小切手又はプリペイド型デビットカードの形式で郵送、年金・恩給などの受給口座への振り込み、また財務省・IRSが提供するオンラインツール「Non-Filers Tool」を通じて登録された銀行口座に給付といった措置が取られた。また、SSN等を入力すれば給付金の執行状況がトラッキングできる無料アプリ「Get My Payment」も提供された。

　米国以外にも、電子申請を活用して早期に現金給付を実現した国は多く、例えば、ドイツでは、個人事業主及び従業員5人までの零細企業、芸術家やフリーランスのクリエイターに対して最大9,000ユーロ（約110万円）、従業員10名までの企業に対して最大15,000ユーロ（約180万円）の現金を支払う措置[2]がとられたが、政府、地方自治体及び各州の銀行が主体となって電子申請受付と給付を実行し、法案成立後数日単位での迅速な給付を行った自治体の例などが注目された。また、エストニアでは既に公的サービスの99%が電子化されていたため、デジタルIDを使用したオンライン給付申請サービスを介して迅速な給付が行われた。

1.1.2.　日本の給付実務の課題

　我が国における特別定額給付金の「政策執行力」に影響を及ぼした制度設計面の特徴は、マイナンバー・カード及びマイナポータルを使用したこと、申請主義をとったこと、所得によらず一律の給付としたことである。結果と

2　なお、上記ドイツの施策は日本でいう「持続化給付金」に類似の制度であるが、本章では、現金給付を多くの国民に直接実施した事例として取り上げた。

して給付は米国等に比べて時間を要したが、その原因は、我が国の給付実務の大部分が、地方自治体の人海戦術に依拠したものであったことだ。この背景には、政府が保有する国民の個人情報が各行政機関に点在し、法的にもシステム設計上も統合運用できない状態となっていることから、中央政府が給付実務をデジタルで一括処理することができなかったことがある。

1.1.2.1.　給付対象の把握能力の欠如

　政府は、政治判断として、マイナンバー・カード及びマイナポータルを使用したオンラインでの特別定額給付金の申請受付を実施した。一見すると日本でもマイナンバー（個人番号）を活用したデジタルな給付が実行されるかのように思われるが、実際は12桁のマイナンバー（個人番号）は使用しておらず、マイナンバー・カード内のICチップの署名用電子証明書機能を用いてオンラインで本人認証できる機能を提供したのみであった。

　給付対象をデジタル時代にあった方法で迅速に把握・確定して実行するためには、少なくとも、本人確認情報、給付金額を確定するための所得情報、振込先の口座情報が、マイナンバー（個人番号）に有効に紐づいて給付に活用できる状態になっている必要があるが、政府はこの基礎的インフラを持たなかった。

　まず、5月1日時点におけるマイナンバー・カードの普及率は16.4％と、そもそもマイナンバー・カードを使用できる対象人口が少なく、新規発行や暗証番号の再設定には自治体での窓口手続きが必要であり、マイナンバー・カードを用いた本人確認を導入すれば、新型コロナウイルス感染症対策として好ましくない対面業務の激増は容易に予測できた[3]。

　また、我が国では、個人情報分散管理の方針から各行政機関に点在する個人情報を他の行政機関が利用するためには、マイナンバー法に基づく根拠が必要であるが、同法附表に限定されているマイナンバー（個人番号）を使用可能な対象業務に、今回のような給付は含まれておらず、使用するためには法改正をする必要がある。また、特別定額給付金を所管する総務省は、個別の本人同意がない限り、税務申告、年金給付、児童手当や公共料金支払い等に関して政府の別の機関や自治体が取得・収集した国民の口座情報等を転用することができない。結果として、住民情報を保有し市民の窓口・執行部隊を持つ自治体に、給付実務を依存するほかなかった。

　さらに、我が国の給付金は、申請不要で自動的に支給されるプッシュ型ではなく、積極的に申請を行った対象者のみに給付するプル型の仕組みで設計

3　もっとも、今回の給付実務にマイナンバー・カードが使用されたことによって、2016年のマイナンバー・カードの運用開始から遅々として普及が進んでいなかったことや、同制度の用途や口座紐付けなどの制約によって他国のような迅速な給付が実行されなかったことに注目が集まり、国民の関心が高まったという副次的効果はあった。マイナンバー・カード交付枚数は1月20日時点から415万枚増加し、8月1日現在で2,325万枚、普及率も18.2％と2ポイント程度上昇した。その前の半年（2019年7月1日から翌1月20日まで）の伸び幅183万枚と比較すると、コロナ禍において倍以上のスピードで交付が行われたこととなる。但し、その普及率はまだ国民の2割に留まっている。

され、このことにより、申請を処理する事務コストと時間が余計にかかったとの見方もできる。もっとも、プッシュ型の給付を実現するためには、米国のように行政が給付に必要な基礎データを保持していることが前提となるところ、上記のとおり、我が国の現行体制の下では、そもそもプッシュ型の給付を実現することは不可能であった。

　このような我が国の現状は、米国でIRSが国民の情報を一元的に集約し、一気通貫した処理を行ったことと対照的である。政府が給付対象の把握能力を欠いていることが、日本の特別定額給付金の設計上の制約となり、給付を大きく遅らせる要因となった。

1.1.2.2.　国と自治体の連携の不備（執行オペレーション上の論点）

　政府が給付対象の情報を保有していないことに加え、総務省の給付室は10-20人の組織であり、給付の実務を組み立てることに「とても手がまわらない[4]」こともあり、特別定額給付金を実際に全国民に「届ける」役割については、必然的に住民情報を管理する基礎自治体が担うこととなった。

　各自治体は、それぞれが独自に紙の申請書を対象者に郵送し、返送された申請を処理し振込みまでの実務を行う。一方、オンラインの場合は自治体が保有する情報を政府が処理する方法も考えられるが、政府はマイナポータルの入り口のみを整備し、後続処理は自治体に任せる形となった。これは、総務省において住基ネット最高裁判決への抵触を懸念する声が根強く、国が国民の個人情報を一元管理する形を避ける意図があった[5]。住基ネット最高裁判決は、住民基本台帳ネットワークがプライバシー権の侵害であり違憲だとする訴えに対し、2008年に最高裁判所が、国民の情報を一元管理することができる機関または主体が存在しないことを指摘し、合憲の判断をしたものだ。この最高裁判決がマイナンバー（個人番号）の厳しい用途制限や非常に複雑な設計を生んだほか、総務省が過度に一元的に情報を処理することを懸念する要因となっており、また、結果として自治体レベルで1,700の異なるシステムが生まれることにもつながっている。この点、内閣官房関係者は、「住基ネット裁判はトラウマになっているという面もあるし、そこを金科玉条として常に考えを止めるというのが彼ら（総務省）のやり方になっている」と評している。

　国が窓口のみ準備したマイナポータルで受け付けた申請者情報は、地方公共団体情報システム機構（略称：J-LIS）内に保存され、各自治体は、保存されたzipファイル形式の申請者情報をダウンロードし、解凍後のCSV形式の申請内容を確認し、銀行振り込み用の支払いデータに加工して給付手続を行う。ここで、具体的なボトルネックとなったのは、申請情報を自治体保有の住民基本台帳の住民データと照合する作業、及び、申請情報が適正か、重複

4　内閣官房関係者ヒアリング
5　内閣官房関係者ヒアリング。但し、住基ネット最高裁判決に抵触しない形で政府が自治体保有情報をもとに処理する設計は可能であったはずである。

申請や確認書類の不備を確認する作業である。マイナポータルの申請データと自治体の保有する住民データを突合しなければならないところ、時間的制約等からこの突合・確認作業のためにシステムを組めなかった多くの自治体では、万単位のすべての申請を印刷して目視で確認する作業が発生した。さらに、政府が用意したマイナポータルの申請情報は、申請画面の仕様上、世帯主以外の申請や二重申請を排除しない、数値入力箇所に桁数制限が無いなど、自治体が指定した形式で受け取ることができる郵送での申請に比べて、格段に多くの情報の不備を誘発するものだった。政府は、自治体からの要望に応じて順次仕様の改修を行ったが、この上流システム側での途中改修もかえって下流システムを稼働している自治体には負荷を生じさせることとなった[6]。

　この事態を受け、オンライン給付の遅延について積極的に発信を行っている熊谷俊人千葉市長が副会長を務める指定都市市長会は、6月26日に「迅速な給付の実現に向けた指定都市市長会緊急要請[7]」を行い「オンライン申請受付後の事務処理に関する想定が不十分なまま制度が開始されたため、重複申請や世帯情報等の入力誤りが多発し、その確認や補正作業が大量に発生することとなった」、「現場となる市区町村の意見は考慮されることなく制度設計が行われたため、特にオンライン申請については、データ確認等の膨大な作業が発生し、人口規模の大きい指定都市において過大な事務作業を強いられ、住民への迅速な給付に支障が出ている」などと指摘した。高知市を皮切りに、100以上の自治体がオンライン申請を停止するなど、自治体への負荷は大きかった。

　なお、一部自治体においては自治体側の処理の容易さを考え、マイナポータル経由以外の独自のオンライン申請サイトも並行して提供された。しかし、多くの自治体が条例においてオンライン上に個人情報を提供する「オンライン結合」を制限しており、このようなサイトを立てるにも個人情報保護審査会への付議を要件とするなど手続きに時間がかかる。自治体ごとに異なる個人情報保護条例が足かせとなって、そのような取り組みも広く横展開するに至らなかった[8]。

　結果として、申請の処理そのものに多大な時間を要しただけでなく、各自治体の窓口に住民が殺到したり、コールセンターに電話が集中するなどの事態も発生し、国がマイナポータル申請窓口を用意したことが、かえって一部の自治体に混乱を生じさせ、給付の遅延につながった。

6　自治体関係者ヒアリング

7　「迅速な給付の実現に向けた指定都市市長会緊急要請」指定都市市長会、2020年6月26日 http://www.siteitosi.jp/activity/honbun/r/r02/r02_06_26_01.html

8　自治体関係者ヒアリング。総務省は2017年に個人情報保護条例のインターネット結合を見直すよう通知を発出しているが、制限を課している自治体は多い。
https://www.soumu.go.jp/main_content/000486409.pdf、https://www.soumu.go.jp/main_content/000495661.pdf

　自治体に執行のしわ寄せが行ったことについて、ある自治体関係者は以下のように評した。「このコロナの急速に感染者が増えている中で、早くしなければならないというのは分かるんですけれども、国はリリースしたら終わりじゃないんですよということをもう少し知るべきだと思うんですね。『あとは自治体に任せたから』。いや、自治体間で競争させてどうするんですか。国は自治体にもうお金を預けたから自治体の能力に任せますみたいな施策ってないですよね[9]」。

1.1.3. 政策執行力が制度設計に与える制約：日本の特別定額給付金は世帯単位の一律給付以外の設計も可能だったのか

　特別定額給付金は、最終的に政治判断で所得によらない一律金額の給付で決着したが、当初の段階では所得に応じた給付も選択肢として検討された。この点、9月時点でのインタビューでも財務省幹部は「政策のロジックからすると、当然困っている方に対してお金を手厚くお配りするほうが、誰がどう考えても合理的[10]」、経産省幹部は「コンセプトとしては、ある程度まとったお金を本当に苦しいところに出していくというのが、今でも正しいとは思っています[11]」と評するなど、行政の立場からは、政策目的や財政制約に照らして所得に応じて必要なところに届ける仕組みを志向していることがわかる。

　しかしながら、米国の事例のように個人の所得状況に応じたきめ細かい給付が実際に可能だったかと言えば、否である。特別定額給付金を所管する総務省は納税情報を給付情報に紐付けられないため、個人の所得情報を利用できない。また、所得の把握は世帯単位であり、給付の単位も個人ではなく世帯とせざるを得ない。

　実際、特別定額給付金の前身として検討された30万円の生活支援臨時給付金（仮称）は、世帯単位の所得で減収を判断する仕組みであったため、夫婦の状況によって給付対象の線引きに不公平感が指摘されたり、世帯分離届けが出されるなどの弊害を生じさせた。結果的には、公平性を重視した政治的判断で、所得にかかわらず一定金額を給付する方針に転換したものの、世帯単位での給付という方針は変わらなかった。給付の単位を世帯とした場合には、個人の所得状況に応じたきめ細かな給付額の調整ができなくなる他に、DV被害者等への給付が世帯主に集約されてしまう等の弊害も生じる。今回の特別定額給付金は、世論・野党の批判の高まりも踏まえ、DV被害者への特例措置により一定程度の手当てがなされたが、煩雑な手続きを行わざるを得ず、潜在的な事例も含めて十分な対応とは言い難い。

　総務省は、特別定額給付金が世帯単位となった理由について、神戸新聞の

9　自治体関係者ヒアリング
10　財務省幹部ヒアリング
11　経産省幹部ヒアリング

取材への回答[12]で世帯を通じた家計への支援に加えて、個人単位で給付する場合の自治体の手続き増を挙げている。しかし、適正にデータが整備されて一気通貫のデジタル処理ができていれば、自治体においても給付単位を個人とすることによって大きな手続き増とはならないはずである。

1.2.　マスクの全戸配布に関する論点

1.2.1.　配布の実態と台湾との比較

特別定額給付金に先立って行われた1世帯あたり2枚の布マスクの全戸配布は「アベノマスク」と揶揄・批判された。3月から全国で小中学校等の一斉休校が開始され、感染に対する国民の意識が高まる中、8割近くを中国輸入に頼る市販の使い捨てマスクの需給が逼迫した。また、全世界で医療防護具の調達合戦が起き、医療介護施設において医療防護具不足が深刻となった。これらの課題の解消策として4月1日に安倍首相が政府対策本部で打ち出したのが布マスクの全戸配布である。

結果的に、政府は、2020年6月20日までに布マスクの全戸配布を完了した。金銭給付と異なり、布マスクは製造から各戸への物理的な配布までのサプライチェーン構築が必要であったことを踏まえると、相応に時間がかかることは理解できる一方、「4月下旬、ようやくマスク騒ぎは峠を越えた[13]」なかで、6月まで配布を継続しており、受け取る国民の目線からは一番必要なタイミングで届いたとは言い難い。

一方、同じくマスクの需給逼迫に直面した台湾政府は、早期の市場介入により需給を安定させることに成功し、6月1日にはマスクの輸出を開始していた。

台湾政府は、SARSの教訓からマスク等の需給逼迫を予想していた。1月24日に医療用マスクの輸出禁止措置を発動し、1月31日からは国内のマスクをすべて政府が徴収した。2月3日に一般市民に対し実名制で管理する購入制限を行うことを発表し、2月6日から実施した。購入希望者は、国民身分証番号の末尾の数字ごとに曜日が指定され、健康保険カードを機器に読み込んで購入履歴を確認することで、一日の一人当たり取得上限枚数内で購入することとなった。また、同時に、政府が公開したデータを元に全6000箇所以上の販売拠点のマスク在庫が自動更新で可視化されるマップを民間エンジニアらが開発・公開した。政府は、この間マスク増産に注力し、生産能力を10倍程度に引き上げ、1月末時点での日産188万枚から5月17日には日産2,000万枚を達成した。台湾政府による備蓄枚数が2億〜3億枚となり需給が安定したため、台湾域外での自由販売を6月1日に解禁し、日本など諸外国

12　神戸新聞NEXT「10万円給付、世帯主限定はなぜ？　読者の疑問に専門家が解説」2020年5月28日
https://www.kobe-np.co.jp/news/sanda/202005/0013375755.shtml
13　内閣官房幹部ヒアリング

に輸出を開始した。また、インターネットやアプリでマスクを予約購入し、コンビニやスーパーなどで受け取れる「Eマスク」システムなど国民の利便性向上施策も進めてきた。

　日本でも1973年の石油危機時に制定した国民生活安定緊急措置法を活用し、3月15日にはマスクの高額転売などを禁止する措置を発動し、それまでマスクを製造していなかった民間企業（シャープなど）にも増産を要請したが、即座に店頭での品薄を制御するには至らなかった。不織布の使い捨てマスクについて輸入数量・増産が需要に追いつかないことが明白な中、医療機関等への供給を優先するため、一般市場での需給の安定のために打ち出されたのが一般市民への布マスクの全戸配布である。ある官邸スタッフは、国内市場で売り惜しみなどが生じている状況に鑑み、「価格が下がると見れば出てくる。需給バランスなのだから。そこで、布マスクを国民全員に送り、需給バランスを回復させようと思った」と説明している。

　人口規模の異なる日本で台湾のような全量買い上げによる完全管理型の対応は難しかった可能性はあるものの、国民番号や健康保険カードを危機時の需給調整に柔軟に活用すること、国内在庫をリアルタイムで把握・可視化することを含め、テクノロジー上は可能なことが日本においては実現できなかったことには留意が必要である。

1.2.2.　執行に必要な情報と配布設計：世帯あたり２枚、郵便網の使用

　マスクの全戸配布に当たっても、特別定額給付金と同様、政府が国民の正確な住所・世帯情報を保持していないことが、枚数や配布先を決定する制度設計上の制約となった。政府は、マスク配布の「迅速性を重視」し、自治体を介さない形で配布を実現するため、ある程度割り切った設計を行った。

　すなわち、配布枚数を世帯人数に正確に合わせるのではなく、1世帯あたりの平均人数2.2人に沿う形で、これを一律2枚とした。また、「市町村を使うルート以外を開発しないと、とてもじゃないけど遅くてしょうがない[14]」との考えから、全世帯に配布する手段として、北海道での先行配布[15]で前例のあった日本郵政の全住所配布システム「タウンプラス」を活用した。当該システムは対象地域内の全ての郵便受けに郵便物を配達するものであり、一般家庭だけでなく空き住居・事業所などにも配布されることになる一方、物理的な全戸配布を実現するためには有用な手段であった。

1.2.3.　執行のオペレーション体制：省庁横断オペレーション等

　平時においてマスク等の医療物資の供給は厚労省医政局経済課が担う。し

14　経産省幹部ヒアリング
15　3月1日の新型コロナ感染症対策本部での首相指示を受け、中富良野町及び北見市にマスクの配布が行われた。

かし、厚労省は当時ダイヤモンド・プリンセス号への対応などで人員体制が逼迫していた上、平時は医療機関・介護現場等へのマスク等医療防護具の配分が主な業務であるため、「無理筋を無理に押し通していく仕事ばっかり[16]」と評されるような、緊急時の調達の経験に乏しかった。

そこで、同省の支援のため、医療機器業界を所管する経産省医療・福祉機器産業室をはじめ、機動力の高い課長クラスを中心に経産省で数名のチームが組まれ、派遣された[17]。当初、経産省側は厚労省とは別途、経産省本館2階災害対策業務室に省内合同チームを設置していたが、3月9日からは「マスク等物資対策班」として省庁横断の合同オペレーションが立ち上がり、物理的にも厚労省の講堂で一体として執り行われた。経産省関係者は、「省内合同チーム対厚労省というのが、電話もなかなかつながらない、連絡がとれない。向こう（厚労省）も大至急呼ばれたとかなんとか忙しいので、全然コミュニケーションがよくないから、一緒にやろうという話になって、たしかそこも（指示は）官邸からだったと思いますけどね。一緒になれ、ワンチームにしろというのは。それで我々が厚労省の講堂のほうに行く形」になった、と述べている。

対策班において経産省は主に国内外からの調達、厚労省は主に需要地への配分を担い、また、総務省がタウンプラスの活用を発案したり、内閣官房のIT室もG-MIS等電子化の観点から参画するなど、省庁横断的オペレーションによって調整が進められた。また、世界中で希少資源の奪い合いとなる中、経産省幹部によれば「今回は官邸等々、あるいはいろんなシーンにおいて、とにかく緊急性の高いものについては通常やってるみたいな財務省との一件一件の調整とかそういうことではなくて、むしろ迅速性を優先しようというはっきりとしたインストラクション」があったとし、経産省と厚労省が連携し、財務省の予算措置に関する支援を得ながら、買いつけを行う商社等に対して「一体何を相手方に提示すればこの玉（ぎょく）が押さえられるのか[18]」と侃々諤々の交渉が行われた。

このように、緊急事案に対して、経産省等の他省庁から人員を派遣し執行力を下支えするという柔軟な人事・オペレーションは、マスクのほか、アルコール消毒液の配布など、様々な物資において実践された。この点、経産省幹部は「ここは相当凄まじい作業をうちの人間もやらせていただき、当初10数人だったんですけれども、ピーク時は100人ぐらい厚労省のほうに行きまして、これをバックアップする形で経産省の中にも物資供給の人間をかなり配置したもんですから、全体で経産省としての物資体制は250-260人くらいのレベルでマンパワーを割いてやっていました」と述べており、大掛かりでダイナミックな省庁間連携が実施されたことがうかがえる。

---

[16]　経産省関係者ヒアリング
[17]　経産省幹部ヒアリング
[18]　経産省幹部ヒアリング

　なお、全戸配布用のマスクは予算466億円で興和、伊藤忠商事、マツオカコーポレーション、ユースビオ、シマトレーディングに委託された。当初、ユースビオ、シマトレーディングについて企業名が公表されておらず、政府は不透明な随意契約との指摘を受けることとなる。また、4月後半には妊婦向けマスクの配布で不良品が指摘され回収・検品のため配布が遅延したこと、不織布マスクの需給が回復しても執行が続いたことなど、執行時の多くのポイントでメディア・野党に批判されることとなった。

1.3. 特別定額給付金・マスク配布を通じた「政策執行力」の評価と課題

1.3.1. 評価できる点

　特別定額給付金は9月11日の時点で99.3％の対象者に対して給付済みとなっており、また、マスクは2020年6月20日までに全戸配布を完了した。

　特別定額給付金の給付については多くの自治体で職員が昼夜を問わず対応し、神戸市が周到な準備で100万人以上都市として最速の5月18日には給付を開始したり、兵庫県加古川市が5月27日に独自のオンライン申請サイトを提供するなど、特に普段から先進的なデジタル化、スマートシティ化の取り組みを行っている自治体を中心に、早期の給付実現のため、現場で多くの工夫が重ねられた[19]。またマスクについては、供給の見通しが立たない中で「雑でもいいからとにかく届ける[20]」との割り切りのもと、現有リソースでの確実な給付に注力した。

　このように、いずれのケースも、全国民を対象とした大型給付事業において、多くの制約要因がありながら、ほぼ全ての対象者に給付し切ったことは、評価すべき点である。

1.3.2. 執行における課題

　一方で、給付金・マスクに共通した政府の執行上の課題として三つの点があげられる。一つ目は、既に詳述の通り政府内部で情報基盤が整っておらず、デジタルを十分に活用した制度設計ができなかったことである。

　二つ目は、結果的に、「早く届けることを優先したため、全体のマネジメントが欠如[21]」したことである。給付金においては、急がば回れで政府側のシステム仕様について自治体との試験・調整時間をある程度設けていれば、政府と自治体の連携部分でここまでの混乱が生じず、結果的に遅延を生じさせずに給付を届けられた可能性が高い。また、マスクにおいては丁寧な委託体制で検品を徹底できていれば、不良品回収などの混乱や遅延を回避できた可

19　自治体関係者ヒアリング
20　経産省関係者ヒアリング
21　経産省関係者ヒアリング

能性がある。

　三つ目は、政策コミュニケーションである。「非対面で迅速に届ける」としてオンライン申請を受け付けた給付金は、遅延が生じたことで、国民に「いつ届くのか」との不満が発生した。例えば、米国では政府が状況確認用のアプリも併せて提供することで国民に状況把握のツールも同時に提供した。また、秋田県湯沢市ではLINEを使用し、独自に申請状況を可視化する試みを行った。このように注目度の高い政策の執行にあたっては、国民の不安を緩和するため、進捗状況を透明性高くかつタイムリーに知らせることも設計上の要点となる。

　また、マスクにおいても、国民への説明のタイミング、メッセージの受け取られ方において、コミュニケーションに課題があったと考えられる。4月1日の新型コロナ対策本部での安倍首相の布マスク配布に関する説明は、これを全体的に見れば、医療介護機関へのマスク供給を優先する目的で、一般家庭には洗濯して再利用可能な布マスクを配布するという説明であった。しかし、メディアがことさら「マスク配布」の部分のみを取り上げたこともあいまって、4月7日の緊急経済対策に先立ち政府が国民にプッシュで届ける最初のアイテムが「布マスク」であるとの印象を与え、多くの国民の間に対応の優先順位に対する疑問を喚起し、批判につながった。経産省関係者も「あれは多分出し方の問題だったんじゃないかなと思います。給付金より前にマスク2枚って、出し方としておかしいですよね。金くれと言ってる、みんな生活困っていますと言っているところにマスク2枚って」と振り返っている。こうした状況に対し、小林史明自民党青年局長が自身のTwitterで「補正予算は来週全体像が示される予定で、マスク配布するから現金給付など他の支援策がなくなるというものではありません」「マスク配るよりもっと他のことがあるだろう、という考えもありますが、できることは全て同時並行でやっていくしかない」「支援策全体像が見えないことから、不安を感じている」と投稿するなど、政府の意図を説明しようとする試みも存在した。しかし、全体として見れば、政府の政策意図が国民に十分に伝わっていたとは言いがたい。政策執行力の一環として、国民へのコミュニケーションもあわせて検討することが必要であった。

2.　政策執行のデジタル化と「有事の行政リソースの外部調達」

　危機時に行政ニーズは一時的に膨張する。平時からあらゆる危機に備えて政府内に冗長性と専門性を確保しておくことは現実的でなく、危機対応にあたって必要に応じて業務を切り出し、外部事業者等のリソースを機動的に活用することが不可欠となる。今般の危機においても、武漢帰国オペレーションでの全日空・商工会との協働や勝浦ホテル三日月の使用、持続化給付金の執行業務の電通への委託、厚労省との協定に基づくLINEの全国アンケート

など、多くの官民連携が有償無償で実行された。

　本節で取り上げる新型コロナウイルス接触確認アプリ「COCOA」は、当初民間側から開発提案があり、複数の民間企業・団体が無償で開発に協力したこと、省庁横断の通称「テックチーム」創設の契機となったことなどの点において先進的な取り組みである一方、最終的な公式アプリの採用判断などで民間事業者側に不信感を抱かせた事例でもあった。危機時の官民連携、特に今後重要となるデジタル開発を伴う事例において、適材適所で機動的に民間の力を活用しつつ適切な政策執行を行うことができたのか、COCOAの開発を通じて検証する。

2.1.　外部調達事例としてのCOCOAの経緯

「COCOA」は、感染拡大防止のための施策としてシンガポール等で先行していた事例を参考に開発された、ブルートゥースによって濃厚接触を検知・記録・通知する携帯アプリである。都道府県をまたぐ移動制限が撤廃された6月19日に厚労省所管で配信が開始され、9月15日現在、ダウンロード数は約1,692万件、陽性登録件数は767件となっている。

　新型コロナウイルス感染症に関して様々な海外政府動向を収集していた経産省では、シンガポール政府が3月20日に接触確認アプリ TraceTogether をリリースしたことなどを受けて、3月中旬から日本でも同種のアプリ導入を目指す動きが生まれた。同時に民間でも、シビック・テックのエンジニア集団、一般社団法人コード・フォー・ジャパン（CfJ）が、3月後半に有志で接触確認アプリ開発の検討を開始する。3月下旬から4月上旬にかけてCfJ代表理事の関治之氏と経産省は連携し、「厚労省の方々は多分忙しくてそれどころじゃない[22]」状況を踏まえて、自分達でアプリ開発を主導すべく、感染症の有識者、自民党の国会議員、党のデジタル社会推進特別委員会、内閣府関係者、官邸などを行脚し、アプリの導入の必要性を訴えた。また、同時期に、日本マイクロソフトでクラウドエンジニアとして働く廣瀬一海氏を中心としたグループCOVID-19 Radarも独自にアプリの開発を始めていた。

　4月6日に西村コロナ担当相をチーム長としたAnti-Covid-19 Tech Team（テックチーム）が立ち上がる。CfJのアプローチも受けていた平将明内閣府副大臣が実質的なハブとなって構想し、同時期に携帯電話会社の保有する人流データの可視化を通じた感染対策などを模索していた橋本岳厚労副大臣とも思惑が一致したことで、このような省庁横断体制が構築された。

　接触確認アプリはテックチームの目玉案件の一つとして議論が進められた。当時、アプリを開発していたのはCfJ、COVID-19 Radar、楽天の3者であり、中でもCfJが「本命視[23]」されていた。CfJは4月15日のプレスリリースにお

22　経済省関係者ヒアリング
23　経済省関係者ヒアリング・内閣官房関係者ヒアリング

いて、4月10日に公表されたアップル／グーグルの技術の共通規格に対応したアプリの開発を進めており、5月上旬のリリースを目指していることを公表した。4月21日のテックチーム議事録では「アプリの日本版について、Code for Japan等が開発を進めているところであり」「民間の取り組みを関係省庁で支援する形で、開発を進めています」と平副大臣が発言している。また、この段階では3者が規格統一などを通じて互換性を持たせ協力し合いながらそれぞれアプリをリリースすることが想定されていた。

　アプリ開発の潮目が変化したのはアップル／グーグルが、同社らが保有する技術の利用に際して、1国につき1アプリのみ、公衆衛生当局者が開発または利用するものにのみ許諾するとの条件を提示したためである。これにより、今までアプリ検討を主導していた経産省ではなく、厚労省がオーナーシップを持って開発を行う必要、また、3者が開発していたアプリを1つに統一する必要が生じた。

　第二次補正予算で必要な予算取得を検討していた経産省は、アプリ開発について、厚労省に調達を依頼した。しかし、当時の厚労省は、その他の新型コロナウイルス感染症対策に追われており、人員も十分ではなく、接触確認アプリのために調達プロセスを新たに立ち上げて担当する事務的な余裕がなかった。そのため、陽性患者登録のために新型コロナウイルス感染者等情報把握・管理支援システム（HER-SYS）と接触確認アプリをいずれ連携させる必要性があったことからも、厚労省は、接触確認アプリの調達をHER-SYSの改修のための調達案に追加する形で調達を一本化する方針を決めた。その過程で、厚労省は接触確認アプリの開発を進めていた3者とのこれまでの経緯や開発内容の比較優位を詳細検討することなく、既に進行中だったHER-SYSの開発委託先であるパーソルプロセス＆テクノロジーへの追加発注という形で、HER-SYSで想定していたマイクロソフトの基盤クラウド技術と技術が共通しているCOVID-19 Radarに接触確認アプリの開発を委託する決定を行った。なお、このような厚労省の意思決定プロセスについて、ある関係者は、厚労省内に付き合いのないCfJに委託を出すことに対し抵抗感があったことや、厚生省内にアプリを内製できる専門性がなかったため技術評価ができず「大企業なら安心」という意思決定につながった[24]ことを指摘している。

　5月8日のテックチームでは、役割分担が再定義され、厚労省が開発・実装・運用を行うこととし、CfJや楽天は開発者ではなく協力企業として仕様案作成や普及に向けた周知活動等の協力を行うという位置付けに変更された。

2.2.　COCOAを通じた行政リソース外部調達についての評価と課題
2.2.1.　評価できる点
　COCOAの開発が従来の政府調達案件に比べて迅速に進んだ点は評価でき

24　内閣官房関係者ヒアリング

るが、その背景には二つの要因があった。

　一つ目は、民間団体において個人情報の取扱いへの検討、使用テクノロジーの選定からユーザー・インターフェース検討まで、パッケージで自発的な開発が進んでおり、厚労省が正式に開発を決定する段階では複数の進捗したプロジェクトがあり迅速なリリースにつなげることができたことである。もし、行政側において一から企画、論点整理、仕様決定を行って事業者を募集するという通常の調達プロセスを経ていた場合には、相当の時間がかかっていたであろう。平時から民間エンジニアのコミュニティと一部官僚が交流しており、民間で進んでいたアプリ開発に行政が迅速に連携できた点は評価できる。

　二つ目はテックチームという枠組みである。テックチームは、新型コロナ対策へのITの活用や官庁のIT対応能力強化を目的とし、チーム長の下、IT政策担当相及び規制改革担当相が連携し、各副大臣および、内閣官房コロナ室、IT総合戦略室、健康・医療戦略室、内閣府規制室、厚労省、総務省、経産省、文科省、個人情報保護委員会事務局（オブザーバ）が参加する省庁横断の枠組みとなった。また、民間企業や技術者の協力を得ることを目的として、ヤフー、グーグル、マイクロソフト、LINE、楽天、携帯キャリア、関係経済団体などもこの枠組みに参加した。結果的に、民間からは提案の支援に留まったものの、コロナ対策にデジタルを活用するという明確な意思の下にこうした枠組みが実現し、少なくともCOCOAや人流データの活用など、幾つかのプロジェクトが実を結んだ。このような省庁横断かつ民間が参加したチームを機動的に設置できたことは、今まで個別省庁担当部局とのつながりを持った企業でなければ公的システムの開発に参加し、アイディアを提案することが難しかったことからすれば、官民連携を推進する上で有益であった。

2.2.2. 課題

　一方で、特に開発にあたった民間協力者への対応には課題が残った。COVID-19 Radarが選定されたことによって、完成間際まで「政府の支援を受けて」有志での開発を先行させていたCfJは、「自分たちが担いで『やろうよ』と言って、政府内を駆けずり回ってやって、やることが決まって、さあ、と思ったら[25]」梯子が外された格好で、投下資金を回収もできず[26]、ノウハウを共有・連携することも叶わず、プロジェクトを中断せざるを得なくなった。

　また、COCOAリリース直後の不具合や仕様について、COVID-19 Radarの開発者がtwitter等で直接批判を受けた。本来、開発責任・説明責任を持つのは厚労省であるが、個人のエンジニアが矢面に立つ事態となってしまった。

25　経産省関係者ヒアリング
26　CfJの開発はボランタリーなものであり、何らかの法令や契約等に基づくものではないため、厚労省等に対し、開発の対価を請求することはできなかった。なお、CfJ関係者は、資金としては持ち出しを回収できなかったものの、レビュテーションや経験値という間接的に得るものはあったとコメントした。

　善意と専門性を持って協力を申し出て政府の方針に従って尽力した民間主体がダメージを受けるという状況は、今後政府に協力したいと考える民間側の意欲を削ぐものであり、今後の官民連携の持続可能性に疑問符をつけるものである。

　これらの問題に共通する点として、政府によるソフトウェア調達・開発の体制上の問題が浮かび上がる。

　第一に、システム開発において省庁横断的な司令塔・オーナーシップを持った組織がないことである。テックチームは各省庁横断の窓口としては機能した一方、「窓口以上の機能はなかった」[27]との指摘がなされている。この問題は、実際の開発が厚労省に移管された途端、テックチームでの議論との継続性なく既存システムの延長での調達となったことからも裏付けられている。デジタルの活用に成功している多くの国は、デジタル・ガバメント専門部局が内部に存在する。各分野の所管省庁のシステム設計を横断的かつ一貫して審査し、意見を付し、所要の修正を加える権限をもち、開発プロセス管理やその後の保守運用までのプロジェクト・マネジメントを主体的に担える当局が必要である。日本においても、IT化の司令塔機能[28]を果たすべく、2014年から内閣官房IT戦略本部／IT室がデジタル領域における開発を一元的管理していく方針でガバナンスが強化されたものの、組織のミッションが政府業務のIT化にとどまり、「アジェンダをつくって動かしていくという力がない組織[29]」で、デジタル時代にあわせた制度や業務フローの見直しまでを含めた抜本改革を推進できる組織にはなっていない。人員・権限不足からも実態としてシステム情報の集約や大規模システムへの関与に留まっている。結局、持続化給付金は経産省、特別定額給付金は総務省、G-MIS／HER-SYS／COCOAは厚労省と従来の組織の縦割りに沿って異なるシステム開発がなされ、政府全体での連続性や接続性は担保できていない。

　第二に、政府の中に専門知識と権限を持ってシステム開発の企画・工程管理（所謂プロジェクト・マネジメント）ができる行政官がいないことである。千人単位でエンジニアを内包するシンガポールは接触確認アプリ開発を内製しており、また、デジタル・ガバメントの進む英国でも、その主体となるGovernment Digital Service（GDS）にプロダクトマネージャー、デザイナー、エンジニアを内包している。一方、日本では、政府が検討する施策について、テクノロジーの専門的見地から機動的にその方法論を検討し、必要に

27　内閣官房関係者、総務省関係者ヒアリング
28　https://www.soumu.go.jp/main_content/000325350.pdf
　　「政府CIOを中心とし、府省CIOそれぞれがリーダーシップを発揮して各府省及び政府全体のITガバナンスを強化することが重要であり、「共通のルール」の下で、政府情報システムに関する詳細な情報を府省CIO及び政府CIOの下で逐次把握するとともに、業務の効率化及び高度化、情報セキュリティを含む情報システムの運用リスクへの適切な対応等、具体的な取組を政府横断的に進める必要がある。」
29　経産省関係者ヒアリング

応じて外部事業者の協力を仰ぎながら、デジタルを用いて問題解決ができる体制となっていない。システム開発を進める各省のプロジェクト推進体制には必ずしもエンジニアがいるわけではなく、内閣官房IT総合戦略室に専門家である政府CIO補佐官が在籍しているが、プログラムのコードを書ける人材は少なく、役割としてはアドバイスや仕様書の最終段階でのレビューにとどまっており[30]、主体的にプロジェクトを担う体制ではない。

　第三に、開発の方法論が時代にあっていないことである。先進国におけるソフトウェアの開発では、アジャイル開発と呼ばれるユーザーの求めるサービスを実現するために早期にフィードバックを受け改善サイクルを回して向上させていく方法が主流になりつつある。COCOAにしても、そのほかのシステムにしても、重要なのはサービスインしてからもユーザーの声を取り入れ、改善サイクルを早期に回転させることである。これに対し、我が国の現行の体制は、多少の運用費や数年後の改修を見込んだ予算で仕様書通りのシステムを作って売り切りのような状態となっている。企画段階から柔軟に外部主体と検討できるフェーズごとの段階的な発注や、運用段階でも継続的に改善していける柔軟性が必要である。また、特にCOCOAについては、6月のリリース当初はβ版（開発中のサンプル版）であることが周知されていないなど、リリース時のコミュニケーションを含めて、ユーザーに対する情報提供が不足しており、改善サイクルを回す以前に批判を受けることとなった。

3.　小括：「政策執行力」全体に関するベストプラクティスと課題

3.1.　ベストプラクティス：平時のオープン・イノベーション体制

　政府が政策をデリバリーする際に、機動的な体制構築や現場の実行力がものを言う。本章で取り上げた特別定額給付金・マスク配布の執行を完遂したのは、まさに現場の力と創意工夫によるものであった。

　また、有事でそれらの力を発揮させるのは平時からの準備体制である。特別定額給付金の実務は自治体に負荷を掛けたが、中でも給付を速やかに実行した神戸市・加古川市などは平時からオープンイノベーションプログラムやスマートシティ推進を行っており、テクノロジー活用への感度が高く、意思決定も早かった。さらに、マスク配布については、普段から災害時など危機の際の調達等の支援部隊としての経験値を上げていた経産省等が機動的な省庁調整に力を発揮した。COCOA開発を含むテックチームの立ち上げに際しては、平時からテクノロジーへの関心が高い官僚や、平内閣府副大臣、橋本厚労副大臣らの「こだわり」[31]が寄与したと考えられる。

　限られたケースではあるものの、このように平時のオープン・イノベーシ

30　内閣官房関係者ヒアリング
31　内閣官房関係者ヒアリング

ョン体制とデジタル基盤が有用であったことは、今後の危機対応でも教訓にすべきベストプラクティスである。

3.2.　課題：デジタル基盤の構築

　一方で、結果的に、時代に応じたデリバリー、特にデジタルを活用した施策については、加藤厚労相が今回のコロナ対応の最大の課題を「DX（デジタル・トランスフォーメーション）」としているように[32]、多くの国民が痛感した課題であった。2000年のIT基本法制定に基づいて、2001年に掲げた「e-Japan戦略」では2005年までに世界最先端のIT国家となる目標を掲げ、その後も「e-Japan II」「IT新改革戦略」「デジタル・ガバメント推進方針」、2019年5月の「デジタル・ガバメント実行計画」に至るまで、度々、日本がIT社会の先端を担うビジョンが掲げられた。しかしながら、今回の新型コロナウイルス感染症対策において、幾多のスローガンや計画がありながら、実態として遅々としてデジタル対応が進んでいない状況が露呈した。安倍首相は8月28日の辞任会見において、IT化が進まない背景について、役所ごと及び自治体ごとにシステムが違う、自治体ごとに個人情報保護条例が違う、という課題を挙げた。

　また、このような状況を踏まえ、9月16日に発足した菅政権においては、デジタル政策の見直しを真正面に据え、「複数の省庁に分かれている関連政策を取りまとめて、強力に進める体制として、デジタル庁を新設いたします」と縦割りを排する司令塔・取り組み体制を発表した。

　デジタル庁を中心とした省庁横断的な司令塔機能・開発オーナーシップを持った組織が発足することで課題解決に期待ができる一方で、今後実効的にデジタルが活用できる体制とするには、組織整備のみならず、以下の3つの観点を踏まえた、政府のデジタル基盤の抜本的な強化が必要である。

　第一に、各種行政機関がバラバラに保有するデータについての利用可能性を確保するべきである。コロナ危機への対応においては、法で認められたマイナンバー（個人番号）の活用範囲が狭く、政策の設計自由度が限られた。また、政府が住基ネット最高裁判決への懸念から個人情報の統一的な受け皿を整備することなくその管理を自治体に丸投げした。仮にデジタル庁を新設して組織と権限を整備したとしても、IT活用の大前提となる各種データの利用可能性が確保されなければ、デジタル化の推進は有名無実となってしまう。こうした事態を防ぐため、マイナンバー法・個人情報保護法制の見直しを含め、デジタル時代における政府の役割を情報・機能面で明確化し、それに伴う法的整理並びに省庁間及び自治体間での標準化・互換性の確保を進めてい

---

[32]　加藤厚労相ヒアリング、2020年9月8日

くことが必要である。また、デジタル時代における最適な政策執行ができる
ようにするためには、単にデータの利用可能性を確保するだけでなく、デー
タとその利用権限を構造的に整理し、業務フローも含めて見直すような「アー
キテクチャー」レベルでのデジタル基盤の整備が必要である。なお、省庁
間・自治体間で共通基盤を整備することは、ベストプラクティスを即座に全
国展開していくことでデジタル化の効果を迅速に波及させることにもつなが
る。今回、神奈川モデルを全国展開してG-MISが構築されたこと、東京都新
型コロナウイルス感染症対策サイトがオープンソースを活用し、また、背後
のデータ標準化と他自治体への横展開を行ったことはその好事例であった。

　第二に、共通のゴールに対して政府がシステムの開発を請け負う民間事業
者と柔軟に協働できる調達方法を確立することである。政府と民間事業者の
役割分担については、様々な連携様式が考えられるが、いずれの場合でも政
府が決定した仕様を一方的に民間事業者に提示するのではなく、オーナー
シップを持つ政府が開発を通じてユーザーに何を提供するのかというゴールを
民間事業者とも共有した上で、企画段階での有識者や国民への意見聴取、テ
スト期間の設定、仕様改善や運用後の継続的な改修を通じ、関係者が協働し
ていく体制をつくることが重要だ。この点については、特別定額給付金の給
付システムやHER-SYSについて、ユーザーとなる現場側への理解が足りず現
場に負荷を生じさせている現状が指摘されている。また、単一年度での固ま
った仕様ベースでの予算確保ではなく、企画段階から部分的な発注をできる
ようにするなど、段階的な予算措置や発注の柔軟化により、前述のアジャイ
ル開発を含め、ユーザーのフィードバックを経ながら常に最善な形にアップ
デートできる調達体制とすることが肝要である。危機の時には短期間での対
応が求められからこそ、普段からこのような協働体制を構築することが迅速
な連携やシステム開発に繋がるだろう。

　第三に、それらを推進できる内部専門家人員・環境の確保である。デジタ
ル化の文脈において、多くのプロジェクトが外部業者への「丸投げ」になら
ざるを得ない一番の理由は、一流のエンジニアが政府内部でプロジェクトに
関与するような人事システムが存在しないからである。霞が関では、今回コ
ロナ対応で医学的専門性を発揮し活躍した医系技官を含め、国交省には建築
士資格を持った者、その他省庁においても数多くの専門家が採用されている[33]。
しかしながら、ITの専門家として採用された人材は数少なく、また、採用後
のキャリアパスも明確でない。デジタル化を重要分野と位置づけるのであれ
ば、数百・数千単位で専門家を内包する海外諸国との比較においても、最新
知見を持つ民間人の登用も含め、ある程度の規模で優秀な人材を採用し、育
成し、処遇しない限り、十分な体制を構築することはできない。また、今回

---

[33]　例えば、2018（平成30）年度総合職試験（大卒、院卒）とそれに準ずる試験（獣医学、意匠学）の総合
　　職採用者679人の中でも、331人はこのような専門分野を持つ人員である。

の検証にあたって、多くのオンライン・ヒアリングを行ったが、その中で、最も接続環境にトラブルが多かったのは霞が関の官僚とのヒアリングであった。民間企業にテレワーク推進を呼びかける中、官公庁における IT 環境が民間に大きく遅れをとっている状況は明らかであり、霞が関内の足元のデジタル環境整備への予算配分も欠かせない。

　平時にこのような体制整備を行うことが、有事で行政人員が逼迫する中で、丸投げで実働しない急ごしらえのシステムを作っては捨てる、という状況を発生させないために重要である。

　最後に、法的整備や組織の抜本改革を断行するには、国民の理解が欠かせない。これらを行う過程において、利便性や限界を国民に丁寧に説明し、できる限り透明性の高いコミュニケーションを行うことが、国民にとってもデジタルを使用する利点の実感を得ることと政府への信頼につながる。そして、その信頼が、根本的なデジタル基盤構築において重要な個人情報利用への理解や取り扱いなど、国民の意見調整が難しい課題にも理解を得ながらデジタル化を進めることにつながるのではないか。

第9章　国際保健外交

本章では、国内の感染症危機対応に際して、国際社会のアクターとの外交関係をどのように活用していったのか、またその際、国内アクターのいかなる相互作用が見られたのかを検証する。その検証の過程で炙り出された日本のベストプラクティスは、「自由で開かれた国際秩序」を基軸とした国際社会の協調関係が危機に瀕する中、米国・中国・アジア諸国と緊密に連携し、多国間主義の維持に貢献したことだ。他方、課題として、日本の国際的発信の少なさやクルーズ船における大規模感染症アウトブレイクに関する国家管轄権調整の不十分さといった個別的事項に加え、パンデミックに対する国際社会の不十分な備えにより日本国内の感染症危機対応にも負の影響が生じるといったグローバルガバナンスの問題が導出された。このような検証結果を踏まえ、今後我が国が取るべき外交戦略についても提言する。

1.　新型コロナ対応における日本の国際保健外交戦略

1.1.　新型コロナ発生に至るまでの日本の国際保健外交戦略

近年の日本の国際保健外交の歴史は2000年のG8九州・沖縄サミットに遡る。同サミットにおいて、議長国日本は感染症対策を主要課題として取り上げ、追加的資金調達と国際的なパートナーシップの必要性についてG8諸国が確認したことが、世界エイズ・結核・マラリア対策基金（略称：グローバルファンド）設立の発端となった。

こうした国際保健外交の取り組みは、第二次安倍政権において戦略的に発展した。2013年に設置された「経協インフラ戦略会議」[1]の第4回会合において「国際保健外交戦略」[2]が採択され、我が国の外交戦略としてユニバーサル・ヘルス・カバレッジ（UHC:Universal Health Coverage）を推進することが決定された。2015年には、「開発協力大綱」[3]に基づく「平和と健康のための基本方針」[4]において、感染症等の公衆衛生危機への対応強化も念頭に、UHCの実現を目指すことが謳われている。更に同日、政府は「国際的に脅威

1　内閣官房「経協インフラ戦略会議の開催について（2013年3月内閣総理大臣決裁）」、2013年3月12日、http://www.kantei.go.jp/jp/singi/keikyou/pdf/konkyo.pdf

2　外務省「Japan's Strategy on Global Health Diplomacy」、2013年6月、https://www.mofa.go.jp/mofaj/files/000005946.pdf

3　閣議決定「開発協力大綱について（2015年2月閣議決定）」、2015年2月10日、http://www.mofa.go.jp/mofaj/files/000067688.pdf

となる感染症対策の強化に関する基本方針」を決定し、国際的に脅威となる感染症に係る国際貢献強化と国内危機管理体制強化の一体的推進を打ち出した[5]。この時期は、国際社会でエボラ出血熱の猛威が続いていたことに加え、隣国韓国でもMERSのアウトブレイクへの初期対応失敗により朴槿恵政権の支持率が10ポイント以上も低下していた[6]。こうした状況の中、日本政府も感染症危機に対する脅威認識を増加させ、国内の感染症危機管理体制の向上と合わせ、感染症危機管理に焦点を当てた国際保健外交戦略が策定された。

　同基本方針において政府は、2015年から5年程度を目途として国際的に脅威となる感染症対策の強化を掲げている[7]。感染症危機が発生した場合にはその発生源で食い止めて世界的拡散を防ぐという国際的な感染症危機管理の原則に則り、「国境を越えて広がり国際的に脅威となる感染症に対する国際的な協力については、人道的支援にとどまらず、我が国への波及を防止するものであるとして認識し、我が国としての海外の感染症のリスク評価の強化や、国際的な対応も担うことができる国内の感染症対策を担う人材の育成も含め、我が国における感染が確認された場合の備えとしての国内における感染防止対策と有機的な連携を図りながら一体的に推進していく」と謳った[8]。具体的には、我が国が国際社会で推進する事項としては、〈1〉公衆衛生危機時に国際社会が迅速に対応できるグローバル・ヘルス・ガバナンスの再構築、〈2〉海外における特定の感染症の発生早期の段階からの封じ込め、〈3〉平時からの開発途上国における保健システムの強化（UHC）及び他の重大な感染症への対応、などが挙げられている。

　更に翌2016年の伊勢志摩サミットでもその成果文書に、以下の表現が盛り込まれた[9]。

　　「我々は、経済的繁栄及び安全保障の基盤となるであろう『国際保健のためのG7伊勢志摩ビジョン』に詳述されている、国際保健を前進させるための具体的な行動をとることにコミットする。我々は、ユニバーサル・ヘルス・カバレッジ（UHC）を促進し、並びに我々の経済に深刻な

4　健康・医療戦略推進本部決定「平和と健康のための基本方針（2015年9月健康・医療戦略推進本部決定）」、2015年9月11日、https://www.mofa.go.jp/files/000099126.pdf

5　国際的に脅威となる感染症対策関係閣僚会議「国際的に脅威となる感染症対策の強化に関する基本方針」、2015年9月11日、https://www.kantei.go.jp/jp/singi/kokusai_kansen/pdf/kihonhoushin_hontai.pdf

6　みずほ総合研究所「MERS問題で窮地に陥る韓国朴政権」、2015年6月19日、https://www.mizuho-ri.co.jp/publication/research/pdf/insight/as150619.pdf

7　国際的に脅威となる感染症対策関係閣僚会議「国際的に脅威となる感染症対策の強化に関する基本方針（案）」2015年9月11日、https://www.kantei.go.jp/jp/singi/kokusai_kansen/dai1/siryou1-2.pdf

8　国際的に脅威となる感染症対策関係閣僚会議「国際的に脅威となる感染症対策の強化に関する基本方針」、2015年9月11日、https://www.kantei.go.jp/jp/singi/kokusai_kansen/pdf/kihonhoushin_hontai.pdf

9　外務省「G7 伊勢志摩首脳宣言」2016年5月、https://www.mofa.go.jp/mofaj/files/000160267.pdf

影響を与える可能性がある公衆衛生上の緊急事態及び薬剤耐性（AMR）への対応を補強することを主導するよう努めることにコミットする。我々はまた、これら及びその他の保健分野において、研究開発（R&D）及びイノベーションを促進することを強調する。」

ここでは、公衆衛生上の緊急事態を安全保障として捉えつつ、公衆衛生上の緊急事態への対応強化のためのグローバル・ヘルス・アーキテクチャー（国際保健の枠組み）の強化を行うと同時に、日本が従来から力を入れてきたUHCを各国が国際保健規則（IHR）を履行するためのコアキャパシティ強化の一部と位置付け、体制強化に取り組むことが宣言されている。

しかしながら、こうした政府の宣言とは裏腹に、国際社会と連動したパンデミックに対する実際の自国の備えという点では多くの改善点があった。2018年、日本は感染症危機管理に関する国際法基盤であるIHRを履行するための国内実施体制について、各国同様、任意のWHO合同外部評価（Joint External Evaluation）を受け入れ、具体的な勧告を受けていた[10]。これらについては、本部第1章で指摘した課題と合致する点が多分にあることが見て取れる。

- 研究所のクオリティコントロールに関して外部評価を導入すべき。
- 情報収集・分析に関するIT技術を強化すべき。
- 危機時のリスクコミュニケーションに携わる人材育成に投資すべき。
- 常設の緊急事態オペレーションセンター（EOC：Emergency Operations Center）を厚労省に設置すべき。
- 公衆衛生危機に関する多部門間の調整システムを洗練するための合同訓練を行うべき。
- 公衆衛生危機管理に従事する国・自治体レベルの人材に関する国家戦略を策定すべき。

こうした指摘事項は2018年以降、本格的に対処されたわけではなく、今回の新型コロナ対応でその脆弱性が露呈された形となった。

1.2.　厚労省と外務省——国際保健外交推進の両輪

厚労省の国際関係分野は、大臣官房国際課が中心となり、政策の企画立案を行う。具体的には、WHO・G7／G20の保健分野・ASEAN関係の保健分野・日中韓保健大臣会合等に関する多国間外交（マルチの外交）に加え、国際保健分野の各国保健省との二国間外交（バイの外交）に関する外交政策を

10　WHO, 'JOINT EXTERNAL EVALUATION OF IHR CORE CAPACITIES OF JAPAN', 2018, https://apps.who.int/iris/bitstream/handle/10665/274355/WHO-WHE-CPI-REP-2018.23-eng.pdf?ua=1

扱っている。

　一方、外務省で国際保健外交を所管する部署は、国際協力局地球規模課題審議官組織国際保健政策室である。国際保健政策室では、上記の厚労省国際課が企画立案する政策分野で協働すると同時に、グローバルファンド[11]やGaviワクチンアライアンス[12]などの国際機関における多国間外交を所管している。また、国際保健外交の世界の中心地たるスイス連邦ジュネーブに所在するジュネーブ国際機関日本政府代表部も重要な役割を演じる。こうした各部署からの情報を総合外交政策局が束ねて全体戦略を練り、外相と外務次官を支えた。

　日本政府として一体的な国際保健外交を展開するという観点から、厚労省国際課と外務省国際保健政策室は従来から室長級の人事交流をしている。国際保健政策室長は厚労省の出向者が務めており、感染症危機の発生に際し、この室長がWHOの発表を専門的見地から分析し、感染症危機管理について専門的知見を持たない外務省幹部にインプットする役割を果たしてきた。外務省関係者は、今回の新型コロナ対応においても、国際保健政策室を通じた人事交流という仕組みにより、同感染症を巡る日々の国際情勢の分析や情報収集の面で外務省と厚労省の連携が円滑に進んだと評価する。

1.3.　新型コロナ危機を巡る日本外交の体制──個人と組織

　コロナ対応に関する情報収集や各国との政策調整においては、職員レベルでの人を通じたチャネルに加え、「ハイレベルでも頻回に実施していたコミュニケーションを通じて得られた信頼関係」が役立ったと厚労省関係者は振り返った。

　米国との関係では、厚労省から米保健福祉省に継続的に派遣しているリエゾン職員や米疾病予防管理センター（CDC）に派遣しているIDESを通じたネットワークに加え、加藤厚労相とエイザー保健福祉長官との個人的関係が役立った。加藤大臣は厚労大臣として2期目で、これまで種々の国際会議や日米保健大臣会談でエイザー長官と会談していた。加藤厚労相はこのほか、中国や韓国の保健大臣とも日中韓保健大臣会合等を通じて複数回会っており、新型コロナ危機発生後も早期から中国・韓国に対してしっかりとコミュニケーションをとるように省内で指示していた。

　また厚労省では、1月28日の厚労省対策推進本部の設置以降、英語ができる職員が省内のみならず他省庁からもかき集められ、危機対応における外政的機能に従事した。具体的には、政府の新型コロナを巡る諸外国やWHOと

の外交政策立案に加え、各国の在京大使館・外国メディアへの対応や、外国人が多く乗船していたダイヤモンド・プリンセス号の現場対応において活躍した。

　新型コロナ危機対応の国際関係分野に関する中核的な部分は、鈴木康裕医務技監が指揮をとった。ある厚労省関係者は、「鈴木医務技監が強いロジックとパッションを持ってWHOやCDCに対応した結果、事態の局面が変わったことを目の当たりにした」と述べ、医務技監は司令塔として、保健医療分野の重要施策を一元的に推進し、危機対応において内政と外政の連携を図る上で重要な役割を果たしたと評価した。

2.　国内の感染症危機対応に対する国際社会のアクターとの連携

　本節では、新型コロナウイルス感染症による国内の感染症危機対応をより効果的に行うために、国際社会のアクター（他国や国際機関等）との外交関係をどのように活用していったのかについて検証する。

2.1.　初動に関するWHOと日本の関わり

　2月頃より、WHOによる緊急事態宣言の遅れや中国に対する宥和的な姿勢について、国会議員の一部にWHOそのものやテドロス事務局長に対してネガティブな意見を持つものが現れた。しかし厚労省関係者によれば、厚労省としては一貫してWHOの専門性について信頼が低下することはなかったという。後述の通り、ダイヤモンド・プリンセス号対応に際してWHO西太平洋地域事務局から職員を派遣してもらうなど、WHOからの情報や技術的助言、危機対応への協力が有用な局面も少なくなかった。また、日本の対応についてもWHO側に説明する努力も継続して行っていた。一方、外務省ではWHOの対応能力の限界を前提に対応を検討しており、例えば1月末の時点でWHOは「渡航制限の必要はない」という立場であったが、「最悪の事態ということを考えて（自らの判断で）対応すべきだ」（外務省幹部）という認識を持ち、武漢の邦人退避オペレーションを実施した。

2.2.　チャーター便帰国対応

　武漢へのチャーター便については、武漢に総領事館を持たない日本が結果的に計5便のチャーター便を出すことができたのは、日中の緊密な連携による成功事例であり、当時の良好な日中関係の賜物だったと外務省幹部は評価する。当時、30カ国が競ってチャーター便を飛ばそうとしており、様々な国の間の競争状態にあった。こうした中、1月29-31日の3日間、連続してチャーター便を飛ばすことができたのは日本だけだった。第2便ではパイロットの労働上の条件から、一定期間地上に待機すると、そのパイロットは飛べなくなってしまうという規程がある中で、中国側からの運行許可が中々出ず、

地上待機時間が長引いてパイロットが飛べなくなってしまう限界の時間が近づいていた。あと5分遅れれば、第2便は飛行機が飛ばないという状況にまで陥ったが、良好な日中関係や個人的な繋がりに助けられ、なんとか切り抜けることができたと外務省幹部は明かした。

　外務省幹部によれば、武漢には日本総領事館がない中で、WeChat、電話、メールなどのコミュニケーションツールを駆使してオペレーションを組み立てた。WeChatというインスタントメッセンジャーアプリは現地の日本商工会の人々を網羅しており、コミュニケーションツールとして有用であった。また、元日本留学生で武漢市の人民代表でもある人物の協力も有用だった。チャーター便2便目以降、現地運転手が車ごと消えるという事態が発生したが、その時もこの人物が奔走してくれて事なきを得た。

　中国政府による日本への気遣いは様々な局面で見られた。例えば上記のとおり計5便に及んだ邦人退避チャーター機のうち、最初の3便を毎日出せたのは日本だけであり、ANAと米国のカリッタエアが同時に武漢の空港に到着した際も、ANA便を先に着陸させることができたのは中国政府の配慮であった。

2.3.　ダイヤモンド・プリンセス号対応

　ダイヤモンド・プリンセス号の対応に際しては、厚労省はWHOと連携して、WHO西太平洋地域事務局（WPRO）から職員1人を日本に派遣してもらった[13]。2020年2月7日、政府は、ダイヤモンド・プリンセス号で感染が判明した61人について、通常の国内感染のケースとは分けて集計すると発表した[14]。そもそも日本国内で発生した感染ではないことが理由で、クルーズ船の感染者数等を国内感染者数とは別に集計することについてWHOと直接やりとりを行い合意した上で、WHOの国別集計でも「その他」として扱われることになった[15]。この他、日本に派遣されたWPROの職員からは、実際の危機対応への技術的助言をもらったり、具体的な連携が見られたと厚労省関係者は話す。

　ダイヤモンド・プリンセス号問題が一段落した後には、クルーズ船への感染症危機対応について、日本がWHOに対して、国際社会における法整備に向けて積極的に働きかけを行った。ダイヤモンド・プリンセス号については船舶を登録する船籍国（旗国）は英国、船会社は米国、沿岸国は日本、乗客乗員は56カ国・地域に及んでおり[16]、国連海洋法条約やIHR等の国際ルール

13　読売新聞「ほとんど寝ていない・何も情報ない…クルーズ船、長引く検疫」2020年2月5日、https://www.yomiuri.co.jp/national/20200205-OYT1T50071/

14　読売新聞「クルーズ船感染者、集計から除外…厚労相『実態を把握してもらうため』」2020年2月7日、https://www.yomiuri.co.jp/national/20200207-OYT1T50142/

15　同上

16　読売新聞「客船感染　責任明確化へ…政府方針　各国にルール提起」2020年5月3日、https://www.yomiuri.co.jp/politics/20200502-OYT1T50317/

の関連で、「多様な国が責任・管轄権を承服している中で、どのような責任の分担をしていくか、ルールがゼロであった」と外務省幹部は解説した。厚労省幹部は、「日本が寄港を拒否するということになると、恐らくは船上で日本人の命が失われるという可能性もあった。それは、やはり日本人として、もしくは日本の政策としてとり得ない」と語った。政府は、日本人を含む乗員乗客の人命のため、自ら進んでリスクを取った。船長が協力的であり、「船長を尊敬しており、船長がいたからこそプロジェクトが成功した」と語る厚労省幹部もいた。こうした船側の協力も得て、困難な環境下でも対策は進んだが、「法的なリスクを抱えながらの対応は容易ではなかった」と外務省関係者は語る。日本政府は5月、2020年度補正予算に調査研究費6,000万円を計上し、クルーズ船で大規模な感染症が発生した場合の責任を明確化するため、調査・研究を開始した[17]。2021年3月までに報告書をまとめ、国際海事機関（IMO）やWHOなどの国際機関や各国にルール作りを働きかける予定である[18]。外務省幹部も「そうしたルール作りには、日本として声を上げていきたい」と話す。

2.4.　ワクチンの確保

　政府は全国民へのワクチンを確保し、国民の安全を守るという国益のために奔走している。ワクチン確保政策は、基本的には厚労省が主導しているが、外務省は側面からこれを支援している。例えば、外務省による外交的努力が必要な部分もあるという。茂木外相は8月5日に英国を訪問、英外相と一対一で何度も話をするなど、ワクチンについても意見交換を行った[19]。その後、8月7日に加藤厚労相は新型コロナワクチンについて、英製薬大手アストラゼネカが開発に成功した場合、来年初めから1億2,000万回分の供給を受けることで基本合意[20]したと発表したが[21]、このことは「茂木外相の訪英が交渉の最後の一押しで奏功した部分はあったと思う」と外務省幹部は話す。

　このように、両省は製薬会社との直接交渉によってワクチン確保に努める一方、多国間の枠組みを通じた間接的ワクチン確保策も進めた。2020年9月、政府は、世界各国の企業や大学が開発する新型コロナウイルスワクチンを各国が共同で購入し、分配する枠組みである「COVAXファシリティ」への参加を決め[22]、9月には172億円を拠出した[23]。同枠組みは加盟国が200億ドル

17　読売新聞「客船感染　責任明確化へ…政府方針　各国にルール提起」2020年5月3日、https://www.yomiuri.co.jp/politics/20200502-OYT1T50317/

18　同上

19　茂木外務大臣の2020年8月6日のツイートには「ロンドン到着後、ラーブ外相との間で日英外相会談を行い、ワクチン・新薬の開発等の新型コロナ対策、自由で開かれたインド太平洋の実現に向けた協力、安全保障・防衛を始めとする幅広い分野での協力、香港や東シナ海・南シナ海等の地域情勢について突っ込んだ議論を行いました」と記されている。

20　外務省「報道発表：茂木外務大臣の英国訪問」2020年8月4日、https://www.mofa.go.jp/mofaj/press/release/press4_008652.html

21　読売新聞「ワクチン1億2000万回分の供給、英製薬大手と基本合意…6000万人分に相当」2020年8月7日、https://www.yomiuri.co.jp/medical/20200807-OYT1T50267/

を共同出資し、複数のワクチン候補に開発資金として出資、利用可能となったワクチンに加盟国が平等かつ早期に、低コストでアクセスできるという仕組みで、WHO・Gavi・CEPI[24]の３つの国際機関が中心となり推進している[25]。８月末時点で、日本やEU、カナダ等の170カ国以上が参加を表明していた。COVAXは、まだ参加表明していない先進国への働きかけを強め、中国も前向きに関与を検討していると報道されている[26]。他方、米国はWHOが主導する枠組みには関与しない姿勢を崩していないが、Gavi等の関係機関は働きかけを継続するとのことである[27]。

　政府は、CEPIやGaviといったワクチン関係の国際機関に対し、新型コロナ発生前から積極的に関与してきた。CEPIについては2017年の立ち上げメンバー国の一つ[28]であるほか、Gaviについては2019年８月に横浜でGAVI第３次増資準備会合を開催し、理事国でもある[29]。

　このように、政府は、政府と会社の二者間の直接交渉と、多国間の枠組みを活用した間接交渉と、海外からワクチンを調達するための交渉チャネルを２つとも駆使し、現時点で出来得る限りの交渉を行なっていると考えられる。最終的にどの会社のどのワクチンが効果を示すかは現時点で予測不可能だが、「ワクチン・ナショナリズム」[30]と呼ばれるワクチン獲得競争が激化する中、なるべく多くのワクチンの種類と量を獲得し、全国民への接種分を確保する重要性は益々増している。一方、厚労省及び外務省関係者によれば、両省で協議してワクチン獲得戦略のコアな部分を決め、官邸に上げているが、幅広い視点からワクチン獲得交渉全体の国家戦略を担う司令塔は、国家安全保障局含めた官邸（内閣官房）にはない。それは、医薬品関係の「中身をしっかり

22 厚生労働省「報道発表資料：新型コロナウイルス感染症ワクチンの国際的共同購入枠組み（COVAXファシリティ）に参加します」2020年９月15日、https://www.mhlw.go.jp/stf/newpage_13597.html

23 Reuters, 'Japan commits $165 million to WHO's global coronavirus vaccine programme', 16 September 2020, https://www.reuters.com/article/us-health-coronavirus-japan-covax-idUSKBN2670AE

24 CEPI（感染症流行対策イノベーション連合／Coalition for Epidemic Preparedness Innovations）は、世界連携でワクチン開発を促進するため、2017年１月ダボス会議において発足した官民連携パートナーシップ。日本、ノルウェー、ドイツ、英国、オーストラリア、カナダ、ベルギーに加え、ビル＆メリンダ・ゲイツ財団、ウェルカム・トラストが拠出し、平時には需要の少ない、エボラ出血熱のような世界規模の流行を生じる恐れのある感染症に対するワクチンの開発を促進し、流行が生じる可能性が高い低中所得国においてもアクセスが可能となる価格でのワクチン供給を目的としている（本部：ノルウェー）。（厚労省報道発表資料より）https://www.mhlw.go.jp/stf/newpage_09087.html

25 GAVI, the Vaccine Alliance, 'COVAX: Ensuring global equitable access to COVID-19 vaccines', https://www.gavi.org/covid19/covax-facility

26 Reuters, 'Exclusive-Vaccine group says 76 rich countries now committed to 'COVAX' access plan', 3 September 2020, https://jp.reuters.com/article/health-coronavirus-vaccines-covax/exclusive-vaccine-group-says-76-rich-countries-now-committed-to-covax-access-plan-idUKL8N2FZ34Z

27 同上

28 厚生労働省「新型コロナウイルスに対するワクチン開発を進めます」2020年１月24日、https://www.mhlw.go.jp/stf/newpage_09087.html

29 外務省「Gaviワクチンアライアンス第３次増資準備会合の開催」2019年８月30日、https://www.mofa.go.jp/mofaj/ic/ghp/page4_005259.html

30 UN News, 'WHO chief warns against COVID-19 'vaccine nationalism', urges support for fair access', 18 August 2020, https://news.un.org/en/story/2020/08/1070422

わかってグリップ」できないことも理由の一つだという。現下の新型コロナウイルス感染症危機対応においては、ワクチン獲得は国益の中心であることに鑑み、厚労省及び外務省関係者は、司令塔の必要性を語った。

また、ワクチンや治療薬に関する薬事審査制度が各国で異なり、迅速な審査承認の障害となる懸念を踏まえ、新型コロナワクチンや治療薬に関する規制調和を推進するため、2020年3月より薬事規制当局国際連携組織 (ICMRA)[31]が議論を開始した[32]。ICMRA全体の副議長を務める厚労省と医薬品医療機器総合機構（PMDA）も、治療薬に関するワークショップで共同議長を務め、貢献が窺える[33]。

国内に目を向ければ、日本はワクチン産業をしっかり育てて来ず、ワクチンの研究開発・生産のモチベーションや体制が脆弱であった。外務省関係者によれば、日本の主要ワクチン企業は「中小企業が細々と家内工業的にやってきた傾向があり、何とか日本国内の需要だけ満たせば良いという意識だった」ため、今回の新型コロナワクチンの研究開発競争も「いわば3周半遅れ」くらいで進んでいる。その理由として、〈1〉そもそも厚労省は規制官庁であり産業振興の発想が薄いこと、及び〈2〉HPVワクチン問題[34]の経験の2つを挙げた。

2.5.　対外発信

日本のコロナ対応における反省点の一つは、国外への対外発信の弱さであった。新型コロナに関する国際広報については、厚労省大臣官房国際課と外務省大臣官房国際報道官室が、官邸の国際広報室や新型コロナウイルス感染症対策専門家会議のメンバーらと協力しつつ、各国在京大使館や外国メディアへの対応を行っていた。対外発信の脆弱性が露呈した局面が、大きく分けて3つある。

第一の局面は、2月のダイヤモンド・プリンセス号への政府の対応である。厚労省関係者によれば、2日18日に岩田健太郎医師（神戸大学教授）が、「どこが危なくてどこが危なくないのか全く区別がつかない」、「悲惨な状況」などと船内の感染対策に警鐘を鳴らす動画をYouTubeに投稿した後、国際的にも国内からも船内における政府の隔離措置が不十分なのではないかとの批判

---

31 薬事規制当局国際連携組織（ICMRA: International Coalition of Medicines Regulatory Authorities）：主要各国の規制当局による自発的、ハイレベルな支援組織であり、ヒト用医薬品の規制と安全に関する戦略的調整および指導的な役割を担う。

32 PMDA「COVID-19ワクチン開発に関する世界規制当局ワークショップ」2020年3月18日、https://www.pmda.go.jp/int-activities/int-harmony/icmra/0005.html

33 ICMRA, 'Global regulatory workshop on COVID-19 real-world evidence and observational studies' 22 July 2020, http://www.icmra.info/drupal/en/news/22july2020

34 日本では2009年10月にHPVワクチンが薬事承認され、2013年4月、日本政府は予防接種法上の定期接種としてHPVワクチンを追加した。しかしその後、接種後報告された有害事象について広く報道され、ワクチンの安全性に関する懸念が国民に広まったことを受け、同年6月に厚労省はHPVワクチン接種の「積極的な接種勧奨を一時的に差し控えるべき」と判断した。（参考：厚生労働省ホームページ「ヒトパピローマウイルス感染症（HPVワクチン）」）

が相次いだ。米政府はチャーター機2機を派遣し、米国人乗客ら300人以上を帰国させ、チャーター機派遣の動きは、カナダや香港、イタリア、台湾、韓国などに広がった[35]。

　岩田教授のこの指摘に対して、2月19日に加藤厚労省は「船内での区域分けはしっかり行われている」などと述べ、また、厚労省も2月20日には船内の感染制御策が適切である旨を公表こそするものの、写真等を含めた船内の具体的状況は説明されず、海外メディアを納得させるレベルの政府としての具体的な反論は十分になされなかった。

　第二の局面は、5月のWHO総会における加藤厚労相の演説の場面である。全世界を巻き込んだ新型コロナ危機について議論される国際政治的に大注目の場として、フランス・韓国・中国ら各国首脳が、その威信をかけて国旗を効果的に掲げ、外交的な演出を意識して、堂々と演説した。これに対し、日本の演説については、フォーブズジャパンの記事によれば、加藤大臣の横には「日章旗が元気なく懸垂幕風にかかって」おり、「WHOの司会進行役が『では、日本どうぞ』と呼びかけても、なかなか画面が切り替わらなかった。やっと切り替わった画面は構図がずれ、カメラがぶれて、途中で顔の上半分が切れてしまう目にも遭った加藤大臣の目は上方に向かって泳ぎ、『May I speak?』と何度も尋ね」たとして、演説の内容そのものは「非常に評価されるべきものだった」が、「寂しい演出」が目についたとされ、政府内でも「日本の威信にかかわる。もう少し何とかならなかったのか」との声が紹介された[36]。厚労省関係者によれば、当初厚労省は、日本のワーキングアワーに演説させてほしいとWHOに申し入れていたが、議題の進行が予定より早く進んだため、日本時間の夜中3時頃に演説することとなり、慌てて対応した。また、厚労省内のパソコンではWHOが会議用に指定した新しいソフトウェアにうまく対応できず、職員個人のパソコンや無線Wi-Fiを使用したり、そのパソコンが円滑に接続されなかったという技術的問題もあった。技術のプロを活用したり、ビデオで撮影したものを放映するなど、次回に向けて反省点は多い。

　第三の局面は、海外医学雑誌や海外主要メディアへの論文・論考の投稿の少なさだ。厚労省関係者によれば、省内ではエピカーブ（流行曲線）などについて、いち早く論文にして公表するべきだという声もあった。しかし厚労省職員に加え、感染研職員もダイヤモンド・プリンセス号や地方に派遣され、最前線で対策に従事する中、同時に論文執筆というのは過重な負担だったと厚労省関係者は話す。また、5月頃に海外主要メディアから、「日本の奇妙な成功」[37]と報じられ[38,39]、日本の対策に関する効果的な対外発信ができていな

35　読売新聞「[スキャナー] 船内隔離、批判の声...『悲惨な状態』『悪い手本』」2020年2月20日、https://www.yomiuri.co.jp/national/20200220-OYT1T50041/
36　フォーブス「ああ、なぜ日本だけが。WHOオンライン国際会議の『背景』問題」2020年6月20日、https://forbesjapan.com/articles/detail/34871

かったことが海外報道のトーンに反映されるようになった。こうした対応の不備について厚労省関係者は、英語のハンディもあり、対外発信にスピード感を欠き、遅れがちになったと共に、そういった発信が出来る人材も少なかった、と反省を込めて課題を指摘する。

　他方、日本の「3密」というコミュニケーション手法が、7月以降WHOで「3C」として発信されることとなったことは、数少ない対外発信の成功例として評価に値する。日本政府の対策が世界から理解されないことへの焦りの蓄積がある中、葛西健WHO西太平洋地域事務局長を始めとするWPROのスタッフと厚労省職員の平素からの密なコミュニケーションを通じ、日本国内の危機対応状況と成功要因について説明を続けたことで理解が進んだことによる賜物だと厚労省関係者は話す。

3.　新型コロナウイルス感染症を巡る各国との医療・経済外交

3.1.　米国

3.1.1.　在日米国人やマスクを巡る連携

　ダイヤモンド・プリンセス号対応を巡っては、428人の米国国民が乗船しており、米国政府は日本政府に早期帰国の実現を求めていた。厚労省関係者によれば、この頃すでに、加藤厚労相とエイザー保健福祉長官のコミュニケーションは緊密に保たれており、そのようなチャネルを駆使して、日本政府は米国側に丁寧に説明をした。また、CDCの担当者5人組が2〜3月にかけて2週間来日し、ダイヤモンド・プリンセス号も見学し、その際、日本の対応を説明したという。

　しかしその後、日本のPCR検査数の少なさと感染拡大の事態を受け、在日米国大使館は、4月3日付でホームページに通知を掲載して「日本はウイルスの検査を広く実施せず、感染状況の把握が難しくなっている」と指摘した。そして、一時的に日本に滞在している米国人に対して「とどまるつもりがなければ、直ちに帰国の準備をすべきだ」と呼び掛け、「今後、数週間で日本の医療システムがどう機能しているか予測するのは困難だ」と注意喚起した[40]。厚労省関係者によれば、このような米国側の反応を受け、日本政府は、日本の医療システムは米国と異なり医療へのフリーアクセスが担保されているため、もし感染が爆発していれば医療機関における肺炎患者数の増加が当然認

37　The Spectator, 'Japan's Covid success is a mystery', 27 May 2020, https://www.spectator.co.uk/article/the-mystery-of-japan-s-covid-success

38　BBC, 'Coronavirus: Japan's mysteriously low virus death rate', 4 July 2020, https://www.bbc.com/news/world-asia-53188847

39　Foreign Policy, 'Japan's Halfhearted Coronavirus Measures Are Working Anyway', 14 May 2020,https://foreignpolicy.com/2020/05/14/japan-coronavirus-pandemic-lockdown-testing/

40　U.S. Embassy & Consulates in Japan, 'Health Alert', 3 April 2020, https://jp.usembassy.gov/health-alert-us-embassy-tokyo-april3-2020/

められるが、それが認められない事実等を提示し、「検査数の少なさ＝感染爆発」ではないことを説明し、米国側に科学的な対応を求めた。厚労省関係者によれば、その際、外務省の北米第一課長が米国務省等の外交関係者を担当し、厚労省国際課が米保健福祉省やCDC等に対して科学的説明を行うという形で、役割分担を行い、鈴木医務技監はレッドフィールドCDC長官と、加藤厚労相はエイザー保健福祉長官と電話でやり取りしたという。この日米両国のやり取りは、日米両国の外交・保健の各当局者同士の日頃の関係性をベースに、政府が科学に基づく外交交渉を展開し、一定の結果に結実したという点で、注目すべきものである。国内的には、その後、4月6日に安倍首相が検査を2万件に引き上げると発表を行った。

　日米の緊密な連携は、様々な側面で功を奏した。例えば、厚労省関係者によれば、マスクの着用について日米のハイレベルな議論になった時期があり、その際も、「加藤厚労相とエイザー保健福祉長官のチャネルで日本の状況について様々申し上げた結果、CDC側からもマスクが有用だと言って頂いた」という。因果関係は明らかではないが、4月3日、CDCは新型コロナウイルスの拡散を防ぐ一環として、「医療用ではない布マスク」を市民が着用することを推奨した。それまでCDCは、新型コロナウイルス感染症の症状が出ている人だけにマスクの着用を勧めていたが、強制ではないものの、体調が悪くない人にもマスクの着用を推奨する声明文を発表し、方針を変更した[41]。厚労省関係者は「そのようなCDCの動きを受け、WHOのガイドラインも変化し、比較的日本が行っている状況をサポートするような形に変わって行った」との認識を示し、「苦労した調整の結果、得られた成果」だと語った。実際、WHOは6月5日、自覚症状のない感染者がウイルスを拡散させているとの研究を考慮し、新型コロナウイルス対策に関するマスクの利用指針を改定し、市中での感染が広がっている地域で、他人との身体的な距離を取りにくい場合には、マスク着用を推奨した[42]。厚労省関係者によれば、日米の連携はその後、米国がクルーズ船対応に迫られた際にも、日本の経験が米国に活用されるという形でいかされたという。

　米国以外の先進国とも日本政府は緊密な連携を保っていた。厚労省関係者によれば、新型コロナの感染が始まって以降、G7保健相は週に1回は電話会談を行い、マスクのガイドラインやWHO改革について具体的な話し合いを持っていたという。

---

41 NPR, 'CDC Now Recommends Americans Consider Wearing Cloth Face Coverings In Public', 3 April 2020, https://www.npr.org/sections/coronavirus-live-updates/2020/04/03/826219824/president-trump-says-cdc-now-recommends-americans-wear-cloth-masks-in-public

42 WHO, 'Advice on the use of masks in the context of COVID-19', 5 June 2020, https://www.who.int/publications/i/item/advice-on-the-use-of-masks-in-the-community-during-home-care-and-in-healthcare-settings-in-the-context-of-the-novel-coronavirus-（2019-ncov）-outbreak

3.1.2.　在日米軍との調整

　政府は当初、日米地位協定に基づく特例として米軍関係者の入国を認め、米軍基地に到着する場合はPCR検査を行っていなかった[43]。日米合同委員会には検疫部会が設けられており[44]、日米地位協定第9条第2項には「合衆国軍隊の構成員は、旅券及び査証に関する日本国の法令の適用から除外される」とあるため、米兵は入国に関わる一切の手続きを免除されていた[45]。また、新型コロナ感染者の情報についても、米国は3月末に安全保障上の理由から公表しないよう各国に求めたことから、沖縄県は当初、感染者数を非公表としていた[46]。

　他方、在日米軍の感染者が増えるに伴い、状況は変わった。3月26日、在日米軍の横須賀基地に所属する兵士1人が、新型コロナウイルスに感染した。在日米軍の感染はこれが初めてであった[47]。4月6日、在日米軍司令部は関東地域にある在日米軍基地の健康対策を強化する「公衆衛生緊急事態宣言」を発令、各基地司令官の裁量で感染拡大を防ぐための必要な措置を実施できることとなった[48]。それでもこの時点では、米軍関係者が米国から直接基地に入る際の検疫については、日米地位協定に基づき日本の国内法が適用されず、検査対象は熱やせきなどの症状がある人にとどまっていた[49]。

　一方、羽田空港など日本国内の民間空港を利用して入国する際は、日本の検疫に従って全員がPCR検査の対象となり、検査結果にかかわらず、14日間の隔離措置が取られていた。しかし、7月には新型コロナに感染した米軍岩国基地の関係者3人が、入国時のPCR検査の結果判明前に民間機を利用していたことが明らかとなり、河野防衛相は「極めてゆゆしき事態だ」として米側に厳格な処分を求めた[50]。7月15日、沖縄の在日米軍の感染者が増加したことに伴い、沖縄県の玉城デニー知事は河野太郎防衛相と面会、入国する全ての米軍関係者へのPCR検査の実施や、感染者の基地外での行動履歴の迅速な提供などを要請した。その後、日本政府は米国政府と調整を行い、在日米軍基地に到着して日本に入国する全ての米軍関係者に対し、PCR検査を行

43　「米軍基地感染136人、沖縄知事が防衛相に迅速な情報提供を要請」2020年7月16日、https://www.yomiuri.co.jp/politics/20200715-OYT1T50300/

44　外務省「日米合同委員会組織図」、https://www.mofa.go.jp/mofaj/area/usa/sfa/pdfs/soshikizu.pdf

45　外務省「日米地位協定第9条」、https://www.mofa.go.jp/mofaj/area/usa/sfa/kyoutei/pdfs/09.pdf

46　「米軍基地感染136人、沖縄知事が防衛相に迅速な情報提供を要請」2020年7月16日、https://www.yomiuri.co.jp/politics/20200715-OYT1T50300/

47　「在日米軍で初感染、横須賀基地の兵士1人」2020年3月26日、https://www.yomiuri.co.jp/national/20200326-OYT1T50280/

48　US Forces Japan, 'U.S. Forces Japan declares public health emergency for the Kanto Plain region', https://www.usfj.mil/US-Forces-Japan-COVID-19/

49　「米軍、無症状の人は検査せず日本に入国 PCR検査の実施義務なし」2020年7月16日、https://www.okinawatimes.co.jp/articles/-/601670

50　「入国する全ての米軍関係者にPCR検査を…河野防衛相、米と調整」2020年7月17日、https://www.yomiuri.co.jp/politics/20200717-OYT1T50116/

うこととなった[51]。7月20日には日本政府の働きかけの結果、在日米軍司令部はホームページで基地別の新型コロナウイルスの感染者数の公表を始めた[52]。日本側の粘り強い働きかけによって対応の変化がもたらされた事例の一つと言える。

3.1.3.　米国のWHO脱退の動きと自由で開かれた国際秩序の危機

　新型コロナを巡ってはWHOを舞台として米中の対立が激化してきた。米国のトランプ大統領は4月、「当初中国は新型コロナの発生を隠した」と中国を非難しつつ[53]、WHOが「基本的な義務を果たさなかった」、「中国寄りである」として拠出を停止すると発表した。WHO総会後の5月末にはトランプ政権が要求した改革が実行されていないとして「WHOとの関係を終わらせる」と宣言し、7月初旬に正式に脱退を通告した[54]。対する中国の王毅国務委員兼外交部長は「中国はコロナを懸命な努力により制御した」、「コロナ問題を政治化し、WHOを中傷するものがいる」と暗に米国を指しつつ反論した[55]。また、4月、中国によるコロナウイルスの人為的拡散への疑念を強調する豪州が、中国へのウイルス発生源の査察を主張するなど、国際政治上の対立が深まった[56]。WHOが繰り返し呼びかける「グローバルな連帯」とは全く逆の方向へと事態は推移している。このような中でも、G7は4月以降、WHO改革に向けた話し合いを行ってきたが、WHO脱退を表明した米国が秋に開催予定のG7を意識してWHO改革に向けた交渉をリードする姿勢を見せていることや、米国が提案したWHO改革案があまりにもWHOに対して批判的で無礼であるとの理由で、8月初旬、仏独伊らヨーロッパ諸国と米国との交渉は決裂した[57]。

　外務省幹部によれば、米国のWHO脱退について、日本は「実務レベルではもちろん何度も米国に働きかけて、どういう形であれば米国がWHOに残

51　「入国する全ての米軍関係者にPCR検査を…河野防衛相、米と調整」2020年7月17日、https://www.yomiuri.co.jp/politics/20200717-OYT1T50116/
52　「在日米軍の感染者140人…基地別の公表始める」2020年7月21日、https://www.yomiuri.co.jp/national/20200721-OYT1T50235/
53　The New York Times, 'Blaming China for Pandemic, Trump Says U.S. Will Leave the W.H.O.', 29 May 2020, https://www.nytimes.com/2020/05/29/health/virus-who.html
54　CNN, 'Trump administration begins formal withdrawal from World Health Organization', 8 July 2020, https://edition.cnn.com/2020/07/07/politics/us-withdrawing-world-health-organization/index.html
55　Anadolu Agency, 'China: COVID-19 outbreak under control', 15 May 2020, https://www.aa.com.tr/en/asia-pacific/china-covid-19-outbreak-under-control/1842618
56　The Washington Post, 'Australia's coronavirus disputes with China are growing. So are debates over its deep economic ties to Beijing', 1 May 2020, https://www.washingtonpost.com/world/asia_pacific/china-threatened-australia-with-a-boycott-if-it-pushed-ahead-with-an-investigation-reigniting-a-debate-over-economic-ties/2020/05/01/6388c512-893f-11ea-80df-d24b35a568ae_story.html
57　Reuters, 'Exclusive: Germany and France quit WHO reform talks amid tension with Washington - sources', https://www.reuters.com/article/us-health-coronavirus-who-reform-exclusi/exclusive-germany-and-france-quit-who-reform-talks-amid-tension-with-washington-sources-idUSKCN25329P?il=0

れるか」を米国に寄り添った形で模索していた。米国を国際保健分野に引き止めるために「あらゆる手段を使って残るようにしていきたいという気持ち」で交渉する中で、「実務者とすれば、まずは（WHOへの）検証作業をできるだけ早めて（米国がWHOに）残るきっかけにできないかという気持ちはすごくあった」と語る。

3.2.　日中韓保健大臣会合

日中韓3カ国は2007年以降、尖閣諸島を巡る問題で日中関係が悪化した12年を除き、毎年保健大臣会合を開催してきた[58]。2019年12月には年次会合が韓国ソウルで開催、厚労省関係者によれば、雰囲気も良く、和やかに進行したという。前述の通り、加藤厚労相はこの3カ国の関係を非常に重視して、危機対応中も連携を図った。

このような保健大臣間の枠組みに加え、2020年3月には、中国の王毅国務委員兼外交部長、韓国の康京和外相と茂木外相がテレビ会合を行い、新型コロナウイルス対策で3カ国の連携強化を確認した[59]。茂木外相は「世界的な感染拡大を防ぐためには、一定期間の適切な水際対策が必要だ。関係国間の情報共有が重要で、よく意思疎通していきたい」と呼びかけ、中韓からの入国制限の妥当性を改めて説明した。会議では、具体的な連携として〈1〉医薬品やワクチンの開発状況に関する情報共有〈2〉医療物資の円滑な輸出入の確保、緊急融通に向けた協力〈3〉国際的な公衆衛生対策への協力――などに取り組むことも確認した。

外相会合では3カ国で保健大臣会合の早期開催を支持することで一致[60]、この合意に基づき、5月15日には日中韓保健大臣会合の特別会合が開催された。パンデミックに対する国際的な取組を調整するWHOの任務強化の必要性、3カ国間における自由で開かれた透明性のある適時の情報やデータ、知識の共有の強化、技術的専門機関間の更なる交流や協力の促進、新型コロナウイルス感染症の予防・抑制のための情報・経験の共有の重要性を内容とする「新型コロナウイルス（COVID-19）感染症に関する日中韓三国特別保健大臣会合共同声明」が採択された[61]。

その後、中韓との連携はそれほど進展があったわけではなかった。厚労省関係者によれば、加藤大臣は何度か中国の馬暁偉国家衛生健康委員会主任に電話で会談の開催を申し込んだが、馬主任が武漢の現場対応に追われ、実現しなかったという。

---

58 厚労省ホームページ「日中韓三国保健大臣会合について」、https://www.mhlw.go.jp/seisakunitsuite/bunya/hokabunya/kokusai/other/trilateralsummit/

59 外務省「新型コロナウイルス感染症に関する日中韓外相テレビ会議」2020年3月20日、https://www.mofa.go.jp/mofaj/press/release/press4_008376.html

60 同上

61 厚労省ホームページ「日中韓三国保健大臣会合について」、https://www.mhlw.go.jp/seisakunitsuite/bunya/hokabunya/kokusai/other/trilateralsummit/

3.3. アジア諸国

コロナ対応を巡ってはASEANとの積極的協力が見られた。4月7日に「新型コロナウイルスに係る協力強化に関するASEAN＋3保健大臣特別ビデオ会議」が開催され[62]、新型コロナへの対応に関する情報共有及びASEANにおける新型コロナ対応強化のための協力・協調の推進に向けた意見交換が行われた。会合では加藤厚労相が、新型コロナへの日本の対応として、クラスター等の封じ込め対策の強化、医療提供体制の確保、「3密」を避ける等の市民の行動変容に資する啓発対策等を紹介、ASEAN地域の感染症対策の推進に向けて引き続き協力する旨を表明した。ASEAN各国からは、各国の現状及び課題等の共有や、日本、中国、韓国に対する支援への期待が述べられた。共同宣言では、新型コロナウイルスに関する情報等の自由・オープン・透明かつタイムリーな共有を強化することや、治療薬やワクチンに関する研究開発の連携促進等が述べられた[63]。

当会合につき、厚労省関係者は「非常に活発に各国の対応が議論され、国際的な対応の方針の情報交換という意味では非常に有効な機会だった。ASEAN＋3の枠組みのチャネルから各国の取組みに関する資料といった具体的な材料が入手出来たことは、（国内の危機対応への活用という観点で効果が）大きかった」と、国内の危機対応に成功した国々が多いアジア諸国との情報チャンネルの存在を大きく評価した。

4月14日には、新型コロナに関するASEAN＋3特別首脳会議が開催され[64]、参加した安倍首相は「自由、透明、迅速な形で各国が持つ情報や知見を共有すべきだ」として、連携を呼びかけ、医療現場で必要となる防護服などASEANから輸入している物資を念頭に、WTOのルールにのっとり滞りなく輸出入することが必要だと強調した。会議では感染の収束に向けて緊密に連携していくことを盛り込んだ共同声明[65]を採択した。会議で安倍首相はASEAN感染症対策センターを設立する構想を表明。これはASEAN支援のための日ASEAN統合基金を活用するもので、感染症の発生時に動向調査や分析を行ったり、医療人材への研修を行ったりすることを想定しており[66]、現地の医療水準の向上や日本企業のASEAN進出につなげる狙いがある[67]。外務省幹部によれば、この背景には中国のマスク外交が意識されたといい、「日本

---

62 厚労省「新型コロナウイルスに係る協力強化に関するASEAN＋3保健大臣特別ビデオ会議」2020年4月20日、https://www.mhlw.go.jp/stf/newpage_10886.html

63 'Joint Statement Special Video Conference of ASEAN Plus Three Health Ministers in Enhancing Cooperation on Coronavirus Disease 2019（COVID-19）Response', 7 April 2020, https://asean.org/storage/2020/04/Adopted-Joint-Statement_SVC.APTHMM_COVID-19.pdf

64 外務省「新型コロナウイルス感染症（COVID-19）に関するASEAN＋3特別首脳会議共同声明（2020年4月14日）（仮訳）」、https://www.mofa.go.jp/files/100044989.pdf

65 「新型コロナウイルス感染症（COVID-19）に関するASEAN＋3特別首脳会議共同声明」2020年4月14日

66 読売新聞「政府、『ASEAN感染症センター』新設で55億円拠出…日本の存在感高める」2020年7月20日、https://www.yomiuri.co.jp/politics/20200720-OYT1T50194/

67 読売新聞「治療薬早期開発で一致…日中韓ASEAN TV会議」2020年4月15日

であれば頼りになるという評判を確立する必要がある」という意識もあったという。2020年9月9日に開催されたASEAN外相会議においても、茂木外相は「日ASEAN協力のフラッグシップとして」ASEAN感染症対策センターの設立を全面的に支援し、ASEANの人々を感染症の脅威から守り、将来にわたりASEANの感染症対策の中心となるセンターを共に育てていきたい旨表明した。また、茂木外相は医療物資の調達やワクチンの開発等を目的とした「新型コロナに関するASEAN対応基金」の設立への支援・協力と、日本独自の貢献として、100万米ドルの拠出を決定した旨表明した[68]。

　アジア諸国との関係強化は、長期的に見れば、「自由で開かれたインド太平洋」構想の原則の下に地域の感染症危機管理を推進していく土台としての役割も期待できる。実際、2020年9月初旬に開催された日・ASEAN外相会議の場で茂木外相はASEANの「インド太平洋に関するASEANアウトルック（AOIP）」と日本の「自由で開かれたインド太平洋」とは共通点が多く、「AOIPに関する日ASEAN協力を共に具体化していきたい」と述べている。中国が東南アジア諸国に対して新型コロナワクチンの優先的供与を約束し、その見返りとして当該諸国らに南シナ海での中国の動きを容認させる動きが進む中[69]、日本政府が東南アジア諸国との連帯を強めることは、多国間主義を維持・強化し、中国の動きを牽制する効果も期待できる。

4.　小括：ベストプラクティスと課題

4.1.　ベストプラクティス

　日本の保健外交におけるベストプラクティスは3つ挙げられる。第1は、米国との緊密な連携である。加藤厚労相とエイザー保健福祉長官、鈴木医務技監とレッドフィールドCDC長官の個人的信頼関係もあり、日米はダイヤモンド・プリンセス号への対応や日本における感染状況について丁寧に説明し、理解を求めてきた。在日米国人への対応や在日米軍の取り扱いなど様々な局面で円滑にコミュニケーションを行い、必要な連携をとってきた。また在日米軍との関係では、日本政府の粘り強い働きかけの結果、在日米軍関係者に対するPCR検査の実施、基地における感染者数の公表という具体的成果を引き出したと言える。

　第2は、中国との緊密な連携である。日中の緊密な連携と当時の良好な日

---

68 外務省「日・ASEAN外相会議」2020年9月9日、https://www.mofa.go.jp/mofaj/a_o/rp/page3_002872.html

69 例えばThe New York Times, 'From Asia to Africa, China Promotes Its Vaccines to Win Friends', 11 September 2020など。当記事では中国が東南アジアや中南米、アフリカ、中東に中国産ワクチンを優先的に供与すると申し出ていること、その背後には1.米が国際協力に背を向ける中、責任あるプレーヤーであることを印象づける、2.初動批判をかわす、3.ポストコロナにおけるscientific leaderとして印象づける、という3つの狙いがあると分析する。これらの国々では中国産ワクチンの安全性やその政治的意図に対する懸念がないわけではないが、多くの国はワクチン製造能力がなく、中国に頼らざるを得ない現状だと指摘する。

中関係に助けられ、武漢に総領事館を持たない日本が結果的に計５便のチャーター便を出すことができた。総領事館がない中でも、WeChat、電話、メールなどのコミュニケーションツールを駆使して、日中の協力オペレーションが組み立てられた。新型コロナ対応をめぐって米中の対立が悪化する中でも、日本が米中双方とうまくコミュニケーションを図り、邦人の帰還を達成することができた。

　第３は、アジア諸国と積極的に連携し、多国間主義の維持に貢献したことである。新型コロナを巡っては、米中対立が激化し、米国がWHOの脱退を通告し、多国間主義が危機的な状況に立たされてきた。しかし、そのような中でも、日本がアジアや欧州はじめ各国と協力し、積極的に多国間主義を保護することに貢献したと言える。とりわけアジアに関しては、情報や経験、物資に関する協力に際してASEAN＋３の枠組みを活用し、さらにASEAN感染症対策センター構想や、「新型コロナに関するASEAN対応基金」設立を通じて、アジア諸国との連携・支援の姿勢を明確にした。こうした動きは、アジアにおけるパンデミックへの備えに関する具体的制度枠組みの一部をなすことも期待できるし、また、中国が東南アジア諸国に対するマスクやワクチンの優先的供与を通じて影響力拡大を図る中、多国間主義を維持・強化し、中国の動きを牽制する効果も期待できる。

4.2.　課題

　第１の課題は、国際的発信の少なさだ。日本政府に加え、アカデミアも含めた国全体としての海外発信は他国と比較して量的に少なく、結果、海外から見ると日本国内の事情がわかりにくく、その内実に見合った国際的注目や評価が伴わないという点は憂慮すべきだ。ダイヤモンド・プリンセス号への対応に関する国際的批判も、WHO総会での日本の存在感の薄さも、国内危機対応の成功が海外に伝わらない事態も、語学力の問題だけでなく、効果的な発信を促すための政府の国際広報戦略（パブリック・ディプロマシー）が不足している現状が挙げられる。厚労省関係者は、例えば中国と日本とでは「（国際発信のための）お金のかけ方が違う」と述べている。

　第２の課題は、クルーズ船における大規模感染症アウトブレイクに対する国家管轄権の曖昧さだ。ダイヤモンド・プリンセス号の一件は、どこの国でも起こり得る事案であり、日本のみならず世界の教訓になる。日本政府はこの経験を報告書にまとめ、国際海事機関（IMO）やWHO等の国際機関や各国にルール作りを働きかける予定であるというから、その方向性を具体化するための努力が引き続き、求められるだろう。

　第３の課題は、国際社会のパンデミックへの備えが十分とは言えず、それにより日本国内の感染症危機対応にも負の影響があることだ。「自由で開かれた国際秩序」を基軸とした国際社会の協調関係が危機に瀕する今[70]、米中双方と良好な関係を維持しているというユニークな国際政治上の立場を有する

　日本は、コロナ対策に成功したと言われる近隣アジア諸国と協力し、パンデミック対策強化の観点から、新たな国際秩序形成を主導すべきだ。それは、現下の危機対応で問題とされた、〈1〉パンデミックに関する情報共有（早期の発生報告・病原体共有・発生源調査等）と、〈2〉国家間のパンデミック対抗策（渡航制限やワクチン・治療薬の規制）の2つに関する国際協調を促進するものでなければならない。したがって、政府は、「自由で開かれたインド太平洋」構想に代表される「自由で開かれた国際秩序」の思想の下で国際健康安全保障（Global Health Security）を強化するという基本原則を掲げつつ、その基本原則の下、アジア地域における集団健康安全保障体制（Collective Health Security）の確立を目指すべきだ。これは、パンデミック対応に関する相互協力・管理体制としての新たなグローバルガバナンスであり、各国が「戦争（War on COVID–19）」[71,72]とも形容するパンデミックの戦後秩序を構築する取組みとも言える。パンデミックに至る可能性（pandemic potential）を有する病原体による感染症危機がアジア地域で頻発する点に鑑み、ASEAN＋6（日中韓豪NZ印）で集団健康安全保障体制を構成し、〈1〉パンデミック情報同盟（感染症危機発生時の早期情報共有や合同評価・調査等）と〈2〉パンデミック対抗策国際管理レジーム（渡航制限と医薬品に関する規制調和）という2つの政策枠組みに支えられる。前者は、平時及び有事における感染症危機管理情報（政府の各種対策情報、遺伝子デジタル情報共有、病原体株共有等）の共有について現行のIHRの規定範囲を超えて促進し、地域の感染症危機管理能力を向上させる。後者は、パンデミックにおける公衆衛生措置（Non-pharmaceutical intervention）について一定のルールを設けて管理・統制することで地域における国際交通の自由を実現することに加え、ワクチンや治療薬等のパンデミックにおける医療的措置（Pharmaceutical intervention）の共同研究開発（国際共同治験）・共同承認（薬事規制調和）・共有（自国の必要分を満たした後に域内の他国に融通する等の地域の国際協力）に関する体制を構築することで地域の安全を確保する。

70　G. John Ikenberry, "The Next Lieberal Order--The Age of Contagion Demands More Internationalism, Not Less." Foreign Affairs. July/August 2020.

71　Alex Fitzpatrick, 'Why the U.S. Is Losing the War on COVID-19', TIME, 13 August 2020, https://time.com/5879086/us-covid-19/

72　Rym Momtaz, 'Emmanuel Macron on coronavirus: 'We're at war'', Politico, 16 March 2020, https://www.politico.eu/article/emmanuel-macron-on-coronavirus-were-at-war/

第 **4** 部

総括と提言

「日本モデル」は成功したのか：学ぶことを学ぶ責任

「泥縄だったけど、結果オーライ」

　危機管理は、結果がすべてである。

　世界を同時に襲った未知のウイルスに対し、世界は徹底した検査と隔離でこれに応じた。中国や欧米を中心に多くの国が都市封鎖を実施し、経済活動を一時的に止めてでもこれを封じ込めようと試みた。そんな中、限定的な検査と、強制力を伴わない行動自粛要請（ソフトロックダウン）で感染拡大の抑止を目指す日本の第一波対応は、国際的には奇異に映るものであった。そのようなやり方で本当に感染爆発を食い止められるのか、と訝る声は尽きなかった。

　しかし、一部の悲観的な予測に反し、「日本モデル」は結果を出した。

　日本は新型コロナウイルス感染症による人口比死亡率を100万人あたり8人に抑えた。東アジア・太平洋地域諸国の中では25カ国中3番目の高さであったが、世界173カ国の中央値よりも低く、また、G7の中では最も低い数値であった。またG20の中でも中国、韓国、オーストラリアに次いで低い方から4番目であった[1]。日本が世界一高齢化した人口構造を抱えていることに照らせば、これを失敗と評価することは適当でない。

　経済ダメージの最小化の面でも「日本モデル」は健闘した。欧米諸国を中心に採用された都市封鎖や広範な休業命令などの強力な経済制約手段ではなく、市民への行動変容要請、大型イベントの開催自粛要請、営業時間の短縮要請など、強制力を伴わない「ソフトロックダウン」を通じ市民の協力を求めた。その結果、日本のGDPは2020年4-6月期で前期比−7.9%に落ち込んだが、落ち込み幅はG7の中では最も低い水準に抑えることに成功した。また、失業率も7月に2.9%までわずかに上昇したものの、その水準及びコロナ危機前からの上昇幅において他の先進諸国より限定的であった。

　賞賛に値する成果を出したはずの「日本モデル」。しかし政府の新型コロナ対策に対する国民の支持はなかなか広がらず、国際社会も日本の対応の効果に引き続き懐疑的な視線を向けた。そもそも「日本モデル」は本当に「モデル」と呼べるものなのか。実施された政策群は、本当に科学的根拠と政策目標に基づく政策フレームワークなのか。そこに政権の意志、すなわち「戦略」はあったのか。

　我が国において、今回のような本格的なパンデミックの到来は、想定外で

1　いずれも2020年7月17日時点

あった。当然、その備えも十分でなかった。もともと日本の感染症対応の法体系は、長期間にわたる蔓延防止措置の必要を想定した設計となっておらず、強制力をもって営業停止や移動制限などの私権制限を課す法制が用意されていなかった。国会審議の時間的制約の中で、官邸スタッフによれば欧米型のロックダウンを可能とする新法の制定は「議論の俎上には載らなかった」[2]。4月7日に新型インフル特措法に基づき史上初めての感染症に起因する緊急事態宣言を発出した際、政府内では宣言が何カ月続くか、どのような条件が整えば解除できるのか、その具体的な見通しは立っていなかった。さらに、当初政府は緊急事態宣言発出に伴って市民の外出・移動の自粛要請強化を予定していたところ、東京都の小池百合子知事を筆頭に自治体の知事らが業種指定の休業要請の発出を求め、政府の描いていたシナリオは大きく崩れた。将来的な感染拡大パターンにつき一定のシミュレーションはあったが、政府内でこれらシナリオ別の具体的な対応策の検討がされた形跡は確認されなかった。関係者の証言を通じて明らかになった「日本モデル」の形成過程は、戦略的に設計された精緻な政策パッケージのそれではなく、様々な制約条件と限られたリソースの中で、持ち場持ち場の政策担当者が必死に知恵を絞った場当たり的な判断の積み重ねであった。

　8月28日の辞任表明に際して、安倍晋三首相は政権の新型コロナ対応を振り返り、「今までの知見がない中において、その時々の知見を生かしながら、我々としては最善を尽くしてきたつもり」と述べた。官邸中枢スタッフの一人は、その混乱の実態をより直截にこう総括した。

　　　「泥縄だったけど、結果オーライだった。」[3]

　結果オーライを引き寄せるのも政治の実力であり、それだけで非難されるべきものではない。危機の本来的性質上、予想外の事態に事前の計画や備えが無効化されることは珍しくない。しかし、場当たり的な判断には再現性が保証されず、常に危うさが伴う。

　実際に、日本の第一波対応の舞台裏からは、多くの危うさや課題が浮かびあがった。

感染抑止対策を主導した専門家チーム：その活躍と苦悩

　未知のウイルスとの闘いにおいて、感染拡大抑止の対策立案の中枢を担ったのは、感染症対策の学者・研究者を中心とする「専門家チーム」であった。

　2月上旬、国内でのPCR検査分析能力は一日あたりわずか約300件程度で

2　内閣官房関係者ヒアリング
3　官邸スタッフヒアリング

あった。厚労省のアドバイザリーボードとして厚労省に招集された感染症の専門家達の間では、無症状の病原体保有者にも一定の感染リスクがあることは認識されていた。しかし、検査対象を相当限定しなければ、検査希望者を捌けなくなることは明らかであった。厚労省は、限られたPCR等検査の資源を有効に活用するため、検査対象を有症者の中でも特に重症化リスクの高い患者等に絞り込む方針を提案した。

　救命リソースに量的制約がある場合に、患者に優先順位をつける判断は「トリアージ」と呼ばれ、究極的には「命の選択」を伴う危機対応における最も難しい判断の一つとされる。厚労省に声がけされた専門家チームが最初に直面したのは、PCR検査のキャパシティの不足というパンデミックへの備えの致命的な不備であった。感染が急速に拡大する中で、希少な検査リソースを如何に戦略的に配分するか。専門家チームは、検査容量の拡大を政府に提言する一方、まずは検査基準を相当厳しく設定することにより、軽症者や無症状者への検査実施を制限し、検査を重症リスク患者に集中するという大胆な絞り込み戦略にお墨付きを与えた。この検査絞り込み方針は、結果的には初期段階における医療崩壊を防ぐ上で有効であった。

　専門家チームはその後、政府の感染拡大防止戦略の方針策定の中核を担っていくことになる。ダイヤモンド・プリンセス号の乗客・乗員の検査結果と国内で確認された100件強程度の比較的小さなサンプル数の症例分析から、感染拡大をもたらす環境要因につき、世界に先駆けて具体性のある仮説を提唱した。のちに「3密」理論として知られるようになるこの仮説の発見は、大規模な都市封鎖や社会・経済活動の停止を行わずとも、クラスターの発生条件を抑止できれば急速な感染拡大を防止することが可能であるとして、日本のソフトロックダウン手法を支える理論的土台として重用されていった。

　専門家チームの活躍を支えたのは、過去の共闘経験に基づく強固な信頼関係であった。厚労省の新型コロナ対応の実務責任者となった正林督章・新型コロナウイルス対策本部事務局長代理の発案で、2月上旬にアドバイザリーボードが結成された。招集されたこの専門家チームの中核を占めたのは尾身茂、岡部信彦、押谷仁、川名明彦の各氏など、正林氏自身が深く関与した2009年の新型インフルエンザの感染拡大防止にあたった有識者メンバーらであった。彼らは役所側の提案を承認して権威付けを与える「お飾り」に留まらず、次第に専門的知見を活かして実質的な政策立案にかかわるようになっていった。公明党の提言により厚労省のアドバイザリーボードから専門家会議へ衣替えする形で政府対策本部の下に移管されたのちも、政府の正式会合の合間に、手弁当で大学の研究室などで連夜集まり、侃々諤々の感染拡大防止策に関する議論を深める中で、様々な提言を生み出していった。

　厚労省も決して専門家に任せきりにしていたわけではない。専門家らが起案した草稿に、「真っ赤になるほど」役所側のコメントが入ることも珍しくなく、メールによる専門家間または役所によるコメントの応酬はしばしば提言

発表の直前まで続いた。厚労省としては、専門家の意見を尊重しつつ、全体的な政府方針との整合性や政策執行の実現性を担保しなければならない難しい匙加減であったが、2009年の共闘経験に基づく専門家チームとの長年の信頼関係が、両者の連携をより円滑なものとした。厚労省幹部は彼らを「戦友」と評し、「そういう体験をしている人間としていない人間は、意思決定の速さにしろ、どういうことが起こり得るかという予知能力にしろ、他の人間に比べると相当差がある」[4]として、専門家チームに対する信頼の厚さを語った。

しかし、政府と専門家チームとの蜜月は、専門家チームの存在感と影響力が大きくなるにつれ、次第に変容していった。2月24日に行われた尾身茂・専門家会議副座長らの記者会見での「瀬戸際」発言は、マスコミで大きく取り上げられ、社会の危機感を一気に高めた。世間の空気の変化を敏感に察知した官邸は、急遽方針変更し、2月26日に大型イベントの自粛を、翌27日に全国一律の休校要請を相次いで発表した。2月下旬より欧州での感染が拡大する中、なかなか抜本的な水際対策に乗り出さない政府にしびれを切らした専門家会議は、3月17日に厚労省への「要望書」という形で早急な対応を求め、これを受けた政府は3月21日以降、欧州のほぼ全域からの入国者に対する大規模な検疫強化を開始した。4月3日に「新型コロナクラスター対策専門家」名義で公式Twitterアカウントが開設されると、わずか一日で14万件近いフォロワーを獲得し、専門家の発信に対する注目度の高さを示した。すでに専門家会議の提言は、政策判断において無視できないほどの独自の影響力を有するようになっていた。

本人たちの想定すら超えた専門家チームの存在感と影響力は、やがて彼ら自身に対する批判や重圧として跳ね返ってくることとなった。4月15日にクラスター対策班の北海道大学大学院西浦博教授が中心となり、人と人との接触機会を減らす対策を全く採らない場合、約42万人が死亡する可能性があるとの試算を発表すると、その試算のモデルや前提等を巡り激しい論争が生じた。6月12日の会見で大阪府の吉村洋文知事が、「西浦モデルだけを信じて突き進むのは違う」と厳しく非難するなど、日々の生活や経済活動への制約の負担感が増す中で、専門家チームの警鐘に対する反発も強まっていった。そして、緊急事態宣言下での外出自粛や休業要請など国民に経済的な痛みや不便を強いる政策に対する不満は、政府ではなく、直接専門家チームに向かった。官邸側も5月に緊急事態宣言の解除を検討するにあたり、専門家会議の保守的な基準設定では解除のタイミングが遅れてしまうことを懸念するようになった。水面下で解除基準の緩和を求める官邸側と専門家チームの調整は難航し、両者の間には隙間風が吹くようになった。官邸スタッフの一人は、当時の専門家会議の存在につき、「ありがた迷惑に感じられた局面もあった」[5]

4　厚労省幹部ヒアリング
5　内閣官房幹部ヒアリング

とその微妙な距離感を表現した。

　当初、政府に対する助言チームとしてサポートに駆け付けた専門家チームは、いつしか世間から実質的な政策決定機関のように見られるようになっていた。メディアからのバッシング、政権との軋轢が顕在化していく中で専門家たちは疲弊し、立ちすくみ、自分たちの存在意義と役割への自問を投げかけるようになった。6月24日、専門家チームはそれまでの自分たちの役割と緊急事態宣言下における「専門家助言組織」のあり方に関する課題を指摘した提言書を発表した。政府からの要求に受動的に応えるだけでなく、次第に能動的に政策提言に取り組むようになっていった自分たちの役割の変遷を「前のめり」であったと反省を記した。他方で、自分たちを「前のめり」にならざるをえなくさせた政府のリスク・コミュニケーションのあり方について苦言を呈し、自分たちはあくまで助言機関であり、政策決定と実行について政府が責任を負うことをより明確にするよう申し立てた。

　社会的使命感に駆られ、想定以上の積極的な貢献を果たしたといえる専門家たちを、政府は世間の批判から守ることができなかった。6月24日、専門家会議の主要メンバーが提言書の内容を記者会見で説明しているちょうどそのさなか、西村康稔コロナ対策担当相は突如専門家会議の「廃止」を発表した。後味の悪い幕切れであった。

提言：政府としても緊急事態下における専門家助言組織のあり方について総括・検証を行う

　専門家会議は6月24日付で新型コロナの第一波対応における自分たちの政策関与のあり方に関して、認識した課題や反省を報告書にまとめて公表した。しかし、この報告書で指摘された事項に関する政府の受け止めや政府自身の総括・検証は未だ行われていない。次なる緊急事態に向け、政府と専門家のよりよい協働の形を構築すべき政府自身も総括・検証を行うべきである。

「安全」と「安心」の衝突

　第一波対応の重要局面において、常に専門家や厚労省技官らの科学的知見が尊重されたわけではなかった。

　武漢からのチャーター便での帰国者全員の隔離やダイヤモンド・プリンセス号の下船者全員に対するPCR検査について、厚労省は当初不要との立場であった。しかし、これらの帰国者や下船者がそのまま市中移動することへの国民不安を案じた官邸は、厚労省の案を覆し、一斉隔離やPCR検査の実施を決断した。2月下旬時点において、学校の一斉休校は感染抑止の観点からは

「意味がない」というのが専門家の見解であった。しかし、2月24日の会見における尾身副座長の「瀬戸際」発言を契機に「世間の雰囲気の変化を感じた」[6]安倍首相は、2月27日に急遽全国一斉休校の要請を発出した。5月上旬、緊急事態宣言の解除について、専門家チームは直近2週間の10万人あたりの累積新規感染者数が0.5人未満という基準を提唱した。しかし宣言長期化による経済ダメージの深刻化を懸念した官邸側は「もう少し何とかならないか」と専門家チームに再考を迫り、累積新規感染者数の計算期間を2週間から1週間に短縮して0.5人程度以下とすることにより実質的に解除基準を緩和する形で官邸が「押し切った」[7]。

　両者の考えのずれは、根底にある政策目標の違いに起因するところが大きい。厚労省と専門家チームの一連の提言は、感染拡大抑止という国民の「安全」を最重要の政策目標とし、それぞれの判断を科学的根拠をもって説明できるかどうかを重視した。これに対し、官邸は国民の「安全」に加え「安心」を求めた。世論調査やマスコミの論調に投影される国民の「不安」に敏感に反応した。一見科学的には合理的な判断に見えても、国民の不安を増幅させかねない対応には難色を示した。逆に政策効果の科学的根拠が完全ではなくても、国民の不安解消に資すると判断すれば強く推進した。

　両者の考えの対立が最も顕著だったのはPCR等検査の拡大を巡る攻防であった。流行当初、厚労省と専門家チームは、検査対象を重症化リスクの高い人に限定する方針を採用したが、その結果、医師が必要と判断しても、なかなか検査を受けることができない状態が続いた。厚労省と専門家らは、検査容量の不足に加え、検査希望者が病院に殺到することによるクラスター発生のリスクを強調して検査限定方針の正当性を主張した。希望してもPCR等検査が受けられない状況に対する国民の不満と不安が高まるにつれ、官邸の焦りは募った。安倍首相は「総理連絡会議」等の場で厚労省に対して苛立ちを込めて繰り返し検査件数の早急な拡大を求めた。厚労省側も3月6日にPCR検査を保険適用としたほか、検査基準を徐々に緩和したが、検査件数は3月末でも一日1,700件程度（週平均）にとどまるなど検査件数は伸び悩んだ。

　厚労省と専門家達の間では、既に2月の段階から無症状の病原体保有者にも一定の感染リスクがあることは認識されていた。しかし、検査対象を広く設定すれば、検査希望者を捌けなくなることは明らかであった。パニックを恐れた厚労省は、専門家会議の公式見解から無症状病原保有者が感染性を有することについての記述の削除を求めるなどし、無症状者にも感染力があり得ることをなかなか公式には認めなかった。4月20日に至って感染研がようやく濃厚接触者の定義を「発病した日」から「発病した日の2日前」に改め、発病前の無症状者病原体保有者でも感染力があることが検査実務に反映され

6　官邸スタッフヒアリング
7　官邸スタッフヒアリング

た。無症状病原体保有者からの感染可能性について議論されたアドバイザリーボードの2月10日の議事要旨は5月まで公開されなかった。

　5月4日、安倍首相はPCR等の検査件数が伸びないことについて、記者会見で「どこに目詰まりがあるのかということは私も何度も申し上げてきている」と発言し、PCR等検査体制の拡大方針がなかなか実現されていない状況に苛立ちと不満を露わにした。一方、同日開かれた専門家会議は諸外国と比べた検査数の少なさを認めつつも、検査陽性率の低さから「潜在的な感染者をより補足できていないというわけではない」とこれまでの方針を擁護した。さらに安倍首相の「目詰まり」発言以降も、厚労省は「不安解消のために、希望者に広く検査を受けられるようにすべきとの主張について」と題されたペーパー等を用いて「広範な検査の実施には問題がある」との説明を永田町・霞が関関係者に展開し、検査拡大を求める論調の鎮静化を図ろうとした。

　官邸と厚労省は「必要な検査はやる」という大方針では一致していた。しかし、「必要な検査」の解釈は同床異夢であった。官邸は、検査待ちに苛立つ国民不安に応えようと「必要な検査」を広く捉え、できるだけ早期の検査件数の拡大を求めた。これに対し厚労省は、「必要な検査」を公衆衛生学的見地から相対的に狭く捉え、厳格な検査基準を容易に緩和しなかった。病院におけるクラスター発生リスクへの懸念に加え、検査基準に該当する人が検査を受けられないことによるパニックや不満爆発を避けるべく、検査のキャパシティの拡大ペースに収まる範囲内で検査基準を緩和した。難航する保健所や委託先病院の検査容量拡大へ政策努力を続ける一方、急速な検査拡大を求める世論の火消しに奔走する「二正面作成」を強いられた厚労省の苦渋の選択でもあった。しかし、こうした政策アプローチの違いが官邸と厚労省との間の不信感を深めていった。

　平時においては、科学的根拠（エビデンス）に基づく政策決定が一般に善とされ、エビデンスなく世論を過度に意識した政策はポピュリズムの誹りを受ける。しかし、危機においては、科学的見地からの国民の「安全」だけでなく、国民の不安感を取り除きパニックを防ぐための「安心」もまた、重要かつ正当な政策目標となる。特に未知のウイルスとの闘いにおいては、科学的エビデンスも絶対ではなく、日々更新され上書きされる。「あとから考えれば素人のドタ勘の方が正解だったということがよくあった」[8]と厚労省技官の一人は振り返った。先行きの見えない危機状況の中で、「安全」（科学的合理性）と「安心」（社会的連帯性）のバランスの最終責任を負うのは、常に政治である。

8　厚労省関係者ヒアリング

総力戦でやらざるを得なかった

　パンデミックのような国家的危機への対応にあたっては、政府内はもちろん、官民の総力を挙げた対応が求められる。しかし多くの場合、政府部署間における情報共有への抵抗や、組織の縦割りによる整合性に欠ける意思決定などの障害が立ちはだかり、効果的な危機対応体制の構築は容易ではない。ある程度運用が定着した自然災害への対応と異なり、感染力や特性が不明な未知のウイルス対応という難題に対し、官邸は試行錯誤を重ねながら、あるべき司令塔機能の模索を続けた。「総力戦でやったし、やらざるをえなかった」と菅義偉官房長官は当時の危機感を振り返った。

　初動において実質的な政策検討や意思決定の舞台となったのは「総理連絡会議」と呼ばれる首相を交えた非公式な会議体であった。1月23日の武漢封鎖の直後からほぼ連日のように開催されるようになり、総理執務室に各省幹部数十人がすし詰め状態で日々の状況把握と大方針の検討にあたった。情報伝達階層の低層化により情報収集と意思決定の迅速化が図られる利点があったが、その裏返しとして当初は「生煮え」の案や不確実な情報が首相に披歴される危うさもあった。

　1月下旬に武漢在留邦人をチャーター便で帰国させるオペレーションについては、総理室の主導の下で「事態室」と呼ばれる事態対処・危機管理担当の官房副長官補室が事務機能の中核を担った。厚労省、外務省、国交省などの関係省庁と連携を取りつつ、民間航空会社や帰国者の受け入れ先ホテルなどに協力を要請し、官民協働体制の構築にあたった。しかし、未知の感染症への社会的不安から、隔離期間中の帰国者の対応にあたる事態室には過大な業務負荷がかかるなど準備期間の短さや体制面の課題も露呈した。

　1月30日に閣議決定により内閣官房に新型コロナウイルス感染症対策本部が正式に設置された後、同対策本部の下に幹事会が設置され、ここが政府としての基本方針の策定等に向けて各省の政策連携の基盤となった。内閣危機管理監を議長とし、3人の副長官補と、内閣官房の審議官を兼務する厚生労働省の医務技監の計4名が副議長を務める体制が構築され、内閣官房の新型インフルエンザ等対策室・国際感染症対策調整室が事務局の中心を担った。2月中旬にはそれまで厚労省の助言組織として位置付けられていた専門家チームを事実上移管し、同対策本部の下に設置し直した。3月6日に西村コロナ対策担当相が新型コロナウイルス感染症対策の担当大臣に任命され、同月中旬に特措法が改正されると、同対策本部は特措法に基づく組織として正式に位置付けられ、新たに設置された新型コロナウイルス感染症対策推進室・対策本部事務局がその事務局機能を担うようになった。さらに病床や物資の確保などの重要政策については和泉洋人首相補佐官の下に複数の各省横断のタスクフォースが組まれ、細部まで指示を徹底した。

　正式な本部組織以外の場でも、重要案件については、官邸は非公式に積極

関与した。2月3日にダイヤモンド・プリンセス号が横浜沖に到着した際、船内の感染拡大を窺わせる初期検査結果を受け、加藤勝信厚労相は官邸に対して直ちに支援を要請した。それ以降、菅官房長官を中心に、連日連夜都内のホテルに防衛省や国交省など関係省庁の幹部クラスが集まり、ダイヤモンド・プリンセス号への対処に関する方針検討と状況把握にあたった。加藤厚労相は「検疫は厚労省だが、港は国交相、地方自治体は総務省、防衛省、クルーズ船なので外務省など省庁横断的な対応が必要だった」と官邸のサポートを仰いだ経緯を振り返った。

　危機においては、平時と異なる機動的な人員配置が求められる。感染拡大に伴い内閣官房の調整機能が質的にも量的にも急増する中で、新型コロナウイルス感染症対策推進室の樽見英樹室長（前・厚労省医薬・生活衛生局長）をはじめ各省から「エース級」と呼ばれる人材が急遽集められた。内閣官房幹部は「常に一線級の人間をそろえておくわけにはいかないので重大危機になってから集めるしかない[9]」と危機時における柔軟な人員配置の重要性を強調する。

　司令塔構築の過程を振り返り、政府高官は「得体の知れない感染症。武力事態とはまったく違った。」と述べ、想定外の事態の中、手探りでの試行錯誤の連続だったことを明かした。

　他方、官邸によるトップダウン型の意思決定が、実際に執行を担当する現場との認識のずれや、政策執行のインフラの弱さにより思い通りの内容またはスケジュールで実施できなかった場面も少なくなかった。

　新型コロナウイルス感染症の治療薬として期待されたアビガンについては、安倍首相は3月ごろより複数の国への供給を約束していた。総理連絡会議では度々安倍首相から厚労省に対してアビガンの早期承認に向けて尽力するよう指示が出され、5月4日の会見において「今月中の承認を目指したい」とまで踏み込んだ。しかし、7月10日に報告された同薬の臨床試験の暫定的解析結果においては有意差が認められなかったことが報告され、さらに時間を要することとなった。

　国民一人当たり10万円の特別定額給付金の支給においては、予算成立から2カ月経っても支給率が76％に留まった。ドイツなどでは電子申請を通じて法案成立から数日以内に給付金の支給が執行される中、日本ではマイナンバー（国民番号）と振込先の金融機関の口座を行政が紐づけて把握できていなかったことから、給付金支給について各自治体において煩雑な事務作業が必要となり、政策執行に時間を要した。

　感染症対策の出発点となる患者発生動向等の把握（サーベイランス）の脆弱性も政府対応の足を引っ張った。医療機関が手書きした患者発生届を保健所にFAXし、保健所職員が再度システムに手入力するという当初のアナログ

9　内閣官房幹部ヒアリング

な仕組みは、全国的な感染拡大状況のリアルタイムでの把握を困難にし、保健所職員を疲弊させた。厚労省は慌てて患者情報把握のためのHER-SYSと医療機関の人員・物資の備蓄状況を網羅するG-MISというオンライン情報共有システムの開発に取りかかり、情報共有の効率化・迅速化を図ったが、その本格的な導入・展開は5月以降までずれこんだ。

　政府方針の円滑な執行に苦労した一連の経緯を振り返り、加藤厚労相は「デジタルトランスフォーメーションの遅れが最大の課題だった」[10]と悔しさをにじませた。危機対応において、決定された方針の迅速かつ適切な執行は、方針決定と同等かそれ以上に重要かつ困難である。特に意思決定の場と執行現場の間に多数の組織階層が挟まる場合、執行リスクは方針の成否を左右するほど大きなものとなりかねない。デジタル化の遅れや硬直的な調達ルールなど危機を通じて明らかになった日本の政策執行力の課題について、早急な手当てが求められる。

提言：省庁横断的な司令塔機能の下、行政のデジタル基盤を抜本的に強化する。

　省庁横断的な司令塔機能・開発オーナーシップをもった組織の下で、以下の3つの観点から政府のデジタル化を一気に推進する。①省庁・自治体間のデータ利用基盤の整備、②企画段階から協働できる柔軟で段階的な予算・調達の仕組みの導入、③数百人単位のITエンジニアの内製化。

「維持と継続」の経済対策

　ヒトからヒトへ感染する新型コロナウイルスの特性上、生産・消費・移動といった経済活動自体が感染拡大を招いてしまう。過去の経済危機と本質的に異なるこの特徴が、感染防止と経済活動を二律背反（トレードオフ）の関係に位置付け、政府に難しいジレンマを突き付けた。

　この二律背反のジレンマの克服を目指して、政府はソフトロックダウンによる行動変容政策に加え、経済・財政・金融政策を通じた家計と企業への緊急経済支援を行った。

　4月7日に閣議決定された緊急経済対策では、「雇用の維持と事業の継続」がその中核的目的として掲げられた。具体的には、従業員給与の負担を軽減すべく、雇用調整助成金の助成割合を最大90％にまで引き上げて雇用の維持を図り、また、企業の資金繰りを支えるため、金融的支援に加え、事業収入が減少した中小企業に対して持続化給付金による直接的な資金給付を実施す

10　加藤厚労相ヒアリング、2020年9月8日

る、といった政策が盛り込まれた。他方で、企業の逸失利益に対する補償は
パッケージに含まれなかった。「資本主義なのだから、儲けを補償するよりは、
持続的に事業を継続できるようにするのが大きな頭の作りだった」と財務省
関係者は解説した。

　前例のない規模の巨大経済対策の策定にあたっては各省をはじめ、与党、
経済界、有識者などから多くの政策アイディアが政府に持ち込まれ、「ものす
ごい競争状態」（経産省幹部）となった。政府内では各国の経済対策の詳細内
容の情報収集がなされ、パッケージの具体的内容の検討及び絞り込みに際し
てベンチマークとされた。感染収束の見込みが立たず厳密な政策効果の評価
が定かでない中、それぞれの対策は手探り状態で練り上げられていった。批
判を受けた「アベノマスク」をはじめ、執行面での詰めの甘さや混乱が露呈
した対策もあったが、経産省幹部は「逐次的にやっていかざるを得なかった」
と述べる。

　企業側に史上最高水準となる豊富な内部留保が存在したことや、もともと
慢性的な人手不足状態であったなどの外部要因も重なり、少なくとも第一波
対応の段階においては、企業の倒産件数と失業率の急上昇は回避することが
できた。しかし、世界的な経済停滞の長期化が予想される中、今回のように
あらゆる企業の事業と雇用を巨額の財政措置により支え続けるのは持続可能
ではない。

　ポスト・コロナ時代を見据えた国際競争はすでに始まっている。欧州主要
国は、早くから「グリーン・リカバリー」を提唱し、思い切った環境・気候
変動対策を通じて新型コロナ収束後の国際競争力を得るための産業構造転換
に取り組み始めている。中国は「健康シルクロード」建設を唱え、マスクな
どの医療資材の他国への提供に留まらず、遠隔医療を含む国際的な衛生イン
フラの輸出や技術支援を推進しようとしている。

　今回、政府が打ち出した一連の経済対策は、かつてない経済ショックの
「ダメージコントロール」に主眼を置いて設計された。その先の消費刺激策に
よる「原状回復」までは辛うじて道筋を描けても、この危機を転機にして、
新しい時代に世界で勝負するための「トランスフォーメーション（構造転
換）」を構想する余力はなかった。政府の「骨太方針2020」においても、「新
たな日常」に向けたデジタルトランスフォーメーション推進などが謳われて
いるが、この機会を、新型コロナ対応で露呈した社会的脆弱性の手当てにと
どめるだけでは世界には到底太刀打ちできない。政府も企業も家計も、デー
タを公共財とし、デジタルをインフラとして活用できるよう、成長戦略とし
ての抜本的改革を行わなければならない。危機のその先を見据えて、「安心」
のコストが、同時に「成長」への投資となるよう、限りある財政資源を賢く
戦略的に使っていくことが求められる。

> **提言：「事業の継続」から「事業の強化」へ。構造改革を事業支援の条件とする。**
>
> 　経済ダメージの長期化が想定される中、今後も経済の下支えのため相当規模の財政措置が必要となることが予想される。貴重な財政資源が将来の成長投資につながるよう、これまでのような無条件・一律の資金給付ではなく、デジタル化や脱炭素化など具体的な政策目標に沿った事業者側の取り組みを各種経済支援の条件とし、今回の「デジタル敗戦」を産業構造改革とデータ・デジタル・インフラ構築のはずみとする。

リスク・コミュニケーションの成功、危機コミュニケーションの失敗

　日本は新型コロナウイルス感染症の第一波への対応において、欧米諸国に比べて死亡率を大幅に低く抑えることに成功した。わかりやすいキャッチコピーの使用や、SNS等を用いた多元的な情報発信を通じて、未知のウイルスのリスクや特性につき一定の国民理解の醸成にも成功した。しかし、本来広く賞賛されるべきこれらの政策成果は、政府の新型コロナウイルス感染症対応に対する評価に必ずしもつながらなかった。

　専門家会議が提唱した「3密」回避のキャンペーンは、未知のウイルスの感染リスクをわかりやすく整理し、人々の行動変容を促す上で、第一波対応の中でも最も成功したリスク・コミュニケーションの一つであった。2月下旬に専門家会議が感染拡大の起きやすい環境条件を、①閉鎖空間、②混雑、③近距離であると整理した。その後の総理室での議論の中で「密閉・密集・密接」というわかりやすいキャッチコピーが生み出され、広く認知されるようになった。そのほかにも人との接触削減方針の「最低7割、極力8割」や「新しい生活様式」など、わかりやすさを重視した国民の行動変容を促すスローガンが次々と生み出され、政府・自治体・マスコミ等により繰り返し発信される中で浸透していった。

　様々な政策要請について多元的なチャンネルを通じて発信が行われた点も、国民の理解浸透に寄与した。西村コロナ対策担当相は、特措法担当となった直後に「できるだけ毎日記者会見をする」と情報公開を重視するスタンスを明らかにし、実際に連日記者会見を行った。専門家会議も独自に記者会見を行い、科学的見地から各種提言の背景やデータに関する説明を実施した。また、閣僚や専門家らは、TwitterやFacebookなどのソーシャルメディアを使った双方向のコミュニケーションにも取り組み、ウイルスに対する国民の不安解消と政策理解に努めた。緊急事態宣言発出以降は、専門家会議の尾身副座長が安倍首相の会見に陪席するようになったことにより、政府と専門家での間のメッセージの矛盾や齟齬も最小限に抑えられた。

　一方、政府の新型コロナ対応に対しては国民の厳しい評価が続いた。政府の新型コロナ対応を評価すると答えた割合は 2 月から 5 月まで下降を続け、4 月、5 月は「評価しない」が「評価する」を上回った[11]。新型コロナ対応に対する国民の厳しい視線と連動するように政権の支持率も 2 月以降一貫して下落を続けた。

　緊急事態宣言の解除に至るまで安倍首相は合計 8 回の記者会見を行い、その時々の政府の対応方針を説明した。初回の 2 月 28 日の会見では、自らの政治判断で決めた全国一斉休校要請について説明したが、NHK の世論調査によれば、この判断については多くの国民が「やむを得ない」判断として支持した。しかし、4 月 7 日の会見で説明した緊急事態宣言については、大多数の国民はタイミングが「遅すぎた」と感じ、十分な理解を得られなかった。また、5 月 14 日と 5 月 25 日の会見で説明を実施した緊急事態宣言の解除のタイミングについては、「適切なタイミング」と感じた人よりも「早すぎた」と感じた人の割合が上回った。さらに、日本では欧米諸国と比べ、政府によるビジネス支援策への不満や失業不安の数値が突出して高いとの国際調査の結果[12]もあり、感染抑止策だけでなく経済対策についても政府方針への理解と納得が国民に十分浸透しなかった一面がうかがえる。

　国際発信の面ではさらに脆弱であった。ダイヤモンド・プリンセス号に搭乗した岩田健太郎医師が 2 月 18 日に YouTube において「どこが危なくてどこが危なくないのか全く区別がつかない」、「悲惨な状況」などと船内の感染対策に警鐘を鳴らす動画を投稿すると、海外メディアはこぞって日本の感染症対応を批判した。岩田医師の指摘に対して、2 月 19 日に加藤厚労相が「船内での区域分けはしっかり行われている」などと述べ、また、厚労省も 2 月 20 日には船内の感染制御策が適切である旨を公表こそしたものの、写真等を含めた船内の具体的な状況は説明されず、海外メディアを納得させるレベルの政府としての具体的な反論は十分になされなかった。また、世界保健機関（WHO）が徹底した検査と隔離を呼びかける中、リソース上の制約から PCR 検査の絞り込み方針を採る日本の対応の妥当性は、海外から理解されなかった。4 月初旬には同盟国であるアメリカの大使館が、PCR 検査の不足により感染状況が把握できないとして、日本国内の米国人に退避を呼びかける異例の事態にまで至った。

　重大な国家的危機に直面したとき、国のトップは国民に対する納得できる状況説明と問題解決へ向けた道筋の提示を通じて、危機の意味付けを行うことが期待される。しかし、もともと政府において第一波収束に向けた戦略的シナリオが描けていたわけではなかった。また、感染抑止と経済活動の両立

11　NHK 世論調査、以下同様。

12　"Japan amidst COVID-19: Newest findings from an international tracking survey　by Kekst CNC" (June 17, 2020) https://www.kekstcnc.com/media/2739/tokyo-webinar_covid-19-tracker-3rd-edition_20200617_final.pdf

を図ろうとする「日本モデル」は試行錯誤の過程にあり、その根拠をわかりやすく伝えることは容易ではなかった。

　危機下における政治言論空間は常に競争的であり、指導者が危機の意味付けに失敗したり、手間取れば、直ちに他の政治プレイヤーやマスコミにその主導権を奪われる。他国と比べて感染抑止に成功しながらも、それが政権評価につながらない現実は政権内に焦りと苛立ちを生み、政権の体力を奪っていった。政府のコロナ対策についての国民の厳しい評価につき、西村コロナ対策担当相は、「最終的には歴史が評価してくれる。」[13]と述べながらも、政府の対策がなかなか国民に伝わらなかったもどかしさと悔しさを告白している。

知事たちの活躍と国・自治体間のガバナンスの混乱

　国民が政府の対策に厳しい目を向ける中、個性豊かな地方自治体の首長の活躍と、時折生じた政府との政治的軋轢は今回の第一波対応の大きな特徴であった。

　日本における感染症対応の法的枠組みにおいては、基本的には地方自治体が主導的役割を担うことが想定されている。国は感染症対応のための基本的対処方針を定めた上で必要な技術的・財政的支援を行う一方、地域の保健所を統括する各都道府県知事に休業等の要請・指示、感染者の行動制限、医療供給体制の整備などについての広範な裁量が与えられている。

　今回、全国の都道府県知事は、突如未知の感染症への対応という共通課題を突き付けられた。自治体ごとの対策の巧拙が必然的に比較される異例の政治的緊張感の中で、都道府県発の感染対応策における様々な創意工夫が生まれ、他の地域に展開されていった例も少なくない。

　例えば、ダイヤモンド・プリンセス号対応を通じて2月初旬より全国に先駆けて感染対応に直面した神奈川県では、DMATと連携して陽性者を症状に応じて四層に分類した上で受け入れ先を分け、域内の重点医療機関で医療負荷の高い中等症・重症患者の患者需要に集中的に対応できる体制としての「神奈川モデル」を構築した。また、早期にLINE社と提携したアンケートを実施するなど、ICTを活用したより効率的な感染症サーベイランスの仕組み作りにも積極的に取り組んだ。こうしたアイディアの一部はその後他の都道府県にも展開されていった。

　2月中旬にクラスターが見つかった和歌山県においては、知事の判断で保健所の積極的疫学調査の対象となる濃厚接触者の範囲を厚労省の通知よりもあえて広く解釈して、徹底した検査を実施することとした。他県の協力も得ながら、800人以上のPCR検査を実施し、3週間後には「安全宣言」を出した。類似の広範な検査アプローチは島根県などでも踏襲された。

13　西村コロナ担当相特別インタビュー、2020年9月15日

　北海道の鈴木直道知事は、2月28日に法的根拠に基づかない、独自の「緊急事態宣言」を道内に発出することにより感染流行に対する強い警鐘を鳴らし、週末の外出自粛や百貨店など民間事業者の自主休業を要請した。3週間後、専門家会議はこうした対応が北海道の流行の抑制に一定の成果を挙げたとの見解を表明した。4月に愛知県、岐阜県、三重県が同様に法律に基づかない「非常事態宣言」などを独自に発出した。

　一方、新型インフルエンザ等対策特措法における国と都道府県の権限と責任分配の曖昧さがガバナンス上の混乱を度々招いた。

　3月23日の会見において小池都知事が突如「ロックダウン」の可能性に言及すると、各地で食料品等の買い占めが起きるなど国民的な緊張感が急激に高まった。緊急事態宣言発出の際に欧米のような都市封鎖が起きるのではないかとの誤った認識が広がり、政府はその払しょくに追われた。西村大臣は、都知事のロックダウン発言により「緊急事態宣言（発出）が遅れた部分がある」と指摘した。

　4月7日に発出された緊急事態宣言の前後において、政府と東京都との間で事業者への休業要請などの対処措置の是非及び範囲を巡り激しい攻防が繰り広げられた。感染症に関する国家的な緊急事態においては、特措法上、都道府県知事に蔓延防止措置や医療提供体制の確保のための広範な権限が付与されている。一方、国には各自治体の対策措置につき、基本的対処方針に基づき「総合調整」（第20条第1項）を行うことができるとされており、それでも所用の措置が取られない場合には、国は地方自治体に対して「必要な指示」（第33条第1項）を出すことができるとされている。

　4月6日、東京都は緊急事態宣言が出された場合の休業要請対象リストをとりまとめた。政府への事前の調整はなかった。外出自粛からスタートし、必要に応じて段階的に自粛要請を引き上げることを想定していた政府にとり、東京都が最初から独自に広範な休業要請を発出することは想定外であった。政府は7日に基本的対処方針を改正し、ロックダウン（都市封鎖）のような施策は実施しないことを強調した上で、まずは外出自粛を行うこと、及び、自治体が特措法上の強力な措置をとる際には事前に国と協議することなどを盛り込んで対抗した。双方の見解の溝が埋まらない中、国は東京都と交渉決裂に至った場合の明確なシナリオを描くことができず、官邸側は「そういう問題が顕在化しないように」東京都と休業要請の範囲を巡る落としどころを探った。当初計画の修正を余儀なくされた小池都知事は「（知事は）社長だと思っていたら、天の声がいろいろ聞こえてきて、中間管理職になったようだった」と不満を述べた。一方、西村コロナ対策担当相は当時の心境について「政府の側も、自治体の側も相場感がわからなかった」と述べ、前例のない状況の中で戸惑いがあったと振り返った。

　法的権限の曖昧さは法的責任の曖昧さに直結する。緊急事態宣言下で各自治体で休業要請を出す展開が広がり、対象となった事業者から補償を求める

声が高まった。その結果、財源に余裕のある都道府県は独自の補償プランを発表した一方、財源に乏しい知事らは十分な補償措置が用意できず地元世論の批判を受けることとなった。休業要請の対象となった企業のサポートにつき、国と地方自治体の双方が責任を押し付け合うような論調も見られ、一部の知事らからは国のリーダーシップの欠如に不満の声が上がった。こうした知事らの突き上げに対し、官邸側は「困ったときだけ国にやれというような話になるのは心外」[14]であると突き放した。

　感染症対応の前線を担うのは地域の保健所と地方衛生研究所である。従って、具体的な対策措置についてはこれを預かる都道府県知事が広範な裁量を持つことは理にかなっている。他方でウイルスは県境でとどまらない。全国に感染者が広がる深刻な感染症の対応においては、地方自治体間の対応の違いによる不要の混乱や軋轢は避けなければならない。

　今回、政府と都道府県の縦の関係、都道府県同士の横の関係のいずれにおいても、ガバナンス上の混乱が生じた。国と地方自治体との間における対処方針のずれを防ぐための丁寧なコミュニケーションのあり方や、近隣都道府県にまたがる広域的な措置の検討の仕組みなど、政府の総合調整権のより精緻な執行に向け手続きを見直し、国と自治体、または自治体間の対策の整合性を巡る混乱の再発の芽を摘む必要がある。

政策的選択肢を狭めた備えの甘さ

　今回のようなパンデミックの到来につき、日本の備えは決して十分ではなかった。そしてこれら事前の備えの甘さは、危機対応における対応と政策の選択肢の幅を狭めることとなった。

　2009年の新型インフルエンザ（A/H1N1）対策総括会議の報告書には感染症危機管理に関わる体制の強化のために、国立感染症研究所、保健所、地方衛生研究所などの組織や人員体制の大幅な強化が提言されていた。また、感染症サーベイランス（監視体制）強化の観点から、地方衛生研究所におけるPCR検査体制の強化の必要性や地方衛生研究所の法的位置付けの検討が求められていた。

　しかし、これらの提言はいずれも実行されず、棚ざらしとなっていた。新型コロナウイルス感染症の流行当初におけるPCRの検査体制は一日わずか300件程度であったため、厚労省としてはPCR等検査の検査対象を厳しく絞り込むという消極的選択をせざるをえなかった。感染症危機対応において公衆衛生的な対応の中核を担う保健所と地方衛生研究所は、人員増強どころか年々拠点数と人員を削減され、その人員不足が今回の緊急対応における検査キャパシティの拡大や積極的疫学調査の実施に際しての重大なボトルネック

となった。そして、感染症サーベイランスの運用については、いまだに医療機関が手書きした用紙を保健所にFAX送信し、それを保健所職員が入力した上で週一回集計するという時間と手間を要するアナログ方式が続けられていたため、政府による感染状況の把握を著しく困難で非効率なものとした。

　過去の経験からの提言が十分活かされなかった背景について、厚労省関係者は「喉元を過ぎると熱さを忘れてしまった」[15]と反省の弁を述べた。2013年のH7N9鳥インフルエンザ、2014年のエボラ出血熱、2015年のMERSなど近年、度々感染症拡大の危険にさらされながらも、幸運にも日本国内では感染被害は広がらなかった。パンデミックへの警戒が次第に薄れる中、行政改革による定員削減圧力の下で、感染症危機への備えの予算は削られていった。政府の感染症危機対応を技術的に支える国立感染症研究所でさえ、その定員は2009年と2010年の2年間増員となったあとは年々減少をたどった。現場で感染症対策の実務を担う保健所の職員数も「定員削減の財源みたいなもの」[16]として扱われ、年々削られてきた。毎年厳しい予算削減圧力が各省にかかる中、予算編成の手続きの過程で関係業界など声の大きいステークホルダーを抱える部局の予算がどうしても優先される一方、感染症対策のような分野は人事・財政当局からの行政改革圧力に抗する術がなく予算削減の対象となりやすい。しかし、パンデミックのように発生頻度は低くともいざ発生すれば国家的な危機に発展する可能性のある「テールリスク」への備えについては、こうした省内力学による調整に委ねることは適切でない。10年に一度しか起きない危機に対して、「コアキャパシティとしてはどのぐらい持っていればいいのか。起こったときに立ち上げるだけのサージキャパシティをどういう形で持っていたらいいのか、効率と迅速さをバランスさせていかなければいけない。」[17]と厚労省幹部は自省の念を込めて語った。

提言：パンデミック対策などの国家的なテールリスク事案への備えについては各省予算とは別枠で予算確保する

　感染症危機への備えは、全国的なPCR等検査体制の処理能力やマスクなどの備蓄量について数値目標を設定し、緊急時に必要となる対応能力を具体化する。その上で、厚労省及び地方自治体の予算編成において、十分な財政的手当てがなされているかを政府において一元的に継続的にモニタリングする。

15　厚労省関係者ヒアリング
16　内閣官房幹部インタビュー
17　厚労省幹部ヒアリング

> **提言：感染症危機発生時における政府及び地方自治体の十分な有事対応体制を確保するため、感染症危機管理に関する予備役制度を創設する**
>
> 　全国に広く影響が波及し大規模な危機管理オペレーションが必要となる感染症危機の特性に対応するため、政府及び地方自治体内部の感染症危機管理に関する人員体制に加え、大学に在籍する社会医学系専門医等の研究者や、医師・看護師・保健師のOB等の専門能力を有する人材を広く民間から供給する予備役制度を構築し、政府及び地方自治体、特に検疫所・保健所・地方衛生研究所・医療機関の危機時のサージキャパシティを確保する。

国民の自主協力に依拠した危機管理の限界

　新型インフルエンザ等対策特別措置法に定められた外出制限や施設使用制限などの蔓延防止措置は、いずれも「要請」や「指示」にとどまり、従わなかった企業や個人に対する罰則の定めはない。それでも「日本モデル」は第一波対応において結果を残した。罰則を伴う強制的な外出規制措置などを採った欧米諸国と比較して、死亡率を顕著に少ない水準に抑えた。法令上の強制権限がないことが感染拡大対策を遂行する上で大きな支障となることはなかった。この結果を麻生財務大臣は「民度のレベルが違う」と評し、「（行政が）要請しただけで国民がみんなそれに賛同して、みんなで頑張った」[18]と国民の協力姿勢を賞賛した。

　しかし、新型コロナウイルス感染症の感染拡大の波が今後も予想される中、国民の善意と良識に依拠する危機管理が今後もうまくいく保証はどこにもない。

　そもそも第1部で紹介した行動変容データの分析からは、日本における国民の行動変容は決して小さなものではなかったとしても、強制的なロックダウンを遂行したG7各国と比べると限定的だったと言える。したがって、日本の相対的な死亡率の低さの要因を、国民の行動変容への高い協力度合いだけに求めるのは早計である。より強力かつ長期の行動変容が必要となる危機的な状況に直面したとき、果たして国民が同様に自主的に行政からの要請や指示に従ってくれるだろうか。

　企業や家計への負担の蓄積の側面も無視できない。外出自粛要請により甚大な被害を受けた外食産業や観光業をはじめ多くの中小企業では、第一波対応の経済ダメージをしのぐだけで内部留保や融資の枠をすり減らし、既に相

18　2020年6月9日衆議院財務金融委員会

当厳しい経営環境に直面している。休業要請に対して、自治体や政府からの補償を求める声が大きくなっているほか、再び営業時短要請を受けた都内の飲食店においては行政側の要請に反して営業を継続する飲食店も増えている。内閣官房幹部も「背に腹は代えられない状況になったら次はもう効かないだろう」[19]とこれまでのソフトロックダウン手法の限界を認める。

　もともと2012年の通常国会において新型インフルエンザ等対策特措法が法案審議された際にも、罰則や休業先への補償の要否に関する議論はあった。当時は民主党政権だったが、要請や指示を受けた者がこれに従わない場合の罰則の定めがない理由について問われた中川正春内閣府特命担当相は、「公表を通じて利用者の合理的な行動が確保されるということを考え方の基本にしております」[20]と答弁し、国民が要請や指示に応じない事態は基本的に想定していないことを明らかにした。また、施設使用制限の対象となった事業者に対して補償が必要ではないかとの問いに対しては、「使用の制限等に関する措置については、事業活動に内在する社会的制約であると考えられることから、公的な補償は考えておりません」[21]と答弁している。今回、安倍政権下において、緊急事態下における政府の広範な裁量による私権制限については、野党や日弁連などから強い警戒感が示されていたこともあり、政府は私権制限は必要最小限の範囲にとどめることを繰り返し強調した。しかし、法案制定当時の整理では施設使用制限等の措置はあくまで一時的なものであり、「その期間も一から二週間程度に限定されたもの」[22]と想定されていた。国会審議を見る限り、今回の新型コロナのように緊急事態宣言が長期にわたり、また、感染流行の波が繰り返し押し寄せるような事態は想定外であった。

　安倍首相は、我々の検証において、第一波の対応において一番難しかった決断は緊急事態宣言を出すことだったと述べた上で、強制力を持たない宣言の脆さについて次のように述べた。

> 「8割削減ができればいいけれど、実際にそれができるのか。高い目標を掲げても国は強制力がないので、全然できないとなったときどうなのか、そこが心配だった[23]」
> 「あの法律の下では国民みんなが協力してくれないことには空振りに終わってしまう。空振りに終わらせないためにも国民の皆さんの気持ちと合わせていかなければならない。そのあたりが難しかった[24]」

　新型コロナの流行の終焉が見通せない中、行政の要請や指示に国民が常に

19　内閣官房幹部ヒアリング
20　2012年3月23日衆議院内閣委員会
21　2012年3月23日衆議院内閣委員会
22　2012年4月10日参議院内閣委員会　中川大臣答弁
23　安倍首相インタビュー、2020年9月23日
24　安倍首相インタビュー、2020年9月11日

自主的に協力してくれることを所与の前提とした危機管理体制は重大な脆弱性を抱えている。特に既に厳しい経営環境の中にある事業者にとり、さらなる営業自粛や経済活動の制限は「事業活動に内在する社会的制約」として片づけられるものではない。

　国家的な危機においてはしばしば、公益的観点からの政策的判断と国民一人一人の権利が衝突する場面が生じる。その具体的な調整は常に多くの困難と犠牲を伴うものであり、事前にすべてのシナリオを想定しておくことはできない。しかし、国家の危機管理の観点からは、あらゆる事態を想定して十分な対応と政策の選択肢を用意しておく必要がある。ここは法改正が必要である。

提言：罰則と補償措置を伴う感染症危機対応法制の見直し

　新型インフルエンザ等特措法を中心とする現在の感染症危機対応法制を早急に見直すべきである。経済活動等の制限に対しては、罰則等の強制力を発動できる規定を設ける一方、公衆衛生のために経済的犠牲を強いられる企業や個人に対しては一定の経済的な補償措置を用意すべきである。

「日本モデル」は成功だったのか

　日本政府の第一波対応は、感染拡大防止の観点からも経済ダメージの抑制の観点からも、他国に恥じない結果を出した。しかし、その評価は難しい。これを「失敗」と評することは妥当ではないにしても、安易に「成功」と評することも適切ではない。

　我々が見ている結果が、政策によるものなのか、それ以外の外部要因によるものなのか、その因果関係を推測することはできても、立証することは難しい。そもそも政府の取り組み自体、試行錯誤の連続であり、多くのベストプラクティスと、多くの課題・失敗が含まれている。また、ベストプラクティスとされる取り組みも、再現性が保証されているものばかりではない。

　そうした観点からは、これらの様々な取り組みをまとめて「日本モデル」として概念化し、普遍化することを一義的に検証の目的とするのは少なくとも今の時点では適切ではないだろう。安易な総括は、安易な前例主義を生み、次の危機対応を危うくしかねない。政府の採った多くの対応は、与えられた制約条件のもとで関係者が知恵を振り絞って導きだされた答えである。そうした前提を含めて今回の対応の一つ一つを丁寧に分析し、評価し、その射程を見定め、教訓を次の危機に活かすことこそが、この検証の意義であると考える。

　この厳しい体験から、私たちは学ばなければならない。ただ、今回、教訓として学んだ多くの事柄がすでに 10 年前の新型インフルエンザ（A/H1N1）への日本の対応を検証した「新型インフルエンザ対策総括会議」の報告書（2010 年 6 月）で指摘されていた。まさに国を挙げて「喉元を過ぎると熱さを忘れてしまった」のである。

　学ぶことの難しさを改めて痛感する。どうやったらもっと上手に学べるのか。私たちは、学ぶことをもっと学ばなければならない。

　そのためにも検証が大切なのである。そのために検証をし続けなければならない。

　同じ危機は、二度と同じようには起きない。

　しかし、形を変えて、危機は必ずまたやってくる。

　学ぶことを学ぶ責任が、私たちにはある。

特別インタビュー

西村康稔　新型コロナウイルス感染症対策担当相
（経済再生担当相）

リベラルなやり方で収束させたのが「日本モデル」

—— 3月23日に小池百合子東京都知事のロックダウン発言がありました。政府はショックを受けたようですが。

　小池知事のロックダウン発言は一つの大きなターニングポイントになったんですけれども、欧米みたいに外出したら罰則とかそういう強制力を持つような措置がとれるという誤解を与えられてしまうおそれがあった。ちょうど3月の末で大学も春休みでしたし、東京にいたら何も生活できなくなるからといって、人々が地方に散らばるおそれがありました。それによって感染が地方に広がりかねない。ですから、ロックダウンじゃないんですよ、東京にいても普通の生活ができるんですよ、ただ、自粛なり、店を休んでもらうことはあります、ということをよく理解してもらわなきゃいけない。その結果、緊急事態宣言（発出）が遅れた部分があると私は思っています。発出の前日、4月6日月曜日に「準備をする」と総理が発言され、その前に私と尾身さんで報告に行きました。週末の段階で「もうやらなきゃいけない」という感じでした。実はその前の週、3月28、29日の頃に、総理から電話をもらって、「やはり早めに出した方がいい雰囲気だよな」という話があり、私はもうその時点で「早めに出す方がいいと思っています」と申し上げました。そして3月30日から4月3日ぐらいまでの間、どういう業種に休業いただくかとか、その準備とかを専門家の皆さんと、ロックダウンじゃないということを国民の皆さんに理解してもらってから（緊急事態宣言を）発出しようということを話していました。そして、4月7日に緊急事態宣言を発出しました。あの時点では、ニューヨークにいる日本人からもテレビで、もう1週間後はニューヨークみたいになりますよとか、さんざん言われたんですけれども、発出後はオーバーシュートせず、しばらくしてから下降に向かったわけです。ぎりぎりのタイミングだったのかなと考えています。緊急事態宣言発出に対しては、政府内、首相のもとで議論すると、慎重論もやっぱりありましたね。やはり経済に相当ダメージがあるというので。もちろん私自身も経済再生担当大臣でもありますから、これは覚悟しなきゃいけないと思っていましたけ

れども。この4月、5月、あるいは7月、8月の経験からすると、やっぱり早めに探知して、早めに対策を打つことが大事だと痛感していますし、場合によっては、より厳しい措置も早めにやることが大事だと思っています。ですから、特措法の改正もいろいろ議論をしています。緊急事態宣言の前でも厳しい措置ができないかということを念頭に置いて法制局と議論しています。

特措法は机上でつくられた法律

──小池知事と西村大臣の間で、緊急事態宣言の後のさまざまな要請の範囲について交渉されたとき、改正特措法第33条（都道府県知事への指示）は使わなくてもいいというふうにおっしゃられたんですけれども、大臣は理美容とホームセンターを休業要請リストから外すように小池知事に要請したと聞いていますが、知事に快く受け入れていただいたということなんでしょうか。

　インフル特措法というのは机上でつくられた法律で、実際に現場で何かあってつくった法律でもありませんし、また、その後実際に使われたことのない法律でありましてですね。政府の側も、また自治体の側も、都道府県の側も、相場観がわからなかったわけですね。そこで東京都としては、幅広く、24条9項（休業協力要請）に基づいて要請できるはずだと言って出してこられた。ところが法解釈上、あるいは必要な業種もある。質屋さんなんかもそうですね。金融機能として残しておきたい。あけておいてほしい。ここは、2〜3回やりとりしました。ネットカフェみたいのは解釈でどうかとかですね、細かいところは、事務的にかなり詰めて、場合によっては法制局にも聞きながらやりました。その結果、相場観ができました。この法律はこういう使い方をするんだというので、各県ともに国と東京都のやりとりにすごく注目してたんですね。結果として、こういう形でできるということをお互いに整理ができました。小池さんからは、「社長かなと思っていたら、天の声が色々と聞こえまして中間管理職になったような感じ」みたいなことを言われましたけど、その後、私は、「これは法律の声なんですよ」ということを申し上げたりしました。法の世界でどこまで許されるのかというところの整理ができたということでは、よかったと思っています。

「最低7割、極力8割削減」は首相の決断

──人と人との接触機会「最低7割　極力8割削減」について、どんな議論があったんでしょうか。

　ここは、すごい議論しました。8割削減、我々も聞いたときはびっくりしたわけですね。8割も削減しなきゃいけないのかと、しかもこれを国民の皆さんにお願いしてできるのかというので、もうさんざん議論しました。しかも経済的なダメージはものすごく大きいわけですから。8割も減らす、大変だというので、これは無理だという議論から、しかしSIRモデル（感染症流行モデル）を見ると8割削減を1カ月できれば効果があるようだ、ということで、最終的に（安倍）首相が決断されて、「最低7割、極力8割」という言い方で行こうということになりました。

　結果的には国民の皆さんに受け入れてもらって、1カ月ちょっとかかりましたので予定どおりにはいかなかったですけど、一旦は収束させるということができましたので、これは本当にもう国民の皆さんに感謝したいと思っています。

――8割でなく、7割というのを最初に出されたのは、どなただったのでしょうか。

　あの時は皆で散々、8割はできない、7割だとか、いや5割だとか、もういろんな議論しました。でもSIRモデルとデータを見ると、やっぱり8割やらなきゃだめだな、じゃあもう極力8割で行こうと、なるべくなら8割やってもらおうということで最後、首相が決断されたわけです。この議論だけで2〜3日、費やしました。

――4月7日に尾身茂先生が首相の会見に同席されるようになりました。どんな背景があったのでしょうか。

　緊急事態宣言を発出するときには、諮問委員会に諮問する必要があります。特措法改正にあたっての付帯決議にも、緊急事態宣言を発出するには専門家の意見を聞いて慎重に進めるべきであるというのが大きな方向性として、ありました。

　したがって専門家の意見を聞いて、最終的には政府が判断するわけですが、専門家の意見を聞いて慎重にやってほしいという中で、やっぱり総理と尾身先生（諮問委員会会長）と一緒に会見するのがいいんじゃないかというのは、何となく皆の雰囲気としてありましたね。

　ですから、発出の前日、4月6日に尾身先生と私が一緒に首相にご説明にあがり、尾身先生から感染状況を説明して、もう緊急事態宣言を出すべき時ですという話をされて、首相も準備に入ろうということで、6日、その発言を夕方されて、7日に発出の手続をとるわけですね。

　会見で、専門家の代表として諮問委員会の会長として尾身茂先生がおられ

て、そして専門家としてはどう考えるんですかという質問、特に専門的な感染症に関する質問について尾身先生が答えるというのは、私は自然な流れであったように思います。尾身先生のお人柄、丁寧に説明されることも含めて信頼感があると思いますので、専門家の立場で同席していただいて説明されるのは、私は一定の効果があるのではないかと思います。

専門家の提言という立場と政府の決定というのは違うときがありますから、そのときは一緒に会見するよりは、それぞれの立場で説明した上で、最後は政府がこういう理由で決定しましたと別々に会見するほうがいい場面もあります。ただ、あの場面は緊急事態宣言という、国民の皆さんに、まさに接触機会の8割削減ということまでお願いする場面でした。専門家の立場からもこれをお願いしたいということを言っていただき、私は国民の皆さんの理解も深まったのではないかと思います。

緊急事態宣言解除の基準めぐり激論

――緊急事態宣言の解除基準について、クラスター対策を行う保健所のキャパシティも踏まえ、厳しめの数字が出されていたようです。

専門家の間でも、いろんな議論がありました。そもそも解除するときの基準の数値、人数の数値を示すこと、あるいは仮に再指定をするときに人数の目途を示すこと、これについては専門家の間でも慎重論がかなり強かったのです。数字がひとり歩きすることへの懸念です。メディアでは（10万人当たり累積新規感染者数が）ああ1人切りました、0.8になりました、というのが連日、報道されて、もう解除か、解除じゃないのか、その数字ばかり注目されるわけですね。

実際には、大事なのは病床なのです。病床数がしっかりあれば、感染者数が多少増えても対応できますし、しかも、感染はゼロにはできません。小規模な感染は起こるので、それを大きなものにしないようにPCR検査をしっかりできる体制。それで検知して、さらにクラスター対策で追跡して封じ込めるというのができる範囲であれば対応できるのです。総合的に判断しなければいけません。保健所の体制、キャパシティ、病床とか、そういうのを地域毎に判断する必要があります。

ただ、マスコミではひたすら感染者数が何人だということを中心に報じられますので、ここは専門家の皆さんも、ひとり歩きするから数値はあまり出さないほうがいいのではないか、という意見は根強くありました。でもより安全を見て、より低い数値ということで、正確にいうと10万人当たり（累積新規感染者数が）0.5人という基準を専門家が提言されたわけですね。

そのとき大きく議論になったのは、今度、再指定するときの基準はどうか

ということでした。ここは専門家の皆さん、数値は示されなかったのです。都道府県知事からは、示してくれないといつ再指定されるかわからないじゃないかという大変な批判を受けまして、私は目途として10万人当たり5人ぐらいになれば指定することも考えなきゃいけないのではないかというのは申し上げたりしました。

　専門家の皆さん、数字がひとり歩きするのは嫌だということに加え、状況は変わるとおっしゃられたんですね。これは専門家の皆さん合ってたんです。2回目の拡大は1回目と違ったわけです。若い感染者が多くて、重症者はものすごく少なかったのです。1回目の経験もあるから病床はしっかりしていますし、多少、感染者の数が増えても対応できました。だからまさに専門家の皆さんの言ったとおりになりましたということを、私は会見でも申し上げました。

　専門家の皆さんも、どうなるか、状況が変わる、わからないというところがあって、数字は示したくないという思いが非常に強い。でも国民の皆さんからすると、あるいは都道府県知事からすると、対策を打っていくには、自分の生活を考えるには、やっぱり数値基準は欲しいという気持ちもありました。そこであえていくつかの指標を私はそのときも申し上げたということです。

専門家には幅広く意見を聞いた

――専門家会議には感染症や公衆衛生の方々がいらっしゃって、そこはよかったと思うのですが、例えば免疫学の専門家がいないじゃないかとか、もうちょっと臨床、医療の専門家を入れておいたほうがよかったのではないかとか、そういった声もありました。その後、他の分野の専門家も分科会などに入られましたが、どのような経緯だったのでしょうか。

　4月、5月の段階でも、私自身は幅広くいろんな意見を聞かなきゃいけないと思っていましたので、例えば免疫については京都大学の上久保（靖彦）先生、大阪大学の宮坂（昌之）先生の話もうかがったり、医療の現場の声も聞いたり、あるいは東大、感染研それからNCGM（国立国際医療研究センター）ですね。幅広く私もいろんな声を聞いていますし、そのたびごとに専門家の皆さんに、こういう意見に対してどう思いますかと議論しています。

　何かすごく狭い限定的な同じ考えだけの人で全部やってきたということではないんです。ただ、そういった幅広い専門家の方々にもお話を聞いていたというのが、見えにくかった面もあります。特に今後、経済との両立という段階に移ってくる。感染症対策は最優先で経済を、多少犠牲を強いてもやらなきゃいけないというところから、両立をどうやっていくかという段階にな

って、やっぱりいろんな意見を、よりもっと見える形で聞いていかなきゃいけないということで、未来投資会議で幅広くいろんな意見を聞いていこう。そういう雰囲気が出てきたわけですね。

――6月24日に専門家会議の方々が記者会見を開き、専門家会議が「前のめり」になってしまったと振り返っておられました。西村大臣は専門家会議の皆さんがこの日に会見されることは事前にご存じでしたか。

　尾身先生や押谷（仁）先生、西浦（博）先生とは、もうほぼ毎日、ずっと数字とにらめっこして、どこの地域で感染者や死亡者が何人になったのかとか、どういうクラスターが起こっているかという分析を、大臣室で毎日だいたい1時間ぐらい、場合によっては2時間、ずっとやりとりしていました。ですから、専門家の皆さんがどういう意識でおられるかということ、私はもうずっと理解しています。そうした中での前のめり感について、尾身先生はじめ専門家の皆さんは、専門家としての役割は何か、ずっと自問自答されていたようです。

　専門家の皆さんが専門家会議の後に、1時間半とか2時間とか記者会見をされるわけですね。私は、専門家の皆さんが丁寧に説明されるのはいいことだし、国民の皆さんの理解も深まったと思います。でも、それがなぜか専門家の皆さんにとっては、自分たちが全部決めているかのような、そういう誤解を与えてしまったというところの前のめり感ですね、これがすごく強かったようでした。あくまでも専門家は政府に提言し、政府は政府で、それを受け取って、100％それを実施するのか、あるいはできない部分もあるから政府なりに加工して実施するのか、その役割分担はもっと明確にしなきゃいけないというのを、専門家の皆さんがそう感じておられるなというのは、これは私自身もずっと感じていました。

　ひとつ事例を申し上げると、いつになったら緊急事態宣言を解除するかというときに、直近1週間の10万人当たり累積新規感染者数について、専門家の皆さん、厳しめの数字を出されました。私は、それは厳し過ぎると。ゼロにならないことは専門家の皆さんわかっておられるんだから、仮に10万人当たり1人でも、クラスターの状況とか総合的に判断するように我々としては考えたい、ということを申し上げて、最終的には政府の考えですからということで、これも基本的対処方針で、諮問委員会で専門家の皆さんにお諮りして、そのときには了解をいただきました。だけどその前段階では専門家から厳しい数字が出てくるわけです。

　こうした、専門家は提言し、政府が最終的に決定するという役割分担。これをきちんと整理したいというのは、専門家の皆さんはずっと思っておられたようです。

　最近では、専門家と政府と別々に会見することもあります。特に専門家の

皆さんが分科会の総意として何か提言、たとえばGo Toキャンペーンへのご意見をおっしゃられるときには、別々に会見して、専門家としてはこういう提言をしたと。それを受けて、政府としては、私が代表して、こういう決定をしますと。そういうふうに分けるときもあります。また、それほど意見に大きな違いがないときは一緒に会見することもあります。

リスク・コミュニケーションの難しさ

　ここはリスク・コミュニケーションの難しさがあります。コミュニケーションの専門家の皆さんにもアドバイスいただいておりますが、一緒に会見したほうがよい場面もあれば、意見が若干違うときは別々に、政府は政府の責任で決定したということを明確にしたほうがいい場合もあります。

──「日本モデル」はどういう意味と思いを込めて打ち出されたのですか。

　一つは、日本は民主的なやり方、非常にリベラルなやり方で収束させたということです。ロックダウンという強制力を持たないやり方で、国民が自粛してくれました。ある意味、横並び主義というか同調圧力がいい方向に働いて、連帯感を持ってできた。リベラルなやり方でできた。それに業種別ガイドラインです。これも専門家の意見を聞いて作り、それをみんな守っておられるわけですね。よく申し上げる例ですけど、3月、4月はスポーツジムで感染者がたくさん出ました。でも、人数を制限したり、消毒を徹底してやったり、換気をよくしたりで、最近はクラスターが発生していません。ちゃんとやれば両立できる、事業は継続できる。別に罰則があるわけじゃなく、リベラルなやり方で進んでいってる。リベラルな民主的なやり方という意味で「日本モデル」なのだと思っています。

───政府のコロナ対応は結果から見ると、欧米に比べて死者数も非常に少ないですし、経済もロックダウンをしないでここまでやってこられているという意味で、一定の成果を出してると思いますが、世論調査を見ると、政府のコロナ対策を評価するという数字が上がってこない、むしろ下がっている感じです。この乖離について大臣はどう受けとめておられますか。

　責任者としてはそこに責任も感じますし、もっとうまく伝えることができないのかなというもどかしさとか、さまざまな複雑な心境になるわけですけれども、最終的には歴史が評価してくれますので……これを収束させて、そして経済との両立ができれば、長い目で見て評価されればいいんではないか

という思いがあります。それから、これだけの不便を緊急事態宣言の間も国民の皆さんにお願いしました。経済も悪い中でやっぱりいろんな不満はあると思います。ここは私が、格好いい言葉で言えば憎まれ役を甘んじて受けて批判を受ける、でも丁寧に説明してできるだけの理解を求めたい、そういう思いもあります。もう一つ言えば、私自身のコミュニケーションの不十分さですね。「専門家会議廃止」と言ってしまったり……これから分科会に発展的に移行して、経済の専門家にも入ってもらって、より総合的に対策を考えていこうとしたんですが、私の言い方が悪かったところもあって誤解を招いてしまった。そういう反省もしています。

コロナ対策の検証について

——政府の新型コロナ対策について、どこかの段階で検証することはお考えなのでしょうか。

　検証という言葉の持つ意味が、つまりもう全てのことを、クルーズ船から始まってマスクもなにも検証するとなると、これは相当な作業になりますから、これはワクチン・治療薬もできて、落ちついた中でやらないといけないと思います。今は減少傾向にありますけれども、まだ実際、最前線の現場にいるわけですよね。あと、議事録は早く出そうと思っていて、最近の分科会の概要、もう議事録みたいなもので、見ていただいても、ああ、こんな議論をしているのかと全部わかります、かなり細かく出しています。記録はしっかりと残しておかないといけないということが一つ。それからSIRモデルは検証したいと思っています。数理モデルはSIRモデルしかなかったので、あれに頼りましたが、実際には数理モデルはほかにもあるので、いろいろ使って今、検証しています。それから、7月、8月と4月、5月の違いですね。7月、8月は緊急事態宣言をやらずに、エリアを絞って大阪府が（大阪市の）ミナミ、愛知県が名古屋市の錦・栄に休業や営業時間短縮の要請を出した。これがどれだけ効果があったかということも見たいと思っています。それから、専門家の判断を踏まえて政府がどう判断したのかというところはしっかり検証しなければと思います。私は基本的に専門家の判断を尊重してやっていますので、そんなに齟齬があるとは思っていませんが、ところどころでやっぱり政治の判断がありますから、そこはどういう判断でそうしたのかというところなどそのあたりは議事録、議事概要、記録は残していますので、そういったものを見ながら、しっかり検証しなきゃいけないと思いますね。

（2020年9月15日　オンライン会議形式で実施）

特別インタビュー

尾身茂・地域医療機能推進機構理事長

(新型コロナウイルス感染症対策専門家会議副座長、新型コロナウイルス感染症対策分科会会長)

日本の備えは足りなかったが、現場はがんばってくれた

——各国のコロナ対応をご覧になって、日本の第一波の対応を、全体として
　どのように評価されていますか。

　感染症対策には大きく分けて二つの要素がありますよね。一つは普段から
準備をしておくということ、英語だと preparedness (備え)。そして、いざ
感染が起きたときには初期対応がものすごく重要ですから、迅速に対応でき
ること、response (対応)、この二つの側面がありますよね。だから評価も
大きく二つに分けたらいいと思います。日本の場合は、2009年の新型インフ
ルエンザの総括が必ずしも十分活かされてこなかったし、その前のSARS、そ
の後のMERSの経験から、日本を直撃しなかったという幸いなことであった
けれども、これが他の台湾や韓国と違って、preparednessという意味では日
本はハンディキャップを背負って始まったと思います。リスク・コミュニケ
ーションのあり方とか、医療、保健所の整備の問題、国立感染症研究所 (感
染研) の強化だとか、いろんなことが2009年にすでに言われていたわけだ
けれども、まあ、いつもいつも人間、緊張してはできない。また、成功体験
もあったと思うんですね。日本の場合、2009年の新型インフルエンザのとき
も、人口10万人当たりの死亡率が、全世界で圧倒的に低かった。桁が一桁違
っていた。
　その一方で、こういう所与の条件、つまり与えられた条件がある中で、ど
う対応したのかということでは、評価は少し違ってきますよね。日本は、全
部を含めれば、優等生の台湾なんかに比べたら準備が十分でなかった側面は
間違いなくある。では対応はどうだったのか。こちらも準備が万全でなかっ
たので不十分なこともありました、保健所の問題、感染研、PCR検査、医療
体制、あと病床もそれほど多くは準備していなかった。そういう中で、与え
られた厳しい条件のなかで日本は、現場がんばったというのが、私は今回
の本質だと思います。
　現場の一つは、医療関係者。4月7日に緊急事態宣言を出すかなり前から、
ベッドをなんとか用意しないと医療崩壊につながるという思いはあった。し
かし、4月7日に近づくころから、医療関係者の緊迫感がぐっと上がった。現

場が、普段とは違うのだということを認識し、医療供給体制の準備が進んだ。辛くも、医療崩壊を回避できた一つの要因ですね。保健所も一般市民も、政府も、都道府県知事もがんばった。

——点数をつけるとすると、preparedness は50点、response のほうが60点ぐらいですか。

　いや、それはもうちょっと下がると思います。もっと下がる、preparedness の点数は。問題があった、それは間違いない。だけどレスポンスは比較的よくやった、（両者の差は）50、60なんていう差じゃない。もちろんレスポンスのほうも、与えられた要件の中でいろいろ問題がなかったといえば、それはありましたけど、そっちはよくやった。

難しかったリスク・コミュニケーション

——PCR検査について、初めはキャパシティが足りないという制約条件のなかで、どういう検査基準を設定するかという非常に難しい問題がありました。検査のキャパシティと検査基準をどう調和させていくか。緩い検査基準では、検査を受けなければならないのに受けられない人が大勢発生してパニックが起きる可能性がある。他方で、基準を絞れば、感染している人が検査を受けられないということも起こるかもしれない。検査のキャパシティを拡大すべきという専門家会議の要望と、なかなか進まない現実の中で、検査キャパシティの拡大のペースと検査基準の緩和のペースをどう折り合いをつけていかれたのでしょうか。

　PCR検査も大きな問題の一つですが、PCR検査だけの問題ということではなかったですね。PCR検査のほうは、リスク・コミュニケーションのところがなかなか難しいですよね。PCR検査というのは感染症対策の一部ですから、感染状況によって、当然対策は変わっていく。公衆衛生、感染症対策というのは純粋な学問とはちょっと違うんです。これはパブリックヘルスの特徴なのです。つまり、社会、人の動き、お金の問題、政治の在り方、decision making（意思決定）も含めての対策なんですよね。そうすると、理論というのももちろんですが、これが実際にどう実行され、どう社会にインパクトを起こすかということも、当然考えるわけで。そうすると、キャパシティが足りないときの状況とキャパシティがだんだん増えてきている状況では、当然、検査の在り方も変わってくるし、感染の状況が明らかになれば、その都度、方針をアジャストするということが極めて重要になります。感染症対策というのは、WHO も含めパーフェクトなオペレーションをやるところは、まず

ありません。他の国も、いっぱい問題はあります。

（37.5度以上の発熱について）４日間待つとか待たないとかいう話も、クルーズ船の乗客をどうしたらいいのかという国から我々への質問と、確か同じ日だったと思いますが、「『PCR検査は普通の人なら４日間待ってから』と政府としては提案したいが、あなたたちはどう思うか」と聞かれました。あの頃は、PCR検査のキャパシティが限られていることはわかっている、そう簡単に増えないことも十分わかっている。その中で政府は４日間というのを提案してきた。実際に患者さんを診ている人、あるいは中国の情報などから、患者さんは発熱して１週間ぐらい経って急に悪くなるというのが、我々のところに来ていた情報です。感染して、潜伏期を経て症状が出て１週間くらいは比較的軽微で、その後、治る人も多かったけど、悪くなる人は１週間後に、とそういう風に日本の臨床の先生も言っていた。そういうことが、私たちの頭にあった。そうするとPCR検査のキャパシティは足りない、すぐいっぱいになっちゃう。ただ、基礎疾患のある人などは例外として当然、早く対応した方がいい。この二つですね、どこかで判断しないといけない。（発熱）１日といっても、理想はそうだけれども、我々が政府に諮問するときは、そんな無責任なことは（言えません）。

（発熱の）１日目から検査をする、キャパシティ関係なくやったほうがいいと理想を言っても、できませんよ。ですから、まずは重症化した人に検査するという対策を、あの時点では、公衆衛生的にやらざるを得なかった。これが日本の死亡率が低いことにも多少は関係している。公衆衛生、なかでも感染症対策は、理屈を言うだけではなくどう現実にアダプト（適応）するのかが大切です。比ゆ的に言えば、左目では現実の与えられた条件の中でどう適用するか（を見る）。右目ではその条件を変えるため少しずつキャパシティを増やしていくこと（も見ておく）。キャパシティを増やさないといけないと議論していたのだけど、なぜ、キャパシティが増えないか、国民にはその理屈がわからないわけです。なぜできないかを分析しないと回答に至らない。分析すると保健所、感染研、試薬など、いろんな問題があったり、こういうことを言わないと進まないということですよね。

PCR検査の不十分さへの世界からの批判

——日本のPCR検査の不十分さについての世界の厳しい認識を、どの程度、意識されていたのでしょうか。

分科会になってから、「検査体制の基本的な考え・戦略」というペーパーで見解を示しました。

●参考：令和2年7月16日、第2回新型コロナウイルス感染症対策分科会資料
　　　「検査体制の基本的な考え・戦略」要旨

【基本的考え・戦略の要旨】

2

- 感染症対策と社会経済活動の両立が求められている。このため検査に対する基本的な考え・戦略を示すことが求められる。
- 感染リスク評価及び新型コロナウイルスの検査前確率（検査前に考えられる陽性率）に基づいて検査対象を以下の3つのカテゴリーに分け、それぞれに相応しい方針を示す。
  ① 有症状者（症状のある人）
  ② 無症状者（明らかな症状がない者）
  　a.感染リスク及び検査前確率が高い場合
  　b.感染リスク及び検査前確率が低い場合
- 3つのカテゴリーのうち、①と②aについては、感染が拡大した場合に想定される国全体の検査ニーズを、国民に速やかに明らかにする。さらに、秋から冬に向けて、季節性インフルエンザの流行にも対応した医療提供体制の確保を図るとともに、その際必要な検査ニーズを国民に明らかにし、その検査体制を確保する。
- ②bについては、広く一般に推奨されるわけではないが、想定される課題や留意点を踏まえつつ、社会経済活動の観点から個別の事情などに応じて検査を行うことはあり得る。

　一つは、感染対策、拡大を防止したいということと、もう一つは、早く見つけて隔離し、重症化を防ぎたいということです。このことと安心して旅行したいということは違いますよね。片方は命にかかわることです、もう一つは安心したいということです。

　①は症状がある人、②aは症状がなくても、例えば夜の街で、一つでも感染があれば感染リスクは高いから、なるべくたくさん検査して感染拡大を防ぐということ、あるいは病院でも、感染が広がればリスクが高いので重点的に検査しようとする、これは議論の余地がなく、重要だと思います。

　次に、②b（無症状者、感染リスク及び検査前確率が低い場合）のカテゴリーは、安心や社会経済の観点での気持ちはよくわかるけども、個人の安心という点では、100％の安心は残念だけどできない。国民1億人が1週間に1度とか2度とかやっても、翌日に感染することはあり、偽陽性、偽陰性のこともある。100％の安心は得られない病気ということをわかってほしいと思います。旅行者がPCR検査してから行きたいという気持ちはよくわかるし、何ができるかを考えるべきだと思うけれども、有病率が低い人に検査リソースを割いても、一見その日の安心にはなるが、感染対策上は効かないことがわかっている。有病率が高いところで検査し、感染者を隔離すれば感染拡大防止につながるけども、有病率の低いところに多くリソースを割いても、ほとんど感染の拡大防止にはならない。オリパラ（東京オリンピック・パラリンピック）などのイベントは大事だから、そういう場所では検査をする。しかしこれを一般コミュニティで毎日、ということは公衆衛生学的にはない。

完全な安心も存在しない。ただ、国は（検査そのものに）反対しているわけではない。何のためにどこの検査を増やすかだと思います。

検査を多くやれば患者が減るわけでもない

PCR検査の数について、日本は絶対数では間違いなく少ないか、感染レベルを考えると、実はそうでもありません。感染の流行が始まったばかりの国・地域と、感染が拡大している国・地域では、どちらのPCR検査数が大きいか。検査数が違うのは当然です。日本も実は、絶対数は少ないけども、日本の死亡者数を分母とし、検査した検体数を分子とした場合、日本は他の欧米の国より多いんです。これは、1人の死亡者数を見つけるための検査数が多いということを意味します。日本より死亡者1人当たり検査数が大きいのは韓国ぐらいです。

PCR検査をたくさんやれば患者が減るということはないんです。そういうデータもあります。感染拡大防止のためのPCR検査という認識はちょっと違うということなんです。何のためにやるのかを理解しないで一緒くたにすると議論が噛み合わないことになってしまいます。

——「検査体制の基本的な考え・戦略」について、もっと早くに公表して混乱を防ぐことはできなかったのでしょうか。

もう少し早く出せたかもしれませんが、やっぱり時間をかけないと。正確でないものを中途半端には出せませんから、しっかり準備する必要がありました。

緊急事態宣言の発出とSARS「渡航延期勧告」

——政府の当事者にとって政治的に難しかったのは緊急事態宣言の発出でした。尾身先生が政府に感染対策の視点からの助言、根拠を求められる際、緊急事態宣言を出さねばいけないということを提言していくときに、その怖さ、責任の重さを感じた場面はありましたか。

まずウイルスの怖さというのは当初、かなり感じていました。これはちょっと手ごわいなと、2月の頃には十分、認識していた。SARSと違って無症状、潜伏期前の人でも感染させてしまうということは厄介だと、その難しさ、てこずるな、という感じです。

　そして、私の提案の社会に与える影響、責任の重さという意味では、私自身、WHO西太平洋地域事務局長であった2003年、SARSのときに、これと同じような経験をしていました。SARSと新型コロナウイルスとものは違いますが、パブリックヘルス（を専門とする）人間としての、我々の判断が社会に影響を与えることですよね。

　2003年は広東省で始まったSARSが香港に来て、香港で最初はホテルなどから感染が広がった。そこに、外国のビジネスマンが飛行機で香港に来て、（帰国後）地域に感染させ、全世界に広がっていった21世紀最初の公衆衛生上の危機でした。「香港に来ると感染して帰っていく」ということが、はっきりとわかっていました。放っておくとさらに状況がひどくなる。当時、ブルントラントWHO事務局長（元ノルウェー首相）と、しょっちゅう電話していました。

　WHOには渡航延期勧告（travel advisory）というツールがあります。これは今回の緊急事態宣言と同じで、これを出せば、国民に協力を求めるツールとなる。不要不急なら香港に行かないでくれと全世界に発出するかどうかという、その悩みと今回、非常に似てて……。私は経済についてはアマチュアだけれども、WHOが公式に渡航延期勧告を出せば香港の経済は壊滅する、それはわかっていた。しかし、先程お話ししたとおり、公衆衛生は、ピュアなサイエンスは土台にあるけれども、もっと社会、経済、そして人間のビヘイビア（行動・振る舞い）を考えないといけない。その上、SARSの場合は、中国から数カ月、情報共有がなかったわけです。我々はともかく情報が欲しい、WHOの専門チームを広東省に送りたいとずっとやっていたが、でも中国はそれを嫌がるのではしょうがないということで、伝家の宝刀を抜くしかなかった。そうすると中国との関係も悪くなるし、経済もだめになる。だけど、感染症対策上は、やらないと、WHOの使命を果たせなくなる、そういうジレンマです。そのとき思ったことは、経済の打撃が大きいことは素人としてもわかるが、しかし、ほっとくと世界中に感染が広がって取り返しがつかないことになるんじゃないかということでした。ブルントラント事務局長に提案したら、感染はアジアが中心でしたし、アジアの責任者のあなたがそう言うならやろうとなりました。

　そういうことがあったので、今回の緊急事態宣言についていえば、現時点（9月17日）では菅首相も、前の安倍首相も感染防止と社会・経済との両立が大事とおっしゃっていますよね。専門家会議が分科会になって、分科会のほうは感染症を抑えながら経済も回すことを考えるのがミッションになりました。社会・経済との両立が大事だということは3月末から分かっていたけど、誰も今ほどは言わなかったですよね。現場の生の声は、感染が進めば、

間違いなく医療崩壊し、死亡者がたくさん出る、これは悪夢だ、このままだとスペインとかイタリアのようになるというものでした。武漢やイタリアの映像を見て、日本もああなってしまうのではないかという不安があった。経済を制限すればGDPは下がるが、日本の安全・安心の一つのベースである医療を崩壊させてはいけないということを、3月の終わりからしょっちゅう議論していました。社会・経済も大事だけど、決めなければいけない。そこについては悩むことはありませんでした。

──尾身先生が、経済は差し置いても緊急事態宣言をやるしかないと思われたのは、小池東京都知事が「ロックダウン」に言及した3月23日より前ですか。

議論はその前からしていました。大事な時期に差し掛かっているという意識はみんな持っていたから、意見交換はしていました。3月22日の日曜日に、仲間で会ったことをよく覚えています。その前から、専門家会議で私は知事の役割の大事さについて、随分言っていたと思います。感染症対策では現場の力、国の政策や支援も大事です。同時に最も重要なことの一つは各都道府県、地域の対応です。緊急事態宣言を出す意味は、知事たちが法的な根拠を持つということです。ロックダウンについても、出すんだったら、なぜ出さなきゃいけないのか、何が今までと違うのか、といったことを議論したことを覚えています。これはロックダウンではないんだということ、十分、心の準備をしていただくことを伝える必要性を感じていました。接触機会の8割削減はロックダウンとは違います。日本流のやり方で、欧米や武漢のように人っ子一人いなくなるのと違うということですから、何をやり、何をやらないのかというメッセージを国ははっきり出した方がいいと考えていました。

「最低7割、極力8割の接触削減」のメッセージについて

──「最低7割、極力8割の接触削減」について安倍首相と交渉されたのは尾身先生とうかがいました。

はい。西浦（博）先生の8割削減は政府も十分知っていました。本当に8割減らせばどうかということは誰もわからない中で、これが意味する国のメッセージとしては、ほとんどの行動、接触を控えてください、しかし、ロックダウンではない、100％ではないということが重要でした。数理的な前提をおいて計算するとそうなるという予想を政府に申し上げたら、「理解したけれども、8割だけ言うというのは採用できない」と、非常にはっきり言われました。100％ではないということは理解していただいたが、厳しすぎると

いう意見は明確でした。次の日に諮問委員会があり（注：基本的対処方針等諮問委員会の第2回は4月7日）、まとめなければいけないので、8割ならこう、7割ならこうという差を説明し、専門家の間でコンセンサスを取りました。

　だけどそこは、（政府の）最高責任者の判断ですから。政府が8割だけと言うことは嫌だということはわかりました。こういうことをしっかり言ってくれるのが一番良いですよね。7割というのは向こうから出てきまして、「極力」「最低」「なるべく」などの言葉はみんなでいろいろ考えて、座長だから言わざるを得なかったと。メディアに出なかったかもしれないけども、そういう政府のメッセージは明らかでした。

　学校閉鎖についてもそういうことで、聞いてくれれば別の意見はあったかもしれません。

Go Toキャンペーンの相談はなかった

──一斉休校の決断は専門家会議に諮られたものではありませんでした。一斉休校以外に何か本来専門家会議に諮ってほしかったのにもかかわらずされなかったことはありますか。

　それはあって、最近ではGo Toキャンペーンのことですかね。経済についての気持ちはわかるけれども、意見を聞くならしっかり聞いてほしい。やるならばこういうことに気を付けてと言えるけども、東京都の除外は7月16日の分科会の前にもう決まってしまっていた。専門家としてせっかくずっと一緒にやってきたのに、単にハンコを押すだけのような役割ではかなり不満がありました。政府にはしょっちゅう申し上げてきて、徐々にそうなってきていると思いますが、我々に相談するんだったら、きちんとしてほしい。中途半端に、あるときはして、あるときはしないということはやめてほしい。国として相談なんかしないというのならばそれでもよいのです。メリハリをつけてもらったほうが国民もわかりやすいですね。そして、少しずつそうした方向に向かっています。Go Toキャンペーンについても、最近の分科会ではずいぶん議論し、我々も考えをまとめて出しました。採用するかどうかは政府が決めることです。少しずつ良くなっていると思います。

──緊急事態宣言の解除基準について、専門家と政府で意見の違いがありました。専門家会議は提言機関にすぎないということで、自らの役割を明確にしなければいけないという思いが強まったということはありますか。

　解除の条件については、あまり問題とは思っていません。（直近1週間の累

計新規感染者数が）人口10万人当たり0.5人ということの根拠は、緊急事態宣言を出す目的はそもそも二つあって、数を減らすことで医療崩壊を防ぎたいということ、クラスター対策ができる段階に戻したいということでしたが、解除の目安として、クラスター対策できるようになるレベルが0.5なんです。大規模な院内感染が起きてしまったことが、クラスター対策の限界を示した事例です。一つの目安ですから、これが我々の意見です。ただし、0.5というより1くらいまで幅を広く取りたいということで、国が最終的に責任をもって進めるならば、その点では、すべて我々の言うことを聞いてほしいとは考えていません。あのときは、我々が0.5、国がもう少し幅を広く、という主張がはっきりしていたと思います。決断するのは国ですから、むしろ意見が違うことより、役割が混在してわからないという方が問題です。意見が異なる局面はたくさんありましたから。誰が決めたかということをきちんと説明する。必ずしも国民が納得するとは限らないが、これがあるべき姿ではないかと思います。

「前のめり」という言葉に込めたメッセージ

——6月24日に専門家会議の方々が記者会見を開き、専門家会議が「前のめり」になってしまった、あたかも専門家会議が政策を決定しているような印象を与えていたのではないか、と振り返っておられました。ここに込められた政府へのメッセージとは、何だったのでしょうか。

「前のめり」という言葉は別の言葉でも良かったかもしれませんが、我々が責任を果たすためにやるべきことをやったのだという言い方をしてしまうと自画自賛している感じですよね。我々だって反省すべきことは途中から気が付いてくるので、積極的にやったという言い方よりは、世の中にパーフェクトな人はいないのだから、少しはアジャストしようという思いがありました。「前のめり」という言葉より、なぜ「前のめり」になったかの方がむしろ大事で、それは「前のめり」にならざるを得なかったということです。

国、政府、あの時点で一生懸命でした。クルーズ船対応も一生懸命でした。政府は、毎日どちらも発生する個別の問題にどう対応するかが大事で、中長期の方針やリスク・コミュニケーションも大事ですが、火が来たら消さないといけないのが政府の責任であって、そこは我々と違います。そういう意味では政府は一生懸命やっていたと思います。この点は私、ちゃんと公平に見るべきだと思います。政府の人たちが朝から夜まで、一生懸命やっていることは毎日見ていました。

　国民が不安に思っている気持ちはよくわかります。この未知の病気の本質は何か、どこまでがわかっていて、何がわかっていないのか、何をすべきかという全体の大きなピクチャーを戦略に含めていくということを、誰かがやらないと一般の社会は不安になりますね。政府は手一杯という感じはありました。（2月の厚労省の）アドバイザリーボードでは、この問題をどうすればよいか、と具体的なスペシフィックな質問を受ける。私たちからすると、それも大事だけれども、もっと全体像を示さないと駄目だという思いが、かなりありました。それを2月の初めから申し上げていましたが、みんな忙しいし、中々そうならなかった。

　専門家は「前のめり」なんてことを普通やらないですよね。多くの政府の会議は、行ったら紙があって、座長と事務局が最後まとめる程度です。しかし、これは普通の病気ではない。よく覚えていますが、2月13日に複数の県で感染が同時に起きたとき、ああ、やっぱり起きたという感じがあった（注：神奈川、東京、和歌山、千葉で1例ずつの4例）。国から頼まれているのは会議で問われた質問に答えることです。国は嫌がるかもしれない、でもここは、ということで、最初は記者会見とかもするつもりはなく、ペーパーの公表だけのつもりでしたが、マスコミから記者会見をやってくれと要望があり、やっているうちに、提言を出したりと。国民にこうしてほしいということを、本当は我々から政府にお願いするべきなのでしょうが、あの状況では余裕がなかった。これは反省点です。そのうち「なんであの専門家が決めてるんだ」「経済の影響も大きいのだから、経済の専門家も入れろ」「保健所、PCR検査がうまくいかないのはあんたたちのせいか」となってきた。今から思えば、最初はしょうがなかったと思います。前のめりにならざるを得なかった。ただ状況が落ち着いてくると、そのままの形を続けることは合理的でないと思ってきたんです。我々も経済のことを考えるけれども、世間のイメージは感染症だけですよね。そういうことで、新しいことを作った方が良いということを我々が言い出したのです。

──政府が専門家会議の意見を受けて決めたと言ってくれれば良かったのに、守ってくれなかったと感じられたことはありますか。

　我々はルビコン川を渡っているという思いがあり、覚悟はできています。そういう守ってくれなかったとか感情的な気持ちはなかったけども、あるべき姿については考えがありました。非常にテクニカルな話だから、専門家の意見を聞いてもらい、その後に大所高所から政府が判断するということがあるべきと思いますが、そういう関係がなかった。意見の違い自体は問題ではないと思います。採用するならする、しないならどういう理由でしないのか、きちんと説明するのが政府としてあるべき姿だったと思います。

「日本モデル」は成功したといえるのか？

──安倍前首相の5月25日記者会見での「日本モデルの力を示した」という
　言葉について、先生はどうお感じになりましたか。

　どこと、どう比較するかということによって異なりますので、大きな文脈
で考える必要があります。例えば台湾は人口比死亡率が低かったですが、人
口、中国との距離など、いろんな要素がありますよね。ただ、日本の死亡率
が欧米より低かったのは間違いありません。日本的な方法で、与えられた条
件の中で、一定程度成果を上げたのは間違いないと思います。日本流のクラ
スター対策の考え方は寄与したと思います。この感染症の感染の広がりの仕
組み、クラスターを介して感染していくということを、押谷（仁）先生、西
浦先生が見つけ、対策の基準にして3密の概念をいち早く導入したというこ
とは良かったと思います。あとは、冒頭に申し上げたように与えられた条件
の中で、医療、保健所、国民がよく協力してくれました。いろいろ問題はあ
りましたが、日本型モデルが、preparednessが比較的弱かったにもかかわら
ず、なんとなくアジャストできたのは良かった。BCGや遺伝的要素について
など、まだわからないこともありますが……。

──WHOにクラスター対策はまだそれほど評価されていないようですが、
　日本モデルを普遍的なアプローチとして捉えるような動きはないのでし
　ょうか。

　WHOは日本はよくやった、成功したと言ってくれています。ドイツで信
頼のおける学者のクリスティアン・ドロステン氏も日本のコロナ対策から学
ぶべきと各所で言っていました。（注：ドロステン氏は日本のコロナ対策を近
い将来の手本にしなければならない、日本のクラスター対策が感染の第2波
を防ぐ決め手になりうる、との考えを示した。日本経済新聞、5月30日付
「コロナ対策、日本が手本　ドイツ第一人者が指摘」）

聞き手はワーキンググループ主査の塩崎彰久と副主査の橋本佳子
2020年9月17日　地域医療機能推進機構で実施

主要文献一覧

1. 政府作成の文書

●厚生労働省、「新型インフルエンザ（A/H1N1）対策総括会議　報告書」、2010年6月10日

https://www.mhlw.go.jp/bunya/kenkou/kekkaku-kansenshou04/dl/infu100610-00.pdf

●厚生労働省、「第7回　新型インフルエンザ（A/H1N1）対策総括会議　議事録」、2010年6月8日

https://www.mhlw.go.jp/bunya/kenkou/kekkaku-kansenshou04/dl/infu100608-04.pdf

●内閣府、「新型コロナウイルス感染症緊急経済対策　～国民の命と生活を守り抜き、経済再生へ～」、2020年4月20日

https://www5.cao.go.jp/keizai1/keizaitaisaku/2020/20200420_taisaku.pdf

●新型コロナウイルス感染症対策本部、「新型コロナウイルス感染症対策の基本的対処方針」、2020年5月25日

https://www.mhlw.go.jp/content/10900000/000633503.pdf

●新型コロナウイルス感染症対策専門家会議、「新型コロナウイルス感染症対策の状況分析・提言」、2020年5月29日

https://www.mhlw.go.jp/content/10900000/000635389.pdf

https://www.mhlw.go.jp/content/10900000/000635411.pdf（記者会見用スライド）

●新型コロナウイルス感染症対策分科会、「検査体制の基本的な考え・戦略」、2020年7月16日

https://www.cas.go.jp/jp/seisaku/ful/bunkakai/kensa_senryaku.pdf

●内閣府、「経済財政運営と改革の基本方針2020～危機の克服、そして新しい未来へ～」（骨太方針2020）、2020年7月17日

https://www5.cao.go.jp/keizai-shimon/kaigi/cabinet/2020/2020_basicpolicies_ja.pdf

2. 自治体作成の文書

●神戸市新型コロナウイルス感染症対策　第1次対応検証チーム、「神戸市新型コロナウイルス感染症対策　第1次対応検証結果報告書」、2020年7月17日

https://www.city.kobe.lg.jp/documents/36137/kennshoukekkahoukokusho2.pdf

●北海道新型コロナウイルス感染症対策有識者会議、「北海道における新型コロナウイルス感染症対策に関する検証中間取りまとめ」、2020年9月2日
http://www.pref.hokkaido.lg.jp/ss/ssa/yuusikishakaigi.htm

3. WHO作成の文書
●World Health Organization, Joint external evaluation of IHR core capacities of Japan Mission report: 26 February - 2 March 2018
https://apps.who.int/iris/bitstream/handle/10665/274355/WHO-WHE-CPI-REP-2018.23-eng.pdf?ua=1

4. 自民党作成の文書
●自民党行政改革推進本部、「大規模感染症流行時の国家ガバナンス見直しワーキンググループ」、2020年7月2日
https://jimin.jp-east-2.storage.api.nifcloud.com/pdf/policy_topics/gyoukaku/20200702_3.pdf

5. その他
●新型コロナウイルス感染症対策専門家会議 構成員一同、「次なる波に備えた専門家助言組織のあり方について」、2020年6月24日
https://drive.google.com/file/d/14epORUcVUV2pDTapuWHwD2Ce5PYoOc5T/view

クロノロジー

日付	新型コロナウイルス感染症に関する国内外の主な動き
2019/12/31	中国・武漢市衛生健康委員会が、武漢市における原因不明のウイルス性肺炎の発生に関して発表。
2020/1/5-6	厚労省検疫所（FORTH）ホームページにおいて、中国における原因不明肺炎の発生について発表（5日）、厚労省によるプレスリリース（6日）。
2020/1/15	国内における新型コロナウイルス感染症患者1例目を確認。
2020/1/21	新型コロナウイルスに関連した感染症対策に関する関係閣僚会議の第1回会合を開催。
	外務省は1月21日に中国全土を対象として「感染症危険情報レベル1」（渡航注意）を発出し、1月23日には武漢市について「感染症危険情報レベル2」（不要不急の渡航の自粛）へ引き上げ。
2020/1/22-23	WHOが緊急会議を開催し対応を協議。PHEIC（国際的に懸念される公衆衛生上の緊急事態）宣言は見送り。
2020/1/23	武漢市で都市封鎖（ロックダウン）開始。
2020/1/26	安倍首相が武漢市滞在者の希望者全員の帰国に向け取り組むと表明。
	茂木外相が、中国の王毅（おう・き）国務委員兼外交部長との間で、新型コロナウイルス感染症への対応等について電話会談。
2020/1/28	新型コロナウイルス感染症を感染症法上の指定感染症に指定する政令を公布。当初は2月7日施行予定。
	厚労省、厚労相を本部長とする新型コロナウイルスに関連した感染症対策に関する厚労省対策推進本部を設置。
2020/1/29	武漢からの帰国用チャーター便第1便が日本に帰国（2月17日までに計5便）。
2020/1/30	WHOがPHEICを宣言。 新型コロナウイルス感染症対策本部の第1回会合を開催。
2020/1/31	WHOのPHEIC宣言を受け、政府は、新型コロナウイルス感染症を指定感染症に指定する政令の施行を2月7日から2月1日に前倒しすることを決定。
2020/2/1	新型コロナウイルス感染症が指定感染症に指定されたことを受け、14日以内に湖北省の滞在歴がある外国人又は湖北省発行の中国旅券を持つ外国人に対し、入管法に基づいた入国拒否の措置が始まる。

日付	新型コロナウイルス感染症に関する国内外の主な動き
2020/2/3	横浜・大黒ふ頭沖に停泊するクルーズ船ダイヤモンド・プリンセス号に対し、臨船検疫を開始。
2020/2/4	厚労省の対策推進本部の下に専門家からなるアドバイザリーボードを初開催。
2020/2/13	国内初の新型コロナウイルス感染症による死亡者。
	政府対策本部で、「新型コロナウイルス感染症に関する緊急対応策」を決定。
	浙江省も入国拒否対象にしたこと等を踏まえ、指定感染症としての措置の見直し（無症状病原体保有者を対象にする）、検疫法第34条の感染症への指定（隔離・停留を可能とする）のための政令を公布、翌14日施行。
2020/2/14	新型コロナウイルス感染症対策専門家会議を設置、16日に第1回会合を開催。
2020/2/15	日米韓外相会合（ドイツ・ミュンヘン）。新型コロナウイルス感染症の感染拡大防止に向けた中国の取り組みを支持し、国際社会としても支援していくことで一致。
2020/2/17	加藤厚労相、風邪の症状や37.5度以上の発熱が4日以上続く場合は帰国者・接触者相談センターに相談するよう呼びかけ。
2020/2/24	専門家会議が「新型コロナウイルス感染症対策の基本方針の具体化に向けた見解」を発表。「これから1-2週間が急速な拡大に進むか、収束できるかの瀬戸際」との見解を示す。
2020/2/25	政府対策推進本部で、「新型コロナウイルス感染症対策の基本方針」を決定。
	厚労省対策本部事務局に「クラスター対策班」を設置。
	外務省、韓国・大邱（テグ）広域市及び慶尚北道清道郡に対する感染症危険情報を発出。
2020/2/26	政府、全国的なスポーツ、文化イベント等の2週間の中止、延期または規模縮小などの対応を要請。
2020/2/27	政府、3月2日からの小中高校等の臨時休校を要請。
2020/2/28	北海道知事が緊急事態宣言。道民に週末の外出自粛を要請。
2020/2/29	安倍首相が新型コロナウイルス感染症関連で初の会見。臨時休校の要請等について説明。
2020/3/5	習近平中国国家主席の国賓訪日延期を発表。
2020/3/6	検疫の強化（中国・韓国からの入国者に14日間の待機要請、査証の制限等）を閣議了解。3月9日より施行。

日付	新型コロナウイルス感染症に関する国内外の主な動き
2020/3/9	イタリア全土を対象に「感染症危険情報レベル2」(不要不急の渡航の自粛)発出(北部3州は「感染症危険情報レベル3」(渡航中止勧告)へと引き上げ)。
	専門家会議が「新型コロナウイルス感染症対策の見解」を発表。「3密」回避を呼びかける。
	厚労省対策推進本部事務局に「マスク等物資対策班」を設置。
2020/3/10	政府対策本部で、「緊急対応策第2弾」を決定。
	新型インフルエンザ等対策特別措置法の一部を改正する法律案を閣議決定。
	公文書管理ガイドラインが定める「歴史的緊急事態」に指定。
2020/3/11	WHOがパンデミック宣言。
2020/3/13	新型インフルエンザ等対策特別措置法の一部を改正する法律が成立。翌14日に施行。
2020/3/17	専門家会議、欧州等についての水際対策強化を政府に要請。
2020/3/19	北海道の緊急事態宣言が終了。
2020/3/21	欧州のほぼ全域、イラン、エジプトなど38ヵ国について検疫強化・査証の制限等を開始。
2020/3/22	国際オリンピック委員会(IOC)、大会の延期を含めた具体的な結論を4週間以内に出すと発表。
2020/3/23	内閣官房に新型コロナウイルス感染症対策推進室を設置。
	小池東京都知事、「事態の今後の推移によりましては、都市の封鎖、いわゆるロックダウンなど、強力な措置をとらざるを得ない状況が出てくる可能性があります」と発言。
2020/3/24	安倍首相、IOCバッハ会長と電話会議、IOCは東京オリンピック・パラリンピックの1年程度の延期で合意。
2020/3/25	小池東京都知事、「感染爆発(オーバーシュート)重大局面」として、夜間・週末の外出自粛を要請。
2020/3/26	新型コロナウイルス感染症を指定感染症として定める等の政令等の一部を改正する政令が閣議決定、公布。翌27日に施行。
	新型インフルエンザ等対策特別措置法に基づき、新型コロナウイルス感染症の蔓延のおそれが高いことを加藤厚労相から安倍首相に報告。
	新型インフルエンザ等対策特別措置法に基づき、新型コロナウイルス感染症対策本部を設置。
	安倍首相、G20首脳テレビ会議に出席。

日付	新型コロナウイルス感染症に関する国内外の主な動き
2020/3/27	新型インフルエンザ等対策有識者会議基本的対処方針等諮問委員会（第1回）
2020/3/28	政府対策本部で「新型コロナウイルス感染症対策の基本的対処方針」を決定。
2020/3/29	志村けん氏、新型コロナウイルス感染症による肺炎のため死去。
2020/4/1	入国拒否対象地域として、アジア、大洋州、北米、欧州、など49ヵ国を追加・検疫の強化。
2020/4/3	北海道大学大学院の西浦博教授が「8割削減」を求めるデータを発表。
	米英豪中韓台、欧州ほぼ全域、東南、中東アフリカ、中南米など49カ国・地域についての上陸拒否、それ以外の全ての国について検疫強化・査証制限を開始。
2020/4/7	政府、緊急事態宣言を東京都、神奈川県、埼玉県、千葉県、大阪府、兵庫県、福岡県の7都府県を対象に、5月6日まで発出（4月6日18時時点の国内陽性者は累計3,906人）。あわせて「新型コロナウイルス感染症対策の基本的対処方針」を改正。「新型コロナウイルス感染症緊急経済対策」を閣議決定。
2020/4/16	緊急事態宣言の対象を全47都道府県に拡大。東京都など13都道府県は「特定警戒都道府県」に。
2020/4/23	WHOの下でAccess to COVID-19 Tools (ACT) Acceleratorが設立される。
2020/4/30	2020年度第一次補正予算成立
2020/5/4	緊急事態宣言を5月31日まで延長。安倍首相、会見でPCR等検査の「目詰まり」に言及したほか、アビガンの月内承認を目指す意向を示す。
	EU主導のCoronavirus Global Response (pledging conference) において安倍首相は「治療薬、ワクチンの開発およびそれらへの公平なアクセス」と「途上国への支援」が優先事項であるとした上で、2.34億ドルをGAVIワクチンアライアンスおよびCEPI（感染症流行対策イノベーション連合）に新規で追加の拠出を行うと宣言。
2020/5/7	厚労省、レムデシビルを特例承認。
2020/5/11	新型コロナウイルスに関する米国主催関心国外相会合
2020/5/14	緊急事態宣言の一部（39県）を解除。専門家会議が、緊急事態措置の解除・再指定の水準を発表。
2020/5/18-19	第73回世界保健総会

日付	新型コロナウイルス感染症に関する国内外の主な動き
2020/5/21	緊急事態宣言の一部（関西の2府1県）を解除。残るは5都道県（首都圏の1都3県、北海道）。
2020/5/25	緊急事態宣言を全国で解除。安倍首相は会見で「日本モデルの力を示した」と発言。
	入国拒否対象地域を11追加、水際対策の継続を決定。
2020/5/29	専門家会議、緊急事態宣言の解除後初となる状況分析・提言を発表。欧米諸国などと比較して感染者数・死亡者数が低水準である主な理由として、国民皆保険制度をはじめとする医療提供体制、市民の衛生意識の高さや行動変容、クラスター対策などに言及。
2020/6/12	2020年度第2次補正予算成立
2020/6/17	通常国会（第201回常会）が閉会。
2020/6/18	安倍首相、通常国会閉会等についての記者会見。政府対策本部で、ベトナム、タイ、豪州、ニュージーランドとの間で、現行の水際措置を維持しつつ、例外的に人の往来を可能とする仕組みを試行するため、協議・調整を進めると発表。
2020/6/24	西村コロナ担当相、専門家会議の廃止を発表。
	専門家会議廃止の発表を受け、脇田座長らが会見。専門家会議が「前のめりになった」と述べる。
2020/7/6	新型コロナウイルス感染症対策分科会（第1回）
2020/7/17	経済財政運営と改革の基本方針（骨太の方針）2020が閣議決定。

内閣官房機構図（令和2年3月31日現在）

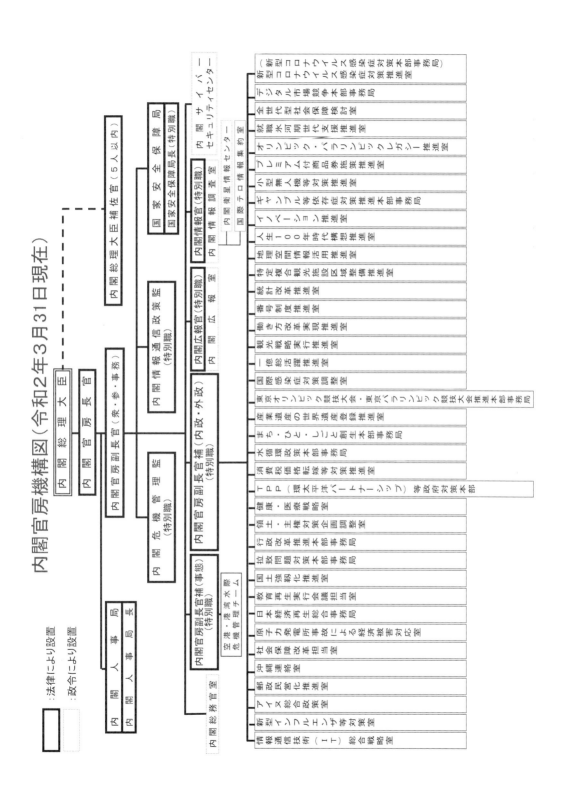

令和２年７月14日現在

新型コロナウイルス感染症対策推進室

新型インフルエンザ等対策室／国際感染症対策調整室 **（20名）**
審議官１名、参事官２名、企画官１名、補佐以下16名

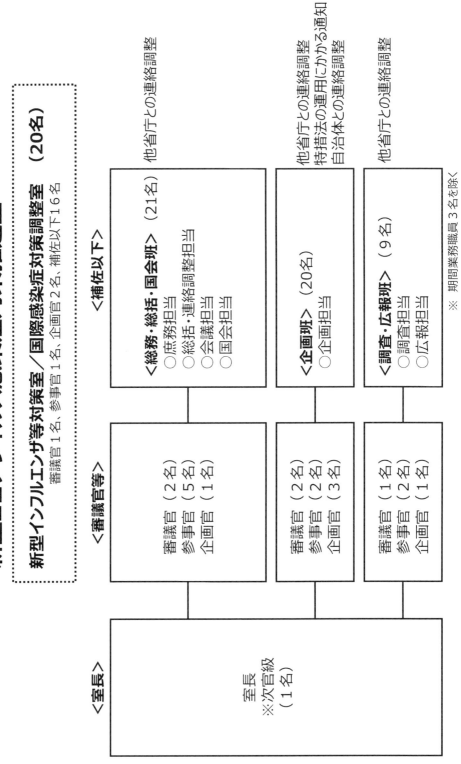

＜室長＞

室長
※次官級
（１名）

＜審議官等＞

審議官（２名）
参事官（５名）
企画官（１名）

審議官（２名）
参事官（２名）
企画官（３名）

審議官（１名）
参事官（２名）
企画官（１名）

＜補佐以下＞

＜総務・総括・国会班＞ （21名）
○庶務担当
○総括・連絡調整担当
○会議担当
○国会担当

他省庁との連絡調整

＜企画班＞ （20名）
○企画担当

他省庁との連絡調整
特措法の運用にかかる通知
自治体との連絡調整

＜調査・広報班＞ （９名）
○調査担当
○広報担当

他省庁との連絡調整

※ 期間業務職員３名を除く

（補足）不安解消のために、希望者に広く検査を受けられるようにすべきとの主張について

自分がコロナウイルス感染症に罹っていないかが不安に思っている人が多いため、無症状者を含め広く希望者にはPCR検査を受けられるようにすべきではないか、という意見がある。

しかしながら、PCR検査が100％の感度・特異性を持たない以上、**広範な検査の実施には問題がある。**

偽陽性から生じる問題（医療崩壊につながるおそれ）

→PCRの感度・特異性と現在の想定される有病率から考えると、**「見過ぎ」**（偽陽性、感染していないのに陽性となる）**の者が真の感染者よりも非常に大きくなり、**医療資源を圧迫し、医療崩壊を招くことになる。また、本来必要のない行動制限を多くの者に強いるなど、社会的損失も大きくなる。

偽陰性から生じる問題（感染拡大のリスク増大）

→一方、PCR検査での「見落とし」（偽陰性、感染しているのに陰性となる）**率は3割程度**と言われており、広く検査を行った場合には、**検査で陰性とされた陽性者が自由に活動することによって感染を拡大させる**危険性が増大する。

従って、医師や保健所によって、**必要と認められる者に対して検査を実施する**ことが必要。

《参考》韓国政府ウェブサイド（英語版）より抜粋

Testing

Q ○ Who is eligible to get tested?

A ○ In accordance with the case definitions provided for in these guidelines, patients classified as suspected cases and Patients Under Investigation (PUI) may get tested.

○ There is no need to get tested out of simple anxiety. We ask that you trust the expert advice of your physicians.

Suspected Cases	A person who develops a fever or respiratory symptoms (coughing, difficulty breathing, etc.) within 14 days of coming into contact with a confirmed patient
Patients Under Investigation	① A person who is suspected of having the COVID-19 virus as per doctor's diagnosis of pneumonia of unknown causes. ② A person who develops a fever (37.5℃ and above) or respiratory symptoms (coughing, difficulty breathing, etc.) within 14 days of travelling overseas ③ A person with an epidemiologic link to a collective outbreak of COVID-19 in Korea and develops a fever (37.5℃ and above) or respiratory symptoms (coughing, difficulty breathing, etc.) within 14 days.

（仮訳）
単純な不安からテストを受ける必要はありません。医師の専門的なアドバイスを信頼してください。

http://ncov.mohw.go.kr/en/faqBoardList.do?brdId=138&brdGubun=131&dataGubun=8&ncvContSeq=&contSeq=&board_id=&gubun=

《試算》 人口100万人の都市で、市民全員にPCR検査を行うと……

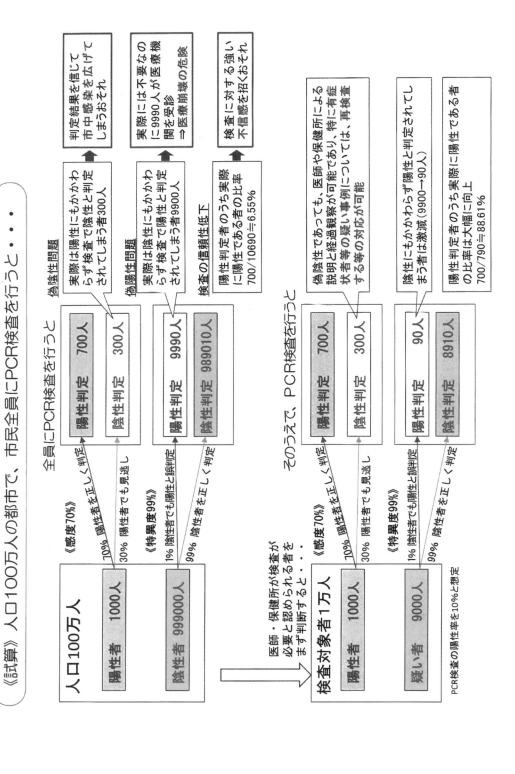

全員にPCR検査を行うと

人口100万人

陽性者 1000人
  《感度70%》
  70% 陽性者を正しく判定 → 陽性判定 700人
  30% 陽性者でも見逃し → 陰性判定 300人

陰性者 999000人
  《特異度99%》
  1% 陰性者でも陽性と誤判定 → 陽性判定 9990人
  99% 陰性者を正しく判定 → 陰性判定 989010人

偽陰性問題
実際は陽性にもかかわらず検査で陰性と判定されてしまう者300人
→ 判定結果を信じて市中感染を広げてしまうおそれ

偽陽性問題
実際は陰性にもかかわらず検査で陽性と判定されてしまう者9990人
→ 実際には不要なのに9990人が医療機関を受診 ⇒ 医療崩壊の危険

検査の信頼性低下
陽性判定者のうち実際に陽性である者の比率
700/10690≒6.55%
→ 検査に対する強い不信感を招くおそれ

医師・保健所が検査が必要と認められる者をまず判断すると……

そのうえで、PCR検査を行うと

検査対象者1万人

陽性者 1000人
  《感度70%》
  70% 陽性者を正しく判定 → 陽性判定 700人
  30% 陽性者でも見逃し → 陰性判定 300人

疑い者 9000人
  《特異度99%》
  1% 陰性者でも陽性と誤判定 → 陽性判定 90人
  99% 陰性者を正しく判定 → 陰性判定 8910人

PCR検査の陽性率を10%と想定

偽陰性であっても、医師や保健所による説明と経過観察が可能であり、特に有症状者の疑い事例については、再検査する等の対応が可能

陰性にもかかわらず陽性と判定されてしまう者は激減（9900→90人）

陽性判定者のうち実際に陽性である者の比率は大幅に向上
700/790≒88.61%

《参考》試算表

100万人全員がPCR検査を受けた場合

コロナ		検査結果		合計
		陽性	陰性	
	陽性	700	300	1,000
	陰性	9,990	989,010	999,000
合計		10,690	989,310	1,000,000
		6.55%	99.97%	0.10%
		陽性反応的中率	陰性反応的中率	有病率

70.0% 感度
99.0% 特異度

実際は陽性にもかかわらず検査で陰性と判定　検査数が多いため医師のフォローも困難

実際は陰性にもかかわらず検査で陽性で判定される者が多数発生し医療機関を受診

陽性判定者のうちで本当の陽性者が含まれる比率は大幅に低下

医師がコロナを疑った者(10人に1人が患者)がPCR検査を受けた場合

コロナ		検査結果		合計
		陽性	陰性	
	陽性	700	300	1,000
	陰性	90	8,910	9,000
合計		790	9,210	10,000
		88.61%	96.74%	10.00%
		陽性反応的中率	陰性反応的中率	有病率

70.0% 感度
99.0% 特異度

医師や保健所による説明と経過観察が可能であり、特に有症状者等の疑い事例については、再検査する等の対応が可能

参考資料3 Avoid the Three C's（WHO西太平洋地域事務局が作成したインフォグラフィック）

3密（密閉、密集、密接）は"3Cs (Crowded places, Close-contact settings, Confined and enclosed spaces)"として
WHOから世界にも発信された。

Avoid the Three Cs

World Health Organization
Western Pacific Region

Be aware of different levels of risk in different settings.

There are certain places where COVID-19 spreads more easily:

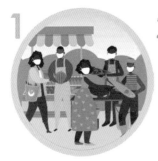

Crowded places
with many people nearby

Close-contact settings
Especially where people have close-range conversations

Confined and enclosed spaces
with poor ventilation

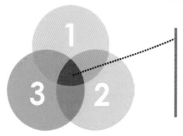

The risk is higher in places where these factors overlap.

Even as restrictions are lifted, consider where you are going and #StaySafe by avoiding the Three Cs.

WHAT SHOULD YOU DO?

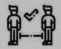

Avoid crowded places and limit time in enclosed spaces

Maintain at least 1m distance from others

When possible, open windows and doors for ventilation

Keep hands clean and cover coughs and sneezes

Wear a mask if requested or if physical distancing is not possible

If you are unwell, stay home unless to seek urgent medical care.

ワーキンググループ・メンバーリスト

〈新型コロナ対応・民間臨時調査会プログラム・ディレクター〉

船橋 洋一（ふなばし　よういち）
一般財団法人アジア・パシフィック・イニシアティブ
理事長。法学博士。
元朝日新聞社主筆。英国国際戦略研究所（IISS）評議員。
著書に『シンクタンクとは何か』（2019年）等。

〈同ワーキンググループ〉

塩崎 彰久（しおざき　あきひさ）
長島・大野・常松法律事務所　パートナー弁護士。主要取扱分野は危機管理・コーポレートガバナンス。福島原発事故独立検証委員会ワーキンググループメンバー。
［主査］［第1部1章・第2部5章・9章・第3部2章・9章・第4部］

浦島 充佳（うらしま　みつよし）
東京慈恵会医科大学教授。小児科専門医。ハーバード大学公衆衛生大学院修了。主な研究分野は腫瘍学、アレルギー、特殊災害危機管理など。
［主査］［第1部1章・第2部8章・第4部］

橋本 佳子（はしもと　よしこ）
エムスリー株式会社m3.com編集長。東京大学大学院理学系研究科生物化学専攻修了。医療分野の取材・執筆・編集活動に長年従事。
［副主査］［第1部1章・第2部7章・第3部3章・4章・5章・6章・第4部］

渡辺 翼（わたなべ　つばさ）
長島・大野・常松法律事務所　弁護士。主要取扱分野は危機管理・不祥事対応、コーポレートガバナンス、ベンチャー企業法務等。
［副主査］［第1部2章・第2部2章・8章・第3部1章・3章］

阿部 圭史（あべ　けいし）
アジア・パシフィック・イニシアティブ客員研究員。医師。ジョージタウン大学外交大学院修士課程修了。これまで日本政府・国連機関で危機管理政策に従事。
［第3部1章・2章・3章・9章］

梅山 吾郎（うめやま　ごろう）
コンサルタント。専門は防災・危機管理。福島原発事故独立検証委員会ワーキンググループメンバー。共著書に『日本最悪のシナリオ　9つの死角』（新潮社）等
［第2部1章・3章・8章・第3部7章］

須賀 千鶴（すが　ちづる）
世界経済フォーラム第四次産業革命日本センター長。ペンシルバニア大学ウォートン校MBA課程修了。
［第1部2章・第3部8章］

鈴木 一人（すずき　かずと）
東京大学公共政策大学院教授。サセックス大学欧州研究所博士課程修了。専門は国際政治・宇宙政策・科学技術と行政。
［第3部1章・2章・3章・5章・6章］

砂原 庸介（すなはら　ようすけ）
神戸大学大学院法学研究科教授。東京大学大学院総合文化研究科国際社会科学専攻博士後期課程単位取得退学。博士（学術）。
［第2部1章・第3部7章］

詫摩 佳代（たくま　かよ）
東京都立大学法学部教授。東京大学大学院総合文化研究科国際社会科学専攻博士後期課程単位取得退学。博士（学術）。専門は国際政治、国際機構論。
［第2部2章・9章・第3部1章・9章］

蛭間 芳樹（ひるま　よしき）
日本政策投資銀行　調査役。東京大学大学院工学系研究科社会基盤学専攻修士課程修了。世界経済フォーラム　ヤンググローバルリーダー。専門は防災・危機管理・金融。
［第1部2章・第2部4章・5章・6章・第3部8章］

武藤 真祐（むとう　しんすけ）
医療法人社団鉄祐会理事長。医師。株式会社インテグリティ・ヘルスケア代表取締役会長。アジア・パシフィック・イニシアティブ理事。東京大学大学院医学系研究科博士課程修了。INSEAD Executive MBA課程修了。
［第2部4章・5章・7章・第3部4章］

一色 健太（いっしき　けんた）
長島・大野・常松法律事務所　弁護士。主要取扱分野はキャピタルマーケット、危機管理・不祥事対応等。
［第2部3章・第3部5章］

宇治野 壮歩（うじの　たけほ）
長島・大野・常松法律事務所　弁護士。ニューヨーク州弁護士。UCLA School of Law卒業（LL.M.）。IE Business School Global MBA課程在学中。主要取扱分野は金融取引・コーポレートガバナンス等。
［第2部7章・第3部4章］

内藤 卓未（ないとう　たくみ）
長島・大野・常松法律事務所　弁護士。電通を経て現職。主要取扱分野は危機管理・不祥事対応等。
［第2部4章・6章・第3部8章］

辺 誠祐（へん　ともひろ）
長島・大野・常松法律事務所　弁護士。ニューヨーク州弁護士。Duke University School of Law卒業（LL.M.）。主要取扱分野は危機管理・不祥事対応等。
［第2部1章・第3部7章］

湯浅 諭（ゆあさ　ゆう）
長島・大野・常松法律事務所　弁護士。主要取扱分野は危機管理・不祥事対応、コーポレートガバナンス、輸出管理等。
［第2部5章・6章・第3部6章］

大塚 隆（おおつか　たかし）
科学ジャーナリスト。元朝日新聞科学医療部長。元朝日新聞アメリカ社長。福島第一原発事故の民間事故調と「吉田昌郎の遺言」報告書でもエディターを務めた。
［エディター］

相良 祥之（さがら　よしゆき）
アジア・パシフィック・イニシアティブ主任研究員。民間企業、国際移住機関（IOM）スーダン事務所、国連事務局政務局、外務省北東アジア第二課などを経て現職。
［第2部2章・8章・9章・第3部2章］

向山 淳（むこうやま　じゅん）
アジア・パシフィック・イニシアティブ主任研究員。ハーバード大学行政学修士課程修了。
［第3部8章］

新型コロナ対応・民間臨時調査会
調査・検証報告書

| 発行日 | 2020年10月25日　第1刷 |
| | 2020年10月26日　第2刷 |

Author　　　　　一般財団法人アジア・パシフィック・イニシアティブ
Book Designer　國枝達也（カバーデザイン）
　　　　　　　　株式会社RUHIA（本文デザイン、DTP）

Publication　　　株式会社ディスカヴァー・トゥエンティワン
　　　　　　　　〒102-0093　東京都千代田区平河町2-16-1　平河町森タワー11F
　　　　　　　　TEL　03-3237-8321(代表)　03-3237-8345(営業)
　　　　　　　　FAX　03-3237-8323
　　　　　　　　http://www.d21.co.jp

Publisher　　　　谷口奈緒美
Editor　　　　　 藤田浩芳　渡辺基志

Publishing Company
　　　　　　　　蛯原昇　梅本翔太　千葉正幸　原典宏　古矢薫　佐藤昌幸　青木翔平　大竹朝子
　　　　　　　　小木曽礼丈　小山怜那　川島理　川本寛子　越野志絵良　佐竹祐哉　佐藤淳基
　　　　　　　　志摩麻衣　竹内大貴　滝口景太郎　直林実咲　野村美空　橋本莉奈　廣内悠理
　　　　　　　　三角真穂　宮田有利子　井澤德子　小田孝文　藤井かおり　藤井多穂子　町田加奈子

Digital Commerce Company
　　　　　　　　谷口奈緒美　飯田智樹　大山聡子　安永智洋　岡本典子　早水真吾　三輪真也　磯部隆
　　　　　　　　伊東佑真　王廳　倉田華　榊原僚　佐々木玲奈　佐藤サラ圭　庄司知世　杉田彰子
　　　　　　　　高橋雛乃　辰巳佳衣　谷中卓　中島俊平　西川なつか　野﨑竜海　野中保奈美　林拓馬
　　　　　　　　林秀樹　牧野類　三谷祐一　元木優子　安永姫菜　青木涼馬　小石亜季　副島杏南
　　　　　　　　中澤泰宏　羽地夕夏　八木眸

Business Solution Company
　　　　　　　　蛯原昇　志摩晃司　野村美紀　南健一

Business Platform Group
　　　　　　　　大星多聞　小関勝則　堀部直人　小田木もも　斎藤悠人　山中麻吏　伊藤香　葛目美枝子
　　　　　　　　鈴木洋子　福田章平

Corporate Design Group
　　　　　　　　松原史与志　岡村浩明　井筒浩　井上竜之介　奥田千晶　田中亜紀　福永友紀　山田諭志
　　　　　　　　池田望　石橋佐知子　石光まゆ子　齋藤朋子　俵敬子　丸山香織　宮崎陽子

Proofreader　　 丸山カオリ（円水社）、文字工房燦光
DTP　　　　　　株式会社RUHIA
Printing　　　　 日経印刷株式会社

Discover

人と組織の可能性を拓く
ディスカヴァー・トゥエンティワンからのご案内

本書を読んでのご感想やお気づきの点を
ぜひお聞かせください。

https://d21.co.jp/news/info/55

最後までお読みいただき、ありがとうございます。
上記のQRコードまたはURLより、ぜひご感想をお聞かせください。
なお掲載内容につきましては細心の注意を払っておりますが、
お気づきの点などございましたら、
同じく上記までお知らせいただけますと幸いです。